Multiple Sklerose

Springer
Berlin
Heidelberg
New York
Barcelona
Hongkong
London
Mailand
Paris
Singapur
Tokio

Uwe K. Zettl · Eilhard Mix (Hrsg.)

Multiple Sklerose

Kausalorientierte, symptomatische und rehabilitative Therapie

Mit 65 Abbildungen

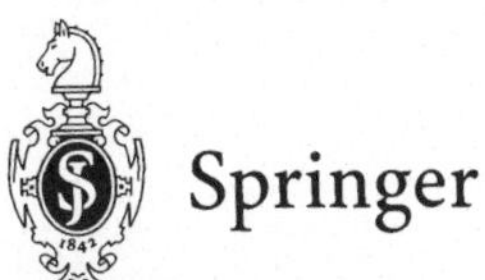

Springer

Herausgeber
PD Dr. Uwe K. Zettl
Dr. Eilhard Mix, PhD

Klinik und Poliklinik für Neurologie
Universität Rostock
Gehlsheimer Str. 20
18055 Rostock

Die Realisierung dieser Publikation wurde durch die freundliche Unterstützung seitens der Firma Serono Pharma GmbH ermöglicht.

ISBN-13: 978-3-540-41121-5   **e-ISBN-13: 978-3-642-59453-3**
DOI: 10.1007/978-3-642-59453-3

Springer-Verlag Berlin Heidelberg New York
Die Deutsche Bibliothek – CIP-Einheitsaufnahme
Multiple Sklerose: kausalorientierte, symptomatische und rehabilitative Therapie/Uwe Zettl; Eilhard Mix (Hrsg.). – Berlin; Heidelberg; New York; Barcelona; Hongkong; London; Mailand; Paris; Singapur; Tokio: Springer, 2001
ISBN-13:978-3-540-41121-5

Springer-Verlag Berlin Heidelberg New York
ein Unternehmen der BertelsmannSpringer Science+Business Media GmbH

http://www.springer.de
© Springer-Verlag Berlin Heidelberg 2001

Umschlaggestaltung: Design & Production GmbH, Heidelberg
Satz: K+V Fotosatz GmbH, Beerfelden

SPIN 10784761 18/3130/ag 5 4 3 2 1 0 – Gedruckt auf säurefreiem Papier

Geleitwort

Mit dem Buch „*Multiple Sklerose: Kausalorientierte, symptomatische und rehabilitative Therapie*" ist den Herausgebern und Autoren ein lebendig-faszinierender „Bericht zur Lage" gelungen. Bis vor wenigen Jahren war die kausale Multiple-Sklerose-Forschung ausschließlich auf Autoimmunmechanismen, die zur Demyelinisation im Zentralnervensystem führen, konzentriert. Die späte Erkenntnis, dass auch axonale Schäden schon lange bekannt, aber kaum beachtet – für die Pathogenese und Prognose der Multiplen Sklerose entscheidend sein können, eröffnet neue Perspektiven für die Behandlung und Verlaufsbeurteilung der Multiplen Sklerose. Die immunmodulatorische Therapie steht derzeit zurecht im Zentrum aller kausal gedachten Behandlungsversuche. Die kritische Bewertung ihrer Wirksamkeit hat dank weltweit durchgeführter Doppelblindversuche neue Maßstäbe gesetzt. Der breite Raum, der einer Folge wertvoller Beiträge über Diagnostik, symptomatische Therapie, Rehabilitation, juristische und vielgestaltige alltägliche Probleme der MS-Betroffenen gewidmet ist, gibt diesem Buch einen hohen Referenzwert. Sein gut präsentierter Inhalt ist nicht nur eine Bestandsaufnahme des Status präsens, er spiegelt auch deutlich den lebhaften Wandel und Fortschritt wider, welcher die Lebenssituation MS-Betroffener positiv beeinflussen kann.

Göttingen, Februar 2001   H. J. BAUER

Vorwort

Die Multiple Sklerose ist ein komplexes Krankheitsbild, das aufgrund seiner ungeklärten Ätiologie, diffizilen Diagnostik und Vielschichtigkeit der Behandlungsmethoden eine ständige Herausforderung für Ärzte sowie Naturwissenschaftler zahlreicher Fachgebiete und darüber hinaus für Mitarbeiter anderer Heil- und Pflegeberufe, Psychologen, Sozialarbeiter und Juristen darstellt.

Gegenwärtig erleben wir rasante Fortschritte in der experimentellen und klinisch-neuroimmunologischen Erforschung dieses Krankheitsbildes sowie bei der Einführung und Erprobung neuer immunmodulatorischer, symptomatischer und rehabilitativer Behandlungsstrategien für Multiple-Sklerose-Patienten. Es ist Anliegen des vorliegenden Buches, den sich daraus ergebenden aktuellen Wissensstand zur Krankheitsentwicklung, Diagnostik, Behandlung und Betreuung von Multiple-Sklerose-Patienten in umfassender Weise einer breiten Leserschaft zugänglich zu machen. Die Grundlage zu diesem Buch wurde im Rahmen des *II. Ostseesymposium Klinische Neuroimmunologie* 2000 in Rostock-Warnemünde gelegt, auf dem mehr als 300 Spezialisten aktuelle, praxisrelevante Fragestellungen zur Multiplen Sklerose diskutierten.

Zum Entstehen des Buches haben viele Kolleginnen und Kollegen beigetragen, die trotz starker Arbeitsbelastung im Beruf einen Teil ihrer Freizeit und ihres Familienlebens der Manuskripterstellung opferten. Ihnen gilt unser besonderer Dank. Herzlich bedanken möchten wir uns außerdem bei Frau Iris Kell für die Unterstützung der Manuskriptzusammenstellung und bei den Mitarbeiterinnen des Springer-Verlages Frau Hanna Hensler-Fritton und Frau Ulrike Miltenberger für die initiativreiche und geduldige Erfüllung aller unserer Wünsche bei der Erstellung sowie Gestaltung des Buches.

Dem Buch wünschen wir eine weite Verbreitung als aktuelles Nachschlagewerk für einen breiten Leserkreis zum Nutzen der Patienten mit Multipler Sklerose.

Rostock, Februar 2001

UWE K. ZETTL
EILHARD MIX

Inhaltsverzeichnis

IV Diagnostik und Therapie von Multiple-Sklerose-Symptomen

V   Rehabilitation, rechtliche Aspekte und spezielle Fragen

Autorenverzeichnis

Dr. H. Albrecht
Marianne-Strauß-Klinik, Behandlungszentrum für Multiple Sklerose
Milchberg 21, D-82335 Berg

Prof. Dr. H. J. Bauer
Georg-Dehio-Weg 12, D-37075 Göttingen

Prof. Dr. R. Benecke
Universität Rostock, Klinik für Neurologie und Poliklinik
Gehlsheimer Straße 20, D-18147 Rostock

PD Dr. A. Bitsch
Ruppiner Kliniken GmbH, Neurologische Klinik
Fehrbelliner Straße 38, D-16816 Neuruppin

PD Dr. K. Bötzel
Ludwig-Maximilians-Universität – Klinikum Großhadern
Neurologische Klinik und Poliklinik
Marchioninistraße 15, D-81377 München

Prof. Dr. W. Brück
Humboldt-Universität, Institut für Neuropathologie, Charité
Campus Virchow-Klinikum, Augustenburger Platz 1, D-13353 Berlin

Dr. P. Calabrese
Ruhr-Universität, Knappschafts-Krankenhaus
Neurologische Klinik und Poliklinik
In der Schornau 23–25, D-44892 Bochum

PD Dr. J. Classen
Univiersität Rostock, Klinik für Neurologie und Poliklinik
Gehlsheimer Straße 20, D-18147 Rostock

PD Dr. N. DAHMEN
Universität Mainz, Psychiatrische Klinik und Poliklinik
Untere Zahlbacher Straße 8, D-55131 Mainz

PD Dr. CH. DETTMERS
Neurologisches Therapiezentrum
Jungestraße 10, D-20535 Hamburg

Prof. Dr. M. DIETERICH
Ludwig-Maximilians-Universität – Klinikum Großhadern
Neurologische Klinik und Poliklinik
Marchioninistraße 15, D-81377 München

Dr. D. DRESSLER
Universität Rostock, Klinik für Neurologie und Poliklinik
Gehlsheimer Straße 20, D-18147 Rostock

Dr. W.-G. ELIAS
Wandsbeker Allee 72, D-22041 Hamburg

Dr. P. FLACHENECKER
Julius-Maximilians-Universität, Neurologische Klinik und Poliklinik
Josef-Schneider-Straße 11, D-97030 Würzburg

Dr. A. FLÜGEL
Max-Planck-Institut für Neurobiologie, Abteilung Neuroimmunologie
Am Klopferspitz 18a, D-82152 Martinsried

Prof. Dr. M. S. FREEDMAN
University of Ottawa, Multiple Sclerosis Research Clinic
501 Smyth Road, Box 601, Ottawa, Canada

PD Dr. N. GOEBELS
Ludwig-Maximilians-Universität – Klinikum Großhadern
Neurologische Klinik und Poliklinik
Marchioninistraße 15, D-81377 München

PD Dr. R. GOLD
Julius-Maximilians-Universität, Neurologische Klinik und Poliklinik
Josef-Schneider-Straße 11, D-97080 Würzburg

Dr. B. GREIM
Universität Rostock, Klinik für Neurologie und Poliklinik
Gehlsheimer Straße 20, D-18147 Rostock

Prof. Dr. R. GUTHOFF
Universität Rostock, Klinik und Poliklinik für Augenheilkunde
Doberaner Straße 140, D-18055 Rostock

PD Dr. M. Haupts
Ruhr-Universität, Knappschafts-Krankenhaus
Neurologische Klinik und Poliklinik
In der Schornau 23–25, D-44892 Bochum

Prof. Dr. R. Hohlfeld
Ludwig-Maximilians-Universität, Klinikum Großhadern
Institut für Klinische Neuroimmunologie
Marchioninistraße 15, D-81377 München

Prof. Dr. V. Hömberg
Neurologisches Therapiezentrum an der Heinrich-Heine-Universität
Moorenstraße 5, D-40225 Düsseldorf

Prof. Dr. H. Hummelsheim
Neurologisches Rehabilitationszentrum
Muldentalweg 1, D-04828 Bennewitz

Dr. K. Jahn
Ludwig-Maximilians-Universität – Klinikum Großhadern
Neurologische Klinik und Poliklinik
Marchioninistraße 15, D-81377 München

Dr. M. Jöbges
Neurologisches Rehabilitationszentrum
Muldentalweg 1, D-04828 Bennewitz

Prof. Dr. L. Kappos
Universität Basel, Kantonsspital Basel
Petersgraben 4, CH-4031 Basel

Prof. Dr. J. Kesselring
Klinik Valens, Rheuma- und Rehabilitationszentrum
CH-7317 Valens

Dr. T. Klauer
Universität Rostock, Klinik für Psychosomatik und Psychotherapie Medizin
Gehlsheimer Straße 20, D-18147 Rostock

Dr. N. H. König
Marianne-Strauß-Klinik, Behandlungszentrum für Multiple Sklerose
Milchberg 21, D-82335 Berg

Prof. Dr. J. Kugler
Technische Universität, Medizinische Fakultät Carl Gustav Carus
Institut für Medizinische Informatik und Biometrie
Löscher Straße 18, D-01309 Dresden

Dr. T. Kuhlmann
Humboldt-Universität, Institut für Neuropathologie, Charité
Campus Virchow-Klinikum, Augustenburger Platz 1, D-13353 Berlin

PD Dr. E. Kunesch
Universität Rostock, Klinik für Neurologie und Poliklinik
Gehlsheimer Straße 20, D-18147 Rostock

Dr. J. Lechner-Scott
Universität Basel, Kantonsspital Basel, Neurologische Klinik und Poliklinik
Petersgraben 4, CH-4031 Basel

Dr. C. Lienert
Universität Basel, Kantonsspital Basel, Neurologische Klinik und Poliklinik
Petersgraben 4, CH-4031 Basel

Prof. Dr. Ch. Linington
Max-Planck-Institut für Neurobiologie, Abteilung Neuroimmunologie
Am Klopferspitz 18 a, D-82152 Martinsried

Prof. Dr. J.-P. Malin
Ruhr-Universität, Klinikum Bergmannsheil, Neurologische Klinik und Poliklinik
Bürkle-de-la-Camp-Platz 1, D-44789 Bochum

PD Dr. J. Mertin
Kiliani-Klinik
Schwarzallee 10, D-91438 Bad Winsheim

Dr. E. Mix
Klinik und Poliklinik für Neurologie, Universität Rostock
Gehlsheimer Straße 20, D-18147 Rostock

PD Dr. J. Netz
Neurologisches Therapiezentrum an der Heinrich-Heine-Universität
Moorenstraße 5, D-40225 Düsseldorf

Dr. H. Pathenheimer
Universität Rostock, Klinik für Psychosomatik und Psychotherapie Medizin
Gehlsheimer Straße 20, D-18147 Rostock

Dr. D. Pöhlau
Sauerlandklinik Hachen
Neurologische Spezialklinik insbes. f. Multiple Sklerose
Siepenstraße 44, D-59846 Sundern

Dr. W. Pöllmann
Marianne-Strauß-Klinik, Behandlungszentrum für Multiple Sklerose
Milchberg 21, D-82335 Berg

Dr. M. Prosiegel
Neurologisches Krankenhaus München
Tristanstraße 20, D-80804 München

PD Dr. P. Rieckmann
Julius-Maximilians-Universität, Neurologische Klinik und Poliklinik
Josef-Schneider-Straße 11, D-97080 Würzburg

Prof. Dr. U. Runge
Ernst-Moritz-Arndt-Universität, Neurologische Klinik und Poliklinik
Ellernholzstraße 1–2, D-17487 Greifswald

Prof. Dr. B.C.G. Schalke
Universität Regensburg, Neurologische Klinik und Poliklinik
Universitätsstraße 84, D-93043 Regensburg

Prof. Dr. W. Schneider
Universität Rostock, Klinik für Psychosomatik und Psychotherapie Medizin
Gehlsheimer Straße 20, D-18147 Rostock

Prof. Dr. P.-W. Schönle
Kliniken Schmieder, Neurologisches Fach- und Rehabilitationskrankenhaus
Lurija Institut für Rehabilitationswissenschaften und Gesundheitsforschung
an der Universität Konstanz
D-78473 Allensbach

Dr. A. Schubart
Max-Planck-Institut für Neurobiologie, Abteilung Neuroimmunologie
Am Klopferspitz 18 a, D-82152 Martinsried

Prof. Dr. D. Seidel
Augustahospital Anholt, Klinik für Neurologie
Augustastraße 8, D-46419 Isselburg

PD Dr. E. Sindern
Ruhr-Universität, Klinikum Bergmannsheil, Neurologische Klinik und Poliklinik
Bürkle-de-la-Camp-Platz 1, D-44789 Bochum

PD U. Steude
Ludwig-Maximilians-Universität – Klinikum Großhadern
Neurochirurgische Klinik
Marchioninistraße 15, D-81377 München

Prof. Dr. G. Stoll
Heinrich-Heine-Universität, Neurologische Klinik und Poliklinik
Moorenstraße 5, D-40225 Düsseldorf

Dr. F. X. Weilbach
Julius-Maximilians-Universität, Neurologische Klinik und Poliklinik
Josef-Schneider-Straße 11, D-97080 Würzburg

Dr. H. Wiendl
Universität Tübingen, Neurologische Klinik
Hoppe-Seyler-Straße 3, D-72076 Tübingen

C. Wötzel
Marianne-Strauß-Klinik, Behandlungszentrum für Multiple Sklerose
Milchberg 21, D-82335 Berg

PD Dr. Uwe K. Zettl
Universität Rostock, Klinik und Poliklinik für Neurologie
Gehlsheimer Straße 20, D-18147 Rostock

I Historie und Perspektiven

Multiple Sklerose im Wandel der Zeiten

H. J. Bauer

Ist die multiple Sklerose (MS) eine relativ neue Zivilisationskrankheit oder ein schon viel früher existierendes, nicht erkanntes Leiden?

In der Island-Saga wird eine Krankheit bei einer Frau Namens Halla 1293 beschrieben, die man retrospektiv als MS interpretieren könnte. Die MS ist eine Krankheit, von der die Nordeuropäer besonders stark betroffen sind. Haben die Wikinger die Krankheit auf ihren Raubzügen über Europa verbreitet? War das Leiden der heiligen Lydwina von Schiedam, hundert Jahre später, entsprechend dem mystisch-religiösen Geist des Mittelalters eine Prüfung Gottes oder, entsprechend der sachlichen Betrachtung unserer Zeit, eine schwere chronische MS oder eine Hysterie?

Heinrich Heine, 1797 geboren, litt 38 Jahre an einer chronischen Krankheit mit schwersten Behinderungen und vieljähriger Bettlägerigkeit – Heine sprach von seiner „Matratzengruft". Biografen haben sein Leiden ohne adäquate Beweise als Syphilis bezeichnet. In einer sorgfältigen retrospektiven Studie der Krankheitserscheinungen und des Verlaufs hat der britische Neurologe Jellinek aber überzeugend dargelegt, dass es sich um eine MS gehandelt haben muss.

Heines multiple Sklerose ist ein erschütterndes Beispiel für die Einstellung zu dieser Krankheit während des 19. und bis zur Mitte des 20. Jahrhunderts: eine seltene Krankheit mit fortschreitender chronischer Behinderung und einer infausten Prognose.

Als Charcot 1868 seine heute noch gültige Beschreibung des klinischen Bildes der MS publizierte, erklärte er in seiner klassischen Vorlesung, dass es noch zu früh sei, etwas Nützliches zur Therapie zu sagen. Zwar probierte er die verschiedensten Mittel: Goldchlorid, Zinksulfat, Belladonna, Mutterkornpräparate, stellte dabei aber fest: „Bis jetzt sind die Resultate nicht sehr günstig." Noch schwebte über den meisten der damals gängigen empirischen Verfahren mit Gold, Silber, Antimon, Eisen, Arsen, Quecksilber etwas von der Mystik der Alchimie.

Als tödliches Gift stellte über die Jahrhunderte hinweg das Arsen an den Höfen von Königen und Päpsten nicht selten die Weichen der großen Politik. (Lewin 1920). Früh meinte man aber auch eine gewisse Wirksamkeit bei manchen Krankheiten zu erkennen. Für die Syphilis war seit ihrer Ausbreitung in Europa im 16. Jahrhundert die Quecksilberschmierkur eine bevorzugte Behandlungsart, die erst 1907 durch Ehrlichs Salvarsan abgelöst wurde. In der Behandlung der MS wurde die Quecksilberschmierkur – empirisch und kritiklos, auf Grund der Erfolge bei der Syphilis bis nach dem 2. Weltkrieg – vielfach verwendet. Es bleibt fraglich, ob diese Therapie jemals nützlich war, unbestritten ist aber, dass zahlreiche Patienten zum Krankheitsbild ihrer MS noch eine chronische Quecksilbervergiftung hinzubekamen. Natürlich wurden die synthetischen Arsenpräparate, die bei der Syphilis so wirksam waren, auch bei der MS erprobt, allerdings ohne erkennbaren Erfolg.

Ende des 19. Jahrhunderts begann der Siegeszug der Bakteriologie, dann der Virologie, denen auch prompt spekulative Hypothesen, dann sensationelle „Entdeckungen" folgten. Über 20 Erreger der MS – Bakterien, Spirochäten, Rickettsien, Mykoplasmen, Toxoplasmen, Masern-, Herpes-, Paramyxo- sowie Retroviren und noch andere Mikroorganismen – wurden als spezifische Ursache der MS angenommen, eine Bestätigung blieb aber leider aus und nur frustrane Behandlungsversuche waren die Folge. Als neueste „Ursache" sind jetzt Chlamydien im Gespräch, aber auch hier gibt es bereits divergierende Befunde und kontroverse Ansichten. Fazit: Wir wissen noch immer nicht, ob wir mit der Infektionstheorie der MS einer noch unerkannten Realität oder einer Fata Morgana nachlaufen.

Eine Reihe von Arbeiten 1929–1935 brachte den ersten Ansatz für pathogenetische Vorstellungen, die heute die Ursachenforschung der MS beherrschen. Die neuroallergische Hypothese Pettes, basierend auf pathologisch-klinischen Befunden (Van Bogaert, Glanzmann, Pette) und der Entdeckung des tierexperimentellen Modells der EAE – experimentelle allergische Enzephalomyelitis – (Rivers u. Schwendtker, Kabat, Morgan u. a.), war der Vorläufer des modernen Autoimmunkonzeptes über die Ursache der MS.

Auf die Therapie hatte aber diese wichtige neue Erkenntnis zunächst keinen nennenswerten Einfluss. Noch 1947 zog der Schweizer Neurologe Bing in seinem bekannten Textbuch der Neurologie eine kümmerliche und letztlich auch falsche Bilanz: „Von allen Medikamenten scheint nur das Arsen eine deutliche Wirkung im Sinne einer effektiven Förderung von Remissionen zu besitzen."

Nach dem 2. Weltkrieg lag bei uns auch die Neurologie in Trümmern und es dauerte Jahre, bis sie wieder Anschluss an die internationale Wissenschaft fand. Noch 1952 waren wir geächtet: Eine Gruppe ausländischer Neurologen forderte ganz offiziell den Auschluss deutscher Kollegen von der Teilnahme am internationalen Neurologenkongress in Lissabon. Und da war es der berühmte jüdische Meister der Reflexlehre Wartenberg, der aus rassischen Gründen Deutschland verlassen musste, der der starken antideutschen Lobby entgegentrat und dafür sorgte, dass wir wieder in die internationale Neurologengemeinschaft aufgenommen wurden.

Auf einem Symposium der American Association of Research on Nervous and Mental Disease in New York 1950 wurden der Stand des Wissens über die MS und die Möglichkeiten der Therapie zusammengetragen. Bei einer statistischen Überprüfung der Ergebnisse von über 100 therapeutischen Berichten fand Putnam im Durchschnitt eine Rückbildung initialer Symptome in 48%, allerdings fast genau den gleichen Prozentsatz für die spontane Rückbildung der Symptome. Eine spezifische Ursache der MS wurde für unwahrscheinlich gehalten. Die charakteristischen morphologischen Merkmale: perivaskuläre Entzündung, gefolgt von Demyelinisation und der Bildung einer Glianarbe, auch das Auftreten einer beträchtlichen Zerstörung der Achsenzylinder – ein seit Charcots Zeiten bekannter, aber hinsichtlich seiner Bedeutung bis vor wenigen Jahren weitgehend ignorierter Befund – wurden nicht bezweifelt. Hervorgehoben wurden lokale Zirkulationsstörungen, spezifische Veränderungen der vaskulären Architektur, Bildung von Thromben im Abflussgebiet und eine Labilität der Gerinnungsmechanismen. Die letztgenannten Befunde führten besonders in den angelsächsischen Ländern zu einer vorübergehenden Popularität vaskulärer Therapie, insbesondere der Heparinbehandlung. Etwas randständig nahm man die neuroallergische Hypothese zur Kenntnis, Behandlungsversuche mit Antihistaminika verliefen enttäuschend.

Eine wichtige Nachkriegsentwicklung war die Gründung von MS-Gesellschaften, wodurch die „MS-Szene" von einem desolaten Bild der Resignation und des Desinteresses entscheidend verändert wurde. Die MS-Betroffenen kamen selbst zu Wort, es entstanden Bestrebungen, die psychosoziale Notlage zu lindern, die Forschung wurde belebt. Trotzdem es an Mitteln und funktionsfähigen Forschungseinrichtungen besonders in unserem zerstörten Lande weitgehend fehlte, spürte man so etwas wie Aufbruchstimmung, es gab neue Ansätze in Forschung und Praxis, wenn auch die meisten von ihnen nur vorübergehende Trends oder kontrovers gebliebene Bemühungen in Gang setzten. So hat die „Einheitliche Theorie der Medizin" von Speransky, Vorzeigeforscher der Sowjetischen Akademie der Wissenschaften, revolutionäre Durchbrüche versprochen und eine kurze Zeit auch in der Neuroforschung Beachtung gefunden. Im Hinblick auf die MS brachten sie nur die abstruse „Liquorpumpe", die sich erfreulicherweise nicht als „Heilverfahren" eingebürgert hat. Die Hoffnungen, die verschiedene Spezialdiäten, Spurenelemente, Enzyme, Ultraschall, Schlangengift u. v. a. generierten, wurden letzten Endes nicht erfüllt.

Doch dann setzte eine Entwicklung ein, die die pathogenetischen Vorstellungen über die MS in den letzten 4 Jahrzehnten beherrscht: das Konzept der Autoimmunität, der fehlgesteuerten Immunreaktion, die zur Zerstörung der Markscheiden führt. Dass damit auch in der Therapie, anders als bei allen früheren Hypothesen und Vermutungen ein entscheidender Wandel kam, eine Richtung und klinische Konsequenzen sich abzeichneten, verdanken wir einer Reihe von Fortschritten, die nicht primär durch die MS-Forschung initiiert waren.

Für den Nachweis der therapeutischen Wirksamkeit der Hormone der Hypophyse und der Nebennierenrinde besonders bei der akuten rheumatoiden Arthritis und anderen entzündlichen Erkrankungen erhielten Kendall, Hench und Reichstein den Nobelpreis. Und das läutete auch für die Therapie der akuten MS eine neue Ära ein. Es ist fast befremdend, dass es mehrere Jahre gedauert hat, bis wir Neurologen lernten, mit Kortison, präziser gesagt, mit den synthetischen Kortikosteroiden, richtig umzugehen. Wir verordneten zu niedrige Dosen über zu lange Zeit. Heute wissen wir, dass sehr hohe Dosen – 1000 mg – nur über einige Tage verabreicht und dann ohne langatmiges Ausschleichen abgesetzt, die wirksamste Therapie von MS-Schüben und Exazerbationen sind. Wir haben aber auch gelernt, dass ACTH und Kortikosteroide keine Heilmittel und ungeeignet für eine Langzeittherapie sind.

In den Jahrzehnten nach dem Krieg erfolgte eine geradezu explosive Zunahme des Wissens über die biomolekularen Vorgänge bei Immunreaktionen. Man erkannte die entscheidende Rolle der Lymphozyten, die früher allenfalls als Abräumzellen, Spätankömmlinge im entzündlichen Geschehen, angesehen wurden. Insbesondere die T-Lymphozyten und Makrophagen wurden als entscheidende Akteure bei den komplexen Interaktionen von Antigenen, Rezeptoren an Zelloberflächen, Zytokinen, den von B-Lymphozyten erzeugten Antikörpern, dem HLA-System, erkannt. Damit kam für die MS die Ära der immunosuppressiven und immunomodulatorischen Therapie, in der wir uns heute befinden.

Aus der zytostatischen Therapie von Krebsleiden kamen die Ansätze für die immunosuppressive Behandlung der MS mit Azathioprin, Cyclophosphamid, Cyclosporin, Antilymphozytenglobulin und totaler Lymphknotenbestrahlung. Von durchaus kompetenten Untersuchern wurde schon hier eine Verminderung der Schubrate und Verlangsamung der Progression festgestellt, aber auch ernste Nebenwirkungen und Gefahren, die ihre Anwendung in der MS-Therapie erschwerten.

Die immunomodulatorische Therapie bietet den Vorteil, dass bei gezielten Eingriffen in die komplexen Interaktionen der immunkompetenten Zellen und ihrer Wirkstoffe die Zellen selbst nicht zerstört werden müssen. Sie leitete das derzeit fast beklemmend vielgestaltige Bild immuntherapeutischer Versuche bei der MS ein: Neben den etablierten, ganz im Mittelpunkte stehenden Interferonen Avonex, Rebif, Scheroson sind Copaxone, Mitoxanthrone, Cladribine, verschiedene Zytokine, Vakzine, monoklonale Antikörpern, Plasmapherese sowie Knochenmarkstransplantation zu nennen.

Eine Konsensusgruppe führender Fachleute der deutschsprachigen Länder erarbeitete 1999 Richtlinien für eine Orientierung im Bereich der vielgestaltigen immunomodulatorischen Therapie der MS. Für die ganz im Mittelpunkt stehenden Interferone stellten sie fest, dass alle drei Beta-Interferone in der Behandlung der schubförmig verlaufenden MS wirksam sind. Bei der sekundär-chronischen MS gibt es ebenfalls positive Berichte, diese Studien sind aber noch im Gange. Die strengen Kriterien der modernen Therapiestudien, insbesondere die Doppelblindstudien fördern die Hoffnung auf eine fundierte, wirksame Beandlung, sie bringen aber auch die mahnende Erkenntnis, dass wir noch immer unterwegs sind; das Ziel einer durchschlagend wirksamen Kausaltherapie ist noch nicht erreicht.

Die folgende Darstellung soll zusammenfassend andeuten, wo wir heute stehen:

- Entzündungshemmung: *Kortikosteroide*
- Immunosuppression: *Zytostatika*
- Immunomodulation: *Interferone*
- Neuroprotektion: *Nervenwachstumsfaktoren (NGF)?*
- Experimentell: *Alpha Interferon, Anergix, div. MS-Vakzine, Estriol, Gammaglobulin i. v., Ganzkörper-Röntgenbestrahlung, Interleukin u. a. Zytokine, Knochenmarkstransplantation, Linomid, Methotrexat, Mitoxantron, monoklonale Antikörper, Mycophenolat mofetil, Peptidtherapie, Phlogenzym, Protein-Antigene oral, Rolipram, Schwann-Zell-Transplantation, Taxol, Tetrahydrocannabinol, Thalidomid, transformierender Wachstumsfaktor beta, Valacyclovir, Vitamin D.*
- Doppelblindstudien
- IMSTRARC (International MS Trials Research and Resource Centre)

Die entzündungshemmende Wirkung der Kortikosteroide, der auf Grund ihrer Nebenwirkung begrenzte Wert der Immunosuppressiva, neuerdings die immunomodulatorische Wirkung der Interferone sind weitgehend akzeptiert. Die seit über hundert Jahren bekannte – und bis vor wenigen Jahren verdrängte – Tatsache, dass im Ablauf der MS nicht nur die Markscheiden, sondern auch Axone häufiger und früher am Krankheitsgeschehen beteiligt sind, hat, nach der in den letzten Jahrzehnten fast ausschließlichen Ausrichtung des Hauptstroms der MS-Forschung auf das Myelin, unser Blickfeld erweitert. Man weiß heute, dass nicht ausschließlich die Entmarkung, sondern die Zerstörung der Axone den irreversiblen Schaden herbeiführt. Der Ausdruck „Neuroprotektion" zeigt auf einen wichtigen neuen Abschnitt der kausalen MS-Forschung und das Suchen nach neuartigen Medikamenten.

Die Liste der kausalgedachten experimentellen Therapie wird immer länger; die Aufzählung im Mittelfeld dieser Abbildung ist nur ein kleiner Ausschnitt, der aber kennzeichnet, wie problematisch Doppelblindstudien geworden sind.

Ausgehend von dieser Erkenntnis hat die IFMSS – Internationale Förderation der MS-Gesellschaften unter der Leitung von Ian McDonald ein neues Programm aufgestellt: IMSTRARC – International MS Trials Research and Resource Centre – durch welches Plazebokontrollen und damit Doppelblindstudien in heutiger Form entbehrlich werden sollen. Es soll eine Datenbank entstehen, in der die Daten therapeutischer Studien weltweit erfasst und durch subtile statistische Analysen bewertet werden. Die Resultate besonders der Plazebogruppen von Doppelblindstudien sollen als Vergleichsgrundlage für therapeutische Versuche dienen, wodurch Doppelblindversuche im Hinblick auf ihre sehr hohen Kosten und auch ethische Bedenken vermieden werden können.

Der englische Altmeister der MS-Forschung Douglas McAlpine sagte: „Wie immer die Zukunft der medikamentösen Therapie der MS sein mag, es wird immer notwendig sein, den Patienten sowohl wie die Krankheit zu behandeln." Noch 1950 erklärte Foster Kennedy, einer der berühmtesten amerikanischen Neurologen: „Die Diagnose MS ist auch eine vernichtende Prognose für jeden Menschen, dem sie mitgeteilt wird." Dass diese Behauptung heute unzutreffend ist, verdanken wir nicht den *an sich unverzichtbaren* Bemühungen um eine kausale Therapie – noch nicht! –, sondern vor allem der Überwindung des ominösen Stigmas der Diagnose „MS". Die Erfolge der symptomatischen Behandlung von Komplikationen, sensomotorischen und koordinativen Störungen durch Physiotherapie, besonders Krankengymnastik, und Medikamente, psychosoziale Hilfen, eine behindertengerechte Wohnsituation, Hilfe bei Alltagsverrichtungen und insbesondere die Bekämpfung der Inaktivität und die Überwindung der persönlichen Isolation haben maßgeblich dazu beigetragen, das Leben chronisch MS-Kranker erträglicher zu gestalten.

Selbsthilfeorganisationen, aber ganz besonders die MS-Gesellschaften, haben große Verdienste. Die Einrichtung von *Beratungsstellen* bei den regionalen Organisationen der DMSG ist außerordentlich begrüßenswert. Dass sie aber vielerorts eine randständige Aufgabe geblieben, an manchen Stellen sogar wieder aus Kostengründen aufgelöst worden sind, ist tragisch für die MS-

Betroffenen und nachteilig für die betreffenden Organisationen. Eine attraktive Homepage im Internet ist begrüßenswert. Das aber, was die MS-Betroffenen in erster Linie benötigen, sinnvolle Beratung, direkte Leistung oder Vermittlung von konkreter Hilfe, ist so wichtig wie gute Qualitätsware hinter einem schönen Schaufenster. Persönliche Hilfe, Mensch-zu-Mensch-Kontakt sind unverzichtbar. Deshalb plädiere ich für leistungsfähige Beratungsstellen und, wo die Voraussetzungen gegeben sind, für den Betrieb oder die Vermittlung von Tageskliniken für MS-Betroffene als zentrale Aufgabe der regionalen Gliederungen der DMSG. Ich schließe meine Ausführungen mit einer hohen Anerkennung und Dank für besonders all jene, die sich in direkter Hilfe für die MS-Behinderten und deren Familien einsetzen.

Literatur

Bauer HJ (1999) Irrwege und Fortschritte in der Behandlung der Multiplen Sklerose. Deutsche Multiple Sklerose Gesellschaft

Bauer HJ (1994) MS doctrines of yesterday – and facts of today. Update. International Federation of Multiple Sclerosis Societies, London

Bauer HJ, Hanefeld FA (1993) Multiple Sclerosis. Its impact from childhood to old age. WB Saunders, London

Bauer HJ (1989) Medizinische Rehabilitation und Nachsorge bei Multipler Sklerose. Fischer, Stuttgart

Bing R (1947) Lehrbuch der Nervenkrankheiten. Schwabe & Co, Basel

Charcot JM (1874) Klinische Vorträge über Krankheiten des Nervensystems. Metzner, Stuttgart

Glanzmann E (1927) Die nervösen Komplikationen der Varicellen, Variola und Vakzine. Schweiz Med Wschr 57:145

Guillain G (1959) JM Charcot 1825–1893, his life – his work. PB Hoeber Inc, New York

Hohlfeld R (1997) Biotechnical agents for the immunotherapy of multiple sclerosis. Brain 120:865–916

Jellinek EH (1990) Heine's illness: the case for multiple sclerosis. J Royal Soc Med (London) 83:516

Kabat EA, Wolf A, Betzer AE (1947) The rapid production of acute disseminated encephalomyelitis in rhesus monkeys by injection of heterologous and homologous brain tissue with adjuvants. Exper Med 85:117–130

Kennedy F (1950) On the diagnosis of Multiple Scerosis. Association for Research in Neurons and Mental Diseases 28:524–532

Lewin L (1920) Die Gifte in der Weltgeschichte. Springer, Berlin

McAlpine D, Lumsden CE, Acheson ED (1972) Multiple Sclerosis. A reappraisal. Churchill Livingstone, Edinburgh London

MS-Therapie Konsensus Gruppe (MSTKG) (1999) Immunomodulatorische Stufentherapie der Multiplen Sklerose. Eine Rahmenempfehlung zur Behandlung der MS. Deutsche Multiple Sklerose Gesellschaft (DMSG)

Pette H (1942) Die akut entzündlichen Erkrankungen des Nervensystems. Thieme, Leipzig

Poser CM (1995) Viking voyages: the origin of Multiple Sclerosis? Acta Neurol Scand [Suppl] 161:11–22

Rivers TM, Schwendtker FF (1935) Encephalomyelitis accompanied by myelin destruction experimentally produced in monkeys. Exper Med 61:689–702

Speransky AD (1956) Grundlagen der Theorie der Medizin. Saenger, Berlin

Woltman HW, Merritt HH et al. (1950) Research Publication. Association for Research on Nervous and Mental Diseases, vol 28. Publ. Williams & Wilkins Co.

II Pathophysiologische Grundlagen und Perspektiven der experimentellen Forschung

Immunpathologie der Multiplen Sklerose

T. Kuhlmann, W. Brück

EINLEITUNG

Die Multiple Sklerose (MS) ist die häufigste entzündliche demyelinisierende Erkrankung des zentralen Nervensystems (ZNS). Der entmarkte Plaque ist das Hauptcharakteristikum dieser Erkrankung. Die demyelinisierten Herde sind bevorzugt im Bereich der Kleinhirnstiele, der Nervi optici, der periventrikulären weißen Substanz und im Rückenmark lokalisiert, seltener finden sie sich in den Kerngebieten des Hirnstamms oder in der Großhirnrinde. Innerhalb der Plaques kommt es zu einer Zerstörung des Myelins und/oder der Oligodendrozyten, begleitet von einer Entzündungsreaktion (Lassmann 1998; Prineas 1985). Das entzündliche Infiltrat setzt sich hauptsächlich aus Lymphozyten und Makrophagen zusammen. Trotz dieser grundsätzlichen Gemeinsamkeiten gibt es jedoch Kriterien, anhand derer unterschiedliche histologische Subtypen definiert werden können (Lucchinetti et al. 1996). In MS-Läsionen finden sich ganz unterschiedliche Veränderungen hinsichtlich der Myelin- und Oligodendrozytenschädigung. Einige Patienten weisen einen fast vollständigen Verlust an Oligodendrozyten in den Plaques auf, bei anderen ist lediglich das Myelin zerstört. Gelegentlich kommt es auch zu einer Rekrutierung von Oligodendrozytenvorläuferzellen (Lucchinetti et al. 1999). Mit einem einheitlichen Schädigungsmechanismus lassen sich diese unterschiedlichen histopathologischen Befunde nur schwer erklären. Vielmehr ist anzunehmen, dass verschiedene immunologische und toxische Mechanismen für diese unterschiedlichen histologischen Muster verantwortlich sind. In tierexperimentellen Studien, In-vitro-Versuchen und histopathologischen Untersuchungen konnte gezeigt werden, dass eine ganze Reihe von Schädigungsmechanismen zu einer Zerstörung von Oligodendrozyten und/oder Myelin führen können. Zum Beispiel können myelinspezifische T-Zellen die Blut-Hirn-Schranke überwinden und im Hirnparenchym eine Autoimmunreaktion auslösen (Berger et al. 1997). Zytotoxische T-Zellen, humorale Faktoren, Zytokine (TNF-α (Burgmaier et al. 2000; Cammer 2000) und toxische Metabolite (Sauerstoffradikale, NO; Griot et al. 1990; Juurlink et al. 1998; Merrill et al. 1993) können zu weiteren Schäden an Myelin und/oder Oligodendrozyten führen. Eventuell führen aber auch andere metabolische, toxische oder durch eine Virusinfektion verursachte Schädigungen der Oligodendrozyten zu einer Zerstörung des Myelins, gefolgt von einer Entzündungsreaktion (Rodriguez und Scheithauer 1994).

Immunpathogenetische Subtypen

Untersucht man MS-Läsionen mit Hilfe verschiedener immunhistochemischer und molekularbiologischer Methoden lassen sich vier verschiedene immunpathogenetische Subtypen differenzieren (Lucchinetti et al. 2000). Zwei Subtypen (I und II) zeigen große Ähnlichkeiten mit T-Zell- oder T-Zell/An-

Tabelle 1. Charakteristika der verschiedenen immunpathogenetischen Muster

Muster	Charakteristika
Muster I	Oligodendrozytenerhalt T-Zell- und Makrophageninfiltration Schnelle und fast vollständige Remyelinisierung
Muster II	T-Zell- und Makrophageninfiltration Plasmazellen Immunglobulin- und Komplementablagerungen Oligodendrozytenverlust Rekrutierung von oligodendroglialen Vorläuferzellen
Muster III	Oligodendrozytendystrophie Schwächere T-Zellinfiltration Gestörte Myelinexpression: selektiver Verlust von MAG, Überexpression von MOG Apoptotische Oligodendrozyten
Muster IV	Primäre Degeneration von Oligodendrozyten in der weißen Substanz T-Zell- und Makrophageninfiltration Vollständiger Verlust der Oligodendrozyten im Plaque

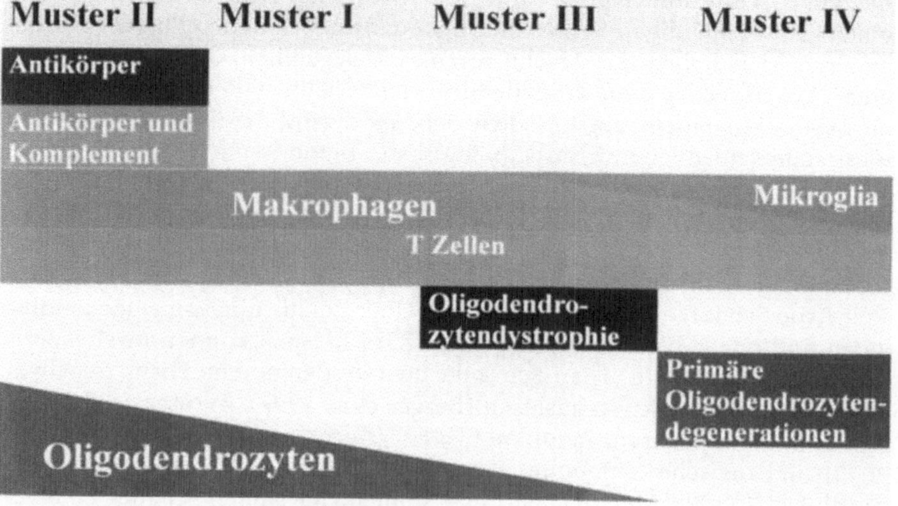

Abb. 1. Immunpathogenetisches Spektrum der MS. In allen Mustern finden sich Makrophagen und T-Zellen; Immunglobulin- und Komplementablagerungen lassen sich nur in Muster II nachweisen. Während in Muster III zumindest noch ein Teil der Oligodendrozyten im Plaque erhalten ist, zeichnet sich Muster IV durch einen vollständigen Oligodendrozytenverlust aus

tikörper-mediierten autoimmunen Enzephalomyelitiden (EAE) der Maus bzw. der Ratte. Die anderen beiden Subtypen (III und IV) zeichnen sich durch einen primären Oligodendrozytenschaden aus. Vergleichbare Veränderungen finden sich in viralen Enzephalitiden der Maus oder Ratte (Barac-Latas et al. 1997) oder in durch Toxinen induzierten demyelinisierten Läsionen (Ludwin und Johnson 1981; Tabelle 1, Abb. 1).

Muster I und II

In diesen Mustern sind die T-Zellen die vorherrschende Zellpopulation, zusätzlich finden sich Makrophagen und Mikroglia. Im Muster II finden sich in den aktiv demyelinisierenden Läsionsarealen zusätzlich Immunglobulin- und Komplementablagerungen. Im Zentrum der Läsion liegen in beiden Mustern häufig kleine Venen oder Venolen. Die Plaques sind scharf begrenzt. Alle Myelinproteine (MBP, MOG, CNPase, PLP, MAG) werden gleichzeitig herunterreguliert. In aktiv demyelinisierenden Arealen ist die Anzahl der Oligodendrozyten vermindert, in den demyelinisierten und remyelinisierenden Läsionsbereichen lassen sich jedoch reichlich Oligodendrozyten nachweisen. Häufig finden sich remyelinisierte Plaques. In Muster II kommt es in aktiven Läsionsstadien zu einem Verlust der reifen Oligodendrozyten, der von einer Rekrutierung oligodendroglialer Vorläuferzellen gefolgt ist (Abb. 2).

Muster III

Das entzündliche Infiltrat besteht in diesem Muster ebenfalls aus Makrophagen, Mikroglia und T-Zellen; Immunglobulin- und Komplementablagerungen lassen sich jedoch nicht nachweisen. Die Läsionsgrenzen sind häufig unscharf begrenzt, sie scheinen sich diffus in die umgebende weiße Substanz auszubreiten. Das entscheidende Merkmal dieser Läsion ist ein selektiver Verlust des myelinassoziierten Glykoproteins (MAG) im Plaque, während die anderen Myelinproteine noch exprimiert werden. Das Myelin-Oligodendrozytenglykoprotein wird im Vergleich zur weißen Substanz verstärkt exprimiert. In den Arealen mit einem selektiven Verlust des MAG-Proteins finden sich häufig apoptotische Oligodendrozyten. Das inaktive Plaquezentrum besitzt in der Regel kaum noch Oligodendrozyten, auch remyelinisierte Areale finden sich nur selten.

Muster IV

Auch hier besteht das entzündliche Infiltrat hauptsächlich aus Makrophagen, Mikroglia und T-Zellen; Komplement- und Immunglobulinablagerungen sind nicht nachweisbar. Charakteristisch für diesen immunpathogenetischen Subtyp ist das Vorkommen von degenerierenden Oligodendrozyten in einem schmalen Saum außerhalb des Plaques. Diese Oligodendrozyten weisen jedoch nicht die typischen morphologischen Merkmale der Apoptose auf. Im

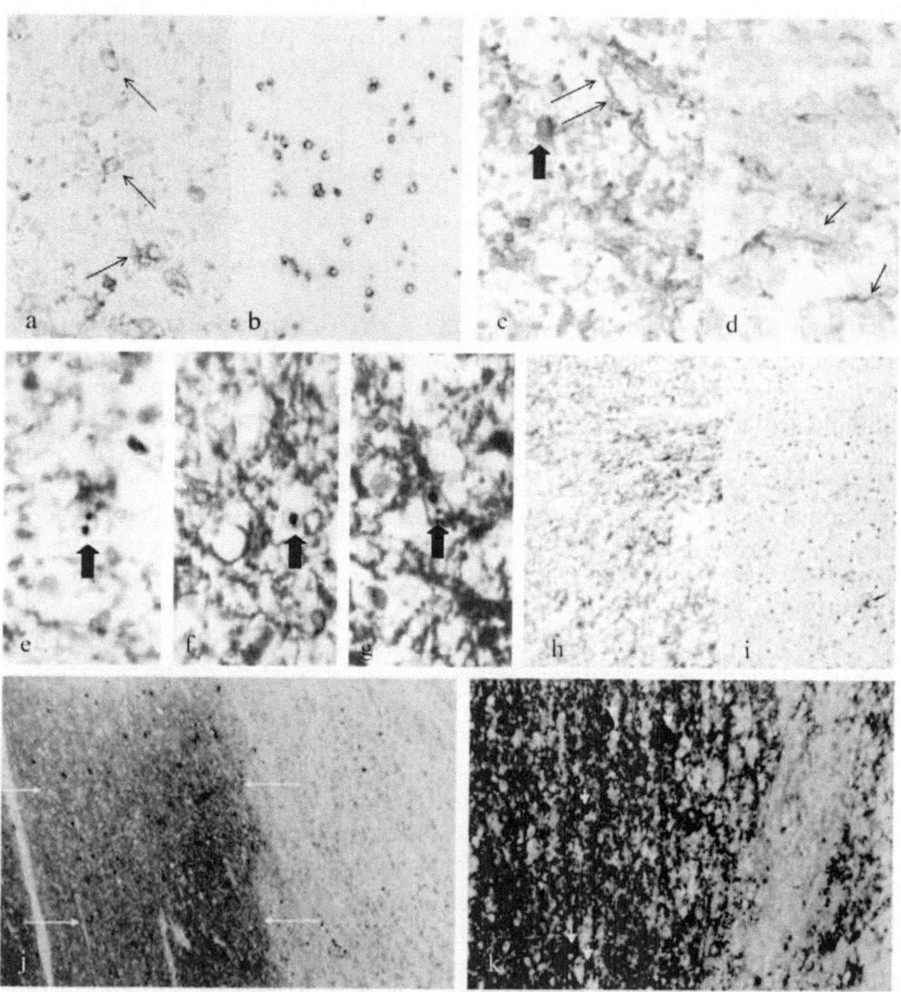

Abb. 2 a–k. Muster II (a–d): In derselben Läsion finden sich zahlreiche PLP-mRNA- positive (b) aber nur wenige MOG-positive (a) Oligodendrozyten. Immunglobulin- (c) und Komplementablagerungen (d) entlang der Myelinscheiden (*schmale Pfeile*). Zusätzlich erkennt man eine Plasmazelle (*großer Pfeil*). Muster III (e–i): Zahlreiche apoptotische Oligodendrozyten (e–g). Immunhistochemie für MBP. Deutliche MOG-Positivität (h) der Myelinscheiden bei fehlender MAG-Expression (i) im Plaque. Muster IV: In der der Läsion angrenzenden weißen Substanz liegen zahlreiche Oligodendrozyten mit DNA-Fragmentation (*Pfeile*; j–k)

inaktiven Plaquezentrum finden sich kaum noch Oligodendrozyten, remyelinisierte Areale sind ebenfalls nicht nachweisbar. In den Läsionen findet sich ein vollständiger Verlust aller Myelinproteine; ein selektiver Myelinproteinverlust wie im Muster III existiert nicht.

Innerhalb eines Patienten weisen die Plaques zum Zeitpunkt der Untersuchung alle dasselbe immunpathogenetische Muster auf. Allerdings scheinen sich diese Muster im Laufe der Zeit zu ändern. Muster I und II kann sowohl in frühen als auch in chronischen Läsionen gefunden werden, das Muster III zeigt sich jedoch bis auf wenige Ausnahmen nur innerhalb der ersten Wochen nach Krankheitsbeginn.

Diskussion

Die unterschiedlichen Muster belegen, dass möglicherweise differente pathogenetisch relevante Schädigungswege bei der MS beteiligt sind. Muster I und II weisen beide große, konfluierende, scharf begrenzte, perivenös lokalisierte Läsionen auf. Trotzdem gibt es deutliche Unterschiede. Im Typ II finden sich Immunglobulin- und Komplementablagerungen in den Bereichen der aktiven Demyelinisierung. Dies spricht für die wichtige Rolle der humoralen Entzündungskomponenten bei der Myelinzerstörung in diesem Muster. Ursache für die Demyelinisierung könnte hierbei eine Antikörper-Komplement-vermittelte Demyelinisierung sein, wie man sie auch in einigen EAE-Modellen findet. Die Injektion von myelinspezifischen T-Zellen führt häufig vor allem zu einer Entzündungsreaktion, erst die gleichzeitige Gabe von Antimyelinantikörpern (und hier vor allem von Anti-MOG-Antikörpern) führt zur Bildung großer demyelinisierender Plaques (Adelmann et al. 1995; Amor et al. 1994; Johns et al. 1995; Linington et al. 1992). Ein weiterer möglicher Mechanismus ist eine antikörpervermittelte zelluläre Zytotoxizität (ADCC). In vitro binden myelinspezifische Antikörper an Oligodendrozyten und führen zu einer Opsonierung durch Makrophagen (Griot-Wenk et al. 1991). Entsprechende EAE-Modelle existieren ebenfalls (Piddlesden et al. 1991).

In Muster I dagegen fehlen diese Immunglobulin- und Komplementablagerungen. Für die Zerstörung der Myelinscheiden sind hier eventuell toxische Substanzen verantwortlich, die von Makrophagen produziert werden. In vitro können apoptotischer oder nekrotischer Zelltod von Oligodendrozyten durch Zytokine (D'Souza et al. 1996; Selmaj et al. 1991 a), Sauerstoffradikale (Griot et al. 1990) oder NO (Mitrovic et al. 1994) induziert werden. Das Zytokin TNF-α zum Beispiel, das in vitro zur Apoptose von Oligodendrozyten führt (Selmaj u. Raine 1988) und auch in MS-Läsionen bereits nachgewiesen werden konnte (Selmaj et al. 1991 b; Bitsch et al. 2000), scheint eine wichtige Rolle beim Entzündungsprozess im ZNS zu übernehmen. Transgene, TNF-α überexprimierende Mäuse entwickeln spontan entzündlich demyelinisierende Herde im ZNS (Probert et al. 1995). Andere Zytokine, wie zum Beispiel Lymphotoxin (Selmaj et al. 1991 a) und Perforin (Scolding et al. 1990), führen zu einer selektiven Lyse von Oligodendrozyten in vitro.

Muster III unterscheidet sich deutlich von Muster I und II. Hier steht der selektive Verlust des Myelinproteins MAG und der Untergang von Oligodendrozyten durch Apoptose im Vordergrund. Eine Reihe von Publikationen berichtet über eine solche selektiv veränderte Myelinexpression in demyelinisierenden Erkrankungen, wie zum Beispiel der progressiven multifokalen Enzephalopathie (Itoyama et al. 1980, 1982). MAG ist in den periaxonalen Regionen der Myelinscheide lokalisiert und somit am weitesten vom oligodendroglialen Zellkern entfernt. Damit bildet es eine „Schwachstelle" des Oligodendrozyten. Der selektive Verlust des MAG-Proteins charakterisiert somit eventuell beginnende dystrophe Veränderungen der Oligodendrozyten. Ultrastrukturelle Untersuchungen von Oligodendrozyten in MS-Läsionen zeigen frühe Veränderungen in den periaxonalen Bereichen der Myelinscheiden (Rodriguez u. Scheithauer 1994). Ähnliche Veränderungen sind in toxisch geschädigten Oligodendrozyten (Ludwin u. Johnson 1981) und in virusinduzierten demyelinisierenden Prozessen beobachtet worden (Rodriguez et al. 1993).

In Muster IV kommt es ebenfalls primär zu einem Oligodendrozytenschaden, der von einer sekundären Demyelinisierung gefolgt ist. Die Oligodendrozyten in der dem Plaque angrenzenden weißen Substanz degenerieren und gehen zugrunde. Die Ursachen für diesen Subtyp, der sich lediglich in wenigen Patienten mit einer primär progredienten MS findet, sind völlig unklar. Eventuell besitzen diese Oligodendrozyten einen genetischen Defekt, der zusammen mit anderen, z.B. inflammatorischen Triggern, zum Zelluntergang führen könnte. Vielleicht spielt in diesem Subtyp auch eine persistierende Virusinfektion eine Rolle, allerdings konnten bisher ultrastrukturell keine entsprechenden Erreger identifiziert werden.

Zusammenfassung

Die verschiedenen immunpathogenetischen Muster in MS-Läsionen sprechen dafür, dass unterschiedliche Pathomechanismen zur Demyelinisierung in MS-Plaques führen. Die klassische Autoimmunreaktion (Muster I und II) ist möglicherweise nur ein Mechanismus unter mehreren. Auch primäre Oligodendrozytenschäden (Muster III und IV) – seien sie metabolisch, genetisch oder virusinduziert – scheinen eine Rolle zu spielen. In allen Läsionen eines Patienten findet sich dasselbe Muster zu einem Zeitpunkt. Es ist aber durchaus denkbar, dass sich das Muster im Verlauf der Zeit verändert. Frühe MS-Läsionen ähneln den virusinduzierten Tiermodellen, in länger bestehenden Plaques dominieren dagegen die Autoimmunmuster I und II.

Literatur

Adelmann M, Wood J, Benzel I, Fiori P, Lassmann H, Matthieu J-M, Gardinier MJ, Dornmair K, Linington C (1995) The N-terminal domain of the myelin oligodendrocyte glycoprotein (MOG) induces acute demyelinating experimental autoimmune encephalomyelitis in the Lewis rat. J Neuroimmunol 63:17–27

Amor S, Groome N, Linington C, Morris MM, Dornmair K, Gardinier MV, Matthieu J-M, Baker D (1994) Identification of epitopes of myelin oligodendrocyte glycoprotein for the induction of experimental allergic encephalomyelitis in SJL and Biozzi AB/H mice. J Immunol 153:4349–4356

Barac-Latas V, Suchanek G, Breitschopf H, Stuehler A, Wege H, Lassmann H (1997) Patterns of oligodendrocyte pathology in coronavirus-induced subacute demyelinating encephalomyelitis in the Lewis rat. Glia 19:1–12

Berger T, Weerth S, Kojima K, Linington C, Wekerle H, Lassmann H (1997) Experimental autoimmune encephalomyelitis: the antigen specificity of T lymphocytes determines the topography of lesions in the central and peripheral nervous system. Lab Invest 76:355–364

Bitsch A, Kuhlmann T, da Costa C, Bunkowski S, Polak T, Brück W (2000) Tumour necrosis factor alpha mRNA expression in early multiple sclerosis lesions: correlation with demyelinating activity and oligodendrocyte pathology. Glia 29:366–375

Burgmaier G, Schönrock ML, Kuhlmann T, Richter-Landsberg C, Brück W (2000) Association of increased bcl-2 expression with rescue from TNF-α induced cell death in the oligodendrocyte cell line OLN-93. J Neurochem (in press)

Cammer W (2000) Effects of TNFa on immature and mature oligodendrocytes and their progenitors in vitro. Brain Res 864:213–219

D'Souza SD, Alinauskas KA, Antel JP (1996) Ciliary neurotrophic factor selectively protects human oligodendrocytes from tumor necrosis factor-mediated injury. J Neurosci Res 43:289–298

Griot-Wenk M, Griot C, Pfister H, Vandevelde M (1991) Antibody-dependent cellular cytotoxicity in antimyelin antibody-induced oligodendrocyte damage in vitro. J Neuroimmunol 33:145–155

Griot C, Vandevelde M, Richard A, Peterhans E, Stocker R (1990) Selective degeneration of oligodendrocytes mediated by reactive oxygen species. Free Rad Res Commun 11:181–193

Itoyama Y, Sternberger NH, Webster HD (1980) Immunocytochemical observations on the distribution of myelin associated glycoprotein and myelin basic protein in multiple sclerosis lesions. Ann Neurol 7:167–177

Itoyama Y, Webster HD, Sternberger NH, Richardson EP, Walker DL, Quarles RH, Padgett BL (1982) Distribution of papovavirus, myelin-associated glycoprotein, and myelin-basic protein in progressive multifocal leukencephalopathy lesions. Ann Neurol 11:396–407

Johns TG, de Rosbo NK, Menon KK, Abo S, Gonzales MF, Bernard CCA (1995) Myelin oligodendrocyte glycoprotein induces a demyelinating encephalomyelitis resembling multiple sclerosis. J Immunol 154:5536–5541

Juurlink BJH, Thorburne SK, Hertz L (1998) Peroxide-scavenging deficit underlies oligodendrocyte susceptibility to oxidative stress. Glia 22:371–378

Lassmann H (1998) Pathology of multiple sclerosis. In: Compston A, Ebers G, Lassmann H et al. (eds) McAlpine's Multiple Sclerosis. Churchill Livingstone, London, pp 323–358

Linington C, Engelhardt B, Kapocs G, Lassmann H (1992) Induction of persistently demyelinated lesions in the rat following the repeated adoptive transfer of encephalitogenic T cells and demyelinating antibody. J Neuroimmunol 40:219–224

Lucchinetti C, Brück W, Parisi J, Scheithauer B, Rodriguez M, Lassmann H (1999) A quantitative analysis of oligodendrocytes in multiple sclerosis lesions. A study of 113 cases. Brain 122:2279–2295

Lucchinetti C, Brück W, Parisi J, Scheithauer B, Rodriguez M, Lassmann H (2000) Heterogeneity of multiple sclerosis lesions: implications for the pathogenesis of demyelination. Ann Neurol 47:707–717

Lucchinetti CF, Brück W, Rodriguez M, Lassmann H (1996) Distinct patterns of Multiple Sclerosis pathology indicates heterogeneity in pathogenesis. Brain Pathol 6:259–274

Ludwin SK, Johnson ES (1981) Evidence for a "Dying-back" gliopathy in demyelinating disease. Ann Neurol 9:301–305

Merrill JE, Ignarro LJ, Sherman MP, Melinek J, Lane TE (1993) Microglial cell cytotoxicity of oligodendrocytes is mediated through nitric oxide. J Immunol 151:2132–2141

Mitrovic B, Ignarro LJ, Montestruque S, Smoll A, Merrill JE (1994) Nitric oxide as a potential pathological mechanism in demyelination: its differential effects on primary glial cells in vitro. Neuroscience 61:575–585

Piddlesden S, Lassmann H, Laffafian I, Morgan BP, Linington C (1991) Antibody-mediated demyelination in experimental allergic encephalomyelitis is independent of complement membrane attack complex formation. Clin Exp Immunol 83:245–250

Prineas JW (1985) The neuropathology of multiple sclerosis. In: Koetsier JC (ed) Demyelinating diseases. Elsevier Science Publishers, Amsterdam, pp 213–257

Probert L, Akassoglou K, Pasparakis M, Kontogeorgos G, Kollias G (1995) Spontaneous inflammatory demyelinating disease in transgenic mice showing central nervous system-specific expression of tumor necrosis factor a. Proc Natl Acad Sci USA 92:11294–11298

Rodriguez M, Scheithauer B (1994) Ultrastructure of multiple sclerosis. Ultrastruct Pathol 18:3–13

Rodriguez M, Scheithauer BW, Forbes G, Kelly PJ (1993) Oligodendrocyte injury is an early event in lesions of multiple sclerosis. Mayo Clin Proc 68:627–636

Scolding NJ, Jones J, Compston DAS, Morgan BP (1990) Oligodendrocyte susceptibility to injury by T-cell perforin. Immunology 70:6–10

Selmaj K, Raine CS, Farooq M, Norton WT, Brosnan CF (1991a) Cytokine cytotoxicity against oligodendrocytes. Apoptosis induced by lymphotoxin. J Immunol 147:1522–1529

Selmaj K, Raine CS, Cannella B, Brosnan CF (1991b) Identification of lymphotoxin and tumor necrosis factor in multiple sclerosis lesions. J Clin Invest 87:949–954

Selmaj KW, Raine CS (1988) Tumor necrosis factor mediates myelin and oligodendrocyte damage in vitro. Ann Neurol 23:339–346

Neuronale Beteiligung bei Autoimmunprozessen des ZNS

A. Flügel

EINLEITUNG

Trotz intensiver Forschung hat die Zahl der offenen Fragen über Entität, Ursache, Pathomechanismen und effektive Therapie der Multiplen Sklerose eher zu- als abgenommen. So erscheint eine einheitliche Erkrankung „MS" durch die verschiedenen klinischen Verläufe und Ausprägungen, spätestens aber durch die eindrucksvollen Unterschiede der histologischen Erscheinungsbilder (Lucchinetti et al. 2000) mehr als fraglich. Virale Erreger, erbliche Eigenschaften, Zelldegeneration und, bislang meistfavorisiert, Autoimmunprozesse werden als kausale Faktoren der Erkrankung diskutiert (Brown et al. 1989; Lassmann 1998; Lassmann et al. 1998; Lucchinetti et al. 1996). Dementsprechend gehen auch die Meinungen über die MS-Schädigungsmechanismen im ZNS auseinander. Gezielte und damit effektive Therapiestrategien setzen aber eine gründliche Kenntnis zumindest dieser Schädigungsmechanismen voraus. Während traditionellerweise ein Hauptaugenmerk auf die Entmarkung gerichtet wurde, weisen neuere Erkenntnisse auf eine ausgeprägte axonal-neuronale Schädigungen als wesentlichen Pathogenitätsmechanismus im Verlauf der MS hin (Barnes et al. 1991; Ganter et al. 1999; Kornek u. Lassmann 1999; Trapp et al. 1998). Diese Ergebnisse könnten die bislang begrenzten Erfolge einer antientzündlichen MS-Therapie erklären und ein Umdenken in der Beurteilung der Krankheitspathogenese und Therapieausrichtung bewirken.

Schädigungsmechanismen in der MS

Über das ZNS verteilte Entzündungsherde, so genannte MS-Plaques, stellen die charakteristischen morphologisch-pathologischen Veränderungen der MS dar. Diese Plaques folgen gewissen Prädilektionsstellen wie dem periventrikulären Marklager und dem Balkengebiet. Als wesentliche Schädigung beobachtet man in frischen Plaques eine ausgeprägte Entmarkung und, damit einhergehend, den Untergang von Oligodendroglia. Schädigung und Zelluntergang von Oligodendrozyten konnten experimentell im Tiermodell bzw. in vitro durch verschiedenste Zelltypen und Faktoren induziert werden. Die Spanne reicht von direkter MHC-vermittelter T-Zell-Zytotoxizität (Jurewicz et al. 1998) über Zerstörung der vorgeschädigten oder durch Antimyelin-Antikörper opsonierten Myelinscheiden durch Monozyten/Makrophagen oder aktivierte Mikroglia zu indirekter zytokinvermittelter Zelltoxizität (Antel et al. 1994; Chiang et al. 1996; Genain et al. 1999; Jewtoukoff et al. 1989; Jurewicz et al. 1998; Lassmann et al. 1988; Linington et al. 1988; Selmaj et al. 1991 b). Dem Zytokin TNFα wird dabei eine wesentliche Rolle zugesprochen (Brosnan et al. 1988; Probert et al. 1995; Selmaj et al. 1991 a). Lange Zeit galten Demyelinisierungen und Oligodendrozytenuntergänge als wesentliche und krankheitsverursachende Schädigungen in der MS. Dementsprechend richtete sich das Interesse wesentlich auf die Interaktionen zwischen hämatogenen Entzündungszellen und Oligodendrozyten bzw. Mikrogliazellen. Neuronen wurden als weitgehend inerte Zellen angesehen (Happ et al. 1988; Nguyen u. Pender 1998; Xiao et al. 1998). Allerdings wurde bereits in den ersten Beschreibungen der MS axonale Schädigung in den Entzündungsplaques vermerkt und daher eine indirekte neuronale Beteiligung im Krankheitsgeschehen diskutiert (Kornek u. Lassmann 1999). Neuere klinische Studien an menschlichem MS-Gewebe haben nun das Ausmaß neuronal-axonaler Untergänge quantitativ zu erfassen versucht und diese Schädigungen für die irreversible Progredienz der MS verantwortlich gemacht (Barnes et al. 1991; Kornek u. Lassmann 1999; Trapp et al. 1998). Die Korrelation zwischen axonaler und neuronaler Degeneration und die Faktoren, die den neuronal-axonalen Schädigungen zugrunde liegen, sind jedoch weitgehend ungeklärt. So stellt sich die Frage, ob neuronale Schädigungen lediglich eine indirekte Folge einer chronischen Entmarkung darstellen oder ob Neurone auch aktiv im Entzündungsgeschehen beteiligt und damit Opfer einer direkten Schädigung durch Immunzellen oder Mediatoren sind. Experimentelle Arbeiten konnten in der Tat zeigen, dass Neurone durchaus das Potenzial besitzen, Entzündungsprozesse aktiv mitzusteuern (Neumann u. Wekerle 1998). Im Folgenden werden wir daher einen kurzen Überblick über den aktuellen Stand der Forschung der Immunreaktivität im ZNS und mögliche Pathomechanismen der MS, wie sie uns durch das Tiermodell der MS, der experimentellen autoimmunen Enzephalomyelitis (EAE) eröffnen, geben.

Immunreaktivität des ZNS

Das ZNS und das Immunsystem werden gemeinhin als zwei völlig voneinander getrennte Organsysteme angesehen. Das so genannte „Immunprivileg" des ZNS basiert auf folgenden Beobachtungen:

1. Immunzellen und Immunmediatoren sind im gesunden ZNS praktisch nicht anzutreffen. Diese Eigenschaft wurde vor allem dem spezialisierten, durch „tight junctions" und Astrozytenfortsätzen gesäumten Hirnendothel zugeschrieben. Dieses bildet die Blut-Hirn-Schranke (BBB), die einen Übertritt höhermolekularer Bestandteile in das ZNS verhindert.
2. Es fehlen die für eine adaptive Immunantwort unverzichtbaren professionellen antigenpräsentierenden Zellen und „major histocompatibility complex" (MHC-)Moleküle.
3. Lymphatische Strukturen wie etwa Lymphdrainagewege sind nicht vorhanden.

4. Transplantate, die in das Gehirn eingepflanzt wurden, haben gegenüber anderen Lokalisationen im Organismus eine verlängerte Überlebenszeit (Wekerle et al. 1986).

Inzwischen hat man jedoch gelernt, dass das Gehirn sehr wohl in der Lage ist, auf Entzündungsprozesse zu reagieren und sogar aktiv Immunfunktionen auszuüben. Diese als „Immunreaktivität" bezeichnete Hirnfunktion hängt entscheidend vom Integritätszustand des ZNS ab. Während das gesunde Gehirn, wie oben beschrieben, minimal mit dem Immunsystem interagiert, ändert sich diese Situation entscheidend bei einer Vielzahl von ZNS-Schädigungen, wie z.B. traumatischen, entzündlichen, degenerativen oder neoplastischen Erkrankungen. MHC-Moleküle auf hirneigenen Zellen werden hochreguliert, Immunmediatoren freigesetzt und es kommt zur Einwanderung peripherer Immunzellen in das ZNS. Eine suffiziente Antigenpräsentation für T-Zellen kann durch diverse eingewanderte, aber auch aktivierte Hirnzellen wie etwa Mikroglia und Astrozyten erfolgen (Wekerle 1994). Es steht jedoch mittlerweile fest, dass Immunprozesse nicht nur im lädierten ZNS eine Rolle spielen. Aktivierte T-Zellen können auch das nichtgeschädigte Gehirn anscheinend mühelos infiltrieren (Hickey et al. 1991; Wekerle et al. 1986). Somit ist das Gehirn ganz offensichtlich in den Bereich der adaptiven Immunüberwachung miteinbezogen.

Fazialisaxotomie als Degenerationsmodell

Ein besonders lehrreiches Tiermodellsystem zur Analyse der Immunreaktivität des ZNS stellt das Kreutzberg-Axotomiemodell des Nervus facialis dar (Kreutzberg 1966). In diesem Modellsystem wird der N. facialis nach seinem Austritt aus dem Foramen stylomastoideum in der Peripherie gequetscht oder durchtrennt. Diese periphere Schädigung führt zu einer Reihe von zum Teil sehr gut charakterisierten Veränderungen im zugehörigen, im Hirnstamm gelegenen Kerngebiet des N. facialis. Innerhalb von Stunden werden Motoneurone durch Mikrogliazellen deafferenziert, d.h. Synapsenkontakte mit den Fazialismotoneuronen unterbrochen (so genanntes „synaptic stripping"), womit die lädierten Neurone vor synaptischer Aktivität bewahrt werden (Blinzinger u. Kreutzberg 1968). Mikrogliazellen lagern sich um die lädierten Motoneurone. Gleichzeitig werden von Mikrogliazellen MHC-Moleküle de novo synthetisiert. Es kommt zur Einwanderung von Immunzellen in das Fazialiskerngebiet und es werden proinflammatorische Zytokine wie etwa TNFα, Interleukin-1β und Interferon-γ exprimiert (Raivich et al. 1998). Die Eleganz des Axotomiemodells liegt nicht nur darin, dass ein klar definiertes geschädigtes Hirnareal mit nichtlädiertem Pendant analysiert werden kann, sondern vor allem in der Tatsache, dass der Schädigungsort außerhalb des ZNS liegt. Dieses Modell beweist somit eine entscheidende neuronale Komponente zumindest in der Initiierung der beschriebenen Entzündungsprozesse. Die zugrunde liegenden neuronalen Signale sind weitgehend unbekannt. Kürzlich zeigte sich, dass axotomierte Neurone Chemokine exprimieren. Interessanterweise wird innerhalb von Stunden nach Axotomie das Chemokin

MCP-1 in lädierten Motoneuronen hochreguliert (Flügel et al. 2001a). Dieser Faktor übt neben einer starken chemoattraktiven Wirkung auf Monozyten/ Makrophagen und T-Zellen auch einen wesentlichen Einfluss auf die adaptive Immunantwort aus (Karpus u. Kennedy 1997; Karpus u. Ransohoff 1998; Ransohoff u. Tani 1998). Die Expression des konstitutiv von Neuronen synthetisierten CX3C-Chemokins Fraktalkin hingegen wird ca. ein Tag nach Axotomie vermindert (Harrison et al. 1998). Die funktionelle Relevanz der neuronalen Chemokineexpression ist noch unbekannt. Bekannt ist jedoch, dass die Axotomie des N. facialis von einer Einwanderung von Immunzellen in das lädierte Kerngebiet gefolgt ist (Raivich et al. 1998). Dieses Phänomen ist nicht auf den Fazialis beschränkt, sondern wurde auch bei anderen Läsionsmodellen, z.B. bei spinalen Transsektionen beobachtet (Schnell et al. 1999). Die gerichtete Infiltration von Entzündungszellen in lädierte Areale zeigt sich besonders beeindruckend, wenn gleichzeitig zur Läsion eine Entzündung im ZNS, wie sie etwa durch die experimentelle autoimmune Enzephalomyelitis (EAE) ausgelöst werden kann, vorliegt (Flügel et al. 2000; Konno et al. 1990; Maehlen et al. 1989).

T-Zell-Neuron-Interaktionen

Diese gezielte Immuninvasion in ein definiertes ZNS-Areal eignet sich besonders, um die Interaktion von Immunzellen mit hirneigenen Zellen in vivo zu untersuchen. Mit der klassischen EAE der Lewis-Ratte steht außerdem ein sehr verlässliches Modellsystem für eine zeitlich genau vorhersagbare autoimmune ZNS-Entzündung zur Verfügung. Bei der EAE wird entweder durch aktive Immunisierung mit Hirnantigenen (aEAE) oder durch Transfer von CD4+-T-Zellen, die gegen Hirnantigene gerichtet sind (tEAE), eine starke Entzündungsreaktion im ZNS induziert (Wekerle et al. 1994). Die Tiere entwickeln nach einem Zeitintervall von Tagen eine mit Lähmungen einhergehende Erkrankung, die histologisch durch lymphozytär-monozytäre ZNS-Infiltrate gekennzeichnet ist. Wir haben kürzlich ein Verfahren entwickelt, enzephalitogene Zellen im Organismus zweifelsfrei erkennbar zu machen. Durch retroviralen Gentransfer wird das Gen des Leuchtfarbstoffs grün-fluoreszierendes Protein (GFP) in enzephalitogene CD4+-T-Zellen eingebracht (Flügel et al. 1999). Die GFP-markierten T-Zellen verhalten sich wie ihre Wildtypkollegen und lassen sich nach Transfer in gesunde Rezipienten in vivo mittels Fluoreszenzmikroskopie und fluoreszenzaktivierte Zellsortierung sichtbar machen bzw. ex vivo reisolieren (Flügel et al. 1999). GFP-markierte T-Zellen, die das myelinbasische Protein (MBP) erkennen, wandern zeitgleich mit Beginn der klinischen Symptomatik in großen Mengen in das ZNS ein (Abb. 1). Bei gleichzeitigem T-Zelltransfer und Fazialisaxotomie findet eine massive Konzentration der T-Zellen im Bereich des lädierten Fazialiskerns statt. Diese Hirnregion ist normalerweise bei der tEAE weitgehend ausgespart. Die einwandernden enzephalitogenen T-Zellen kommen interessanterweise auch in engen Kontakt zu den lädierten Motoneuronen und finden sich sogar tief eingegraben in deren Zytoplasma (Flügel et al. 2000), ein Prozess, der als Emperipolese bezeichnet wird (Abb. 2). In vitro konnte gezeigt

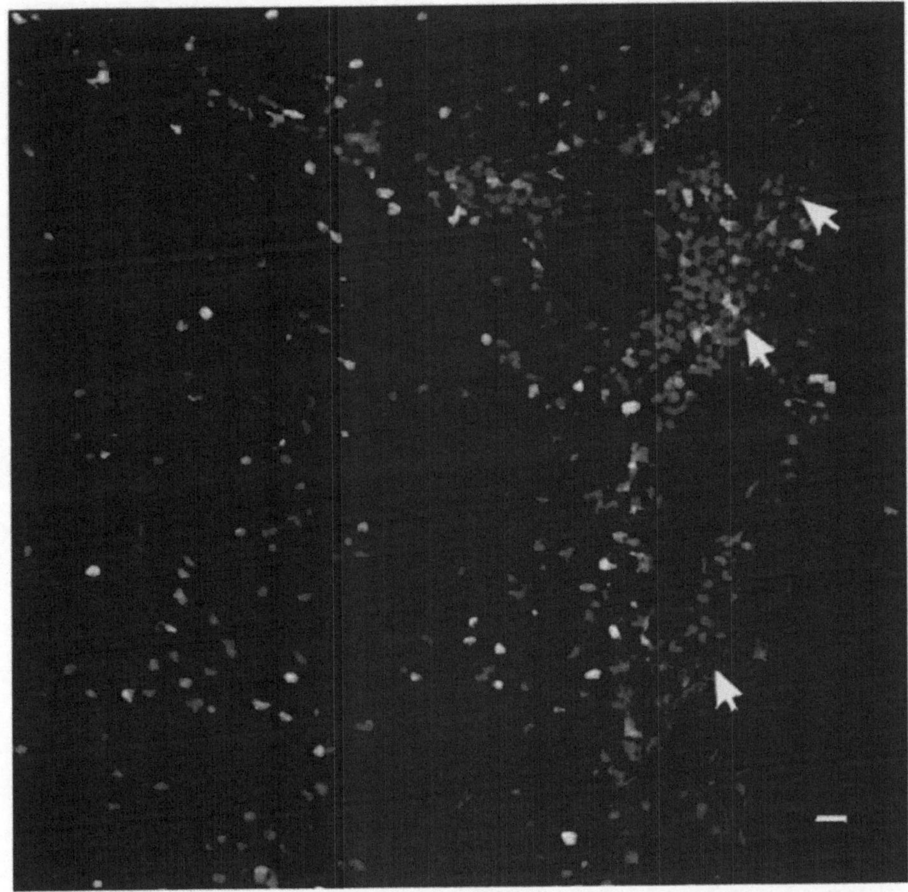

Abb. 1. GFP-transduzierte MBP-spezifische T-Zellen infiltrieren das ZNS vier Tage nach Transfer in gesunde Empfängertiere. *Grün:* Enzephalitogene T-Zellen; *rot:* Topro-Färbung als unspezifische Färbung von Zellen. Enzephalitogene Zellen finden sich sowohl in den Meningen (*Pfeile*) als auch im ZNS-Parenchym. Vergrößerung: 10 μm

werden, dass diese Anlagerung von enzephalitogenen T-Zellen an Neurone auch zu Membraninteraktionen und interzellulären Austauschprozessen führt (Flügel et al. 2000). Es ist wichtig zu erwähnen, dass die T-Zell-Neuron-Interaktionen zumindest im Fazialiskerngebiet nicht mit einer gesteigerten neuronalen Degeneration verknüpft sind (Flügel et al. 2000).

Eine kürzlich veröffentlichte Arbeit hat bei der Lewis-Ratte EAE einen niedrigen Prozentsatz (30%) von spinalen Neuronuntergängen beobachtet (Smith et al. 2000). Diese neuronale Degeneration betraf nicht einheitlich alle Neurone des Spinalmarks, sondern war auf neuronale Zellen des Vorderhorns beschränkt. Aus der Tatsache, dass T-Zellen in der Nachbarschaft von Neuronen beobachtet wurden, hatten die Autoren einen ursächlichen Zusammenhang zwischen T-Zellanlagerung und Neuronenuntergängen hergestellt. Tatsächlich sind jedoch T-Zellinfiltrate in der EAE keineswegs auf das Vorder-

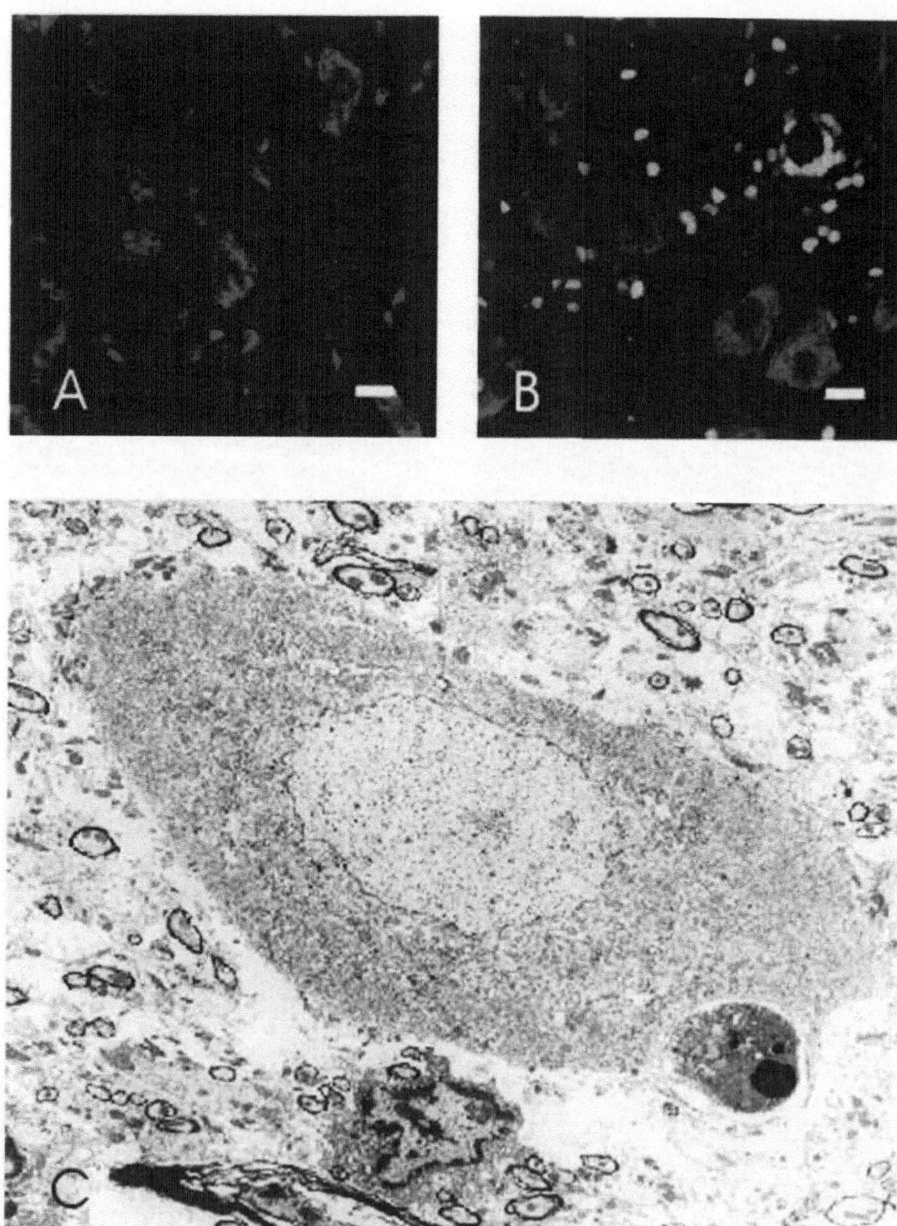

Abb. 2 A–C. Einwanderung von GFP-transduzierten MBP-spezifischen T-Zellen in den axotomierten Fazialiskern vier Tage nach T-Zelltransfer und Fazialisaxotomie. **A** Nichtlädierter Fazialiskern, **B** lädierter Fazializkern. *Grün:* Enzephalitogene T-Zellen; *rot:* Topro-Färbung. Neurone stellen sich als große orangegefärbte Zellen dar. Vergrößerungsbalken: 10 µm. **C** Elektronenmikroskopische Darstellung von zwei T-Zellen, die vier Tage nach T-Zelltransfer und Fazialisaxotomie in den lädierten Fazialiskern infiltrieren und sich an ein lädiertes Motoneuron anlagern. Die rechte T-Zelle zeigt sichere Zeichen von Apoptose

horn beschränkt. Es stellt sich daher die Frage, welche Faktoren die unterschiedliche Anfälligkeit neuronaler Zellen steuern. Im Modell der Fazialisaxotomie hat sich gezeigt, dass der geschädigte Partner der Neuron-T-Zell-Interaktion ausschließlich die T-Zelle ist, die wahrscheinlich durch neuronal exprimiertes FasL zur Apoptose getrieben wird (Flügel et al. 2000). Neuronale exprimierte Faktoren wie z.B. FasL könnten sehr wohl nicht nur einen Schutz gegenüber Immunzellen und deren zytotoxische Reaktionsprodukte herstellen, sondern auch entzündliche ZNS-Prozesse einzudämmen helfen. Es ist wichtig zu vermerken, dass in der klassischen Lewis-Ratte EAE keine ausgeprägten Demyelinisierungen zu beobachten sind, daher eine indirekte, durch Demyelinisierung vermittelte Neuronendegeneration kaum zum Tragen kommen kann. Es bleibt daher zu zeigen, ob in EAE-Modellen mit Demyelinisierung ein stärkerer Neuronenuntergang zu beobachten wäre.

MHC-Klasse-I Expression durch Neurone könnte eine Ursache neuronaler Schädigung durch zytotoxische CD8+-T-Zellen sein. In der Tat wurde bei der MS eine Korrelation zwischen der Anzahl CD8+-T-Zellen und axonaler Schädigungen aufgezeigt (Bitsch et al. 2000). Neuronen scheinen unter gewissen Bedingungen in der Lage zu sein, nicht nur MHC-Klasse-I-Antigene, sondern auch die vollständige Antigenpräsentationsmaschinerie (TAP-Transporter) zu exprimieren (Neumann et al. 1995). Dabei stellen neuronale Aktivität und Neurotrophinexpression starke Suppressoren für neuronale und mikrogliale MHC-Expression dar (Neumann et al. 1995, 1998). In-vitro-Studien haben in der Tat eine zytotoxische Wirkung von CD8+-T-Zellen und deren Reaktionsprodukte auf neuronale Zellen zeigen können (Medana et al. 2000; Rensing-Ehl et al. 1996). Auch hier fand sich eine unterschiedlich ausgeprägte Anfälligkeit verschiedener neuronaler Zellen. Zytotoxizität gegen zerebelläre Neurone konnte durch Perforingranula, nicht aber durch FasL provoziert werden (Rensing-Ehl et al. 1996). Hippokampale Neurone zeigten sich dagegen sowohl gegenüber Perforingranula als auch CD8+-T-Zell-exprimiertem FasL anfällig (Medana et al. 2000). Es bleibt fraglich, welche zytotoxischen Effektormechanismen in vivo zu tragen kommen könnten. Bereits in vitro scheinen neuronale Schutzmechanismen die Interaktion mit CD8+-T-Zellen zu bestimmen. So stellten Neumann und Kollegen in ihrer Studie fest, dass Perforinkilling von Neuronen lediglich durch isolierte Perforingranula erzielt werden konnte, bei Konfrontation von CD8+-T-Zellen mit Neuronen dagegen offensichtlich keine Perforinfreisetzung stattfand, obwohl CD8+-T-Zellen sehr wohl in der Lage waren, mittels Perforinfreisetzung Astrozyten zu töten (Medana et al. 2000).

Führen Immunprozesse generell zu einer Schädigung des ZNS? Neuere Studien legen nahe, dass es sogar eine protektive Autoimmunität gibt (Moalem et al. 1999). In Schädigungsmodellen des N. opticus und in Spinalmarktranssektionen führte die Applikation von enzephalitogenen T-Zellen zu einer verbesserten neuronalen Regeneration (Moalem et al. 1999). Eine erklärende Analyse dieser Eigenschaft von T-Zellen steht noch aus, allerdings wurde verschiedentlich gezeigt, dass T-Zellen neben potenziell schädlichen Faktoren auch protektive Faktoren wie etwa Neurotrophine exprimieren (Besser u. Wank 1999; Ehrhard et al. 1993; Flügel et al. 2000a; Kerschensteiner et al. 1999). Neuerdings werden genmanipulierte T-Zellen gezielt als therapeutische Vektoren für entzündliche und degenerative Erkrankungen des ZNS verwendet (Flügel et al. 2001b; Kramer et al. 1995; Mathisen et al. 1997; Shaw et al. 1997). Man macht sich bei diesem Ansatz die Fähigkeit der T-Zellen zu Nutze, das ZNS zu infiltrieren und somit das therapeutische Genprodukt spezifisch an den Ort der Schädigung zu platzieren.

Die Frage nach der Bedeutung der axonal-neuronalen Schädigungen im Krankheitsprozess der MS und der Rolle von Entzündungprozessen als zugrunde liegende schädigende Mechanismen bleibt weiterhin noch ungeklärt. Die systematische Analyse von Autoimmunmodellen im Tier weisen jedoch darauf hin, dass Entzündung im ZNS viel mehr als bisher angenommen von hirneigenen Zellen, dabei auch von neuronalen Zellen gesteuert und geprägt wird. Es hat sich außerdem herausgestellt, dass entzündliche Vorgänge neuroprotektive Wirkungen ausüben können. Während traditionellerweise die gefährdende Komponente der Entzündung im Vordergrund stand und zu bekämpfen versucht wurde, wird heute bereits über gezielt eingesetzte therapeutische Entzündungsprozesse im ZNS nachgedacht. Neueste Berichte über hämatogene Stammzellen, die sogar das Potenzial besitzen, sich zu neuronalen Zellen zu differenzieren (Brazelton et al. 2000; Mezey et al. 2000), tragen dazu bei, entzündliche Vorgänge des ZNS neu zu bewerten.

Literatur

Antel JP, Williams K, Blain M, McRea E, McLaurin J (1994) Oligodendrocyte lysis by CD4$^+$ T cells independent of tumor necrosis factor. Annals of Neurology 35:341–348

Barnes D, Munro PMG, Youl BD, Prineas JW, McDonald WI (1991) The longstanding MS lesion. A quantitative MRI and electron microscopic study. Brain 114:1271–1280

Besser M Wank R (1999) Clonally restricted production of the neurotrophins brain-derived neurotrophic factor and neurotrophin-3 mRNA by human immune cells and Th1/Th2-polarized expression of their receptors. Journal of Immunology 162, 6303–6306

Bitsch A, Schuchardt A, Bunkowski S, Kuhlmann T, Brück W (2000) Acute axonal injury in multiple sclerosis. Correlation with demyelination and inflammation. Brain 123:1174–1183

Blinzinger K, Kreutzberg GW (1968) Displacement of synaptic terminals from regenerating motoneurons by microglial cells. Zeitschrift für Zellforschung 86:145–157

Brazelton TR, Rossi FMV, Keshet GI, Blau HM (2000) From marrow to brain: Expression of neuronal phenotypes in adult mice. Science 290:1775–1779

Brosnan CF, Selmaj K, Raine CS (1988) Hypothesis: A role for tumor necrosis factor in immune-mediated demyelination and its relevance to multiple sclerosis. Journal of Neuroimmunology 18:87–94

Brown EC, Kasp E, Dumonde DC (1989) Morphometric analysis of T lymphocyte compartmentalization in experimental autoimmune uveoretinitis. Clinical and Experimental Immunology 77:422–427

Chiang C-S, Powell HC, Gold LH, Samimi A, Campbell IL (1996) Macrophage/microglial-mediated primary demyelination and motor disease induced by the central nervous system production of interleukin-3 in transgenic mice. Journal of Clinical Investigation 97:1512–1524

Ehrhard PB, Erb P, Graumann U, Otten U (1993) Expression of nerve growth factor and nerve growth factor receptor tyrosine kinase Trk in activated CD4-positive T-cell clones. Proceedings of the National Academy of Sciences (USA) 90:10984–10988

Flügel A, Hager G, Horvat A, Spitzer C, Singer GM, Graeber MB, Kreutzberg GWK, Schwaiger F-W (2001a) Neuronal MCP-1 expression in response to remote nerve injury. Journal of Cerebral Blood Flow and Metabolism 21

Flügel A, Matsumuro K, Neumann H, Klinkert WEF, Birnbacher R, Lassmann H, Otten U, Wekerle H (2001b) Anti-inflammatory activity of nerve growth factor in experimental autoimmune encephalomyelitis: Inhibition of monocyte transendothelial migration. European Journal of Immunology 31:11–22

Flügel A, Schwaiger F-W, Neumann H et al. (2000) Neuronal FasL induces cell death of encephalitogenic T lymphocytes. Brain Pathology 10:353–364

Flügel A, Willem M, Berkowicz T, Wekerle H (1999) Gene transfer into CD4$^+$ T lymphocytes: Green fluorescent protein engineered, encephalitogenic T cells used to illuminate immune responses in the brain. Nature Medicine 5:843–847

Ganter P, Prince C, Esiri MM (1999) Spinal cord axonal loss in multiple sclerosis: A postmortem study. Neuropathology and Applied Neurobiology 25:459–467

Genain CP, Cannella B, Hauser SL, Raine CS (1999) Identification of autoantibodies associated with myelin damage in multiple sclerosis. Nature Medicine 5:170–175

Happ MP, Kiraly AS, Offner H, Vandenbark AA, Heber-Katz E (1988) The autoreactive T cell population in experimental allergic encephalomyelitis: T cell receptor β chain rearrangements. Journal of Neuroimmunology 19:191–204

Harrison JK, Jiang Y, Chen SZ et al. (1998) Role of neuronally derived fractalkine in mediating interactions between neurons and CX3CR1 expressing microglia. Proceedings of the National Academy of Sciences (USA) 95:10896–10901

Hickey WF, Hsu BL, Kimura H (1991) T lymphocyte entry into the central nervous system. Journal of Neuroscience Research 28:254–260

Jewtoukoff V, Lebar R, Bach MA (1989) Oligodendrocyte specific autoreactive T cells using an α/β T-cell receptor kill their target without self restriction. Proceedings of the National Academy of Sciences (USA) 86:2824–2828

Jurewicz A, Biddison WE, Antel JP (1998) MHC class I restricted lysis of human oligodendrocytes by myelin basic protein peptide specific CD8 T lymphocytes. Journal of Immunology 160:3056–3059

Karpus WJ, Kennedy KJ (1997) MIP-1α and MCP-1 differentially regulate acute and relapsing autoimmune encephalomyelitis as well as Th1/Th2 lymphocyte differentiation. Journal of Leukocyte Biology 62:681–687

Karpus WJ, Ransohoff RM (1998) Chemokine regulation of experimental autoimmune encephalomyelitis: Temporal and spatial expression patterns govern disease pathogenesis. Journal of Immunology 161:2667–2671

Kerschensteiner M, Gallmeier E, Behrens L et al. (1999) Activated human T cells, B cells and monocytes produce brain-derived neurotrophic factor (BDNF) in vitro and in brain lesions: A neuroprotective role of inflammation? Journal of Experimental Medicine 189.865–870

Konno H, Yamamoto T, Suzuki H et al. (1990) Targeting of adoptively transferred experimental allergic encephalomyelitis lesion at the site of Wallerian degeneration. Acta Neuropathologica 80:521–526

Kornek B, Lassmann H (1999) Axonal pathology in multiple sclerosis. A historical note. Brain Pathology 9:651–656

Kramer R, Zhang Y, Gehrmann J, Gold R, Thoenen H, Wekerle H (1995) Gene transfer through the blood-nerve barrier: Nerve growth factor engineered neuritogenic T lymphocytes attenuate experimental autoimmune neuritis. Nature Medicine 1:1162–1166

Kreutzberg GW (1966) Autoradiographische Untersuchungen über die Beteiligung von Gliazellen an der axonalen Reaktion im Facialiskern der Ratte. Acta Neuropathologica 4:141–145

Lassmann H (1998) Pathology of multiple sclerosis. In: Compston A, Ebers G, Lassmann H, Matthews B, Wekerle H (eds) McAlpine's Multiple Sclerosis. Churchill Livingstone, London, pp 323–358

Lassmann H, Brunner C, Bradl M, Linington C (1988) Experimental allergic encephalomyelitis: The balance between encephalitogenic T lymphocytes and demyelinating antibodies determines size and structure of demyelinated lesions. Acta Neuropathologica 75:566–576

Lassmann H, Raine CS, Antel J, Prineas JW (1998) Immunopathology of multiple sclerosis: Report on an international meeting held at the Institute of Neurology of the University of Vienna. Journal of Neuroimmunology 86:213–217

Linington C, Bradl M, Lassmann H, Brunner C, Vass K (1988) Augmentation of demyelination in rat acute allergic encephalomyelitis by circulating mouse monoclonal antibodies directed against a myelin/oligodendrocyte glycoprotein. American Journal of Pathology 130:443–454

Lucchinetti CF, Brück W, Parisi J, Scheithauer B, Rodriguez M, Lassmann H (2000) Heterogeneity of multiple sclerosis lesions: Implications for the pathogenesis of multiple sclerosis. Annals of Neurology 46:707–717

Lucchinetti CF, Brück W, Rodriguez M, Lassmann H (1996) Distinct patterns of multiple sclerosis pathology indicates heterogeneity in pathogenesis. Brain Pathology 6:259–274

Maehlen J, Olsson T, Zachau A, Klareskog L, Kristenssen K (1989) Local enhancement of major histocompatibility complex (MHC) class I and class II expression and cell infiltration in experimental allergic encephalomyelitis around axotomized motor neurons. Journal of Neuroimmunology 23:125–132

Mathisen PM, Yu M, Johnson JM, Drazba JA, Tuohy VK (1997) Treatment of experimental autoimmune encephalomyelitis with genetically modified memory T cells. Journal of Experimental Medicine 186:159–164

Medana IM, Gallimore A, Oxenius A, Martinic MMA, Wekerle H, Neumann H (2000) MHC class I-restricted killing of neurons by virus specific CD8$^+$ T lymphocytes is effected through the Fas/FasL, but not the perforin pathway. European Journal of Immunology 30:3623–3633

Mezey E, Chandross KJ, Harta G, Maki RA, McKercher SR (2000) Turning blood into brain: Cells bearing neuronal antigens generated in vivo from bone marrow. Science 290:1779–1782

Moalem G, Leibowitz-Amit R, Yoles E, Mor F, Cohen IR, Schwartz M (1999) Autoimmune T cells protect neurons from secondary degeneration after central nervous system axotomy. Nature Medicine 5:49–55

Neumann H, Cavalié A, Jenne DE, Wekerle H (1995) Induction of MHC class I genes in neurons. Science 269:549–552

Neumann H, Misgeld T, Matsumuro K, Wekerle H (1998) Neurotrophins inhibit major histocompatibility class II inducibility of microglia: Involvement of the p75 neurotrophin receptor. Proceedings of the National Academy of Sciences (USA) 95:5779–5784

Neumann H, Wekerle H (1998) Neuronal control of the immune response in the central nervous system: Linking brain immunity to neurodegeneration. Journal of Neuropathology and Experimental Neurology 58:1–9

Nguyen KB, Pender MP (1998) Phagocytosis of apoptotic lymphocytes by oligodendrocytes in experimental autoimmune encephalomyelitis. Acta Neuropathologica 95:40–46

Probert L, Akassoglou K, Pasparakis M, Kontogeorgos G, Kollias G (1995) Spontaneous inflammatory demyelinating disease in transgenic mice showing central nervous system-specific expression of tumor necrosis factor a. Proceedings of the National Academy of Sciences (USA) 92:1294–11298

Raivich G, Jones LL, Kloß CUA, Werner A, Neumann H, Kreutzberg GW (1998) Immune surveillance in the injured nervous system: T lymphocytes invade the axotomized mouse facial motor nucleus and aggregate around sites of neuronal degeneration. Journal of Neuroscience 18:5804–5816

Ransohoff RM, Tani M (1998) Do chemokines mediate leukocyte recruitment in post-traumatic CNS inflammation? Trends in Neuroscience 21:154–159

Rensing-Ehl A, Malipiero U, Irmler M, Tschopp J, Constam D, Fontana A (1996) Neurons induced to express major histocompatibility complex class I antigen are killed via the perforin and not the Fas (Apo-1/CD95) pathway. European Journal of Immunology 26:2271–2274

Schnell L, Fearn S, Klassen H, Schwab ME, Perry VH (1999) Acute inflammatory responses to mechanical lesions in the CNS: Differences between brain and spinal cord. European Journal of Neuroscience 11:3648–3658

Selmaj K, Raine CS, Cross AH (1991a) Anti-tumor necrosis factor therapy abrogates autoimmune demyelination. Annals of Neurology 30:694–700

Selmaj K, Raine CS, Farooq M, Norton WT, Brosnan CF (1991b) Cytokine cytotoxicity against oligodendrocytes. Apoptosis induced by lymphotoxin. Journal of Immunology 147:1522–1529

Shaw MK, Lorens JB, Dhawan A et al. (1997) Local delivery of interleukin-4 by retrovirus-transduced T lymphocytes ameliorates experimental autoimmune encephalomyelitis. Journal of Experimental Medicine 185:1711–1714

Smith T, Groome A, Zhu B, Turski L (2000) Autoimmune encephalomyelitis ameliorated by AMPA antagonists. Nature Medicine 6:62–66

Trapp BD, Peterson J, Ransohoff RM, Rudick R, Mörk S, Bö L (1998) Axonal transection in the lesion of multiple sclerosis. New England Journal of Medicine 338:278–285

Wekerle H (1994) Antigen presentation by CNS glia. In: Kettenmann H, Ransom B (eds) Neuroglial cells. Oxford University Press, Oxford, UK

Wekerle H, Kojima K, Lannes-Vieira J, Lassmann H, Linington C (1994) Animal models. Annals of Neurology 36:S47–S53

Wekerle H, Linington C, Lassmann H, Meyermann R (1986) Cellular immune reactivity within the CNS. Trends in Neuroscience 9:271–277

Xiao BG, Link H (1998) Immune regulation within the central nervous system. Journal of Neurological Sciences 157:1–12

Aktuelle tierexperimentelle Aspekte der Multiple-Sklerose-Therapie

Antigenspezifische Immuntherapien bei Myelin-Oligodendrozyten-Glykoprotein-(MOG)-induzierter experimenteller autoimmuner Enzephalomyelitis

A. Schubart, Ch. Linington

EINLEITUNG

Multiple Sklerose (MS) ist pathologisch durch scharf abgegrenzte demyelinisierte Läsionen im ZNS gekennzeichnet, die von T-Zellen und aktivierten Makrophagen infiltriert sind. Bis vor kurzem wurde diese Pathologie allein dem Effekt löslicher Moleküle zugeschrieben, die von den infiltrierenden inflammatorischen Zellen freigesetzt werden. In letzter Zeit wachsen aber die Hinweise auf mögliche zusätzliche Mechanismen. So zeigten vor allem Untersuchungen von aktiv demyelinisierenden Läsionen, dass bei vielen Patienten myelinspezifische Antikörper an der Zerstörung der Markscheide beteiligt sind (Lucchinetti et al. 1996, 2000; Storch et al. 1998a; Genain et al. 1999). Dieser zusätzliche, B-Zell-abhängige Effektormechanismus hat natürlich einen großen Einfluss auf Entwicklung und Einsatz neuer Medikamente.

Myelin-Oligodendrozyten-Glykoprotein-(MOG)-induzierte experimentelle autoimmune Enzephalomyelitis (EAE) – ein Tiermodell für antikörpervermittelte Demyelinisierung in MS

Das einzige Tiermodell für antikörpervermittelte Demyelinisierung, das die Immunpathologie von MS reproduziert, ist experimentelle autoimmune Enzephalomyelitis (EAE), die durch aktive Immunisierung mit Myelin-Oligodendrozyten-Glykoprotein (MOG) induziert wird. MOG ist ein ZNS-spezifisches Myelinprotein, das als Autoantigen bislang einzigartig ist, da es in Ratten und der Primatenart Callithrix jacchus, Seidenäffchen nicht nur eine enzephalitogene T-Zell-Antwort, sondern auch eine demyelinisierende Antikörperantwort auslöst. Die beiden Antworten (T-Zellen und Antikörper) führen synergistisch zur demyelinisierenden, MS-ähnlichen Pathologie (Adelmann et al. 1995; Johns et al. 1995; Genain et al. 1995; Genain u. Hauser 1997; Weissert et al. 1998; Storch et al. 1998a; Genain et al. 1999).

In den demyelinisierenden Läsionen finden sich eine Kolokalisierung von Immunglobulinen und C9, dem terminalen Komplementkomplex auf der Myelinoberfläche, sowie Vesikulierung von Myelin, Myelinolyse und die Aufnahme von opsonisierten Myelinpartikeln durch aktivierte Makrophagen (Storch et al. 1998; Prineas u. Graham 1981; Genain et al. 1999). Da die gleiche Konstellation von immunpathologischen Merkmalen in aktiv demyelinisierenden Läsionen einer Untergruppe von MS-Patienten vorkommt, liegt es nahe, auch hier von antikörpervermittelten Effektormechanismen auszugehen (Storch et al. 1998 b; Raine et al. 1999; Lucchinetti et al. 1996, 2000).

Die Fähigkeit von MOG, eine demyelinisierende Autoantikörperantwort auszulösen, liegt an seiner strukturellen Organisation in der Myelinmembran. Obwohl MOG nur einen minimalen Anteil der Myelinproteine darstellt, bewirkt seine exponierte Lokalisation auf der äußersten Oberfläche der Myelinschicht (Brunner et al. 1989), dass seine extrazelluläre Immunglobulindomäne (MOG^{Igd}) frei zugänglich für die Bindung von Antikörpern aus dem extrazellulären Raum ist (Kroepfl et al. 1996; della Gaspera et al. 1998).

Bei der MOG-induzierten EAE führt die CD4$^+$-T-Zell Antwort zu einer entzündlichen Antwort im ZNS und löst eine Zytokinkaskade aus, die einerseits infiltrierende Makrophagen und lokale Mikrogliazellen aktiviert, andererseits die Blut-Hirn-Schranke (BHS) zerstört. Die Zerstörung der BHS ermöglicht, dass zirkulierende MOG-spezifische Autoantikörper ins ZNS gelangen, wo sie an MOG binden, die Komplementkaskade aktivieren und dadurch Myelinolyse und Nekrose von Oligodendrozyten induzieren. Dies führt nicht nur zur Vesikulierung des Myelins, sondern erzeugt auch eine Reihe von komplementabgeleiteten proinflammatorischen Faktoren, die die lokale Entzündungsreaktion und die Zerstörung der BHS verstärken (Linington et al. 1989; Piddlesden et al. 1993, 1994). Zusätzlich bewirken die Opsonisierung des Myelins durch Antikörper und Komplement ein Ziel für „antibody-dependent cellular cytotoxicity"- (ADCC-) vermittelte Zerstörung der Myelinscheide durch aktivierte Makrophagen und Mikroglia.

Die Rolle der Komplementkaskade in dieser Kettenreaktion konnte eindrucksvoll durch In-vivo-Applikation von Kobra-Venom-Faktor oder löslichem Komplementrezeptor-1 (CR-1) nachgewiesen werden, welche die Komplementaktivierung blockieren (Linington et al. 1989; Piddlesden et al. 1994). Beide Faktoren verhinderten die Demyelinisierung durch MOG-spezifische monoklonale Antikörper und führten zu einer Reduktion der inflammatorischen Antwort im ZNS.

Einfluss der MOG-spezifischen Autoantikörperantwort auf therapeutische Interventionen in EAE und MS

Unsere heutige Vorstellung der immunpathogenen Mechanismen, die zu den Läsionen in der MS führen, stammen grundsätzlich von Studien an der EAE. Aufgrund der zentralen Stellung der T-Zell-Antwort bei der Induktion der EAE wurde die Effektor T-Zell-Population zu einem Hauptziel für immuntherapeutische Interventionen. Dies sollte auch für die MOG-induzierte EAE gelten, bei der jedoch Autoantikörper eine zusätzliche, signifikante Rolle in der Pathogenese spielen.

Vereinfacht können antigenspezifische Therapien, die die funktionelle Aktivität der autoantigenspezifischen T-Zell-Antwort unterdrücken oder verringern, auf zwei Ebenen auf die MOG-induzierte EAE einwirken. Erstens führt eine Verringerung der MOG-spezifischen T-Zell-Antwort zu einer Verringerung der T-Zell-Hilfe, die eine Vorraussetzung für die Aktivierung der B-Zellen ist. Zweitens führt die Reduktion der T-Zell-vermittelten Entzündungsreaktion im ZNS zu einer Verringerung der Schädigung der BHS, und schränkt damit den Eintritt der Autoantikörper ins ZNS ein. Aber wie weit sind antigenspezifische Strategien, die T-Zell-vermittelte EAE-Modelle effektiv unterdrücken können, auch in der Gegenwart einer pathogenen, demyelinisierenden Autoantikörperantwort wirksam?

Eine Methode, die zur vollständigen Unterdrückung von rein T-Zell-vermittelten EAE-Modellen führt, ist die Behandlung mit hochdosiertem löslichem Autoantigen („high dosis soluble autoantigen", HDSA; Liblau et al. 1994). Dabei führt die hohe Antigenkonzentration in der Peripherie zu einem aktivierungsinduzierten Zelltod der autoantigenspezifischen T-Zellen, was von einer Änderung der T-Zellantwort von einer inflammatorischen Th1-Antwort zu einer antiinflammatorischen Th2-Antwort begleitet wird (Liblau et al. 1997). Außerdem ist ein Effekt auf die Affinitätsreifung von B-Zellen beschrieben worden (Pulendran et al. 1995). Dabei führt die Behandlung zu hohen Apoptoseraten in den Keimzentren, die die Orte der Affinitätsreifung und der Proliferation hochaffiner B-Zellen nach Antigenstimulus sind. Gleichzeitig kommt es zu polyklonaler Aktivierung von B-Zellen außerhalb der Keimzentren, wobei jedoch keine hochaffinen Antikörper produziert werden.

HDSA-Behandlung mit löslichem MOG wurde zuerst in Seidenäffchen durchgeführt. Dabei konnte der Ausbruch der Krankheit zunächst unterdrückt werden. Nach Abschluss der Behandlung kam es jedoch zu einem schnellen und verstärkten Krankheitsschub. Dieser wurde einer erhöhten Konzentration an zirkulierenden Anti-MOG-Antikörpern zugeschrieben, die durch die MOG-spezifische Th2-Antwort angeregt worden waren (Genain et al. 1996). Einen ähnlichen Effekt konnten wir in Dark-Agouti-(DA-)Ratten beobachten. Behandlung mit HDSA-MOG führte zu einer Unterdrückung der Mortalitätsrate 14 Tage nach Immunisierung von 100% zu 0%, aber auch hier führte die Absetzung der Behandlung zu einem klinischen Schub. Im Gegensatz zu den Seidenäffchen war dieser Krankheitsausbruch allerdings selten fatal, die Tiere überlebten, wenngleich mit schnell auftretenden neurologischen Defiziten (Abb. 1a,b). Ein starker Schutzeffekt konnte auch beobachtet werden, wenn die HDSA-Behandlung erst mit Beginn der Krankheitssymptome begonnen wurde. In diesem Fall überlebten die Tiere nicht nur deutlich länger als die mit Plazebo behandelten Kontrolltiere, sondern entwickelten auch einen stark abgeschwächten schubförmigen Krankheitsverlauf (Abb. 1c). Bei der Suche nach dem Mechanismus konnten wir eine gesteigerte Antikörperantwort feststellen, die aber nicht mit einem ausgeprägten Shift von Th1- zu Th2-assoziierten Isotypen geprägt war (Abb. 2).

Wichtiger als die Immundeviation scheint in dem Modell allerdings der aktivierungsinduzierte Zelltod (AIZT) zu sein. Wir konnten eine EAE, die durch adoptiven Transfer MOG-spezifischer Th1-Zelllinien induziert wird, durch HDSA vollständig unterdrücken (Abb. 3), wobei die transferierten Zellen in einen hyperaktivierten Zustand überführt werden, der in AIZT endete (Schubart, unveröffentlichte Ergebnisse). Allerdings darf auf keinen Fall übergangen werden, dass die HDSA-Behandlung *per se* einen hohen Titer MOG-

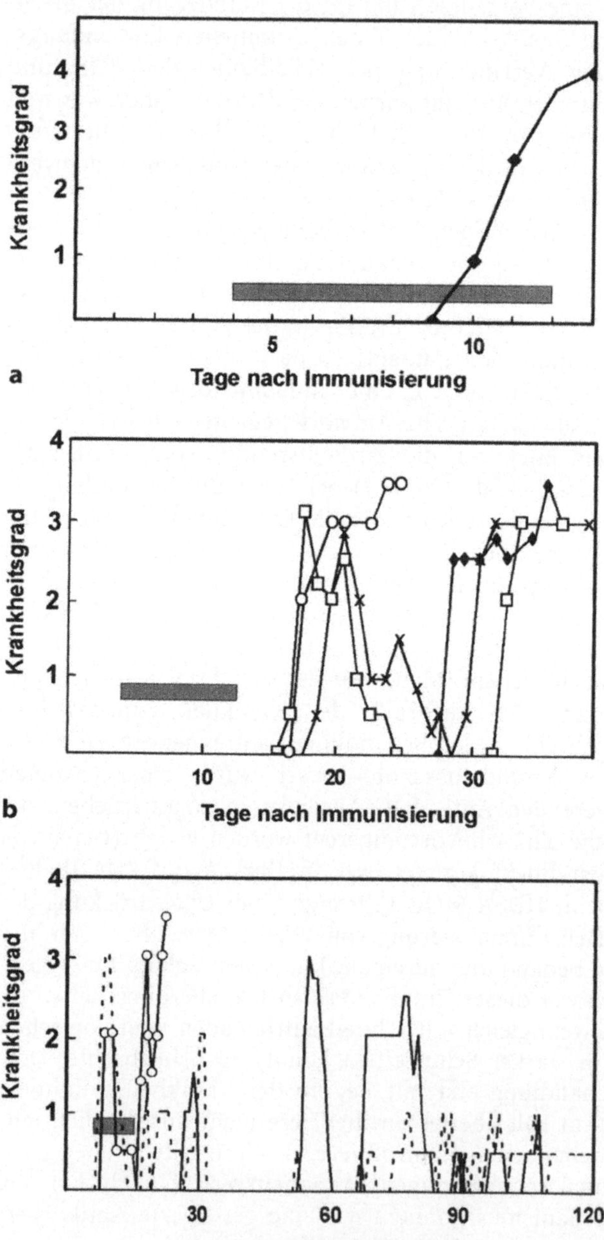
Krankheitsgrad
4
3
2
1
5
10
Tage nach Immunisierung
a
Krankheitsgrad
4
3
2
1
10
20
30
Tage nach Immunisierung
b
Krankheitsgrad
4
3
2
1
30
60
90
120
Tage nach Immunisierung
c

◀ **Abb. 1 a–c.** Effekt von prophylaktischer und therapeutischer Behandlung mit hochdosiertem, löslichen MOG^{Igd} auf MOG-induzierte EAE in der DA-Ratte. Die Ratten wurden 4 Tage nach Immunisierung mit 100 µg MOG in CFA bzw. mit Beginn der ersten klinischen Symptome 5-mal alle 48 h intraperitoneal mit 1 mg löslichem Antigen in 0,5 ml 10 mM-Acetatpuffer, pH 3 behandelt. Die *Balken* zeigen die Dauer der Behandlung an. **a** Behandlung der Kontrolltiere mit Ovalbumin. Gezeigt ist der Mittelwert von vier individuellen Tieren. Alle Tiere waren 14 Tage nach Immunisierung tot. **b** Prophylaktische Behandlung mit MOG^{Igd}. Gezeigt sind die Einzelwerte von 4 individuellen Tieren. Die Behandlung verzögert deutlich den Krankheitsausbruch und senkt die Sterblichkeitsrate von 100 auf 25%. Es kommt aber nicht zur vollständigen Unterdrückung der Krankheit. **c** Therapeutische Behandlung mit MOG^{Igd}. Gezeigt sind die Einzelwerte von 3 individuellen Tieren, die ab Tag 10 nach Immunisierung mit 5-mal 1 mg MOG^{Igd} behandelt wurden. Die Behandlung reduziert die Stärke der Krankheit dramatisch. Alle Tiere überlebten den ersten Krankheitsschub, zwei von drei Tieren für mindestens 130 Tage, obwohl eine schubförmige Krankheit nicht verhindert werden konnte

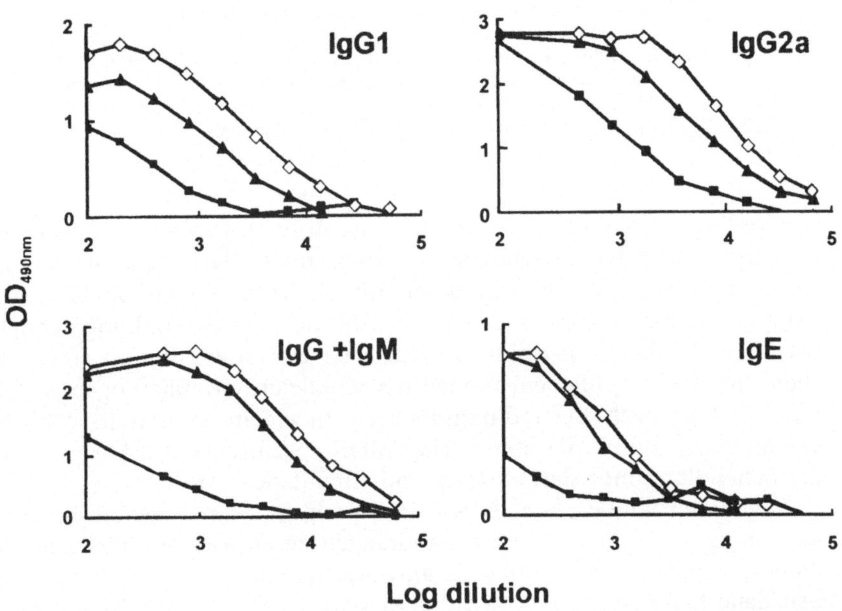

Abb. 2. Untersuchung der Antikörper-Isotypen 12 Tage nach Immunisierung mit MOG bzw. 8 Tage nach Beginn der HDSA-Behandlung mit löslichem MOG^{Igd}. Gezeigt sind der Mittelwert aus gepoolten Seren von je vier DA-Ratten. Die Ratten wurden 4 Tage nach Immunisierung mit 100 µg MOG in CFA 5-mal alle 48 h intraperitoneal mit 1 mg löslichem Antigen in 0,5 ml 10 mM-Acetatpuffer, pH 3 behandelt bzw. zeitgleich ohne vorherige Immunisierung. *Weiße Rauten*: immunisierte und MOG^{Igd}-behandelte Ratten; *schwarze Dreiecke*: nicht-immunisierte und MOG^{IgD}-behandelte Ratten; *schwarze Rechtecke*: immunisierte und mit Ovalbumin behandelte Ratten. Offensichtlich ist, dass die Behandlung allein eine signifikante Antikörperantwort induziert

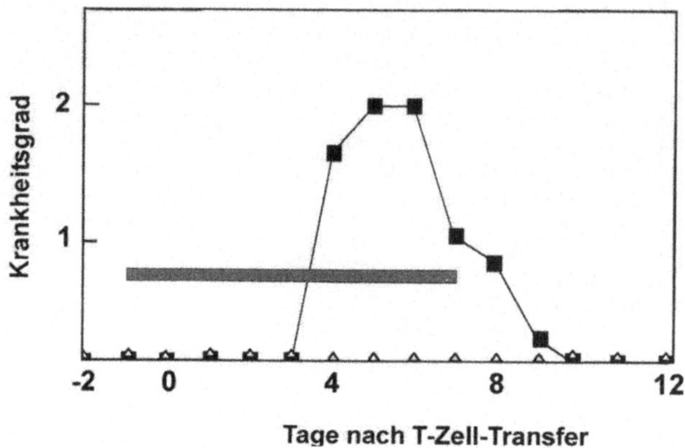

Abb. 3. Einfluss der HDSA-Behandlung mit löslichem MOG^{Igd} auf durch Transfer von MOG-spezifischen T-Zellen induzierte EAE. Gezeigt sind die Mittelwerte von je vier DA-Ratten. Die Ratten wurden 1 Tag vor Transfer und 2, 3, 5 und 7 Tage nach Transfer von 2-mal 10^6 MOG-spezifischen T-Zellen intraperitoneal mit je 1 mg löslichem Antigen in 0,5 ml 10 mM-Acetatpuffer, pH 3 behandelt. *Weiße Rauten:* MOG^{Igd}-behandelte Tiere; *schwarze Rechtecke:* Ovalbumin-behandelte Kontrolltiere. Die Behandlung führte zu einer vollständigen Unterdrückung aller Krankheitssymptome. Der *Balken* zeigt die Dauer der Behandlung an

spezifischer Autoantikörpern induziert (s. Abb. 2), was unter Umständen, wie z. B. bei den Seidenäffchen, statt zu einer langfristigen Unterdrückung sogar zu einer Verstärkung der Krankheit führen kann. Außerdem lässt die Wirkung der HDSA auf die T-Zellen mit Abbruch der Behandlung schnell nach (Bercovici et al. 1999). In MOG-induzierter EAE führt dies zu einem Auftauchen von übrig gebliebenen oder neugebildeten enzephalitogenen T-Zellen, die 3–5 Tage nach Behandlungsabbruch zu einem Krankheitsschub führen, dessen Stärke durch die hohen Titer MOG-spezifischer Antikörper, die durch die Behandlung induziert worden sind, amplifiziert ist.

Aus diesen Studien können wir zwei wichtige Lehren ziehen. Erstens ist es notwendig, MOG-spezifische Behandlungen zu entwickeln, die nicht zu einer potenziell pathogenen Antikörperantwort führen. Zweitens scheint es für einen dauerhaften Schutz notwendig zu sein, langfristig mit HDSA zu behandeln bzw. die Behandlungen häufig zu wiederholen, eventuell lebenslang.

Aus Studien an anderen Antikörper-vermittelten Autoimmunkrankheiten wie Myasthenia gravis ist bekannt, dass oft nur ein geringer Anteil der messbaren Autoantikörper auch tatsächlich pathogen ist. Tatsächlich zeigten Epitopuntersuchungen von Maus-anti-MOG monoklonalen Antikörpern und immungereinigten humanen Anti-MOG-Antikörpern, dass die demyelinisierende Anti-MOG-Antikörperantwort konformationsabhängig ist. Dabei konnten pathogene Antikörper zwar alle an nativ gefaltetes MOG binden, das auf der Zelloberfläche von mit MOG-transfizierten Zellen exprimiert wurde, aber mittels ELISA konnte keinerlei Bindung an synthetische, überlappende MOG-Peptide, die aus 16–17 Aminosäuren bestehen, festgestellt werden (Brehm et al. 1999). Im Gegenzug konnten Antikörper, die nach Immunisierung mit MOG-Peptiden gebildet wurden, nicht an das native Protein auf der Zellober-

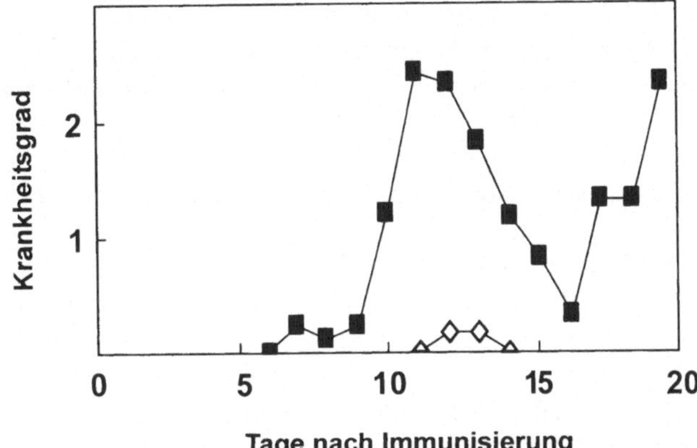

Abb. 4. Einfluss der intranasalen Behandlung mit MOG-Peptiden auf MOG-induzierte EAE. Gezeigt sind die Mittelwerte von je drei Tieren. Die Ratten wurden 10 Tage mit 50 µg Ovalbumin oder 50 µg beider enzephalitogener Peptide in 50 µl 10 mM-Acetatpuffer, pH 3 intranasal behandelt. Vier Tage nach Abschluss der Behandlung wurden sie mit 100 µg MOG^{lgd} in IFA immunisiert. *Weiße Rauten*: Peptiden-behandelte Tiere; *schwarze Rechtecke*: Ovalbumin-behandelte Kontrolltiere. Die Behandlung führt zu einer fast vollständigen Unterdrückung aller Krankheitssymptome

fläche binden. Diese Ergebnisse weisen darauf hin, dass lineare MOG-Epitope nicht signifikant zur pathogenen, demyelinisierenden Autoantikörperantwort beitragen. Wenn dies der Fall ist, könnte eine Tolerisierung mit einem Gemisch von linearen MOG-Peptiden, die die vorhandenen T-Zell-Epitope beinhalten, die Krankheit unterdrücken, ohne eine pathogene Antikörperantwort zu induzieren.

Diesen Ansatz verfolgten wir in DA-Ratten. In diesem Stamm ist die pathogene T-Zell-Antwort gegen MOG auf zwei Epitope konzentriert, die in den Peptiden 74–94 und 89–109 liegen (Stefferl et al. 2000). Immunisierung mit diesen Peptiden induziert eine Antikörperantwort gegen lineare MOG-Epitope, die nur erreichbar sind, wenn das Protein denaturiert oder zu Peptidfragmenten degradiert ist. Da diese Antikörper nicht an das native Protein binden, können sie in vivo keine Demyelinisierung bewirken (Brehm u. Linington, unveröffentlichte Beobachtungen).

Mit diesen beiden Peptiden untersuchten wir die Möglichkeit, langfristige Toleranz gegen MOG-induzierte EAE zu erzeugen. Anstelle des HDSA-Paradigmas untersuchten wir jedoch die Möglichkeit, die Toleranz durch transmukosale Applikation zu erzeugen, bei der eine antigenspezifische „Suppressor-T-Zell-Antwort" induziert wird. Die Tiere wurden an zehn aufeinander folgenden Tagen intranasal mit 100 µg einer äquimolaren Mischung beider enzephalitogener Peptide oder 50 µg Ovalbumin als Kontrollantigen behandelt. Vier Tage nach der letzten Behandlung wurden die Tiere mit 100 µg MOG^{lgd} in unvollständigem Freund-Adjuvans (IFA) immunisiert. Mit diesem Protokoll wird ein zweiphasiger Krankheitsverlauf induziert, mit einer Mortalität von 95% innerhalb von 30 Tagen (Abb. 4). Intranasale Behandlung mit dem Peptidgemisch führte zu einer nahezu vollständigen Unterdrückung der Krankheit. Dabei kam es nicht nur zu einem dramatischen Effekt auf die

CD4-T-Zell-Effektor-Population, sondern auch zu einer starken Reduktion MOG-spezifischer Plasmazellen. Es ist jedoch noch unklar, ob diese Methode auch schnell genug ist, um eine etablierte Krankheit zu unterdrücken.

Ist die nasale Vakzinierung eine Perspektive für die Behandlung von MS?

Die klinische und immunologische Antwort auf die nasale Behandlung mit MOG-Peptiden in der MOG-induzierten EAE weckt Hoffnungen, dass diese Methode auch in der MS angewandt werden könnte, um die autoantigenspezifischen T- und B-Zellen selektiv zu inhibieren. Allerdings ist bei der MS im Gegensatz zur EAE weder die Identität der Zielautoantigene, noch der Immuneffektormechanismus, der für Entzündung und Demyelinisierung verantwortlich ist, gesichert. Myelin-basisches Protein (MBP), Proteolipidprotein (PLP), myelinassoziiertes Glykoprotein (MAG) und MOG sind alle als wichtige Ziele der Autoimmunreaktion im Gespräch, aber klare Beweise stehen aus; meist sind nur Hinweise aus Studien der EAE vorhanden. Andererseits ist die korrekte Auswahl der Zielmoleküle essentiell für die Effizienz der nasalen Behandlung. MOG könnte dabei ein idealer Kandidat sein, denn MOG-induzierte EAE reproduziert nicht nur genau die demyelinisierende Pathologie der MS (Adelmann et al. 1995; Johns et al. 1995; Genain et al. 1995; Storch et al. 1998b; Genain et al. 1999), sondern es sind auch MOG-spezifische Autoantikörper in aktiv demyelinisierenden MS-Läsionen nachgewiesen worden, die mit Myelindebris kolokalisieren (Raine et al. 1999). Verbindet man diese Beobachtungen mit Hinweisen, dass die Immunreaktivität von T- und B-Zellen gegen MOG in MS-Patienten erhöht ist (Sun et al. 1991; Kerlero de Rosbo et al. 1993; Kerlero de Rosbo et al. 1997; Wallström et al. 1998; Xiao et al. 1991; Karni et al. 1999; Lindert et al. 1999; Reindl et al. 1999), so scheint MOG tatsächlich ein wichtiges Zielmolekül in der MS zu sein. Es ist deshalb denkbar, dass diese Methode an Patienten, deren B- und T-Zellantwort gegen MOG gut charakterisiert ist, ausprobiert werden könnte.

Literatur

Adelmann M, Wood J, Benzel I, Fiori P, Lassmann H, Matthieu J-M et al. (1995) The N-terminal domain of the myelin oligodoendrocyte glycoprotein (MOG) induces acute demyelinating experimental autoimmune encephalomyelitis in the Lewis rat. J Neuroimmunol 63:17–27

Bercovici N, Delon J, Cambouris C, Escriou N, Debre P, Liblau RS (1999) Chronic intravenous injections of antigen induce and maintain tolerance in T cell receptor-transgenic mice. Eur J Immunol 29:345–354

Brehm U, Piddlesden SJ, Gardinier MV, Linington C (1999) Epitope specificity of demyelinating monoclonal autoantibodies directed against the human myelin oligodendrocyte glycoprotein (MOG). J Neuroimmunol 97(1–2):9–15

Brunner C, Lassmann H, Waehneldt TV, Matthieu J-M, Linington C (1989) Differential ultrastructural localization of myelin basic protein, myelin/oligodendrocyte glycoprotein, and 2′,3′-cyclic nucleotide 3′-phosphodiesterase in the CNS of adult rats. J Neurochem 52:296–304

della Gaspera B, Pham-Dinh D, Roussel G, Nussbaum JL, Dautigny A (1998) Membrane topology of the myelin/oligodendrocyte glycoprotein. Eur J Biochem 258:478–484

Genain CP, Nguyen MH, Letvin NL, Pearl R, Davis RL, Adelman M, Lees MB, Linington C, Hauser SL (1995) Antibody facilitation of multiple sclerosis-like lesions in a nonhuman primate. J Clin Invest 96:2966–2974

Genain CP, Abel K, Belmar N, Villinger F, Rosenberg DP, Linington C, Raine CS, Hauser SL (1996) Late complications of immune deviation therapy in a nonhuman primate. Science 274:2054–2057

Genain CP, Cannella B, Hauser SL, Raine CS (1999) Identification of autoantibodies associated with myelin damage in multiple sclerosis. Nature Medicine 5:170–175

Johns TG, Kerlero de Rosbo N, Menon KK, Abo S, Gonzales MF, Bernard CC (1995) Myelin oligodendrocyte glycoprotein induces a demyelinating encephalomyelitis resembling multiple sclerosis. J Immunol 154:5536–5541

Karni A, Bakimer-Kleiner R, Abramsky O, Ben-Nun A (1999) Elevated levels of antibody to myelin oligodendrocyte glycoprotein is not specific for patients with multiple sclerosis. Arch Neurol 56:311–315

Kerlero de Rosbo N, Milo R, Lees MB, Burger D, Bernard CCA, Ben-Nun A (1993) Reactivity to myelin antigens in multiple sclerosis. J Clin Invest 92:2602–2608

Kerlero de Rosbo N, Hoffman M, Mendel I, Yust I, Kaye J, Bakimer R et al. (1997) Predominance of the autoimmune response to myelin oligodendrocyte glycoprotein (MOG) in multiple sclerosis: Reactivity to the extracellular domain of MOG is directed against three main regions. Eur J Immunol 27:3059–3069

Kroepfl JF, Viise LR, Charron AJ, Linington C, Gardinier MV (1996) Investigation of myelin/oligodendrocyte glycoprotein membrane topology. J Neurochem 67:2219–2222

Liblau RS, Pearson CI, Shokat K, Tisch R, Yang XD, McDevitt HO (1994) High-dose soluble antigen: peripheral T-cell proliferation or apoptosis. Immunological Reviews 142:193–208

Liblau R, Tisch R, Bercovici N, McDevitt HO (1997) Systemic antigen in the treatment of T-cell-mediated autoimmune diseases. Immunology Today 18:599–604

Lindert R, Haase CG, Brehm U, Linington C, Wekerle H, Hohlfeld R (1999) Multiple sclerosis: T and B cell responses to the extracellular domain of the myelin glycoprotein. Brain 122:2089–2100

Linington C, Morgan BP, Scolding NJ, Piddlesden S, Wilkins P, Compston DAS (1989) The role of complement in the pathogenesis of experimental allergic encephalomyelitis. Brain 112:895–911

Linington C, Berger T, Perry L, Weerth S, Hinze-Selch D, Zhang Y et al. (1993) T cells specific for the myelin oligodendrocyte glycoprotein (MOG) mediate an unusual autoimmune inflammatory response in the central nervous system. Eur J Immunol 23:1364–1372

Lucchinetti C, Bruck W, Parisi J, Scheithauer B, Rodriguez M, Lassmann H (2000) Heterogeneity of multiple sclerosis lesions: Implications for the pathogenesis of demyelination. Ann Neuro 47:707–717

Lucchinetti CF, Brück W, Rodriguez M, Lassmann H (1996) Distinct patterns of multiple sclerosis pathology indicates heterogeneity in pathogenesis. Brain Pathol 6:259–274

Piddlesden SJ, Lassmann H, Zimprich F, Morgan BP, Linington C (1993) The demyelinating potential of antibodies to myelin oligodendrocyte glycoprotein is related to their ability to fix complement. Am J Pathol 143:555–564

Piddlesden SJ, Storch MK, Hibbs M, Freeman AM, Lassmann H, Morgan BP (1994) Soluble recombinant complement receptor 1 inhibits inflammation and demyelination in antibody-mediated demyelinating experimental allergic encephalomyelitis. J Immunol 152:5477–5484

Prineas JW, Graham JS (1981) Multiple sclerosis: capping of surface immunoglobulin G on macrophages engaged in myelin breakdown Ann Neurol 10(2):149–158

Pulendran B, Smith KGC, Nossal GJV (1995) Soluble antigen can impede affinity maturation and the germinal center reaction but enhance extrfollicular Immunoglobulin production. J Immunol 155(3):1141–1150

Raine CS, Cannella B, Hauser SL, Genain CP (1999) Demyelination in primate autoimmune encephalomyelitis and acute multiple sclerosis lesions: a case for antigen-specific antibody mediation. Ann Neurol 46(2):144–160

Reindl M, Linington C, Brehm U, Egg R, Dilitz E, Deisenhammer F, Poewe W, Berger T (1999) Myelin oligodendrocyte glycoprotein specific autoantibodies in multiple sclerosis. Brain122:2047–2056

Stefferl A, Schubart A, Storch MK, Amini A, Mather I, Lassmann H, Linington C (2000) Butyrophilin, a milk protein, modulates the encephalitogenic T cell response to myelin oligodendrocyte glycoprotein in experimental autoimmune encephalomyelitis. J Immunol 165:2859–2865

Storch MK, Piddlesden S, Haltia M, Iivanainen M, Morgan P, Lassmann H (1998a) Multiple sclerosis: In situ evidence for antibody- and complement-mediated demyelination. Ann Neurol 43:465–471

Storch MK, Stefferl A, Brehm U, Weissert R, Wallström E, Kerschensteiner M et al. (1998b) Autoimmunity to myelin oligodendrocyte glycoprotein in rats mimics the spectrum of multiple sclerosis pathology. Brain Pathol 8:681–694

Sun J, Link H, Olsson H, Xiao B, Andersson G, Ekre H-P et al. (1991) T and B cell responses to myelin-oligodendrocyte glycoprotein in multiple sclerosis. J Immunol 146:1490–1495

Wallström E, Khademi M, Andersson M, Weissert R, Linington C, Olsson T (1998) Increased reactivity to myelin oligodendrocyte glycoprotein peptides and epitope mapping in HLA DR2 (15)$^+$ positive multiple sclerosis. Eur J Immunol 28:3329–3335

Weissert R, Wallstorm E, Storch MK, Stefferl A, Lorentzen J, Lassmann H et al. (1998) MHC haplotype-dependent regulation of MOG-induced EAE in rats. J Clin Invest 102:1265–1273

Xiao B, Linington C, Link H (1991) Antibodies to myelin-oligodendrocyte glycoprotein in cerebrospinal fluid from patients with multiple sclerosis and controls. J Neuroimmunol 31:91–96

Perspektiven der klinischen Multiple-Sklerose-Forschung und -Therapie

N. Goebels, H. Wiendl, R. Hohlfeld

EINLEITUNG

Dieses Kapitel gibt eine Übersicht über drei besonders aktuelle Bereiche neuroimmunologischer Forschung. Im ersten Teil werden verschiedene Therapieansätze dargestellt, die trotz viel versprechender immunbiologischer Konzepte in klinischen Studien *nicht* zu überzeugenden Ergebnissen führten. Hierzu gehört insbesondere die Blockierung des Entzündungsmediators TNF-α, die in 2 Studien (Lenercept, Infliximab) sogar zu negativen Effekten bei Patienten geführt hatte. Diese Resultate werfen kritische Fragen bezüglich Läsionspathogenese und Wertigkeit der Kernspintomografie in der Beurteilung klinischer Therapieeffekte auf. Nach Darstellung des jeweiligen immunbiologischen Hintergrundes werden außerdem die Studien für das Immunsuppressivum Linomide sowie die Studien zur oralen Toleranzinduktion und zum Konzept der „veränderten Peptidliganden" (APL) diskutiert.

Im zweiten Teil werden aktuelle, vorklinische Forschungsarbeiten vorgestellt, die sich auf das neuroprotektive Potenzial von Entzündungszellen konzentrieren. Durch die lokale Produktion von neurotrophen Faktoren wie BDNF können Immunzellen am Ort einer ZNS-Entzündung auch zur Regeneration von neuronalen Schäden beitragen, was eine Erklärung für den schlechten therapeutischen Effekt unspezifischer Immunsuppressiva und entzündungshemmender Substanzen bei der MS sein kann.

Im dritten Teil werden neuere molekularbiologische Strategien dargestellt, die die Identifikation derjenigen T- und B-Lymphozyten, die an der Initiierung des Krankheitsprozesses kausal beteiligt sind, ermöglichen sollen. Ziel dieser Arbeiten ist letztlich die Entwicklung einer möglichst spezifischen Therapie, die nur die krankmachenden Bestandteile des Immunsystems beeinflusst.

Allgemeines

Basierend auf dem wachsenden immunpathogenetischen Verständnis der Multiplen Sklerose (MS) entstand mit Hilfe der modernen Biotechnologie ein wachsendes Arsenal potenzieller Therapeutika, die sich im Sinne einer „Spezifitätspyramide" von genereller Immunsuppression bis hin zur spezifischen

Tabelle 1. Übersicht fehlgeschlagener und abgebrochener Medikamentenstudien und Therapiestrategien bei der Multiplen Sklerose

	Sponsor	Charakteristika	MS Typus, Patienten (n)	Entwicklungs-stadium	Beurteilungs-parameter	Design/ Dauer	Dosierung/ Therapie-protokoll	Kommentar	Literatur
Immunsuppression									
Linomide	Pharmacia-Upjohn	Synthetischer Immunmodulator: Inhibition von IFN-α und TNF-α	Studie A: SP (24)	Phase II	EDSS, MRI,	R, DB, PK; 6–12 Monate	2,5 mg/d oral	Phase II (Studien A und B) erfolgreich: Verzögerung der EDSS-Progression und deutlich geringere Zunahme der MRI-Aktivität	A: McTigue et al. 1998
			Studie B: RR (28)	Phase II		R, DB, PK; abgebrochen			B: Miller et al. 1996
			Studien C: RR, SP (700); RR, SP (350); RR (501)	Phase III				Phase III wegen gehäufter kardiovaskulärer Nebenwirkungen früh abgebrochen	–
Modifikation des Zytokinmusters									
Lenercept (RO-452081)	Hoffmann La Roche	Löslicher TNF-Rezeptor (sTNFRI) – IgG p55: Inhibition proinflammatorischer Funktion von TNF-α: p55-TNFR-Dimer gekoppelt an humanen IgG1-Fc-Teil	RR (168)	Phase II	MRI, NRS, EDSS	R, DB, PK; 48 Wochen	10/50 oder 100 mg i.v. alle 4 Wochen über 12 Monate	Erhöhte Schubrate unter Lenercept: frühere, längere und schwerere Schübe; primärer Endpunkt MRI-Aktivität zeigte keine Unterschiede zwischen Verum und Plazebo, deutliche Nebenwirkungen	Francis et al. 1995
Infliximab (cA2)	Centocor	Neutralisierender Antikörper (human-murines IgG1): Inhibition proinflammatorischer Funktion von TNF-α	SP (2)	Phase I	EDSS, MRI, Labor (CSF, Blut)	Offen; 2 Monate	2-mal 10 mg/ kg i.v., 2 Wochen Abstand	Gesteigerte MRI-Aktivität nach Injektionen; kein Effekt auf EDSS	Flügel et al. 1999

Tabelle 1 (Fortsetzung)

	Sponsor	Charakteristika	MS Typus, Patienten (n)	Entwicklungsstadium	Beurteilungsparameter	Design/ Dauer	Dosierung/ Therapieprotokoll	Kommentar	Literatur
Systemische Toleranzinduktion									
Orales Myelin (Myloral; AI-100)	Autoimmune Inc.	Bovines MBP („Myelin basic protein"), Induktion systemischer Toleranz über Generierung antigenspezifischer regulatorischer Th2-, Th3-Zellen	RR (30) RR (516)	Phase II Phase III	EDSS, EDSS, MRI	R, DB, PK; 12 Monate R, DB, PK; 24 Monate	Täglich oral 1 Kapsel (1000 Units)	Reduktion der Schubrate in kleiner Pilotstudie, kein MRI durchgeführt; sowohl in Verum- als auch Plazebogruppe deutliche Reduktion der Schubrate, kein Effekt im MRI	Santambrogio et al. 1994 Schwartz et al. 1999; Schwid u. Trotter 2000
Veränderte Peptidliganden (APL)									
	Akademisch	APL, basierend auf dem immundominanten Epitop des Myelin-basischen Proteins (MBP 83-99)	RR (8)	Phase II	EDSS, MRI	–	50 mg pro Woche	Bei 3/8 Patienten klare Exazerbation der MS (starke Entzündungsreaktion im MRI, Beteiligung des peripheren Nervensystems, bis zu 1000-fache Zunahme der Anzahl MBP (83-99) spezifischer T-Zellen im Blut)	–

RR schubförmige MS; *SP* sekundär chronisch progrediente MS; *SDON* stabile demyelinisierende Optikusneuritis; *TND* „targeted neurological deficit"; *IMS* „isometric muscle strength"; *R* randomisiert; *DB* doppelblind; *PK* plazebokontrolliert; *EDSS* „expanded disability status scale"; *AI* Ambulations Index; *NRS* „neurological rating scale" („Scripps quantitative neurological assessment"); *MRI* „magnetic resonance imaging"; *APC* Antigen-präsentierende Zellen; *Th* T-Helferzelle; *s.c.* subkutan; *i.v.* intravenös; *IFN-a* Interferon-α; *TNF-a* Tumor-Nekrose-Faktor-α

Blockierung von T-Zell-Rezeptor – Peptid – MHC-Komplexen („major histocompatibility complex") erstrecken (Hohlfeld 1997). Hinzu kommen die bedeutsamen Fortschritte in der Methodik und der Durchführung klinischer Studien bei der MS unter Einbeziehung der Kernspintomografie (MRI) als „Surrogatmarker" zur Beurteilung möglicher Therapieeffekte (Fazekas et al. 1999; Miller et al. 1996).

Obwohl bis heute kein einheitlich akzeptiertes Modell zur Ursache der MS existiert, herrscht weitgehend Einigkeit über die Bedeutung hauptsächlich T-Zell-vermittelter inflammatorischer Ereignisse im zentralen Nervensystem, die in den einzelnen Schritten der hypothetischen pathogenetischen Kaskade therapeutisch modifiziert werden können. Allerdings erbrachten trotz rationeller Therapiekonzepte, überzeugender tierexperimenteller Voruntersuchungen oder positiver Erfahrungen bei anderen Autoimmunerkrankungen einige initiierte Studien bei der MS keinen Wirksamkeitsnachweis oder scheiterten an unvorhergesehenen Nebenwirkungen (Tabelle 1). Dieser Artikel gibt im ersten Teil eine Auswahl über den immunbiologischen Hintergrund, die experimentellen Grundlagen und die klinischen Studien einiger aktueller Medikamente und therapeutischer Strategien, die letztlich nicht erfolgreich waren oder aus anderen Gründen vorzeitig beendet wurden. Im zweiten Teil werden neue Erkenntnisse zu möglichen neuroprotektiven Aspekten von Entzündung dargestellt, die nahe legen, warum unspezifische Immunsuppressiva in der Behandlung der MS bislang wenig erfolgreich waren. Der dritte Teil erläutert Untersuchungen mit neueren molekularbiologischen Techniken, mit deren Hilfe versucht wird, die eigentlich schädlichen, autoreaktiven Immunzellen zu identifizieren, um letzlich eine möglichst spezifische Immuntherapie entwickeln zu können.

Fehlgeschlagene oder abgebrochene Therapiestudien

Modifikation des Zytokinmusters: TNF-α-Antagonisten

Hintergrund

Der Tumor-Nekrose-Faktor (TNF-α), initial aufgrund seiner antitumoralen Eigenschaften charakterisiert, spielt eine bedeutende Rolle bei akuten und chronischen Entzündungen (Übersicht bei Aggarwal u. Natajan 1996). TNF-α wird von T-Zellen, Makrophagen und anderen Zellen produziert, aktiviert das Gefäßendothel und erhöht die Gefäßpermeabilität. Zusammen mit Interferon-γ (IFN-γ) stimuliert TNF-α die Produktion von Stickoxid (NO) und reaktiven Sauerstoffderivaten. Die Freisetzung von Interleukin-1 (Il-1), zahlreichen anderen Zytokinen sowie Metaboliten der Arachidonsäure wird getriggert. TNF-α ist eines von mindestens 10 (bekannten) Mitgliedern einer Ligandenfamilie, die eine korrespondierende Familie strukturell verwandter Rezeptoren aktiviert (Bazzoni u. Beutler 1996). Die Rezeptoren lösen Signale für Zellproliferation und Apoptose aus, die sowohl in der normalen Entwicklung als auch bei der Immunantwort eine Rolle spielen.

Es existieren zwei Typen von TNF-Rezeptoren (TNFRI-p55 und TNFRII-p75). Sie kommen entweder in der transmembranären oder in der sezernierten Form vor und bestehen aus zwei Untereinheiten, die nicht nur durch TNF-α, sondern auch durch Lymphotoxin stimuliert werden. Die meisten bekannten biologischen Effekte werden durch die TNFRI-p55-Untereinheit vermittelt, die den Liganden mit einer höheren Affinität bindet als TNFRII-p75. Die Rezeptoren können unterschiedliche Signalwege vermitteln, was z.T. die Pleiotropie und die Abhängigkeit der TNF-Effekte vom zellulären Kontext etc. erklären kann.

TNF-α wurde in mehreren Untersuchungen als wesentlicher pathogenetischer Faktor bei verschiedenen Modellen der experimentellen allergischen Enzephalomyelitis (EAE) und der MS herausgestellt: TNF-α wurde in entzündlichen ZNS-Läsionen nachgewiesen, ist beteiligt an der pathologischen Gewebsschädigung (Inflammation wie Demyelinisierung) in aktiven Läsionen und ist in vitro zytotoxisch für Oligodendrozyten (Cannella u. Raine 1995; Selmaj et al. 1991). Die Elimination TNF-produzierender Makrophagen, die Antagonisierung mit TNF-Antikörpern, Applikationen verschiedener Medikamente mit Wirkung auf die TNF-α-Produktion (wie z.B. Thalidomide, Pentoxifylline, Rolipram) oder die Gabe von löslichem TNF-Rezeptor (Lenercept) zeigte an mehreren Tiermodellen deutlich positive Effekte auf Krankheitsverlauf und Demyelinisierung (Klinkert et al. 1997; Körner et al. 1997).

Eine Reihe von Studien wies auch bei MS-Patienten eine Korrelation von TNF-Spiegeln in Blut, Serum oder Liquor mit klinischem Verlauf und Krankheitsaktivität nach (Beck et al. 1988; Chofflon et al. 1992; Imamura et al. 1993; Rieckmann et al. 1995; Rudick u. Ransohoff 1992; Sharief u. Hentges 1991).

Studien

Infliximab (CA2). In einer offenen Phase-I-Studie wurden 2 Patienten mit schwerer sekundär chronisch-progredienter Verlaufsform der MS mit einem monoklonalen Antikörper gegen TNF-α (Infliximab, cA2) behandelt (Van Oosten et al. 1996). Nach den Infusionen von 2-mal 10 mg/kg im Abstand von 2 Wochen nahmen die entzündliche Aktivität im kranialen Kernspintomogramm sowie die lymphozytäre Pleozytose und der IgG-Index im Liquor deutlich zu. Nach 2–3 Wochen gingen diese Werte auf das Ausgangsniveau zurück. Der neurologische Status (EDSS, „expanded disability status scale") wurde durch die Infusionen nicht verändert.

Lenercept (RO-452081). An 168 Patienten (im Alter zwischen 18 und 55 Jahren) mit überwiegend schubförmiger Verlaufsform wurde in einer Phase-II-Studie der Effekt des löslichen TNF-Rezeptor-Immunglobulin-Fusionsproteins Lenercept (Hoffmann La Roche) auf die Entwicklung neuer Läsionen in der Kernspintomografie untersucht (The Lenercept MS Study Group 1999). In der vierarmigen Studie erhielten die Patienten 10, 50 oder 100 mg Lenercept intravenös alle 4 Wochen in einem Zeitraum von bis zu 12 Monaten. In der Kernspintomografie zeigten sich keine signifikanten Unterschiede zwischen

Verum und Plazebo (primärer Studienendpunkt: kumulative Anzahl neuer aktiver Läsionen). In der Lenerceptgruppe war jedoch die Anzahl der Exazerbationen signifikant höher (jährliche Schubrate unter Plazebo 0,98 gegen 50 mg Lenercept 1,64; p = 0,007) und die Exazerbationen traten früher auf (p = 0,006). Die Dauer der Schübe war verlängert, die Zeit bis zum Auftreten war kürzer und die neurologischen Defizite erschienen schwerwiegender (nicht signifikant), obwohl dies keine Auswirkungen auf den „EDSS-Score" hatte. Unter Lenercept kam es gehäuft zu Nebenwirkungen wie Kopfschmerzen, Übelkeit, abdominalen Schmerzen oder Hitzewallungen. In 88–100% der Patienten unter Verumgabe (50 mg bzw. 100 mg Dosisgruppe) traten Antikörper gegen Lenercept auf, die auf einem interindividuell unterschiedlichen Niveau stabil blieben. Sie behinderten nicht die Neutralisation von TNF, beschleunigten aber die Elimination des Medikaments. Eine erste Auswertung (nachdem alle Patienten 24 Wochen behandelt waren) führte daraufhin zum vorzeitigen Abbruch der Studie.

Kommentar

Die direkte Blockierung des vermuteten „Schlüsselzytokins" TNF-α scheiterte bei der MS in zwei durchgeführten Studien. Im Gegensatz dazu zeigte die Therapie mit dem TNF-Rezeptor-Fusionsprotein bei einer anderen T-Zell-vermittelten Autoimmunerkrankung, der rheumatoiden Arthritis (RA), dramatische klinische Erfolge (Elliott et al. 1993; Weinblatt et al. 1999). Die überraschenden negativen Ergebnisse für Infliximab und Lenercept bedürfen der sorgfältigen Analyse, zumal sie möglicherweise gegenwärtige Konzepte der MS-Pathogenese in Frage stellen. Bemerkenswert bei der Lenercept-Studie ist die Diskrepanz zwischen klinischen Exazerbationen und MRI-Befunden, die allenfalls einen Trend zu erhöhter Aktivität unter Therapie zeigten. In der Lenercept-Studie unterschied sich die Anzahl der neu aufgetretenen Läsionen nicht signifikant von der der Plazebogruppe bei gleichzeitig deutlich verschlechterten klinischen Parametern. Ob das MRI als Primärparameter für die Wirksamkeitsbeurteilung in diesem Falle falsch war oder ob technische Gründe im Studienprotokoll die Ursache für die fehlende Korrelation waren, ist unklar. Die „MRI-Scans" wurden jeweils vor der intravenösen Infusion, also 4 Wochen nach der letzten Infusion gemacht; in der Infliximab-Studie, die an 2 Patienten eine gesteigerte MRI-Aktivität zeigte, wurden die Untersuchungen kurz nach den Infusionen des monoklonalen Antikörpers durchgeführt, die MRI-Aktivität fiel dann nach 2–3 Wochen wieder auf den Ausgangspunkt zurück. Offensichtlich hat Lenercept die Entstehung klinisch bedeutsamer Läsionen gefördert, ohne dass sich hierfür ein sicheres Korrelat im MRI fand.

Inzwischen existieren auch Hinweise, dass TNF-α im komplexen Netzwerk der Zytokine neben seinen proinflammatorischen Wirkungen auch antiinflammatorisches Potenzial besitzt: In „TNF-knockout-Tieren" entwickelte sich nach Immunisierung mit Myelin-Oligodendrozyten-Glykoprotein (MOG) eine besonders drastische EAE, was für eine protektive Rolle dieses Zytokins spräche (Liu et al. 1998). TNF trägt über Signalwirkungen via TNF-Rezeptor p75 (TNFRII) zur Eliminierung inflammatorischer Infiltrate bei, besitzt also in der pathogenetischen Kaskade der MS sowohl das Potenzial zu „On-" wie auch „Off-Signalen" (Eugster et al. 1999). Eine wichtige Lektion aus den TNF-Studien ist, dass MRI-Effekte und die klinischen Wirkungen merklich auseinander klaffen können. Auch ist die Beurteilung einiger Facetten des Krankheitsprozesses (wie Remyelinisierung, Gliose, neuronaler und axonaler Schaden) mit Hilfe der Bildgebung nur unzureichend möglich.

Immunsuppressiva: Linomide

Hintergrund

Linomide ist ein synthetischer Immunmodulator, der in Tiermodellen verschiedener Autoimmunerkrankungen erfolgreich eingesetzt wurde. Seine Wirkung scheint primär über die Beeinflussung der Killerzell- (NK)- und Makrophagen-Aktivität zu gehen, wobei die Inhibition von IFN-γ und TNF-α bedeutend scheinen (Gonzalo et al. 1993). Es fördert die Proliferationsrate von T-Zellen, erhöht den Anteil der CD45-Rezeptor-positiven Subpopulation sowie die Il-2-Produktion und wirkt damit einerseits immunstimulatorisch. Zum anderen vermag Linomide in einigen tierexperimentellen Modellen von Autoimmunerkrankungen die Manifestation von Krankheitssymptomen und histopathologischen Veränderungen zu verhindern oder sie nach deren Entwicklung zu bessern (z. B. experimenteller systemischer Lupus erythematodes, autoimmune Myasthenia gravis, autoimmuner insulinabhängiger Diabetes mellitus, experimentelle Virusmyokarditis).

Die Entwicklung der akuten EAE wird durch Linomide bis zu 7 Tage nach Krankheitsinduktion verhindert (Karussis et al. 1993 a), ebenso werden spontane und induzierte Schübe bei der chronischen EAE blockiert (Karussis et al. 1993 b). Die Verschiebung in der Balance proinflammatorischer vs. antiinflammatorischer Zytokine gilt dabei als ein Hauptmechanismus.

Studien

Linomide zeigte bei zwei Phase-II-Studien signifikant positive Effekte auf den Verlauf der MS. In einer Studie wurden von Karussis et al. (1996) 24 Patienten mit sekundär chronisch-progredienter MS mit Linomide (2,5 mg pro Tag für 6–12 Monate) behandelt. Linomide zeigte im Vergleich zur Plazebogruppe sowohl bei den klinischen Parametern (EDSS) als auch bei der Quantifizierung aktiver Läsionen im MRI deutlich positive Effekte. Geringe Nebenwirkungen waren bei allen Teilnehmern zu beobachten, größere Komplikationen traten nicht auf. Das Nebenwirkungsspektrum in einer anderen Studie (Andersen et al. 1996) mit oralem Linomide (2,5 mg pro Tag über 6 Monate) war zwar breiter, die positiven Effekte auf die klinischen Endpunkte (EDSS) sowie die MRI-Parameter jedoch gleichermaßen ermutigend. In dieser randomisierten Studie bei 28 Patienten mit schubförmiger MS zeigte sich im MRI eine geringere Rate von Läsionen (68% Reduktion der Aktivität), der Effekt war mit zunehmender Zeitdauer der Behandlung deutlicher. Die daraus resultierenden multizentrischen Phase-III-Studien (Pharmacia-Upjohn) in Nordamerika (700 Patienten, schubförmige und sekundär progrediente MS), Europa und Australien (350 Patienten, schubförmige und sekundär progrediente MS) sowie in Europa, Australien und Kanada (501 Patienten, schubförmige MS) mussten jedoch wegen schwerwiegender kardiovaskulärer Nebenwirkungen früh abgebrochen werden. In der Verumgruppe traten überzufällig häufig Vaskulitiden der Koronararterien auf, die zu Herzinfarkten führten (Noseworthy et al. 2000).

Neben anderen kardiopulmonalen Nebenwirkungen des Medikaments (v. a. Perikarditis, Pleuraergüsse) zeigten sich in der Verumgruppe auch gehäuft Pankreatitiden, Arthralgien, Myalgien, Bursitiden, Ödeme und sogar Todesfälle. Die nordamerikanische Linomide-Studie wurde deshalb bereits einen Monat nach Abschluss der Patientenrekrutierung abgebrochen. Dieser Zeitraum war zu kurz, um signifikante Effekte auf klinische Parameter (EDSS-Veränderung) zu dokumentieren (Noseworthy et al. 2000). Die Kürze der Studiendauer limitierte auch die Beurteilung der Medikamentenwirkung auf die bildgebenden Parameter (MRI). Unter Verumgabe kam es zu jedoch zu einer deutlichen Abnahme des Volumens Gadolinium-aufnehmender Läsionen („aktivste Dosis" bei 2,5 mg; Wolinsky et al. 2000).

Kommentar

Die Ergebnisse der Studien mit Linomide machen den wichtigen Gesichtspunkt der speziesspezifischen Nebenwirkungen drastisch deutlich: Obwohl die aus den tierexperimentellen Studien viel versprechende Substanz in den Phase-II-Studien überzeugende Ergebnisse gezeigt und zu enthusiastischen Erwartungen geführt hatte (mit relativ geringer Prävalenz von Nebenwirkungen), scheiterten die Phase-III-Studien an einer speziesspezifischen Nebenwirkung auf das kardiovaskuläre System (gehäufte Rate von Herzinfarkten). Spätere Toxizitätsstudien an Hunden erbrachten ähnliche Ergebnisse, die sich in der EAE nie gezeigt hatten.

Möglicherweise neigen auch gerade MS-Patienten eher zu den Linomide-induzierten Nebenwirkungen, die zuvor an kleineren Patientenkollektiven nicht entdeckt worden waren. Die Erfahrungen mit Linomide dokumentieren damit auch die Wichtigkeit groß angelegter und gut strukturierter Phase-III-Studien für die Identifizierung seltener Medikamententoxizitäten (Schwid u. Trotter 2000).

Systemische Toleranz gegen spezifische Myelin-Autoantigene: Orale Toleranz – Myloral (AI-100)

Hintergrund

Die systemische Gabe eines Antigens induziert T-Zell-Anergie, Immundeviation oder klonale Deletion. Der Begriff der „oralen Toleranz" bezieht sich auf die Beobachtung, dass die Ingestion eines Antigens eine antigenspezifische Hyporesponsivität bei T-Zellen induziert und die Aktivität inflammatorischer Reaktionen durch „Bystander-Effekte" herunterreguliert wird (Weiner et al.

1994). Da andere exponierte Schleimhäute grundsätzlich ähnliche Eigenschaften besitzen, wird oftmals der Begriff der „mukosalen Toleranz" als Synonym benutzt. Spezifische mukosale lymphatische Zellen induzieren nach Antigenkontakt CD4$^+$-und CD8$^+$-regulatorische Zellen (Th2, Th3 oder andere), die wiederum via Sekretion von Il-10, TGF-β und Il-4 zu einer antigenspezifischen Suppression an den Orten der Entzündung führen. Die Effekte sind abhängig von der Dosierung, der Form des Antigens (Peptid oder Protein) sowie der optimalen Darreichungsform (mit oder ohne Adjuvans; oral, nasal, intrabronchial). Bei hohen Antigendosen werden regulatorische Zellen induziert, die bei den antigenspezifischen Zellen eine klonale Anergie auslösen, bei niedrigen Dosen regulatorische Zellen, die die antigenspezifische Antwort unterdrücken.

In einer Reihe von experimentellen Modellsystemen führte die orale Administration vermuteter Autoantigene zur Abschwächung oder Unterdrückung der klinischen Symptome in sowohl krankheitsspezifischer als auch antigenspezifischer Weise (z. B. EAE – experimentelle allergische Uveitis, Myasthenia gravis, kollagen- und adjuvansinduzierte Arthritis, Diabetes bei der NOD-Maus; Weiner et al. 1994). Das Konzept der „Bystander-Suppression" wird bei der EAE unter anderem durch Experimente belegt, in denen die Toleranzinduktion mit MBP die Entwicklung einer PLP- (Proteolipid-Protein-) induzierten Erkrankung verhinderte (Chen et al. 1994). Die orale Toleranz wurde bei einer Reihe von Erkrankungen klinisch getestet (RA, Uveitis, juveniler Diabetes).

Studien

Ein klinischer Nutzen von oralem Myelin wurde in einer kleinen Phase-II-Vorläuferstudie postuliert, deren Aussagekraft unter anderem wegen des Fehlens bildgebender Zusatzuntersuchungen eingeschränkt war (Weiner 1993). Dieser Effekt konnte in einer nachfolgenden multizentrischen, doppelblinden, plazebokontrollierten Phase-III-Studie (516 Patienten mit schubförmiger MS) nicht bestätigt werden. Die tägliche orale Einnahme von Rinder-MBP (Myelin-basisches Protein) führte zu einer Reduktion der Schubrate bei den Myelin-behandelten Patienten, die Werte unterschieden sich jedoch nicht von der Plazebogruppe, die gleichermaßen eine Reduktion der Schubrate erlebte. Im MRI konnte ebenfalls kein Effekt dokumentiert werden (Francis et al. 1997; Panitch et al. 1997).

Kommentar

Die bislang nur in Abstractform publizierten Ergebnisse dokumentieren keine signifikant positiven Effekte von oralem Rinder-MBP auf den Krankheitsverlauf oder die MRI-Aktivität. Von der applizierten Dosierung erwartete man dabei eher die Induktion regulatorischer Zellen als eine antigenspezifische Anergie. Das Konzept der Autoantigen-basierten Therapie bei der MS bleibt trotzdem attraktiv und hat vor allem auch wegen der großen logistischen Vorteile der Applikation zu Erweiterungen dieses Ansatzes auf andere Medikamente (z. B. Kopolymer-I; Teitelbaum et al. 1999) geführt. Die erfolgreiche Übertragung tierexperimenteller Befunde auf den Menschen hängt allerdings vom optimierten Einfluss fünf wesentlicher Parameter ab (Tian et al. 1999): dem gewählten Antigen (Protein, Peptid, Neoantigen etc.), der Dosierung, der Dauer der Therapie, dem Applikationsmodus (oral, nasal oder intrabronchial) und dem Krankheitsstadium (das Potenzial zur Induktion regulatorischer Zellen durch Antigene nimmt generell mit zunehmender Krankheitsprogression ab). Insbesondere der letzte Punkt stellt im Moment bei der MS ein schwieriges Problem dar: Ein therapeutisches Eingreifen ist in Ermangelung echter Risikoprädiktoren erst nach mutmaßlich jahrelangen immunpathologischen Prozessen möglich.

Veränderte Peptidliganden – „altered peptide ligands" (APL)

Veränderte Peptidliganden („altered peptide ligands" – APL) sind Analoga immunogener Peptide, die in einer oder zwei Aminosäuren zum Original verändert sind. Während die mutierten Peptide den gleichen T-Zell-Rezeptor/MHC-Komplex binden, haben sie eine unterschiedliche Bindungsaffinität und -kinetik und lösen damit keine komplette Immunantwort aus (Sloan-Lancaster u. Allen 1996). Obwohl die differentiellen Effekte auf die T-Zell-Aktivierung bislang noch nicht vollkommen verstanden sind, sind APL interessante Kandidaten für eine Antigen-spezifische Immuntherapie. Sie haben das Potenzial zur Veränderung des T-zellulären Zytokinmusters und zur Anergisierung von T-Zellen (Sloan-Lancaster et al. 1993). Die Administration von APL führte in verschiedenen EAE-Modellen zur Inhibition der Erkrankung (Nicholson et al. 1995; Smilek et al. 1991).

Studien

Verschiedene Studien mit dem Konzept der therapeutischen Immunmodulation durch veränderte Peptidliganden sind initiiert worden (bislang zumeist auf Basis des Myelin-basischen Proteins; Übersicht bei Weilbach u. Gold 1999).

In einer Phase-II-Studie wurde ein „MBP-altered peptide ligand" an 8 MS-Patienten untersucht (Weilbach u. Gold 1999). Die hochdosierte Gabe (50 mg/Woche) des APL, der basierend auf dem immunodominanten Epitop des Myelin-basischen Proteins (MBP 83-99) ausgewählt wurde, führte bei 3 der 8 Patienten zu einer klaren Exazerbation der MS (starke inflammatorische Aktivität im MRI, große Läsionen, Beteiligung des peripheren Nervensystems). Immunologische Zusatzuntersuchungen weisen auf eine kausale Rolle der APL-Immunisierung hin (bis zu 1000-fache Zunahme der Anzahl MBP-(83-99)-spezifischer T-Zellen im Blut (Bielekova et al. 2000).

Kommentar

Die T-Zell-Antwort gegenüber verschiedenen ZNS-Kandidatenautoantigenen ist im Humansystem deutlich komplexer als in den EAE-Modellen mit ingezüchteten Tierstämmen. Das impliziert auch, dass eine selektive Immuntherapie auf den Patienten individuell maßgeschneidert werden müsste, was Studiendesign und Evaluation für diese Art der Behandlung schwierig macht. Wie die obige Studie zeigt, kann eine selektive Antigen-basierte Therapie auch klare adverse Effekte hervorrufen. Neben den bereits angesprochenen praktischen Problemen einer Antigen-selektiven Immuntherapie (Applikationsmodus, Bioverfügbarkeit etc.) dürfte dabei auch die individuelle Krankheitsdynamik eine nicht unbeträchtliche Rolle spielen (Bedeutung verschiedener Autoantigene zu verschiedenen Zeitpunkten, Ausweitung des autoantigenen T-Zell-Repertoires im Verlauf etc.; Übersicht bei Hohlfeld 1997.

Ein möglicher wichtiger Grund für die im ersten Teil dargestellte unbefriedigende Wirksamkeit immunsuppressiver und antiinflammatorischer Therapieformen bei der MS könnte in den potenziell neuroprotektiven Eigenschaften von Entzündungszellen liegen, auf die im Folgenden zweiten Teil eingegangen wird.

Neuroprotektion durch Entzündung: Implikationen für die MS-Therapie

Autoreaktive T-Zellen sind Bestandteil des normalen Immunsystems. Aktuelle Untersuchungen geben Hinweise dafür, dass einige dieser autoreaktiven T-Zellen sogar protektive Funktionen ausüben können. So konnte gezeigt werden, dass

- MBP- (Myelin-basisches Protein) spezifische T-Zellen in vivo neuroprotektive Funktionen ausüben können und
- aktivierte, Antigen-spezifische T-Zellen und andere Immunzellen in vitro bioaktives BDNF („brain derived neurotrophic factor") produzieren.

BDNF wurde auch in Entzündungszellen in ZNS-Läsionen von Patienten mit disseminierter Leukenzephalopathie und MS nachgewiesen. Diese Ergebnisse legen nahe, dass der in vivo beobachtete neuroprotektive Effekt von T-Zellen und anderen Entzündungszellen zumindest zum Teil von BDNF mediiert wird. Das Konzept neuroprotektiver Autoimmunität hat offensichtliche Implikationen für die Therapie von MS und anderen Autoimmunerkrankungen.

Hinweise für den neuroprotektiven Effekt von T-Zellen und anderen Immunzellen

Moalem et al. (1999) konnten in einer Reihe von eleganten Experimenten nachweisen, dass autoreaktive T-Zellen Neurone nach einer teilweisen Nervenläsion vor sekundärer Degeneration schützen können. Hierzu wurden T-Zellen spezifisch für MBP, Ovalbumin (OVA) oder Heatshock-Protein-Peptide (Hsp) mit ihrem jeweiligen Antigen in vitro aktiviert und Ratten unmittelbar nach einer einseitigen Quetschung des Sehnerven intraperitoneal injiziert. Sieben Tage nach der Verletzung wurde der Sehnerv immunhistochemisch auf das Vorhandensein von T-Zellen untersucht. Eine geringe Anzahl von T-Zellen war im intakten (unverletzten) Sehnerv derjenigen Ratten nachweisbar, denen MBP-spezifische T-Zellen injiziert worden waren. Diese Ergebnisse stimmen mit früheren Beobachtungen überein, die eine Einwanderung von MBP-spezifischen T-Zellen in intakte weiße Substanz des ZNS gezeigt haben (Naparstek et al. 1983). Eine deutlich stärkere Akkumulation von T-Zellen wurde jedoch im verletzten Sehnerven nachgewiesen, unabhängig von der Spezifität der injizierten T-Zellen. Das Ausmaß primärer und sekundärer Degeneration der Sehnervenaxone und der zugehörigen retinalen Ganglienzellen wurde durch die Injektion eines Farbstoffes in den Sehnerventeil distal der Verletzung unmittelbar nach der Verletzung und zwei Wochen danach nachgewiesen (Moalem et al. 1999). Der prozentuale Anteil farbstoffmarkierter – und damit lebender – retinaler Ganglienzellen war bei den Ratten, denen MBP-spezifische T-Zellen injiziert worden waren, signifikant größer als bei den Ratten, die Ovalbumin- oder Heatshock-Protein-spezifische T-Zellen erhalten hatten. Obwohl also die T-Zell-Wanderung in den verletzten Sehnerven unabhängig von der Antigenspezifität war, konnten nur MBP-spezifische T-Zellen das Ausmaß der sekundären Degeneration signifikant beeinflussen.

Der neuroprotektive Effekt wurde auch durch elektrophysiologische Experimente bestätigt: Zwei Wochen nach der Sehnervenverletzung war das mittlere Summenaktionspotenzial des distalen Nervensegmentes bei den Ratten, denen MBP-spezifische T-Zellen injiziert worden waren, 2,5-mal größer als bei den Kontrolltieren. Diese Ergebnisse zeigen, dass autoreaktive T-Zellen nach ZNS-Läsionen einen signifikanten neuroprotektiven Effekt ausüben können und unterstützen das Konzept, dass „natürliche Autoimmunität" gutartig oder sogar nützlich sein kann (Cohen 1992).

Makrophagen sind eine weitere Population von Immunzellen, die offenbar neuroprotektive Eigenschaften ausüben können: So unterstütze die Injektion aktivierter Makrophagen in durchtrenntes Rückenmark von Ratten die Gewebsreparatur und die teilweise funktionelle Wiederherstellung (Rapalino et al. 1998). Dieser neuroprotektive Effekt von Immunzellen ist offenbar nicht auf das ZNS beschränkt. Nach experimenteller Durchtrennung des Gesichtsnerven von immundefizienten SCID-Mäusen war das Überleben der entsprechenden Motoneurone deutlich gestört im Vergleich zu immunkompetenten Wildtyp-Mäusen (Serpe et al. 1999). Die Rekonstitution der SCID-Mäuse mit Wildtyp-Milzzellen, die T- und B-Zellen enthalten, führte zu einem verbesserten Überleben der Motoneurone vergleichbar zu dem der Wildtyp-Kontrollen.

Produktion neurotropher Wachstumsfaktoren durch Immunzellen

Die Expression von einem oder mehreren neurotrophen Wachstumsfaktoren wurde außerhalb des Nervensystems bei verschieden Arten von Immunzellen und hämatopoetischen Vorläuferzellen nachgewiesen. So wird Nervenwachstumsfaktor (NGF) beispielsweise von B-Zellen produziert, die auch den trkA-Rezeptor und den p75-NGF-Rezeptor exprimieren (Torcia et al. 1996). Da die Neutralisation von endogenem NGF zur Apoptose von Memory-B-Zellen führt, wurde geschlossen, dass NGF ein autokriner Wachstumsfaktor von Memory-B-Zellen ist (Torcia et al. 1996). NGF wurde auch in T-Zellen nachgewiesen, selbst wenn eine funktionelle Rolle noch nicht demonstriert werden konnte (Ehrhard et al. 1993; Santambrogio et al. 1994).

Vor kurzem wurde die Expression eines weiteren neurotrophen Faktors, des BDNF („brain derived neurotrophic factor") in Immunzellen nachgewiesen. BDNF wurde 1989 kloniert als zweites Mitglied der Neurotrophinfamilie, die auch den Nervenwachstumsfaktor (NGF) und die Neurotrophine -3, -4/5, -6 und -7 umfasst (Lewin u. Barde 1996). Seitdem wurde die wichtige Funktion von BDNF in der Regulation von Überleben und Differentierung verschiedener Nervenzellpopulationen überzeugend demonstriert (Lewin u. Barde 1996). Neurone sind die Hauptquelle von BDNF im Nervensystem (Hofer et al. 1990). Heute wird angenommen, dass BDNF und NT4/5 ihre Wirkung über eine besondere Form des trkB-Rezeptors (Klein et al. 1991) vermitteln, der als gp145trkB bezeichnet wird und dessen Expression auf Nervenzellen beschränkt zu sein scheint (Lomen-Hoerth u. Shooter 1995). Eine Funktion von BDNF außerhalb des Nervensystems konnte bislang nicht demonstriert werden.

In einer aktuellen Untersuchung wurde die Produktion von bioaktivem BDNF durch T-Zellen, B-Zellen und Monozyten in vitro nachgewiesen (Kerschensteiner et al. 1999). Die BDNF-Produktion von MBP- oder MOG- (Myelin-Oligodendrozyten-Glykoprotein) spezifischen CD4$^+$-T-Zell-Linien wurde durch Antigenstimulation erhöht.

Die Expression von mRNA spezifisch für BDNF, Neurotrophin-3 und deren Rezeptoren trkB und trkC wurde auch in Subpopulationen von peripheren Blutlymphozyten nachgewiesen (Besser u. Wank 1999), auch wenn deren Funktionalität nicht demonstriert wurde. Mehrere Neurotrophine und deren Rezeptoren waren auch in menschlichem Knochenmark nachweisbar (Labouyrie et al. 1999), sodass eine Funktion von BDNF im Immunsystem derzeit noch nicht endgültig ausgeschlossen werden kann.

Expression von BDNF in Multiple-Sklerose-Läsionen

Wir nehmen heute an, dass die neurotrophen Effekte von Immunzellen im Tierexperiment (Moalem et al. 1999; Schwartz et al. 1999) zumindest teilweise durch neurotrophe Faktoren vermittelt werden, die von aktivierten Immunzellen in das ZNS „importiert" werden (Besser u. Wank 1999; Kerschensteiner et al. 1999). Sind diese neurotrophen Effekte von Entzündungen auch relevant für Erkrankungen beim Menschen? Um diese Frage zu beantworten, wurde die Expression von Neurotrophinen in entzündlich verändertem ZNS-Gewebe von Patienten mit MS und disseminierter (postinfektiöser) Leukenzephalitis untersucht. Bei beiden Erkrankungen konnte mit Hilfe BDNF-spezifischer Antikörper die BDNF-Expression in perivaskulären Lymphozyten und Makrophagen nachgewiesen werden. In MS-Läsionen wurden BDNF-positive Lymphozyten und Makrophagen nicht nur perivaskulär, sondern auch im Hirnparenchym nachgewiesen (Abb. 1). BDNF war außerdem in Neuronen, Ependymzellen und Astrozyten, nicht jedoch in Oligodendrozyten und Mikrogliazellen detektierbar.

Für die mögliche Funktion dieser von Immunzellen in entzündlichen ZNS-Läsionen produzierten neurotrophen Faktoren gibt es verschiedene Möglichkeiten: Zum einen könnte „importiertes" BDNF das Überleben und die Repa-

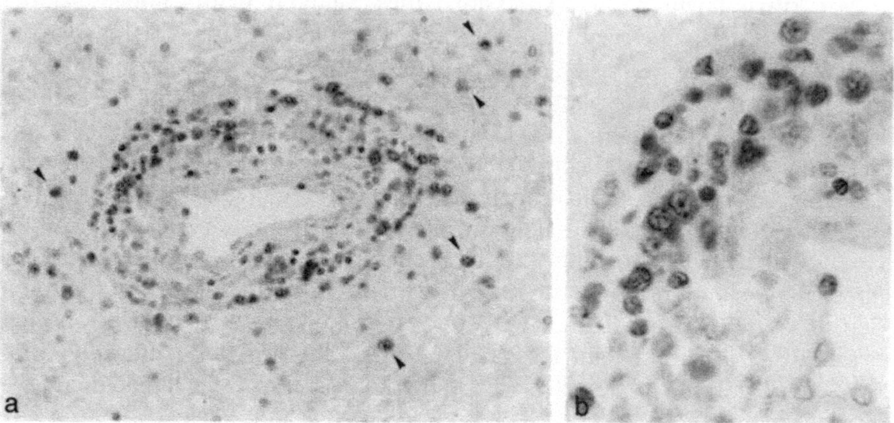

Abb. 1a,b. Immunlokalisation von BDNF in entzündlichen Gehirnläsionen eines MS-Patienten. a,b Perivaskuläres Infiltrat mit mononukleären Entzündungszellen in einem MS-Plaque, angefärbt mit einem BDNF-spezifischen monoklonalen Antikörper (*rot*). BDNF-positive mononukleäre Zellen sind nicht nur perivaskulär, sondern auch im Parenchym nachweisbar (*Pfeile;* a ×400; b ×1000). (Aus Hohlfeld et al. 2000, mit freundlicher Genehmigung des Elsevier-Verlages)

ratur von Neuronen und Axonen fördern. Falls dieser Mechanismus bei der MS zutrifft, ist er offensichtlich auf Dauer nicht ausreichend, da axonale Läsionen ein wichtiges Merkmal der MS-Pathologie sind (Ferguson et al. 1997; Trapp et al. 1998). Zum anderen wurde ein fördernder Effekt von BDNF und NT-3 auf die Proliferation von Oligodendrozyten und auf die Myelinisierung regenerierender Axone in experimentellen Rückenmarksläsionen nachgewiesen (McTigue et al. 1998). Eine dritte Möglichkeit stellt die Immunmodulation durch lokal produzierte Neurotrophine dar. So konnte gezeigt werden, dass mehrere Neurotrophine, einschließlich BDNF, die Induzierbarkeit von MHC-Klasse-II-Molekülen auf Mikroglia hemmen (Neumann et al. 1998). Auch die Expression von kostimulatorischen Molekülen wird durch einige neurotrophe Faktoren vermindert (Wei u. Jonakeit 1999).

Da Entzündung eine universelle, sowohl für Abwehr als auch für Reparatur essentielle Gewebsantwort darstellt, lässt sich das Konzept einer neuroprotektiven Rolle von Entzündung auch auf neurodegenerative, ischämische und traumatische Läsionen des Nervensystems übertragen (Hirschberg et al. 1998; Moser 1997; Perry et al. 1993; Ransohoff u. Tani 1998; Wekerle et al. 1986).

Implikationen für die MS-Therapie

Nach dem gegenwärtigen Verständnis hat die MS-Therapie zwei Hauptziele, zum einen die Unterdrückung des Entzündungsprozesses und zum anderen den Schutz und die Wiederherstellung glialer und neuronaler Funktionen (Compston 1994). Der potenzielle neuroprotektive Effekt von Entzündungszellen ist für beide Behandlungsziele relevant.

„Import" von neurotrophen Faktoren in das ZNS durch Immunzellen

Eine Reihe von Studien konnte einen positiven Effekt von BDNF auf die Regeneration von verletzten oder degenerierenden Neuronen und Axonen demonstrieren (Hohlfeld et al. 2000). Bislang wurde der therapeutische Einsatz von BDNF bei Erkrankungen des Menschen jedoch behindert durch Probleme bei der Applikation ausreichender Mengen von neurotrophen Faktoren in das geschädigte ZNS-Gewebe (Sagot et al. 1997). Eine viel versprechende neue Strategie basiert auf der (retroviralen) Transduktion von neurotrophen Faktoren in Antigen-spezifische T-Zell-Linien (Kramer et al. 1995). Werden hierzu T-Zellen verwendet, die spezifisch ein ZNS-Autoantigen erkennen, wandern diese transformierten T-Zellen bevorzugt in das ZNS, erkennen dort ihr spezifisches Antigen, werden stimuliert und sezernieren lokal neurotrophe Faktoren (Kramer et al. 1995). Diese experimentelle Strategie hat, wie oben dargestellt, ein natürliches Korrelat. Offenbar sind jedoch die unter normalen Bedingungen von Immunzellen sezernierten Mengen an neurotrophen Faktoren zu gering, um eine Schädigung von Neuronen zu verhindern. Daher wird es notwendig sein, Transfektionsstrategien von neurotrophen Faktoren in ZNS-spezifische Entzündungszellen weiter zu verbessern, um ausreichende Mengen neuroprotektiver Faktoren in das ZNS einzubringen (Flügel et al. 1999; Kramer et al. 1995).

Implikationen für die immunsuppressive und immunmodulatorische Therapie

Es ist wahrscheinlich, dass die bisher bei der MS eingesetzten, unspezifisch-immunsuppressiven und entzündungshemmenden Therapien die „gutartigen", neuroprotektiven Autoimmunzellen genauso beeinträchtigen wie die autoaggressiven, eigentlich pathogenetisch relevanten Immunzellen. Dies könnte einer der Gründe sein, warum die Behandlung mit nichtselektiven Immunsuppressiva selten überzeugende klinische Wirksamkeit demonstriert hat (Hohlfeld 1997; Noseworthy et al. 1999). Sicherlich gibt es Gründe, immunsuppressive Substanzen einzusetzen, wenn schädliche Entzündungseffekte überwiegen. Bei der MS ist leider noch ungeklärt, ob und in welchem Stadium der Erkrankung die positiven Aspekte der Enzündungsreaktion möglicherweise deren schädliche Auswirkungen überwiegen. Weitere Studien zur Expression von BDNF, anderen Neurotrophinen und deren Rezeptoren in MS-Läsionen können dabei helfen, diese verschiedenen Erkrankungsstadien zu definieren.

Einige molekularbiologische Strategien zur Differenzierung der pathogenetisch relevanten von unspezifisch angelockten, möglicherweise auch „nützlichen" Lymphozytenpopulationen sind im dritten Teil erläutert.

Identifikation expandierter Lymphozytenpopulationen durch CDR3-Spektratyping und Einzelzell-PCR

Wie bereits erwähnt, kommen autoreaktive Lymphozyten auch im Blut von Gesunden vor und gehören zum normalen Immunrepertoire. Bei Patienten mit Autoimmunerkrankungen können diese autoreaktiven Lymphozytenklone der Kontrolle des Immunsystems entkommen. Durch bislang unbekannte Mechanismen werden sie aktiviert, expandieren klonal und können so die molekularen Strukturen, für die sie jeweils spezifisch sind, schädigen. Bislang war es nicht möglich, diese expandierten, autoaggressiven Lymphozyten innerhalb der Gesamtmenge von Immunzellen zu identifizieren, sodass bei der MS wie bei den meisten Autoimmunerkrankungen sowohl die eigentlichen „Täter", also die pathogenetisch relevanten Immunzellen, als auch die relevanten Zielantigene noch unbekannt sind. Unser Ziel ist die Identifikation und funktionelle Charakterisierung dieser klonal expandierten, autoreaktiven T- und B-Lymphozyten bei neurologischen Autoimmunerkrankungen. Hierzu verwenden wir zum einen das so genannte „CDR3-Spektratyping", das es ermöglicht, klonal expandierte Lymphozytenpopulationen von polyklonalen zu unterscheiden. Durch Einzelzell-PCR untersuchen wir dann die genaue Zusammensetzung der rearrangierten Gene der Immunrezeptoren dieser expandierten Klone, um mit Hilfe rekombinanter Antikörper- und T-Zell-Rezeptor-Technologie die Antigenspezifität der expandierten B- und T-Zell-Klone zu bestimmen. Die Beantwortung dieser Fragestellungen bildet gleichzeitig die Grundlage, um die relevanten Autoantigene identifizieren und eine spezifische Immuntherapie entwickeln zu können.

CDR3-Spektratyping

Jeder T- und B-Lymphozyt besitzt einen eigenen, spezifisch Antigen-erkennenden Rezeptor. Im menschlichen Immunsystem gibt es Lymphozyten mit (geschätzt) mindestens 1010 bis 1012 verschiedenen, Antigen-spezifischen Rezeptoren. Diese beinahe unbegrenzte Vielfalt verschiedener spezifischer Immunrezeptoren wird durch die zufällige somatische Rekombination von V- („variable"), D- („diversity"), J- („joining") und C- („constant") Gensegmenten erzeugt. Zusammen bildet das rekombinierte Genelement die so genannte „dritte hypervariable Region" (CDR3), die für die spezifische Antigenerkennung wichtigste Region. Die Variabilität der CDR3 wird zusätzlich potentiert durch die Insertion einer variablen Anzahl von „N-Nukleotiden" zwischen die genomisch kodierten Gensegmente. Diese Addition von N-Nukleotiden führt zu einem natürlichen Längenpolymorphismus der CDR3 (Abb. 2). CDR3-Spektratyping ist eine PCR-gestützte Methode, die auf diesem natürlichen Längenpolymorphismus der CDR3 basiert. Während polyklonale T- und B-Zell-Populationen eine Gauß-verteilte Variation der CDR3-Längen aufweisen, haben expandierte Lymphozytenklone eine einheitliche CDR3-Länge und können im CDR3-Spektratyping als „Peak" identifiziert und anschließend sequenziert werden (Gorski et al. 1995; Pannetier et al. 1995).

Mit Hilfe des CDR3-Spektratyping konnten wir bei Patienten mit der durch CD8$^+$-T-Lymphozyten vermittelten entzündlichen Muskelerkrankung Polymyositis im Blut und im Muskel identische expandierte CD8$^+$-T-Zell-Klone identifizieren und z.T. ein „Verschwinden" dieser Klone im peripheren Blut unter immunsuppressiver Therapie dokumentieren (Goebels et al. 1999). Bei Patienten mit schubförmiger MS waren während des Schubes identische expandierte T-Zell-Klone im Liquor und in der Fraktion aktivierter (CD25$^+$ oder CD38$^+$) T-Lymphozyten im peripheren Blut nachweisbar. Bei einem Pa-

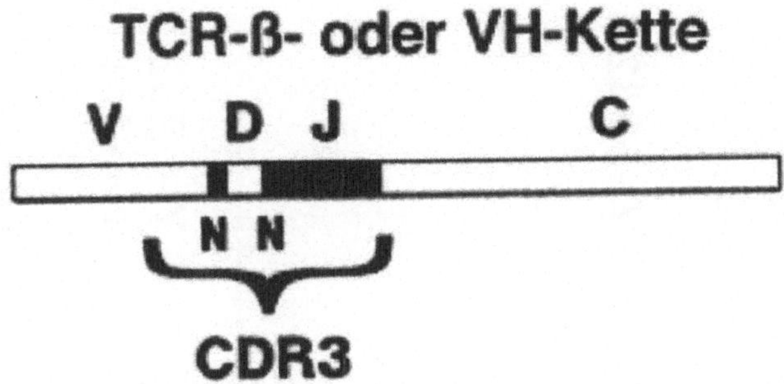
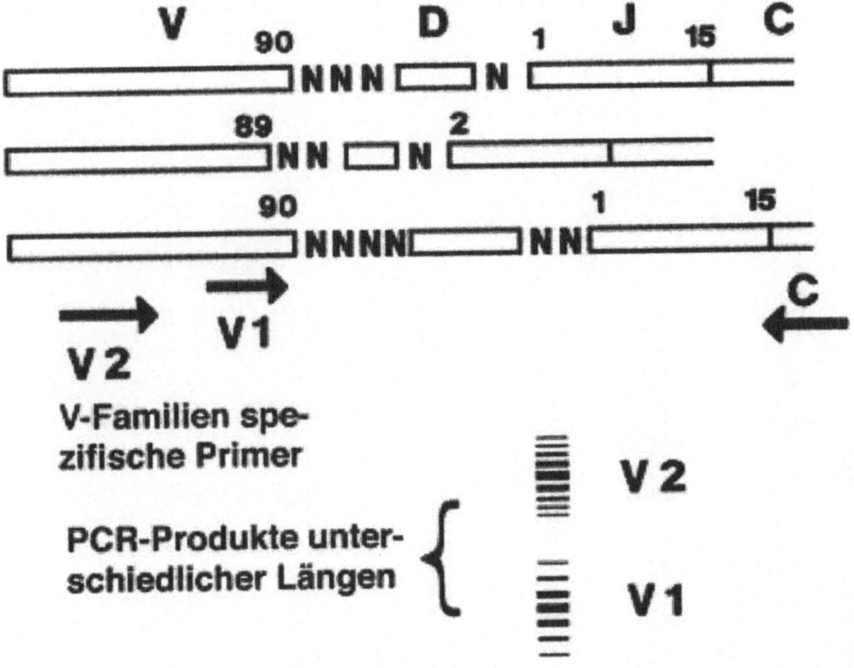

Abb. 2. Schematische Darstellung des CDR3-Spektratyping, das auf dem natürlichen Längenpolymorphismus der CDR3-Region von rearrangierten T-Zell-Rezeptor (ß-Kette) und Immunglobulin- (schwere Kette) Genen basiert. (Modifiziert nach Gorski et al. 1995)

tienten konnte die Persistenz expandierter T-Zell-Klone im Liquor über mehr als 4 Jahre nachgewiesen werden (Abb. 3; Goebels et al. 2000). Diese Ergebnisse deuten darauf hin, dass T-Zell Klone, die im peripheren Blut aktiviert werden, an der Auslösung von MS-Schüben beteiligt sind. Ungeklärt ist derzeit noch die Antigenspezifität dieser expandierten T-Zell-Klone.

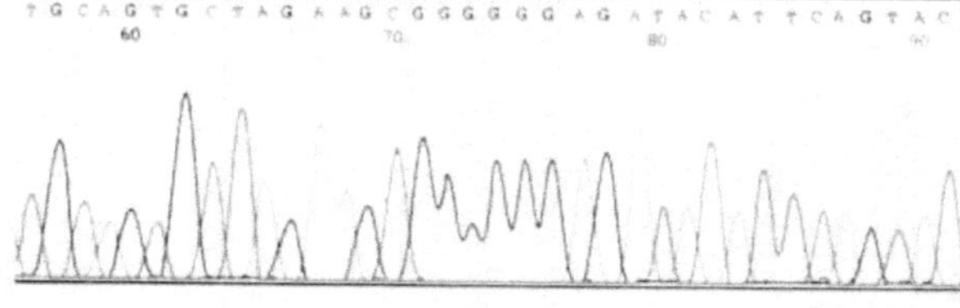

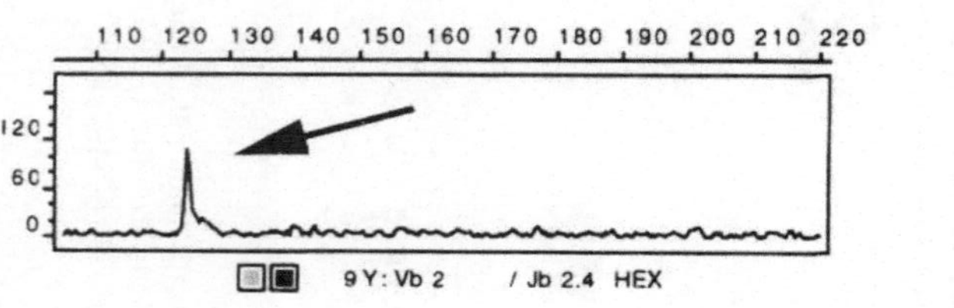

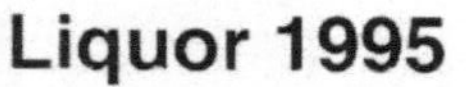
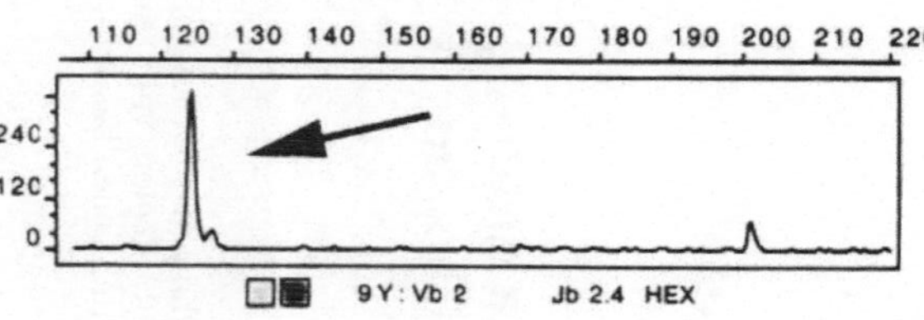

Abb. 3. CDR3-Spektratyping: Beispiel eines im Liquor von MS-Patient H.K. über mehr als 4 Jahre persistierenden, expandierten T-Zell-Klons (*Pfeil*). Daneben jeweils die Nukleotid- und Aminosäuresequenz der CDR3-Region (β-Kette; Goebels et al. 2000)

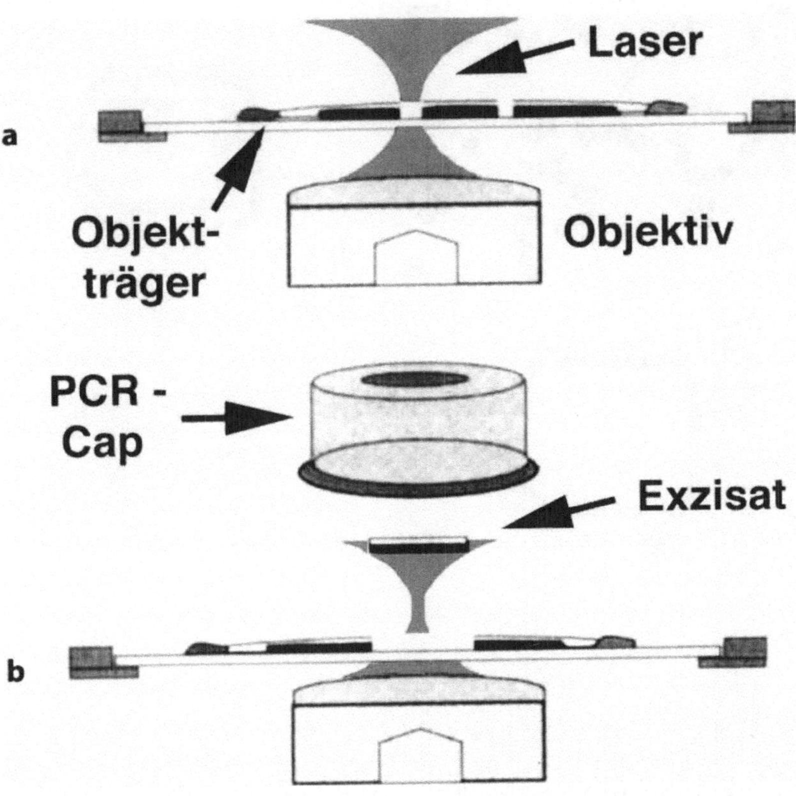

Abb. 4a,b. Schematische Darstellung der Lasermikrodissektion. **a** Das auf eine wenige μm dicke Kunststofffolie aufgebrachte Objekt wird mit dem fokussierten Laserstrahl exzisiert. **b** Mit dem defokussierten Laser wird das exzidierte Objekt berührungsfrei in den Deckel eines PCR-Gefäßes katapultiert

Einzelzell-PCR

Mit Hilfe der relativ aufwendigen Methode der Einzelzell-PCR ist es möglich, die im Zellkern von B- und T-Lymphozyten bereits rearrangiert vorliegende Gensequenz der CDR3-Region aus einzelnen Zellen zu entschlüsseln. Mit Hilfe eines Mikrolasers werden einzelne Zellen z.B. aus einem histologischen Präparat herausgeschnitten und berührungsfrei in ein PCR-Gefäß „katapultiert". Das Prinzip der hierzu verwendeten Lasermikrodissektion und -manipulation ist in Abb. 4 und 5 dargestellt. Bei diesem Verfahren bleibt im Unterschied zur hydraulischen Mikromanipulation das umliegende Gewebe intakt, sodass hinterher die CDR3-Sequenz der dissezierten Zelle genau der Lokalisation im Gewebe zugeordnet werden kann. Die Technik der Einzelzell-PCR erlaubt es zudem, die CDR3-Sequenz der beiden zusammengehörigen Antigen-spezifischen Ketten (α- und β-Kette des T-Zell-Rezeptors, schwere und leichte Kette von Immunglobulinen) einzelner Lymphozyten zu entschlüsseln, was die anschließende rekombinante Expression und Rekonstruk-

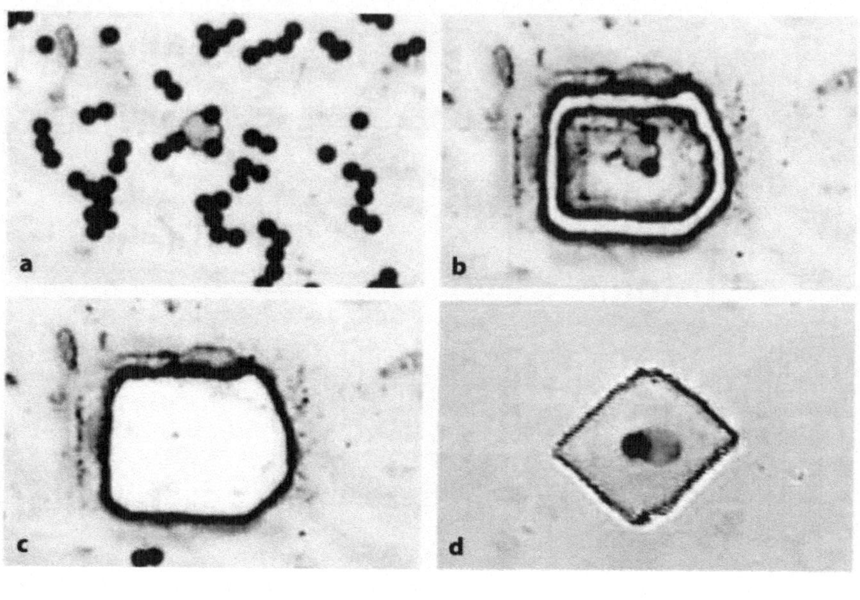

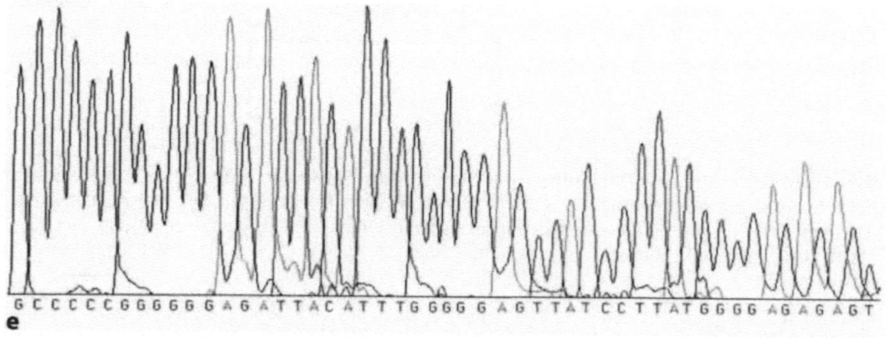

Abb. 5a–e. Lasermikrodissektion und Einzell-PCR am Beispiel einer Magnetbead-isolierten Plasmazelle. **d** zeigt die exzidierte Plasmazelle im Deckel eines PCR-Gefäßes. **e** Aus der Zelle amplifizierte Sequenz der CDR3-Region der schweren Kette des Immunglobulingens (Goebels et al., unveröffentlicht)

tion der ursprünglichen Antigenspezifität autoreaktiver Lymphozyten ermöglicht. Mit Hilfe der Einzelzell-PCR gelang es uns (in Kooperation mit Drs. Roers und Babbe, Institut für Genetik, Köln) vor kurzem nachzuweisen, dass bei der Polymyositis zumindest ein Teil der im CDR3-Spektratyping identifizierten, expandierten T-Zell-Klone tatsächlich in Muskelfasern invadieren und damit ursächlich an der Pathogenese der Erkrankung beteiligt sind. Aktuell arbeiten wir daran, diese Technik auch bei Lymphozyten im Liquor und in Gehirnschnitten von MS-Patienten anzuwenden.

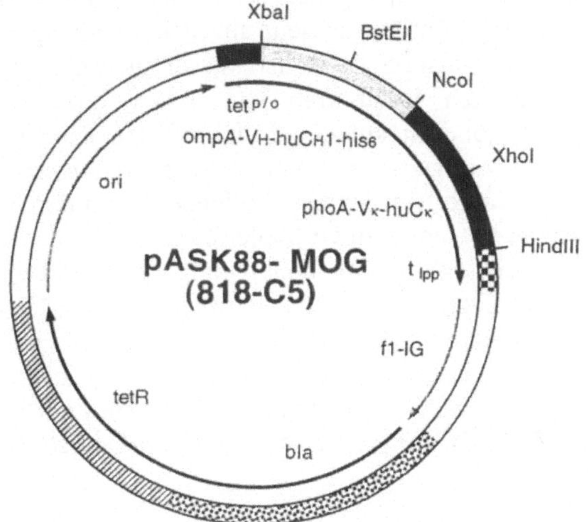

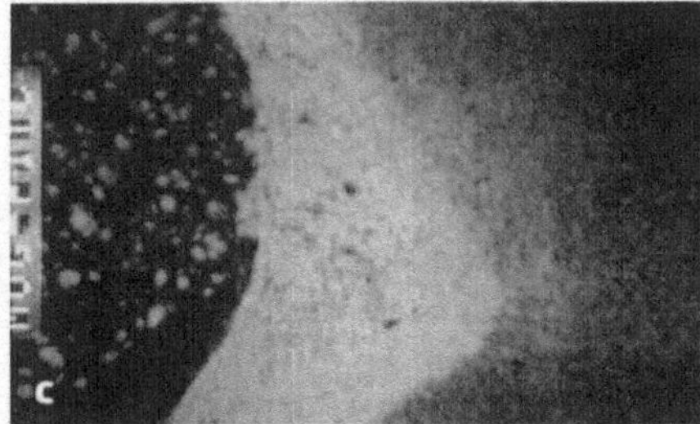

Abb. 6a–c. Rekominante Expression von Immunglobulingenen als Fab-Fragment am Beispiel eines MOG-spezifischen Hybridoms. **a** Fab-Expressionsvektor pASK88-MOG, physikalische Karte; **b** Hirngewebe, histochemische Myelinfärbung; **c** immunhistochemische Myelinfärbung mit dem rekombinanten, FITC-markierten, MOG-spezifischen Fab-Fragment (Goebels et al., unveröffentlicht)

Expression rekombinanter Fab-Fragmente und T-Zell-Rezeptoren

Mit Hilfe der bei der Einzelzell-PCR gewonnenen Nukleotidsequenzen aus expandierten Lymphozyten aus Liquor und Gehirnschnitten von MS-Patienten ist geplant, rekombinante Fab-Fragmente und T-Zell-Rezeptoren zu exprimieren, die es ermöglichen, die Antigenspezifität und Pathogenität der ursprünglichen Lymphozyten zu rekonstruieren. Ziel dieser Untersuchungen ist es, die Antigenspezifität und Krankheitsrelevanz klonal expandierter Lymphozytenpopulationen bei der MS zu charakterisieren und deren Rolle bei der Immunpathogenese der MS weiter zu definieren. In Vorversuchen mit einem Myelin-spezifischen Hybridom konnten wir (in Kooperation mit Professor Skerra, Weihenstephan) nachweisen, dass in E.-coli-exprimierte rekombinante Fab-Fragmente die Antigenspezifität der von eukariotischen Hybridomzellen produzierten Antikörper sehr spezifisch widerspiegeln (Abb. 6).

Die Situation bei T-Lymphozyten ist allerdings deutlich aufwendiger, da die Antigen-spezifischen Rezeptoren von T-Lymphozyten nicht wie Antikörper sezerniert, sondern auf der Zelloberfläche exprimiert werden. Außerdem binden die Antigen-spezifischen Rezeptoren von T-Zellen nicht an lösliche Antigene, sondern erkennen Antigene nur auf der Oberfläche von passenden „Antigen-präsentierenden Zellen".

Die Ergebnisse dieser Arbeiten haben mögliche unmittelbare therapeutische Implikationen: Einerseits könnten Hinweise auf eine Expansion erregerspezifischer Lymphozyten wertvolle Hinweise auf eine infektionsinduzierte Pathogenese der MS geben. Andererseits könnte eine begrenzte Anzahl expandierter, autoreaktiver Lymphozytenklone auch ein realistisches Ziel für eine spezifische, d. h. antiidiotypische Immuntherapie darstellen.

Schlussbemerkung

Theoretisch Erfolg versprechende Therapien bei der MS können paradoxerweise zu Krankheitsverschlechterungen führen (Lenercept, Infliximab) oder mit unvorhersehbaren Nebenwirkungen assoziiert sein (z.B. Linomide). Gescheiterte Studien, wie die Blockierung von TNF-α, verdeutlichen die Limitationen des EAE-Tiermodells und der Kernspintomografie als alleinigen „Surrogatmarker". Gerade die fehlgeschlagenen Strategien sind wichtig für die kritische Revision immunpathologischer Mechanismen sowie ihrer bildgebenden Darstellung und können somit zur Erweiterung des Verständnisses beitragen.

Aktuelle Untersuchungen zum möglichen neuroprotektiven Effekt von Entzündungszellen im ZNS tragen mit dazu bei, Entzündung nicht per se als schädigenden, sondern – z.B. durch die lokale Produktion neurotropher Faktoren wie BDNF durch Entzündungszellen – auch als teilweise nützlichen, die Regeneration von Neuronen und Axonen förderlichen Prozess zu verstehen und therapeutisch zu nutzen. Sie bieten zudem Erklärungsmodelle für das Versagen unspezifisch immunsuppressiver und antiinflammatorischer Therapieversuche in der Vergangenheit.

Neue molekularbiologische Techniken wie CDR3-Spektratyping und Einzelzell-PCR können dabei helfen, die eigentlich pathogenetisch relevanten Lymphozytenpopulationen zu identifizieren und mit Hilfe rekombinanter Antikörper und T-Zell-Rezeptor-Technologien deren Antigenspezifität zu entschlüsseln. Diese Untersuchungen bilden mit die Grundlage für die Entwicklung spezifischer Immuntherapien in der Zukunft.

Danksagung: Teile dieses Beitrages basieren auf den Übersichtsarbeiten von Hohlfeld et al. (2000).

Literatur

Aggarwal BB, Natarjan K (1996) Tumor necrosis factor: Developments during the last decade. Eur Cytokine Netw 7:93–124

Andersen O, Lycke J, Tollesson PO et al. (1996) Linomide reduces the rate of active lesions in relapsing-remitting multiple sclerosis. Neurology 47:895–900

Bazzoni F, Beutler B (1996) The tumor receptor factor ligand and receptor families. N Engl J Med 334:1717–1725

Beck J, Rondot P, Catinot L, Falcoff E, Kirchner H, Wietzerbin J (1988) Increased production of interferon gamma and tumor necrosis factor precedes clinical manifestation in multiple sclerosis: Do cytokines trigger off exacerbations? Acta Neurol Scand 78:318–323

Besser M, Wank R (1999) Clonally restricted production of the neurotrophins brain-derived neurotrophic factor and neurotrophin-3 mRNA by human immune cells and Th1/Th2-polarized expression of their receptors. J Immunol 162:6303–6306

Bielekova B, Goodwin B, Richert N, McFarland HF, Martin R (2000) Antigen-specific immunomodulation confirms the encephalitogenic potential of Myelin basic protein peptide (83-99) in Multiple Sclerosis. Neurology 54 (Suppl 3):A148

Cannella B, Raine CS (1995) The adhesion molecule and cytokine profile of multiple sclerosis lesions. Ann Neurol 37:424–435

Chen Y, Kuchroo VK, Inobe J, Hafler DA, Weiner HL (1994) Regulatory T cell clones induced by oral tolerance: Suppression of autoimmune encephalomyelitis. Science 265:1237–1240

Chofflon M, Juillard C, Juillard P, Gauthier G, Grau GE (1992) Tumor necrosis factor-α production as a possible predictor of relapse in patients with multiple sclerosis. Eur Cytokine Netw 3:523–531

Cohen IR (1992) The cognitive paradigm and the immunological homunculus. Immunol Today 13:490–494

Compston A (1994) Future prospects for the management of multiple sclerosis. Ann Neurol 36:S146–S150

Ehrhard PB, Erb P, Graumann U, Otten U (1993) Expression of nerve growth factor and nerve growth factor receptor tyrosine kinase Trk in activated CD4-positive T-cell clones. Proc Natl Acad Sci USA 90:10984–10988

Elliott MJ, Maini RN, Feldmann M et al. (1993) Treatment of rheumatoid arthritis with chimeric monoclonal antibody to tumor necrosis factor alpha. Arthritis Rheum 36:1681–1690

Eugster H-P, Frei K, Bachmann R, Bluethmann H, Lassmann H, Fontana A (1999) Severity of symptoms and demyelination in MOG induced EAE depends on TNFR1. EJI 29(2):626–32

Fazekas F, Barkhof F, Filippi M et al. (1999) The contribution of magnetic resonance imaging to the diagnosis of multiple sclerosis. Neurology 53:448–456

Ferguson B, Matyszak MK, Esiri MM, Perry VH (1997) Axonal damage in acute multiple sclerosis lesions. Brain 120:393–399

Flügel A, Willem M, Berkowicz T, Wekerle H (1999) Gene transfer into CD4$^+$ T lymphocytes: Green fluorescent protein engineered, encephalitogenic T cells used to illuminate immune responses in the brain. Nature Med 5(7):843–847

Francis G, Evans A, Panitch H (1997) MRI results of a phase III trial of oral myelin in relapsing-remitting multiple sclerosis [abstract]. Ann Neurol 42:467

Goebels N, Skulina C, Wekerle H, Hohlfeld R (2000) Detection of identical expanded T cell clones in the CSF and peripheral blood of multiple sclerosis patients during relapse. J Neurology 247:III/40

Goebels N, Wiesener S, Roers A et al. (1999) Identical expanded CD8$^+$ T cell clones in both muscle and peripheral blood of polymyositis patients detected by CDR3 spectratyping. Neurology 52 (Suppl 2):A463

Gonzalo JA, Gonzalez-Garcia A, Kalland T, Hedlund G, Martinez AC, Kroemer G (1993) Linomide, a novel immunomodulator that prevents death in four models of septic shock. Eur J Immunol 23:2372–2378

Gorski J, Piatek T, Yassai M, Maslanka K (1995) Improvements in repertoire analysis by CDR3 size spectratyping. Ann N Y Acad Sci 756:99–102

Hirschberg DL, Moalem G, He J, Mor F, Cohen IR, Schwarz M (1998) Accumulation of passively transferred primed T cells independently of their antigen specificity following nervous system trauma. J Neuroimmunol 89:88–96

Hofer M, Pagliusi SR, Hohn A, Leibrock A, Barde Y-A (1990) Regional distribution of brain-derived neurotrophic factor mRNA in the adult mouse brain. EMBO J 9:2459–2464

Hohlfeld R (1997) Biotechnological agents for the immunotherapy of multiple sclerosis. Principles, problems and perspectives. Brain 120:865–916

Hohlfeld R (1997) Biotechnological agents for the immunotherapy of multiple sclerosis. Principles, problems and perspectives. Brain 120:865–916

Hohlfeld R, Kerschensteiner M, Stadelmann C, Lassmann H, Wekerle H (2000) The neuroprotective effect of inflammation: implications for the therapy of multiple sclerosis. J Neuroimmun 107:161–166

Imamura K, Suzumura A, Hayashi F, Marunouchi T (1993) Cytokine production by peripheral blood monocytes/macrophages in multiple sclerosis patients. Acta Neurol Scand 87:281–285

Karussis DM, Lehmann D, Slavin S et al. (1993) Inhibition of acute, experimental autoimmune encephalomyelitis by the synthetic immunomodulator linomide. Ann Neurol 34:654–660

Karussis DM, Lehmann D, Slavin S et al. (1993) Treatment of chronic-relapsing experimental autoimmune encephalomyelitis with the synthetic immunomodulator linomide (quinoline-3-carboxamide). Proc Natl Acad Sci USA 90:6400–6404

Karussis DM, Meiner Z, Lehmann D et al. (1996) Treatment of secondary progressive multiple sclerosis with the immunomodulator linomide. Neurology 47:341–346

Kerschensteiner M, Gallmeier E, Behrens L et al. (1999) Activated human T cells, B cells and monocytes produce brain-derived neurotrophic factor (BDNF) in vitro and in brain lesions: A neuroprotective role of inflammation? J Exp Med 189:865–870

Klein R, Nanduri V, Jing S et al. (1991) The trkB tyrosine protein kinase is a receptor for brain-derived neurotrophic factor and neurotrophin-3. Cell 66:395–403

Klinkert WEF, Kojima K, Lesslauer W, Rinner W, Lassmann H, Wekerle H (1997) TNF-α receptor fusion protein prevents experimental autoimmune encephalomyelitis and demyelination in Lewis rats: An overview. J Neuroimmunol 72:163–168

Körner H, Lemckert FA, Chaudhri G, Etteldorf S, Sedgwick JD (1997) Tumor necrosis factor blockade in actively induced experimental autoimmune encephalomyelitis prevents clinical disease despite acticated T cell infiltration to the central nervous system. Eur J Immunol 27(8):1973–1981

Kramer R, Zhang Y, Gehrmann J, Gold R, Thoenen H, Wekerle H (1995) Gene transfer through the blood-nerve barrier: Nerve growth factor engineered neuritogenic T lymphocytes attenuate experimental autoimmune neuritis. Nature Med 1:1162–1166

Labouyrie E, Dubus P, Groppi A et al. (1999) Expression of neurotrophins and their receptors in human bone marrow. Am J Pathol 154(2):405–415

Leibrock J, Lottspeich F, Hohn A et al. (1989) Molecular cloning and expression of brain-derived neurotrophic factor. Nature 341:149–152

Lewin GR, Barde Y-A (1996) Physiology of the neurotrophins. Annu Rev Neurosci 19:289–317

Liu J, Marino MW, Wong G et al. (1998) TNF is a potent anti-inflammatory cytokine in autoimmune-mediated demyelination. Nature Med 4(1):78–83

Lomen-Hoerth C, Shooter EM (1995) Widespread neurotrophin receptor expression in the immune system and other nonneuronal rat tissues. J Neurochem 64:1780–1789

McTigue DM, Horner PJ, Stokes BT, Gage FH (1998) Neurotrophin-3 and brain-derived neurotrophic factor induce oligodendrocyte proliferation and myelination of regenerating axons in the contused adult rat spinal cord. J Neurosci 18(14):5354–5365

Miller DH, Albert PS, Barkhof F et al. (1996) Guidelines for the use of magnetic resonance techniques in monitoring the treatment of multiple sclerosis. Ann Neurol 39:6–16

Moalem G, Leibowitz-Amit R, Yoles E, Mor F, Cohen IR, Schwartz M (1999) Autoimmune T cells protect neurons from secondary degeneration after central nervous system axotomy. Nature Med 5(1):49–55

Moser HW (1997) Adrenoleukodystrophy: Phenotype, genetics, pathogenesis and therapy. Brain 120:1485–1508

Naparstek Y, Ben-Nun A, Holoshitz J et al. (1983) T lymphocyte line producing or vaccinating against autoimmune encephalomyelitis (EAE). Functional activation induces peanut agglutinin receptors and accumulation in the brain and thymus of line cells. Eur J Immunol 13:418–423

Neumann H, Misgeld T, Matsumuro K, Wekerle H (1998) Neurotrophins inhibit class II inducibility of microglia: Involvement of the p75 receptor. Proc Natl Acad Sci USA 95:5779–5784

Nicholson LB, Greer JM, Sobel RA, Lees MB, Kuchroo VK (1995) An altered peptide ligand mediates immune deviation and prevents autoimmune encephalomyelitis. Immunity 3:397–405

Noseworthy JH, Gold R, Hartung H-P (1999) Treatment of multiple sclerosis: Recent trial and future perspectives. Curr Opin Neurol 12:279–293

Noseworthy JH, Wolinsky JS, Lublin FD et al. (2000) Linomide in relapsing and secondary progressive MS. Part I: Trial design and clinical results. Neurology 54:1726–1733

Panitch H, Francis G, and the Oral Myelin Study Group (1997) Clinical results of a phase III trial of oral myelin in relapsing-remitting multiple sclerosis [abstract]. Ann Neurol 42:459

Pannetier C, Even J, Kourilsky P (1995) T-cell repertoire diversity and clonal expansions in normal and clinical samples. Immunol Today 16:176–181

Perry VH, Andersson P-B, Gordon S (1993) Macrophages and inflammation in the central nervous system. Trends Neurosci 16:268–273

Ransohoff RM, Tani M (1998) Do chemokines mediate leukocyte recruitment in post-traumatic CNS inflammation? Trends Neurosci 21:154–159

Rapalino O, Lazarov-Spiegler O, Agranov E et al. (1998) Implantation of stimulated homologous marophages results in partial recovery of paraplegic rats. Nature Med. 4(7):814–821

Rieckmann P, Albrecht M, Kitze B et al. (1995) Tumor necrosis factor-α messenger RNA expression in patients with relapsing-remitting multiple sclerosis is associated with disease activity. Ann Neurol 37:82–88

Rudick RA, Ransohoff RM (1992) Cytokine secretion by multiple sclerosis monocytes. Relationship to disease activity. Arch Neurol 49:265–270

Sagot Y, Vejsada R, Kato AC (1997) Clinical and molecular aspects of motoneurone diseases: Animal models, neurotrophic factors and Bcl-2 oncoprotein. Trends Pharmacol Sci 18:330–337

Santambrogio L, Benedetti M, Chao MV et al. (1994) Nerve growth factor production by lymphocytes. J Immunol 153:4488–4495

Schwartz M, Moalem G, Leibowitz-Amit R, Cohen IR (1999) Innate and adaptive immune responses can be beneficial for CNS repair. TINS 22(7):295–299

Schwid SR, Trotter JL (2000) Lessons from Linomide: A failed trial but not a failure. Neurology 54:1716–1717

Selmaj K, Raine CS, Cannella B, Brosnan CF (1991) Identification of lymphotoxin and tumor necrosis factor in multiple sclerosis lesions. J Clin Invest 87:949–954

Serpe CJ, Kohm AP, Huppenbauer CB, Sanders VJ, Jones KJ (1999) Exacerbation of facial motoneuron loss after facial nerve transection in severe combined immunodeficient (scid) mice. J Neurosci RC7:1–5

Sharief MK, Hentges R (1991) Association between tumor necrosis factor-α and disease progression in patients with multiple sclerosis. N Engl J Med 325:467–472

Sloan-Lancaster J, Allen PM (1996) Altered peptide ligand-induced partial T cell activation: Molecular mechanisms and role in T cell biology. Annu Rev Immunol 14:1–27

Sloan-Lancaster J, Evavold BD, Allen PM (1993) Induction of T-cell anergy by altered T-cell receptor ligand on live antigen-presenting cells. Nature 363:156–159

Smilek DE, Wraith DC, Hodgkinson S, Dwivedy S, Steinman L, McDevitt HO (1991) A single amino acid change in a myelin basic protein peptide confers the capacity to prevent rather than induce experimental autoimmune encephalomyelitis. Proc Natl Acad Sci USA 88:9633–9637

Teitelbaum D, Arnon R, Sela M (1999) Immunomodulation of experimental autoimmune encephalomyelitis by oral administration of copolymer 1. PNAS 96:3842–3847

The Lenercept MS Study Group, The UBC MS/MRI Analysis Group (1999) TNF neutralization in MS. Results of a randomized placebo controlled multicenter trial. Neurology 53:457–465

Tian J, Olcott A, Hanssen L, Zekzer D, Kaufman DL (1999) Antigen-based immunotherapy for autoimmune disease: From animal models to humans? Immun Today 20(4):190–194

Torcia M, Bracci-Laudiero L, Lucibello M et al. (1996) Nerve growth factor is an autocrine survival factor for memory B lymphocytes. Cell 85:345–356

Trapp BD, Peterson J, Ransohoff RM, Rudick R, Mörk S, Bö L (1998) Axonal transection in the lesion of multiple sclerosis. N Engl J Med 338(5):278–285

Van Oosten BW, Barkhof F, Truyen L et al. (1996) Increased MRI activity and immune activation in two multiple sclerosis patients treated with the monoclonal anti-tumor necrosis factor antibody cA2. Neurology 47:1531–1534

Wei RT, Jonakait GM (1999) Neurotrophins and the anti-inflammatory agents interleukin-4 (IL-4), IL-10, IL-11 and transforming growth factor-beta 1 (TGF-beta 1) down-regulate T cell costimulatory molecules B7 and CD40 on cultured rat microglia. Journal of Neuro-immunology 95:8–18

Weilbach FX, Gold R (1999) Disease modifying treatments for multiple sclerosis. What is the horizon? CNS Drugs 11(2):133–157

Weinblatt ME, Kremer JM, Bankhurst AD et al. (1999) A trial of Etanercept, a recombinant tumor necrosis factor receptor:Fc fusion protein, in patients with rheumatoid arthritis receiving methotrexate. New Eng J Med 340(4):253–259

Weiner HL, Friedman A, Miller A et al. (1994) Oral tolerance: Immunologic mechanisms and treatment of animal and human organ-specific autoimmune diseases by oral administration of autoantigens. Annu Rev Immunol 12:809–837

Weiner HL, Mackin GA, Matsui M et al. (1993) Double-blind pilot trial of oral tolerization with myelin antigens in multiple sclerosis. Science 259:1321–1324

Wekerle H, Linington C, Lassmann H, Meyermann R (1986) Cellular immune reactivity within the CNS. Trends Neurosci 9:271–277

Wiendl H, Neuhaus O, Kappos L, Hohlfeld R (2000) Multiple Sklerose: Aktuelle Übersicht zu fehlgeschlagenen oder abgebrochenen Therapiestudien. Nervenarzt 71:597–610

Windhagen A, Scholz C, Höllsberg P, Fukaura H, Sette A, Hafler DA (1995) Modulation of cytokine patterns of human autoreactive T cell clones by a single amino acid substitution of their peptide ligand. Immunity 2:373–380

Wolinsky JS, Narayana PA, Noseworthy JH et al. (2000) Linomide in relapsing and secondary progressive MS. Part II: MRI results. Neurology 54:1734–1741

III Klinik und Studien zur immunmodulatorischen Therapie

Klinische Symptomatik und natürlicher Krankheitsverlauf der Multiplen Sklerose

A. BITSCH

EINLEITUNG

In Deutschland sind ca. 100–150 Patienten pro 100 000 Einwohner von der Multiplen Sklerose (MS) betroffen. Pro Jahr erkranken ca. 3000–5000 Patienten neu. Pathologisch anatomisch betrifft die MS zwar bevorzugt periventrikuläres Marklager, Sehnerv, Pons und zervikales Myelon, im Prinzip kann sie aber jede Struktur des zentralen Nervensystems (ZNS) befallen. Die Verteilung der Herde folgt keinem systematischen Muster, auch wenn es „typische" Konstellationen gibt. Aus dieser Besonderheit resultiert die große Variabilität der klinischen Symptomatik. Nahezu jedes denkbare Symptom des ZNS kann auch im Rahmen der MS auftreten. Neben der Variabilität der Lokalisation der Herde bestimmt die Variabilität der zeitlichen Dynamik des Krankheitsprozesses den natürlichen Krankheitsverlauf, der beim individuellen Patienten nicht vorhersagbar ist. Dennoch ist es für das Verständnis der Erkrankung und insbesondere für die praktische Betreuung der Patienten ungemein wichtig, sowohl das Spektrum der möglichen Symptome als auch die Grundsätze des natürlichen Krankheitsverlaufes zu kennen, auch wenn diese scheinbar einem „chaotischen" Prinzip folgen.

Klinische Symptomatik

Die initiale Manifestation der MS erfolgt in ca. 70% monosymptomatisch z. B. durch eine Retrobulbärneuritis oder Myelitis. Die Spektren der klinischen Symptome initial – zu Beginn der Erkrankung – und im weiteren Verlauf unterscheiden sich voneinander (Tabelle 1).

Neben diesen typischen MS-Symptomen gibt es eine ganze Reihe von Manifestationen, die weniger typisch sind. In der klinischen Praxis sind es insbesondere diese Symptome, die differentialdiagnostische Überlegungen notwendig machen, auch wenn die Diagnose „MS" bereits mit ausreichender Sicherheit etabliert wurde. Einige dieser Symptome oder Syndrome sollen hier kurz dargestellt werden. Auf die detaillierte Beschreibung der häufigen Symptome der MS wird aus Platzgründen verzichtet.

Auch bei MS-Patienten können andere Erkrankungen des ZNS vorkommen, die ähnliche Symptome wie die MS verursachen können. Nicht immer

Tabelle 1. Klinische Symptomatik der MS zu Beginn der Erkrankung und im weiteren Verlauf (Poser et al. 1982)

Symptomatik	Initial [%]	Im Verlauf [%]
Paresen	43	82
Hirnstamm/Zerebellum	24	76
Sensibilität	43	84
Blase/Darm	9	58
Optikus	33	62
Kognitive Störungen	4	36
Augenmotilität	14	35

werden diese Erkrankungen sofort erkannt, da die Symptome in der Regel zunächst im Rahmen der MS interpretiert werden. Ein Beispiel ist die *Trigeminusneuralgie*, die bei etwa 1% der MS-Patienten auftritt und ihre Ursache oft in einer Läsion im Eintrittsbereich des N. trigeminus in den Hirnstamm hat (Gass et al. 1997). Bei einem Teil der MS-Patienten mit Trigeminusneuralgie scheint pathogenetisch aber nicht in erster Linie die MS, sondern z. B. eine mikrovaskuläre Kompression beteiligt zu sein, die bei medikamentöser Therapieresistenz durch entsprechende operative Interventionen behoben werden kann (Broggi et al. 1999).

Ein oder mehrere *abgeschwächte Muskeleigenreflexe* können in bis zu 13% aller MS-Patienten beobachtet werden. Häufig ist dieser Befund erklärbar mit einer Läsion im Bereich der Eintrittszone der Hinterwurzel in das Rückenmark. Naturgemäß kommt aber auch eine peripher Neuropathie als Ursache in Frage. Da das periphere Myelin nicht zu den primären Angriffspunkten im Rahmen einer MS gehört, müssen andere Erkrankungen ausgeschlossen werden. Es gilt insbesondere zu klären, ob nicht sowohl die zentrale als auch die periphere Pathologie Ausdruck einer gemeinsamen Grunderkrankung jenseits der MS ist. Hier sind z. B. Erkrankungen aus dem rheumatischen Formenkreis wie der systemische Lupus erythematodes (SLE) oder die Panarteriitis nodosa zu nennen. Ob in seltenen Fällen eine periphere Neuropathie auch im Rahmen einer MS auftreten kann, muss zum jetzigen Zeitpunkt offen bleiben. Systematische Untersuchungen, die über die Qualität von Kasuistiken hinausgehen, liegen nicht vor. Es kann allerdings zum jetzigen Zeitpunkt nicht ausgeschlossen werden, dass bei einer speziellen Gruppe von Patienten die pathogene Immunantwort sowohl gegen zentrale, als auch gegen periphere Antigene gerichtet ist.

Auch *extrapyramidal-motorische Bewegungsstörungen* können selten im Rahmen einer MS auftreten. Auch hier müssen koinzidentell auftretende Erkrankungen ausgeschlossen werden. Zu den im Rahmen einer MS beobachteten Syndromen, für die sich im Einzelfall schließlich keine andere Erklärung als die MS fand, zählen paroxysmale Dystonien, Ballismus, choreatiforme Bewegungsstörungen und Myoklonien (Tranchant et al. 1995). Auch einzelne Berichte über Parkinson-Syndrome bei MS-Patienten liegen vor. Hier erscheint eine zufällige Koinzidenz jedoch wahrscheinlicher (Vieregge et al. 1992).

Aphasische Syndrome können bei der MS insbesondere dann auftreten, wenn große, raumfordernde Läsionen in der sprachdominanten Hemisphäre vorliegen. Hier müssen neoplastische Prozesse, vaskuläre Läsionen und granulomatöse Entzündungen (z. B. Toxoplasmose) differentialdiagnostisch ausgeschlossen werden.

Vermutlich tritt eine *Epilepsie* bei MS-Patienten gehäuft auf. Die angegebenen Zahlen schwanken jedoch stark (0,6–8%). In der Normalbevölkerung liegt die Prävalenz bei 0,5%. In einer großen Serie von 2353 MS Patienten litten 1,7% an einer Epilepsie (Ghezzi et al. 1990). In der Gruppe der Patienten mit sicherer MS lag die Prävalenz bei 2,33% (Poser et al. 1983). Nur bei wenigen dieser Patienten konnten Läsionen im Kortex oder juxtakortikal gefunden werden. Bei einigen Patienten lagen neben der MS andere Faktoren vor, die Ursache der Epilepsie sein konnten (z. B. Schädel-Hirn-Trauma). In der Regel handelte es sich um fokale bzw. sekundär generalisierte Epilepsien.

Paroxysmale Symptome können durch verschiedene Trigger (z. B. Hyperventilation) ausgelöst werden, beginnen plötzlich, verlaufen stereotyp und sistieren nach kurzer Zeit. Verschieden paroxysmale Symptome wurden bei der MS beschrieben. Neben der Trigeminusneuralgie (s. oben) können Dysarthrie, Ataxie, tonische Spasmen der Extremitäten, sensible Reizsymptome (Parästhesien, Schmerzen), Juckreiz, Doppelbilder und andere Symptome beobachtet werden. Oft sind die zugrunde liegenden Läsionen im Hirnstamm lokalisiert, manche der Paroxysmen werden auch als „Hirnstammanfälle" bezeichnet (z. B. „tonische Hirnstammanfälle"). Die Mehrzahl der genannten Syndrome spricht exzellent auch schon auf niedrige Mengen Carbamazepin an.

Autonome Störungen im Bereich der Blase oder des Mastdarms sind typische Symptome der MS – erstere zählen insbesondere nach langjährigem Krankheitsverlauf zu den häufigen Symptomen bei der MS. Ebenfalls häufig betroffen ist die Sexualfunktion (bis zu 70% der Patienten; Mattson et al. 1995). Die häufigsten Symptome bei Frauen sind An- oder Hypoorgasmie (37,1%), verminderte vaginale Lubrikation (35,7%) und verminderte Libido (31,4%; Zorzon et al. 1999). Bei Männern sind erektile Dysfunktion (63,2%), Ejakulationsstörungen und/oder Orgasmusstörungen (50%) sowie verminderte Libido (39,5%) die häufigsten Beschwerden. Selten können auch andere Bereiche des autonomen Nervensystems betroffen sein, z. B. das thermoregulatorische Schwitzen und die kardiovaskuläre Regulation (orthostatische Hypotension, Arrhythmie; Acevedo et al. 2000). Letztere sind ursächlich vermutlich auf Läsionen im Bereich des Hirnstamms zurückzuführen.

Kognitive Defizite stellen sich im Krankheitsverlauf bei ca. 40–50% der Patienten ein (Rao et al. 1991a), werden aber vom Patienten und auch von seinem Therapeuten oft nicht angesprochen. Dennoch können kognitive Defizite einen ganz wesentlichen Anteil an der Behinderung ausmachen. Es leuchtet ohne weiteres ein, dass sich körperliche Behinderungen bei zusätzlich bestehenden kognitiven Defiziten, die z. B. mit Konzentrationsstörungen einhergehen, schlechter kompensieren lassen. Patienten mit kognitiven Defiziten haben darüber hinaus häufiger keine Arbeit, seltenere soziale Aktivitäten und insgesamt eine schlechtere Lebensqualität als Patienten ohne diese Art der Störung (Rao et al. 1991b). Die Defizite manifestieren sich vor allem in den Bereichen (Kurzzeit)Gedächtnis, Aufmerksamkeit, Sprachfluss, räumliches Vorstellungsvermögen und Planung. Screening-Tests wie der „Mini-Mental-State" reichen allerdings zur Diagnostik auf Grund mangelnder Empfindlichkeit nicht aus, da die Störungen insbesondere in den Anfangsstadien oft diskret sind. Eine Demenz im klassischen Sinn mit über wenige Jahre progredienter Störung aller kognitiver Funktionen ist bei der MS allerdings selten. Das Ausmaß der kognitiven Defizite scheint mit dem Grad der axonalen Schädigung in der normal erscheinenden weißen Substanz besser zu korrelieren als mit dem Läsionsvolumen (Filippi et al. 2000). Die Störung der Kognition ist somit mehr Ausdruck einer diffusen Schädigung als Folge einer umschriebenen Läsion.

Obwohl auch *Schmerzen* kein seltenes Symptom der MS sind, werden sie oft nicht als typisches Symptom für diese Erkrankung akzeptiert. Bis zu 50% der MS-Patienten leiden unter Schmerzen (Archibald et al. 1994), deren Ursachen allerdings vielfältig sein können. Häufige indirekte Folge der MS sind Rückenschmerzen, die durch z.B. paretische Fehlhaltungen, Spastik, Muskelspasmen oder kortikoidinduzierte Osteoporose entstehen. Direkte Folge der MS ist z.B. der dysästhetische Extremitätenschmerz, der sehr quälend sein kann. Er nimmt nachts und bei Hitze zu. Auch radikuläre Schmerzen kommen bei der MS vor, erfordern allerdings immer auch den Ausschluss mechanischer Wurzelirritationen (Ramirez-Lassepas 1992).

Natürlicher Krankheitsverlauf der Multiplen Sklerose

Mit der Einführung wirksamer Langzeittherapien wird das Studium des natürlichen Krankheitsverlaufes der MS immer schwieriger, weil in Zukunft immer weniger Patienten ohne Behandlung sein werden. Eine fundierte Kenntnis des natürlichen Krankheitsverlaufes ist jedoch die Grundlage nicht nur für eine adäquate Patientenbetreuung, sondern auch für das Design klinischer Therapiestudien. Nur wenn man die Besonderheiten und vor allem die Variabilität des Krankheitsverlaufes kennt, ist es möglich,

- den individuellen Patienten hinreichend bezüglich seiner Prognose aufzuklären und zu beraten,
- beim individuellen Patienten Therapieentscheidungen zu treffen,
- die Einschlusskriterien, die Dauer und die Outcome-Parameter für klinische Therapiestudien zu definieren.

Insbesondere die Entscheidung, wann man einem Patienten zu einer potenziell mit Nebenwirkungen einhergehenden prophylaktischen Therapie rät, hängt ganz wesentlich davon ab, wie man als behandelnder Arzt seine individuelle Prognose einschätzt.

Die MS beginnt typischerweise zwischen dem 25. und dem 35. Lebensjahr. Es gibt aber auch Erstmanifestationen im Kindes- und höheren Erwachsenenalter (7% < 20. Lebensjahr, 12% > 50. Lebensjahr). Da nur ca. 1/10 der pathologisch-anatomischen Krankheitsaktivität klinisch z.B. in Form von Schüben spürbar ist, beginnt die Erkrankung vermutlich schon Jahre vor der klinischen Erstmanifestation. Daher spielen neben den klinischen Markern des natürlichen Krankheitsverlaufs wie Schubrate, Progression der Behinderung und Überlebensrate auch bildgebende und biochemische Befunde eine Rolle.

Verlaufsformen

Die MS kann sehr unterschiedlich verlaufen (Abb. 1). Obwohl sich zwischen den einzelnen Verlaufsformen neben den klinischen auch pathologisch-anatomische und bildgebende Unterschiede finden, spiegeln sie wohl doch nicht die ganze Heterogenität der MS wider (Lucchinetti et al. 1996). Dennoch hat sich die Gruppierung der MS-Patienten in drei wesentlichen Verlaufsformen durchgesetzt:

- schubförmig-remittierend („relapsing-remitting")   RRMS
- sekundär chronisch-progredient („secondary progressive")   SPMS
- primär chronisch-progredient („primary progressive")   PPMS

Initial manifestiert sich die MS klinisch in ca. 70% monosymptomatisch. In 80–90% der Fälle beginnt die Erkrankung mit einem Schub. Nur in 10–20% der Fälle ist bereits der Beginn der Erkrankung gekennzeichnet durch eine langsam schleichende Zunahme der neurologischen Symptomatik. Dieser Verlauf wird als *„primär chronisch-progrediente" MS* (PPMS) bezeichnet. Eine Variante der PPMS scheint die in der internationalen Literatur als *„progres-*

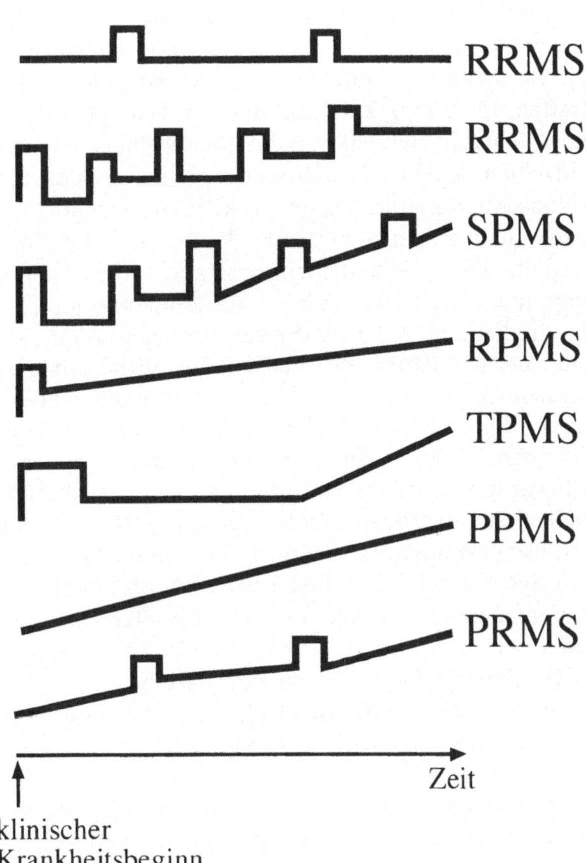

Abb. 1. Verlaufsformen der MS. PP primär chronisch-progredient, PR progredient-schubförmig, RP schubförmig-progredient, RR schubförmig remittierend, SP sekundär chronisch-progredient, TP „transitional progressive"

sive-relapsing" *MS* (PRMS) bezeichnete Verlaufsform zu sein. Hier kommt es nach primär chronisch progredientem Krankheitsverlauf nach Jahren zu einem oder mehreren Schüben mit (Teil)Remission. Dies scheint bei bis zu 30% der PPMS-Patienten der Fall zu sein (Kremenchutzky et al. 1999). Bei einer weiteren Variante kommt es Jahre nach einem initialen Schub, auf den ein stabiles Intervall folgte, zu einem langsam chronisch-progredienten Verlauf. Die Verlaufsform wird als *„transitional-progressive"* bezeichnet und hat zumindest in ihrer chronisch progredienten Phase große Ähnlichkeiten mit der PPMS (Gayou et al. 1997).

Neben dem klinischen Verlauf unterscheiden sich PPMS-Patienten auch in vielen anderen Bereichen von denjenigen Patienten, deren Erkrankung mit Schüben beginnt. Sie erkranken später, Männer sind in nahezu gleicher Häufigkeit betroffen wie Frauen, die Prognose ist schlechter, es finden sich weniger Herde im Gehirn als im Myelon, das immungenetische Profil der Erkrankung ist unterschiedlich und schließlich scheint die PPMS weniger gut auf immunsuppressive oder -modulatorische Therapie anzusprechen als die anderen Verlaufsformen (Thompson et al. 1997). Es wurden bisher allerdings noch keine Therapiestudien bei der PPMS durchgeführt, die auch nur annähernd die Power der Studien bei der RRMS oder der SPMS hatten.

Die weitaus häufigste Verlaufsform zu Beginn der Erkrankung ist die *„schubförmig-remittierende"* (*„relapsing-remitting"*) MS. Bei ca. 80% der MS-Patienten beginnt die Erkrankung in dieser Weise. Es treten subakut neurologische Symptome auf, die entweder ein oder mehrere Funktionssysteme betreffen, für einige Zeit (mindestens 24 h) persistieren und sich schließlich in der Mehrzahl der Fälle mehr oder weniger gut zurückbilden. Zwischen den einzelnen Schüben besteht entweder keine Behinderung oder eine stabile Residualsymptomatik. Bei einer kleinen Gruppe von Patienten beginnt direkt nach dem ersten Schub eine kontinuierliche Zunahme der neurologischen Defizite. Diese Verlaufsform wird auch als *„schubförmig-progredient"* (*„relapsing-progressive"*) bezeichnet. Sie kann vermutlich der „sekundär chronisch progredienten" MS (SPMS) zugeordnet werden (Kremenchutzky et al. 1999). Die meisten Patienten (>80%), die initial einen rein schubförmig-remittierenden Verlauf haben, gehen nach einigen Jahren in einen *„sekundär chronisch-progredienten" Verlauf* (SPMS) über. Hier kommt es auch zwischen den Schüben zu einer langsam schleichenden Zunahme der Behinderung. Der Übergang von RRMS zu SPMS hat nach 10 Jahren bei ca. 40% der RRMS-Patienten stattgefunden. Nach 5 Jahren beträgt der Anteil ca. 12%, nach 25 Jahren 66% (Weinshenker et al. 1989). Dieser Zeitpunkt steht in Zusammenhang mit der Art der klinischen Erstmanifestation (Runmarker u. Andersen 1993). Der mediane Zeitpunkt bis zum Einsetzen der sekundären Progredienz beträgt bei:

- Optikusneuritis als Erstmanifestation   20 Jahre,
- anderer monosymptomatischer Erstmanifestation   15 Jahre,
- polysymptomatischer Erstmanifestation   6 Jahre.

Möglicherweise hat der Zeitpunkt und die Geschwindigkeit der sekundären Progredienz etwas zu tun mit dem Ausmaß und der Progression der (diffusen?) axonalen Schädigung. Bei Patienten mit SPMS fanden sich deutlich mehr Hinweise für eine axonale Schädigung insbesondere im Bereich der ansonsten normal erscheinenden weißen Substanz als bei RRMS-Patienten (Tourbah et al. 1999).

Akute fulminante Krankheitsverläufe bei Erwachsenen (z.B. Typ Marburg) sind selten (<5%). Als weitere seltene Varianten der MS gelten Balos konzentrische Sklerose, der M.Schilder und die Neuromyelitis optica Devic (Poser et al. 1992). Die akute demyelinisierende Enzephalomyelitis (ADEM) unterscheidet sich von der MS dadurch, dass sie regelhaft im Anschluss an einen Infekt oder eine Vakzination auftritt, dass sie in der Regel monophasisch verläuft und dass sie histopathologisch weniger durch konfluierende als durch perivaskuläre Demyelinisierung und entzündliche Infiltrate gekennzeichnet ist.

Schübe

Wesentliche Outcome-Parameter in klinischen Studien sind die Zahl, die Schwere und die Dauer von Schüben. Unter einem Schub versteht man das subakute Auftreten neuer oder die Verschlechterung vorbestehender neurologischer Symptome für mehr als 24h. Die Symptome bzw. die Verschlechterung sollten durch die klinische Untersuchung objektivierbar sein. Vor dem Schub sollte ein stabiles Intervall von mindestens 30 Tagen bestanden haben. Diese Kriterien sind im Wesentlichen für die Anwendung in Studien gedacht und z.B. bei isolierten Kribbelparästhesien oder bei bestehender chronischer Progredienz in praxi nicht immer leicht zu erfüllen. Überhaupt kann es manchmal schwierig sein, kurze Schwankungen, die z.B. im Rahmen von Stresssituationen oder Infekten auftreten, von eigentlichen Schüben zu unterscheiden. Etwa 50% der Schübe zeigen innerhalb von 8 Wochen eine spontane Rückbildungstendenz. In einer Studie kam es in ca. 30% der Schübe nicht zu einer Rückbildung der Symptome (Kurtzke et al. 1973). Die Häufigkeit von Schüben nimmt mit der Dauer der Erkrankung und auch mit dem Alter des Patienten ab. Die durchschnittliche Anzahl der Schübe beträgt im ersten Krankheitsjahr ca. 1–1,5, reduziert sich aber in den darauf folgenden Krankheitsjahren deutlich. In einer älteren Studie lag die Schubrate nach 2 Jahren bei 0,42 und nach 10 Jahren bei 0,3 pro Jahr (McAlpine u. Compston 1952).

Behinderung

Wichtiger noch als die Schubrate ist bei der Beurteilung der Wirksamkeit eines Medikamentes die Verlangsamung der Progredienz der Behinderung. Ein großes Problem stellt die Quantifizierung des Behinderungsgrades dar. Die seit Jahren standardmäßig angewandte „Expanded Disability Status Scale" (EDSS, Tabelle 2) ist nur ein grobes Maß (Kurtzke 1983). Außerdem hat sie den Nachteil, nicht linear zu sein und bei den höheren Behinderungsgraden fast ausschließlich die Funktion der unteren Extremitäten zu bewerten. Neuere Skalen wie der „Multiple Sclerosis Functional Composite measure" (MSFC), der mehrere Funktionen wie Gehfähigkeit, Geschicklichkeit der

Tabelle 2. Expanded Disability Status Scale (EDSS). Die originale Skala beinhaltet zusätzlich 0,5er-Schritte (Kurtzke 1983). Funktionssysteme: Hirnnerven, Motorik, Sensibilität, Kleinhirn, Darm/Blase, Visus, geistige Funktion

EDSS	Grad der Behinderung
0	Keine Behinderung, objektiv Normalbefund
1	Keine Behinderung, aber objektiv gering pathologische Untersuchungsbefunde
2	Minimale Behinderung in einem Funktionssystem
3	Ohne Hilfe gehfähig, aber deutliche Behinderung in einem Funktionssystem
4	Ohne Hilfe ≥500 m gehfähig, aber schwere Behinderung in einem Funktionssystem
5	Ohne Hilfe ≥200 m gehfähig, aber durch Behinderung nicht voll arbeitsfähig
6	Hilfe notwendig für 100 m Gehen
7	Gehfähig mit Hilfe höchstens 5 m, Rollstuhlfahren aktiv mit selbständigem Transfer
8	An Rollstuhl gebunden, Transfer nur mit Hilfe, Arme aber einsetzbar
9	Hilflos, Arme nicht einsetzbar, meiste Zeit im Bett
10	Tod durch MS

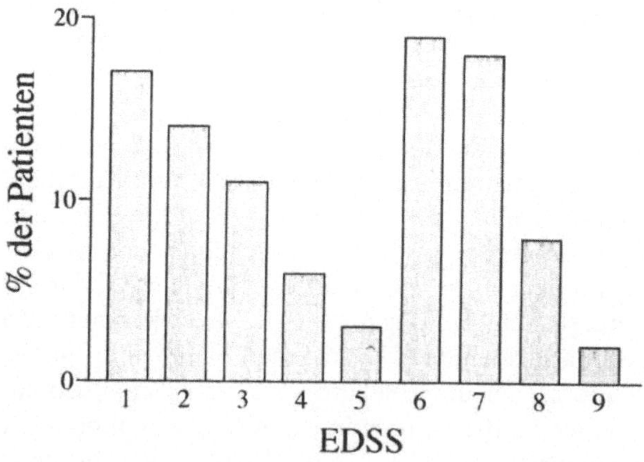

Abb. 2. EDSS-Verteilung bei 1099 MS-Patienten (Querschnittsuntersuchung; Ebers 1998)

Hände und Kognition testet, werden den EDSS in Zukunft möglicherweise ablösen (Fischer et al. 1999). Alle Studien zum natürlichen Krankheitsverlauf und auch die meisten klinischen Therapiestudien basieren jedoch noch weitgehend auf dem EDSS, sodass in Tabelle 2 die wesentlichen Eckpunkte der Skala aufgelistet sind.

Es ist wichtig zu wissen, dass die Patienten die Skala nicht in gleichmäßiger Geschwindigkeit durchlaufen. Die meisten Patienten verweilen einige Zeit in einem Bereich geringer Behinderung (EDSS 0–3) und später dann in einem Bereich deutlicher Behinderung (EDSS 6; Abb. 2).

Die Geschwindigkeit, mit welcher der Grad an Behinderung über die Zeit zunimmt, ist abhängig vom Verlaufstyp. So wird der Behinderungsgrad EDSS 6 (schwer behindert, aber mit Hilfe ca. 100 m gehfähig) im Median nach folgenden Zeiträumen erreicht (Runmarker u. Andersen 1993):
- RRMS 15 Jahre nach Krankheitsbeginn,
- SPMS 5 Jahre nach Beginn der sekundären Progredienz,
- PPMS 5 Jahre nach Krankheitsbeginn.

Ein EDSS-Wert von 3 (volle Gehfähigkeit, aber spürbar behindert) wird im Median nach 8 Jahren erreicht (Weinshenker et al. 1989). Insgesamt kommt es zu einer Progression von ca. 0,4 Punkten auf der EDSS pro Jahr. Mit dieser Zahl ist allerdings in praxi wenig anzufangen, wenn man die Heterogenität des Patientenkollektivs und die Besonderheiten der nicht-linearen EDSS-Skala berücksichtigt. Es kommt hinzu, dass sich auch bei chronisch-progredienten Verläufen die Zunahme der Behinderung nicht völlig gleichförmig vollzieht. Es können sich immer wieder Phasen stärkerer mit Phasen schwächerer Progredienz abwechseln. Letztere werden mit der Dauer des Krankheitsverlaufes häufiger. In einigen Fällen kann die Progredienz schließlich ganz zum Stillstand kommen.

Es gibt eine Gruppe von MS-Patienten, bei denen der Grad der Behinderung auch nach 10-jährigem Krankheitsverlauf noch nicht als schwer einzustufen ist (in der Regel EDSS≤3). Diese zunächst gutartige Form des Krankheitsverlaufes wird auch als „*benigne MS*" bezeichnet (Hawkins u. McDonnell 1999). Etwa 20–30% aller MS-Patienten haben zunächst einen solchen benignen Verlauf (Amato et al. 1999). In dieser Gruppe von Patienten dominieren Frauen (Verhältnis zu Männern 4:1), die Patienten haben einen etwas früheren Krankheitsbeginn als üblich (im Mittel 26 vs. 31 Jahre) und haben initial zumeist eine Retrobulbärneuritis oder rein sensible Störungen. Diese Patienten werden oft als Argument gegen eine frühe immunmodulatorische Therapie angeführt. In der Tat ist es nicht leicht, eine eingreifende Therapie über 10 Jahre zu rechtfertigen, wenn die Spontanprognose nach 10 Jahren derart gut ist. Wenn man sich aber die Langzeitprognose der Patienten anschaut, ist der Begriff „benigne" bei den meisten der Patienten nur noch schwer zu rechtfertigen (Hawkins u. McDonnell 1999). Nach weiteren 10 Jahren Krankheitsverlauf erfüllen nur noch 30% der ehemals „benignen" Krankheitsverläufe die o. g. Kriterien (EDSS≤3), d. h. maximal 10% der gesamten MS-Population. In der genannten Studie war der mediane EDSS bei den zunächst als „benigne" eingestuften Patienten innerhalb von 10 Jahren von 3,0 auf 5,0 gestiegen. Zirka 50% der Patienten hatten nach 10 Jahren einen EDSS von mindestens 6. Ebenfalls bei der Hälfte der ehemals als „benigne" klassifizierten Verläufe hatte sich nach weiteren 10 Jahren eine sekundäre Progredienz eingestellt, die gemeinhin als Prädiktor einer schlechten Prognose gilt. Die Fallzahl in dieser Studie ist allerdings gering (n = 28 „benigne" Verläufe), sodass weitere Untersuchungen erforderlich sind.

Lebenserwartung

Die Lebenserwartung von Patienten mit multipler Sklerose ist reduziert (Poser et al. 1989). In den vergangenen Dekaden hat die Lebenserwartung der Patienten – wahrscheinlich bedingt durch die Verbesserung der symptomatischen Therapie – allerdings kontinuierlich zugenommen (Abb. 3; Bronnum-Hansen et al. 1994)..

Bei der erhöhten Sterblichkeit der MS-Patienten spielen direkt MS-bedingte Ursachen eine untergeordnete Rolle. Fulminante Verläufe, die zu einer Störung vitaler Zentren im Hirnstamm führen, sind selten. Häufiger (in ca. 50%) finden sich indirekt MS-bedingte Todesursachen, die in der Regel Komplikationen der

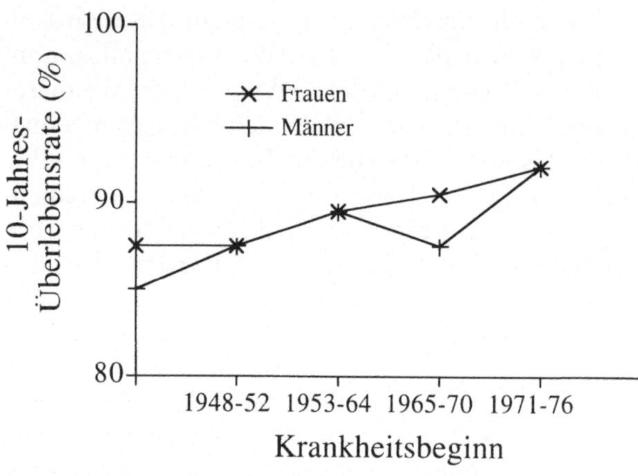

Abb. 3. 10-Jahres-Überlebensrate nach Krankheitsbeginn bei MS-Patienten (Bronnum-Hansen 1994)

verminderten Mobilität sind (Sadovnick et al. 1991). Pneumonie, Urosepsis oder Dekubitalulzera spielen hier eine wesentliche Rolle. Hinzu kommt, dass die Suizidrate unter MS-Patienten im Vergleich zur Normalbevölkerung um das bis zu 7-fache erhöht ist (Sadovnick et al. 1991).

Derzeit existieren nur Daten zur Überlebenszeit von Patienten ohne immunmodulatorische Therapie. Da durch eine solche Therapie das Fortschreiten des Behinderungsgrades verzögert werden kann, ist es möglich, dass durch den Einsatz dieser therapeutischen Maßnahmen auch die Überlebenszeit der MS-Patienten verlängert wird. Dies bedarf jedoch noch der Bestätigung durch Langzeitstudien. Aus den bislang vorliegenden Daten ohne Berücksichtigung der immunmodulatorischen Therapie geht hervor, dass bei Krankheitsbeginn (Median: 31. Lebensjahr) eine durchschnittliche Lebenserwartung von 30–40 Jahren besteht (Poser et al. 1989; Weinshenker et al. 1989). Insgesamt ist damit die Lebenserwartung der MS-Patienten im Vergleich zur Normalbevölkerung nur gering vermindert. Dies gilt insbesondere für die wenig betroffenen Patienten. Besteht ein hoher Behinderungsgrad, so steigt die Mortalität bis auf das 4-fache der Normalbevölkerung (Weinshenker 1995).

Prognostische Faktoren

Faktoren, welche die Prognose der Erkrankung beeinflussen, werden anderenorts ausführlich besprochen. Es sind vor allem klinische Parameter positiv oder negativ mit der Prognose assoziiert (Tabelle 3).

Laborchemische oder bildgebende Verfahren haben bisher einen praktischen Stellenwert nur bei der Prognose monosymptomatischer Erstmanifestationen, d.h. insbesondere der isolierten Retrobulbärneuritis (RBN). Patienten mit einseitiger RBN als Erstsymptomatik entwickeln nach 5 Jahren nur in 17% eine definitive MS, wenn weder eine lokale Immunglobulinsynthese im Liquor (oligoklonale Banden (OCB), Antikörpersynthese gegen Masern-, Röteln- und/oder Herpes-Zoster-Virus) noch entzündliche Herde im MRT nachgewiesen wurden (Tumani et al. 1998). Waren alle Parameter positiv, so

Tabelle 3. Prognostische Faktoren bei der MS (Amato et al. 1999; Cottrell et al. 1999; Lauer u. Firnhaber 1992; Miller et al. 1992; Runmarker u. Andersen 1993; Weinshenker et al. 1989, 1991)

Verbessert die Prognose	Verschlechtert die Prognose
Junges Erkrankungsalter (< 40)	Hohes Erkrankungsalter (> 40)
Rein schubförmiger Verlauf (RRMS)	Chronisch-progredienter Verlauf (SPMS, PPMS)
Beginn mit rein sensiblen Symptomen oder isolierter Retrobulbärneuritis	Beginn mit Blasenstörungen, pyramidalen oder zerebellären Symptomen
Monosymptomatischer Beginn	Polysymptomatischer Beginn
Langes freies Intervall nach 1. Schub	Früher 2. Schub
Geringer EDSS (< 3) nach 5 Jahren	Hoher EDSS (> 3) nach 5 Jahren
Rasche und komplette Rückbildung der Symptome des 1. Schubes	Lange Persistenz der Symptome des 1. Schubes

lag das Risiko, innerhalb von 4 Jahren eine MS zu entwickeln, bei 86%. In einer weiteren Studie hatten 50% der Patienten mit mindestens drei zerebralen Herden im MRT und OCB im Liquor nach einem Jahr eine MS entwickelt – d. h. einen weiteren Schub erlebt (Söderström et al. 1998).

Der Einfluss von *Schwangerschaften* auf den Verlauf der MS war lange Zeit umstritten. Durch die Analyse von 269 Schwangerschaften bei 254 an MS erkrankten Frauen konnte während der Schwangerschaft eine verminderte Schubrate nachgewiesen werden (Confavreux et al. 1998). Das Ausmaß der Verminderung war in allen drei Trimena signifikant, im letzten Trimenon aber am stärksten ausgeprägt (mittlere Schubrate 0,2/Jahr vs. 0,7/Jahr vor der Schwangerschaft). Nach der Entbindung stieg die Schubrate vorübergehend für drei Monate auf 1,2/Jahr an, um dann wieder das Ausmaß wie vor der Schwangerschaft anzunehmen. Ein Einfluss auf die Progression der Behinderung wurde nicht nachgewiesen. Demgegenüber konnte in einer früheren Studie gezeigt werden, dass Frauen, die mindestens einmal schwanger waren, ein vermindertes Risiko hatten, überhaupt an MS zu erkranken (Runmarker u. Andersen 1995). An MS erkrankte Frauen, die mindestens einmal schwanger waren, hatten ein vermindertes Risiko für einen chronisch-progredienten Verlauf und damit eine bessere Prognose.

Literatur

Acevedo AR, Nava C, Arriada N, Violante A, Corona T (2000) Cardiovascular dysfunction in multiple sclerosis. Acta Neurol Scand 101:85–88

Amato MP, Ponziani G, Bartolozzi ML, Siracusa G (1999) A prospective study on the natural history of multiple sclerosis: clues to the conduct and interpretation of clinical trials. J Neurol Sci 168:96–106

Archibald CJ, McGrath PJ, Ritvo PG, Fisk JD, Bhan V, Maxner CE, Murray TJ (1994) Pain prevalence, severity and impact in a clinic sample of multiple sclerosis patients. Pain 58:89–93

Broggi G, Ferroli P, Franzini A, Pluderi M, La Mantia L, Milanese C (1999) Role of microvascular decompression in trigeminal neuralgia and multiple sclerosis. Lancet 354:1878–1879

Bronnum-Hansen H, Koch-Henriksen N, Hyllested K (1994) Survival of patients with multiple sclerosis in Denmark: a nationwide, long-term epidemiologic survey. Neurology 44:1901–1907

Confavreux C, Hutchinson M, Hours MM, Cortinovis-Tourniaire P, Moreau T (1998) Rate of pregnancy-related relapse in multiple sclerosis. Pregnancy in Multiple Sclerosis Group. N Engl J Med 339:285–291

Cottrell DA, Kremenchutzky M, Rice GP, Koopman WJ, Hader W, Baskerville J, Ebers GC (1999) The natural history of multiple sclerosis: a geographically based study. 5. The clinical features and natural history of primary progressive multiple sclerosis. Brain 122:625–639

Ebers G (1998) Natural history of multiple sclerosis. In Compston A, Ebers G, Lassmann H, McDonald I, Matthews B, Wekerle H (eds) McAlpine's Multiple Sclerosis, 3rd edn. Churchill Livingstone, London, pp 191–221

Filippi M, Tortorella C, Rovaris M, Bozzali M, Possa F, Sormani MP, Iannucci G, Comi G (2000) Changes in the normal appearing brain tissue and cognitive impairment in multiple sclerosis. J Neurol Neurosurg Psychiatry 68:157–161

Fischer JS, Rudick RA, Cutter GR, Reingold SC (1999) The Multiple Sclerosis Functional Composite measure (MSFC): an integrated approach to MS clinical outcome assessment. Mult Scler 5:244–250

Gass A, Kitchen N, MacManus DG, Moseley IF, Hennerici MG, Miller DH (1997) Trigeminal neuralgia in patients with multiple sclerosis: lesion localization with magnetic resonance imaging. Neurology 49:1142–1144

Gayou A, Brochet B, Dousset V (1997) Transitional progressive multiple sclerosis: a clinical and imaging study. J Neurol Neurosurg Psychiatry 63:396–398

Ghezzi A, Montanini R, Basso PF, Zaffaroni M, Massimo E, Cazzullo CL (1990) Epilepsy in multiple sclerosis. Eur Neurol 30:218–223

Hawkins SA, McDonnell GV (1999) Benign multiple sclerosis? Clinical course, long-term follow-up, and assessment of prognostic factors. J Neurol Neurosurg Psychiatry 67:148–152

Kremenchutzky M, Cottrell D, Rice G, Hader W, Baskerville J, Koopman W, Ebers GC (1999) The natural history of multiple sclerosis: a geographically based study. 7. Progressive-relapsing and relapsing-progressive multiple sclerosis: a re-evaluation. Brain 122:1941–1950

Kurtzke JF (1983) Rating neurological impairment in multiple sclerosis: an expanded disability status scale (EDSS). Neurology 33:1422–1427

Kurtzke JF, Beebe GW, Nagler B, Auth TL, Kurland LT, Nefzger MD (1973) Studies on the natural history of multiple sclerosis. 7. Correlates of clinical change in an early bout. Acta Neurol Scand 49:379–395

Lauer K, Firnhaber W (1992) Prognostic criteria in an epidemiological group of patients with multiple sclerosis: an exploratory study. J Neurol 239:93–97

Lucchinetti CF, Brück W, Rodriguez M, Lassmann H (1996) Distinct patterns of multiple sclerosis pathology indicates heterogeneity in pathogenesis. Brain Pathol 6:259–274

Mattson D, Petrie M, Srivastava DK, McDermott M (1995) Multiple sclerosis. Sexual dysfunction and its response to medications. Arch Neurol 52:862–868

McAlpine D, Compston ND (1952) Some aspects of the natural history of disseminated sclerosis. Q J Med 21:135–167

Miller DH, Hornabrook RW, Purdie G (1992) The natural history of multiple sclerosis: a regional study with some longitudinal data. J Neurol Neurosurg Psychiatry 55:341–346

Poser CM, Paty DW, Scheinberg L, McDonald WI, Davis FA, Ebers GC, Johnson KP, Sibley WA, Silberberg DH, Tourtellotte WW (1983) New diagnostic criteria for multiple sclerosis: guidelines for research protocols. Ann Neurol 13:227–231

Poser S, Kurtzke JF, Poser W, Schlaf G (1989) Survival in multiple sclerosis. J Clin Epidemiol 42:159–168

Poser S, Lüer W, Bruhn H, Frahm J, Brück Y, Felgenhauer K (1992) Acute demyelinating disease. Classification and non-invasive diagnosis. Acta Neurol Scand 86:579–585

Poser S, Raun NE, Poser W (1982) Age at onset, initial symptomatology and the course of multiple sclerosis. Acta Neurol Scand 66:355–362

Ramirez-Lassepas M, Tulloch JW, Quinones MR, Snyder BD (1992) Acute radicular pain as a presenting symptom in multiple sclerosis. Arch Neurol 49:255–258

Rao SM, Leo GJ, Bernardin L, Unverzagt F (1991a) Cognitive dysfunction in multiple sclerosis. I. Frequency, patterns, and prediction. Neurology 41:685–691

Rao SM, Leo GJ, Ellington L, Nauertz T, Bernardin L, Unverzagt F (1991b) Cognitive dysfunction in multiple sclerosis. II. Impact on employment and social functioning. Neurology 41:692–696

Runmarker B, Andersen O (1993) Prognostic factors in a multiple sclerosis incidence cohort with twenty-five years of follow-up. Brain 116:117–134

Runmarker B, Andersen O (1995) Pregnancy is associated with a lower risk of onset and a better prognosis in multiple sclerosis. Brain 118:253–261

Sadovnick AD, Eisen K, Ebers GC, Paty DW (1991) Cause of death in patients attending multiple sclerosis clinics. Neurology 41:1193–1196

Söderström M, Ya-Ping J, Hillert J, Link H (1998) Optic neuritis: prognosis for multiple sclerosis from MRI, CSF, and HLA findings. Neurology 50:708–714

Thompson AJ, Polman CH, Miller DH, McDonald WI, Brochet B, Filippi M, Montalban X, De Sá J (1997) Primary progressive multiple sclerosis. Brain 120:1085–1096

Tourbah A, Stievenart JL, Gout O, Fontaine B, Liblau R, Lubetzki C, Cabanis EA, Lyon-Caen O (1999) Localized proton magnetic resonance spectroscopy in relapsing remitting versus secondary progressive multiple sclerosis. Neurology 53:1091–1097

Tranchant C, Bhatia KP, Marsden CD (1995) Movement disorders in multiple sclerosis. Mov Disord 10:418–423

Tumani H, Tourtellotte WW, Peter JB, Felgenhauer K (1998) Acute optic neuritis: combined immunological markers and magnetic resonance imaging predict subsequent development of multiple sclerosis. The Optic Neuritis Study Group. J Neurol Sci 155:44–49

Vieregge P, Klostermann W, Brückmann H (1992) Parkinsonism in multiple sclerosis. Mov Disord 7:380–382

Weinshenker BG (1995) The natural history of multiple sclerosis. Neurol Clin 13:119–146

Weinshenker BG, Bass B, Rice GP, Noseworthy J, Carriere W, Baskerville J, Ebers GC (1989) The natural history of multiple sclerosis: a geographically based study. I. Clinical course and disability. Brain 112:133–146

Weinshenker BG, Bass B, Rice GP, Noseworthy J, Carriere W, Baskerville J, Ebers GC (1989) The natural history of multiple sclerosis: a geographically based study. 2. Predictive value of the early clinical course. Brain 112:1419–1428

Weinshenker BG, Rice GP, Noseworthy JH, Carriere W, Baskerville J, Ebers GC (1991) The natural history of multiple sclerosis: a geographically based study. 3. Multivariate analysis of predictive factors and models of outcome. Brain 114:1045–1056

Zorzon M, Zivadinov R, Bosco A, Bragadin LM, Moretti R, Bonfigli L, Morassi P, Iona LG, Cazzato G (1999) Sexual dysfunction in multiple sclerosis: a case-control study. I. Frequency and comparison of groups. Mult Scler 5:418–427

Sonderformen der Multiplen Sklerose

G. STOLL, W. BRÜCK

EINLEITUNG

Als Grundlagen der Klassifikation einer entzündlichen ZNS-Erkrankung als Multiple Sklerose (MS) dienen zum einen klinische und verlaufskinetische Parameter, zum anderen zusatzdiagnostische Befunde (Noseworthy et al. 2000). Zu letzteren gehören charakteristische Liquorveränderungen mit intrathekaler IgG-Synthese, Latenzverzögerungen in den zentralen Leitungsstudien als neurophysiologisches Korrelat der Entmarkung und periventrikuläre Marklagerherde in der Magnetresonanztomografie. Die Zusammenschau dieser Befunde lässt die Diagnose MS mehr oder weniger wahrscheinlich bzw. als sicher erscheinen, entsprechend den international anerkannten Poser-Kriterien (Poser et al. 1983). Es gibt eine ganze Reihe entzündlicher ZNS-Erkrankungen, die die oben genannten Kriterien teilweise erfüllen, darüber hinaus aber charakteristische Unterschiede aufweisen. Dazu gehört die Marburg-Variante der MS und die davon abzugrenzende akute disseminierte Enzephalomyelitis (ADEM), die Neuromyelitis optica (Devic-Syndrom) und der Symptomenkomplex, der sich hinter dem Epinym der Schilder-Erkrankung verbirgt. Entsprechend der relativen Seltenheit dieser Krankheitsbilder im Vergleich zur MS ist nicht nur deren Klassifikation häufig schwierig und erfordert teils eine bioptische Abklärung, es fehlen auch größere kontrollierte Therapiestudien. Die Behandlungsoptionen basieren deshalb häufig auf Einzelfallbeschreibungen.

Die fulminante Form der Multiplen Sklerose vom Marburg-Typ und deren Abgrenzung zur akuten disseminierten Enzephalomyelitis (ADEM)

Die Erstbeschreibung dieser besonderen Verlaufsform der MS geht auf Otto Marburg zurück. Dieser beschrieb 1906 eine vormals gesunde Patientin, die perakut eine Somnolenz, Kopfschmerzen, Übelkeit, Erbrechen und eine Hemiparese links entwickelte, an der sie 4 Wochen später verstarb. Die Autopsie zeigte disseminierte Demyelinisierungsherde im ZNS in unterschiedlichen

G.S. wird durch die Hermann- und Lilly-Schilling-Stiftung in Form einer Stiftungsprofessur unterstützt.

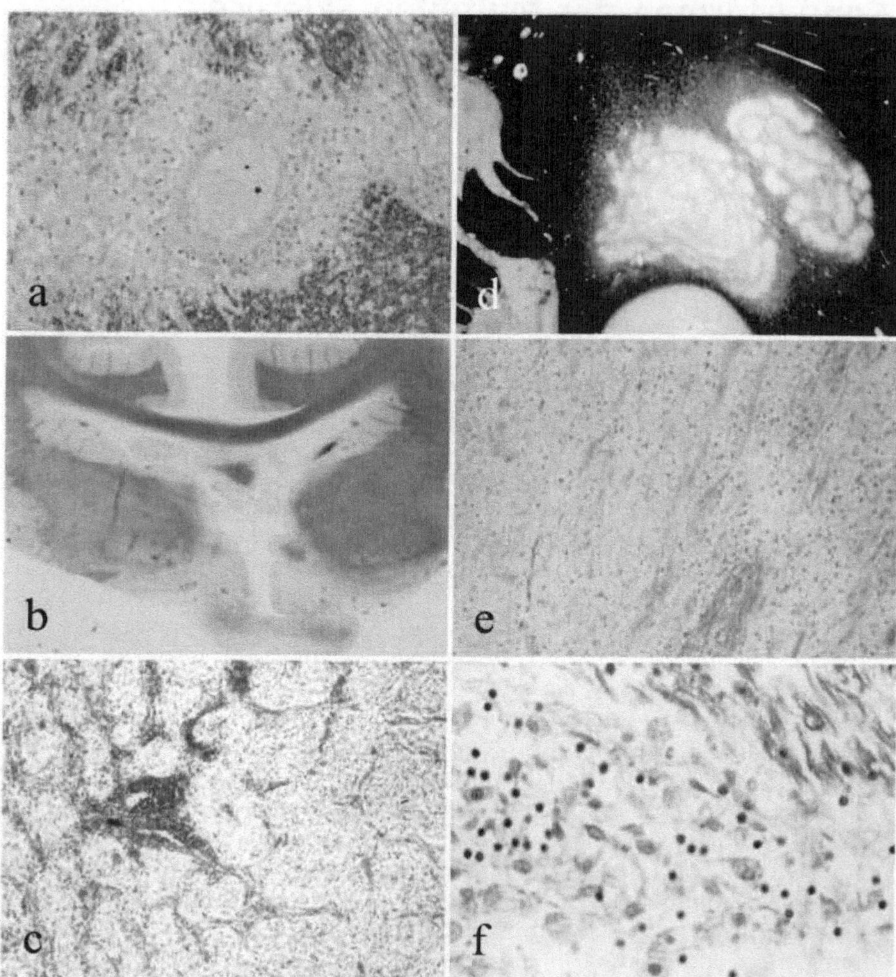

Abb. 1–f. Histopathologische Charakteristika der MS-Sonderformen. **a** Akute disseminierte Enzephalomyelitis (ADEM), **b,c** Neuromyelitis optica (Devic), **d** konzentrische Sklerose vom Typ Balo, **e, f** akute MS vom Typ Marburg. **a** Das typische Merkmal der ADEM ist die perivaskuläre Entmarkung mit perivaskulär gelegenen entzündlichen Infiltraten (Immunhistochemie für basisches Myelinprotein). **b, c** Bei der Neuromyelitis optica zeigt sich die selektive Entmarkung im N. opticus und im Rückenmark (LFB-PAS). **d** Bei der konzentrischen Sklerose finden sich konzentrisch angeordnete Areale mit Entmarkung und erhaltenen Myelinscheiden (Markscheidenfärbung nach Haidenhein). **e, f** Die akute MS vom Typ Marburg ist gekennzeichnet durch konfluierende Entmarkungsherde mit destruktivem Charakter, die fast zystisch erscheinen (LFB-PAS)

akuten bzw. subakuten Entwicklungsstadien, weshalb Marburg diesen Fall als schwere akute Verlaufsform der MS klassifizierte, die seitdem seinen Namen trägt. In der neueren Literatur sind nur wenige ähnliche Fälle gut dokumentiert (Mendez u. Pogacar 1988; Johnson et al. 1990; Bitsch et al. 1999). Wesentliches Kennzeichen der Marburg-Variante der MS ist das abrupte Auftreten von massiven Demyelinisierungsherden im ZNS, die häufig den Hirnstamm miteinbeziehen, ohne vorausgehende leichtere Krankheitsschübe. Die schlechte Prognose ist wahrscheinlich auf die Tatsache zurückzuführen, dass zusätzlich zur Entmarkung Nekrosen auftreten und die Axone dadurch stark mitbetroffen sind (Abb. 1 e und f).

Von der klinischen Manifestation ist die Marburg-Variante der MS im Einzelfall nicht sicher von einem weiteren entzündlichen Krankheitsbild, der akuten disseminierten Enzephalomyelitis (ADEM), zu unterscheiden, bei der sich die klinischen Symptome ähnlich foudroyant entwickeln. Der ADEM geht im Gegensatz zur Marburg-MS-Variante in der Regel eine fieberhafte Allgemeininfektion teils mit Exanthembildung voraus (Stuve u. Zamvil 1999). Die ADEM tritt auch als seltene, aber schwerwiegende Impfkomplikation auf. Zeichen einer diffusen Enzephalopathie mit Auffassungsstörungen und Psychosyndrom sowie eine polytope klinischen Symptomatologie sind bei der ADEM häufiger als bei der akuten MS zu beobachten (Dale et al. 2000). Die Marburg-Variante der MS und die ADEM zeigen zusatzdiagnostisch im MRT Marklagerveränderungen oft mit Gadoliniumaufnahme, die von klassischen MS-Herden nicht zu unterscheiden sind (Kesselring et al. 1990). MS-Herde waren häufiger periventrikulär angeordnet als bei der ADEM (Dale et al. 2000). Entsprechend dem entzündlichen Charakter beider Erkrankungen findet sich im Liquor eine lymphomonozytäre Pleozytose. Bei Kindern war bei den als akute MS klassifizierten Fällen häufiger eine intrathekale IgG-Synthese zu verzeichnen (68%) versus 29% bei als ADEM klassifizierten (Dale et al. 2000).

Letztendlich konnte nur durch histopathologische Befunde belegt werden, dass es sich tatsächlich auch pathophysiologisch um zwei getrennte Krankheitsentitäten handelt. Bei der Marburg-Variante findet man großflächige, teils raumfordernde Entmarkungsherde in unterschiedlichen Entwicklungsstadien, (Abb. 1 e, f), d.h. histopathologisch lässt sich eine mehrzeitige Dynamik nachweisen (Bitsch et al. 1999). Die Infiltration beschränkt sich nicht auf perivaskuläre Räume, sondern erstreckt sich auf weite Bereiche des Marklagers, wobei Makrophagen gegenüber T-Zellen dominieren. Bei der ADEM steht die perivaskuläre T-Zell- und Makrophageninfiltration im Vordergrund des histopathologischen Befundes (Abb. 1 a). Diese Infiltrate weisen einen hohen Anteil von apoptotischen Lymphozyten auf (Bauer et al. 1999). Die darüber hinaus gefundenen Entmarkungsherde, die gegenüber der Zellinfiltration deutlich in den Hintergrund treten, sind alle gleichen Entwicklungsalters und ausschließlich perivaskulär lokalisiert. Die ADEM folgt damit dem Muster der durch Immunisierung mit dem Myelinprotein MBP („myelin basic protein") in Versuchstieren nach etwa 10–14 Tagen auftretenden experimentell autoimmunen Enzephalomyelitis (EAE). Dabei kommt es zur perivaskulär akzentuierten Infiltration des ZNS durch T-Lymphozyten und Makrophagen mit nur geringer Entmarkung. ADEM und MBP-EAE zeigen einen monophasischen Spontanverlauf. Durch Variation des Immunogens lässt sich im Tierexperiment unter Verwendung des Myelin-Oligodendrozyten-Glykoproteins (MOG) eine andere Form der EAE erzeugen, bei der ähnlich zur Marburg-Variante extensive Demyelinisierungsherde auftreten (Storch et al. 1998).

Standardtherapie der ADEM ist die hochdosierte intravenöse Applikation von Kortikosteroiden (z. B. 1 g Methylprednisolon pro Tag über 5 Tage mit anschließendem oralem Ausschleichen über weitere 2 Wochen; Kesselring et al. 1990; Straub et al. 1997). Bei unzureichendem therapeutischen Ansprechen, wobei der relative Anteil von „Therapieversagern" an der Gesamtzahl von ADEM-Patienten unklar ist, ergibt sich zum einen die Option der Plasmapherese, zum anderen die der Gabe von Immunglobulinen (0,4 g/KG Körpergewicht über 5 Tage). Unter beiden Regimen sind dramatische klinische Besserungen an Einzelfallbeispielen belegt (Sticker et al. 1992; Kanter et al. 1995; Hahn et al. 1996; Nishikawa et al. 1999; Pradhan et al. 1999). Auch bei der Marburg-Variante der MS gibt es wegen der Seltenheit des Krankheitsbildes keinerlei systematische Untersuchungen zur Therapie, sodass über das Therapieregime im Einzelfall ohne hilfreiche Vorgaben aus der Literatur entschieden werden muss. Auch hier steht an erster Stelle die hochdosierte Steroidtherapie gegebenenfalls in Kombination mit Zytostatika (Cyclophosphamid- bzw. Mitoxantron-Pulstherapie). Bei der Marburg-Variante der MS steht die humorale Immunantwort wahrscheinlich stärker im Vordergrund als bei der ADEM, wo die zelluläre Immunantwort pathophysiologisch dominiert. Aufgrund dieser theoretischen immunologischen Überlegungen erscheint bei der Marburg-Variante deshalb bei unzureichendem Effekt der Steroid- und Zytostatikatherapie gegebenenfalls früh eine ergänzende Plasmapheresebehandlung sinnvoll, was durch Einzelfallbeschreibungen tatsächlich gestützt wird (Rodriguez et al. 1993; Weinshenker 2000).

Die Neuromyelitis optica (Devic-Syndrom)

1894 haben Devic und sein Student Gault einen eigenen Fall von akuter Optikopathie in Kombination mit einer Myelitis transversa beschrieben und im Kontext mit 16 in der damaligen Literatur vorbeschriebenen Einzelfällen diskutiert (Devic 1894).

Das fortan nach Devic benannte Syndrom weist deutliche Unterschiede in der klinischen Manifestation, in der Bildgebung und in den Liquorbefunden zur klassischen MS auf (Übersicht bei Pambakian et al. 1999). Das Krankheitsbild ist gekennzeichnet durch Optikusneuritiden in Kombination mit einer Myelitis transversa (Abb. 2 a, b). Nach den klassischen Kriterien ging man von einer monophasischen Erkrankung aus, bei der sich der Symptomenkomplex relativ zeitnah innerhalb von 8 Wochen entwickelt. Zwischenzeitlich ist aber durch weitere Fallberichte klar geworden, dass die Erkrankung rezidiviert und die Optikusneuritiden zeitversetzt zur Myelopathie auftreten können (Intervalle bis zu 2,5 Jahren sind beschrieben). Als Ausdruck der Myelopathie entwickeln die Patienten eine Para- bzw. Tetraparese häufig in Kombination mit sensiblen Ausfallerscheinungen und Sphinkterdysfunktion

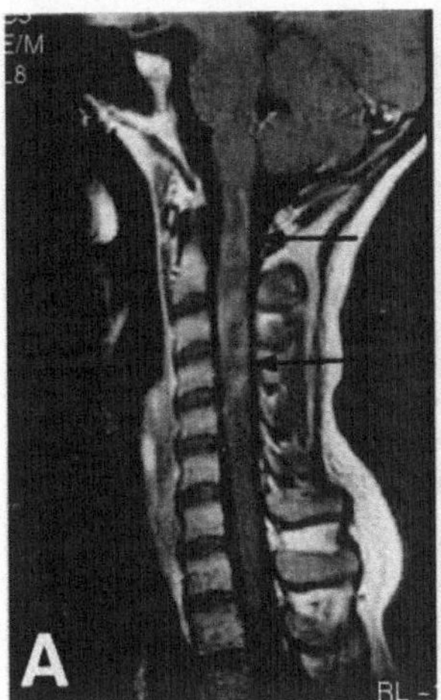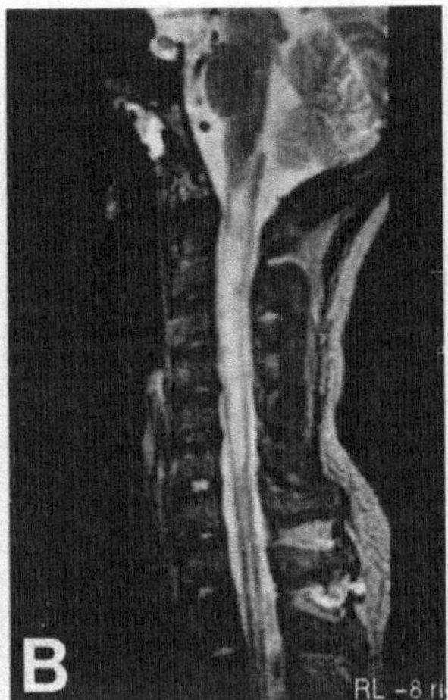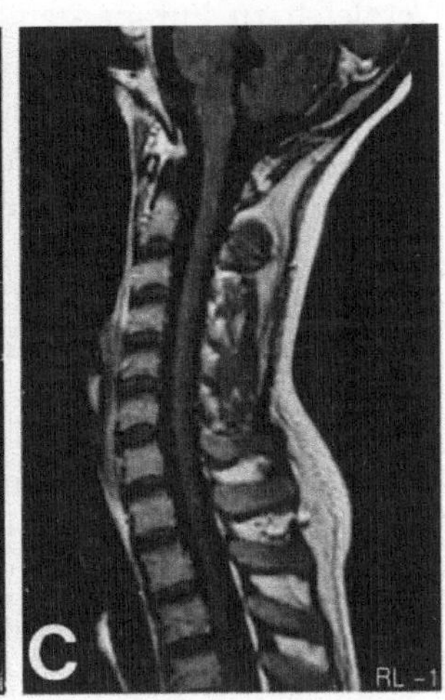

Abb. 2 A–C. Kernspintomografische Verlaufsdokumentation einer akuten Myelitis transversa bei Devic-Syndrom. **A** Deutliche Aufweitung des Halsmarks (mit Kontrastaufnahme im Randbereich) einer jungen Patientin mit akut aufgetretener Tetraparese bei Zustand nach rezidivierenden Optikusneuritiden. Der Liquor zeigte zu diesem Zeitpunkt eine lympho-monozytäre Pleozytose von 9 Zellen bei leicht erhöhtem Eiweiß, normalem Delpech und negativen oligoklonalen Banden. **B** Ausgedehnte Signalanhebung in der T2-Wichtung. Zwei Wochen später hatte sich die Tetraparese deutlich unter einer kombinierten hochdosierten Steroid- und Cyclophosphamidbehandlung gebessert, was sich bildmorphologisch (**C**) als Rückbildung der Raumforderung dokumentieren ließ. (Die Bilder wurden freundlicherweise von Dr. A. Aulich, Neuroradiologie der HHU Düsseldorf, zur Verfügung gestellt)

der Blase und des Mastdarms. Differentialdiagnostisch entscheidend zur Abgrenzung von der MS ist das Fehlen darüber hinausgehender klinischer Symptome. Entsprechend ist das kranielle MRT, abgesehen von entzündlichen Veränderungen an den Nervi optici (Abb. 1b, c), in der Regel unauffällig. Spinal zeigen sich in Höhe der Myelitis transversa Auftreibungen des Myelons mit Kontrastenhancement, die in erster Linie an eine spinale Raumforderungen denken lassen (Mandler et al. 1993; O'Riordan et al. 1996; Abb. 2a,b). Diese Auftreibungen entsprechen histopathologisch nekrotischen Herden mit konsekutiver Zystenbildung, die nicht nur die weiße, sondern auch die graue Substanz betreffen (Mandler et al. 1993). Entzündliche Infiltrate im Myelon, die nur im Akutstadium zu finden sind, enthalten im Gegensatz zur MS einen hohen Anteil an eosinophilen Granulozyten. Im Liquor findet sich häufig eine lymphomonozytäre Pleozytose mit wechselndem Granulozytenanteil ohne intrathekale IgG-Synthese und in der Regel negativen oligoklonalen Banden (O'Riordan et al. 1996). In einigen wenigen Fällen wurde über schwach positive oligoklonale Banden im Liquor berichtet, die aber bei Kontrolle bereits wieder verschwunden waren. Wegen dieser abweichenden Charakteristika ist die Zuordnung des Devic-Syndroms als Unterform der MS umstritten. Es gibt zahlreiche Einzelberichte über eine Assoziation der Neuromyelitis optica mit Infektionen und Kollagenosen, ohne dass ein Kausalzusammenhang hergestellt werden konnte (Pambakian et al. 1999).

Interessanterweise ist der relative Anteil von Patienten mit Devic-Syndrom an der Gesamtzahl der MS-Patienten in Asien (insbesondere in Japan) im

Vergleich zu Europa deutlich höher (Fukazawa et al. 1997). Dies deutet bereits auf den besonderen Einfluss genetischer Faktoren für die klinische Manifestation entzündlicher ZNS-Erkrankungen hin. Die Hypothese, dass es sich bei den MS-Varianten (Marburg, Devic) tatsächlich um besondere „Spielarten" ein und derselben immunologischen Grunderkrankung (Multiple Sklerose) handelt, wird durch jüngste tierexperimentelle Untersuchungen weiter untermauert (Storch et al. 1998). Durch Immunisation von Ratten des Lewisstamms mit dem Myelinprotein MOG lässt sich eine der MS ähnliche Entmarkungserkrankung, die MOG-EAE induzieren, bei der die Versuchstiere schubförmig-remittierend zentrale Lähmungserscheinungen entwickeln, denen histopathologisch Entmarkungsherde mit entzündlicher Zellinfiltration entsprechen. Durch Dosiserhöhung des Immunogens lassen sich schwere akute, der Marburg-Variante vergleichbare Verläufe bei den Versuchstieren induzieren. Durch Veränderung des Immunisierungsprotokolls bzw. durch Immunisation anderer genetischer Rattenstämme (Dark Agouty, Brown Norway) ließ sich mit dem Antigen MOG auch das Devic-Syndrom mit isoliertem Befall der Sehnerven und des Rückenmarks tierexperimentell imitieren (Storch et al. 1998). Damit konnte gezeigt werden, dass genetische Einflüsse die klinische Manifestation autoimmuner ZNS-Erkrankungen, wie der EAE als MS-Modellerkrankung, nachhaltig beeinflussen.

Die Prognose des Devic-Syndroms wurde bislang wegen des nekrotisierenden Charakters der Läsionen als eher ungünstig eingeschätzt (Mandler et al. 1993). Die Mortalität wird zwischen 35–50% beziffert (Pambakian et al. 1999). Auf der anderen Seite wurde unter Dauersteroidtherapie und Immunsuppression mit Azathioprin in einer kleinen offenen prospektiven, nicht plazebokontrollierten Studie eine stetige Verbesserung des klinischen Befundes ohne Rezidiv über einen Verlauf von zunächst 2 Jahren beobachtet (Mandler et al. 1998). Auch aufgrund eigener klinischer Beobachtungen scheint abweichend zum Vorgehen bei der MS bei der Neuromyelitis optica eine niedrigdosierte orale Steroiddauertherapie in Kombination mit Azathioprin die Therapie der Wahl zu sein. Im Akutstadium sollte die Steroidtherapie zunächst hochdosiert i.v. erfolgen, bei schweren Verläufen, insbesondere bei der Myelitis transversa, in Kombination mit Cyclophosphamid. Unter dieser Kombinationstherapie konnten wir eine schnelle klinische Besserung mit Rückbildung der raumfordernden Myelitisherde beobachten (Abb. 2c).

Die Schildersche diffuse Sklerose: eine eigenständige Entität?

Schilder beschrieb 1912 ein 14-jähriges Mädchen mit Psychosyndrom und erhöhtem intrakraniellem Druck, das innerhalb weniger Tage verstarb (Schilder 1912). Histopathologisch fanden sich post mortem extensive, scharf abgegrenzte bilaterale Entmarkungsherde mit Aussparung der U-Fasern und Erhalt der Axone. 1913 wurden 3 weitere ähnliche Fälle von ihm beschrieben. Das nach Schilder benannte Krankheitsbild ist sehr selten mit nur wenigen Fallbeispielen in der neueren Literatur (Garell et al. 1998). Es wirft erhebliche differentialdiagnostische Probleme auf (s. unter anderem Case Records of the Massachusetts General Hospital. Case 26-1998). Das klinische Bild entspricht

dem einer schweren Leukenzephalopathie mit Demenz, Psychose, Pyramiden-
bahnläsionen und Sehstörungen, die stetig progredient fortschreitet. Das
bildmorphologische Korrelat besteht in großen hypodensen Läsionen im
Computertomogramm bzw. in der T1-Wichtung der Magnetresonanztomografie mit massiver Kontrastmittelaufnahme im Randbereich (Garell et al.
1998). Die Läsionen erinnern in erster Linie an intrakranielle Raumforderungen, weswegen häufig Hirnbiopsien zur weiteren differentialdiagnostischen
Einordnung notwendig werden. Diese zeigen bei der Schilder-Erkrankung
großflächige Demyelinisierungsherde mit perivaskulären Lymphozyten- und
Makrophageninfiltrationen. Einzelberichte belegen ein partielles Ansprechen
auf hochdosierte Steroidgaben, insgesamt ist die Beurteilung der Therapieeffekte aber problematisch, da es sich bei der Schilder-Erkrankung nicht um
ein uniformes Krankheitsbild handelt.

Während einige Autoren die Schilder-Erkrankung als Variante der MS ansehen, wird besonders in der Neuropädiatrie die Eigenständigkeit dieses
Krankheitsbildes angezweifelt. Ein Großteil der zunächst klinisch als Schilder-Erkrankung klassifizierten Fälle, insbesondere bei Jungen, war in Wirklichkeit an einer Adrenoleukodystrophie (AD) erkrankt. Bei identischer klinischer Manifestation am Nervensystem im Sinne einer schweren, chronisch
progredienten Leukenzephalopathie mit Pyramidenbahnzeichen, zerebellären
Störungen und Verhaltensauffälligkeiten treten bei der AD im Gegensatz zur
Schilder-Erkrankung Zeichen einer Nebennierenrinden- (NNR-)Insuffizienz
(Addison-Syndrom) hinzu, die auch isoliert zunächst ohne ZNS-Beteiligung
manifest werden kann (Übersicht bei Moser 1997). Die AD wird verursacht
durch eine Mutation in einem ATP-Kasetten-bindenden Transporterprotein,
das in der Membran von Peroxisomen lokalisiert ist (Dubois-Dalcq et al.
1999). Dieser Transporter ist notwendig, um langkettige Fettsäuren in die
Peroxisomen zu transportieren, wo sie dann in kurzkettige Fettsäuren abgebaut werden. Die Störung dieses Transportwegs führt zur Akkumulation
langkettiger Fettsäuren, die sich in einer pathologisch erhöhten C26/22-Ratio
von Fettsäuren niederschlägt. Von dieser Verschiebung des Fettsäuregleichge-
wichts sind grundsätzlich alle Gewebe und Körperflüssigkeiten betroffen, in
besonders starken Ausmaß (bis zu 1000-mal erhöht) aber die weiße Substanz
im ZNS, die Hoden und die NNR. Inwieweit die Akkumulation der langkettigen Fettsäuren selbst toxisch ist oder nur ein Epiphänomen darstellt, ist bislang unklar. Vor der Ära des Gentests ließ sich die Diagnose durch Messung
einer erhöhten C26/C22-Fettsäureratio im Plasma sichern, wobei eine solche
Verschiebung auch bei anderen peroxisomalen Erkrankungen (Zellweger-Syn-
drom, infantile Refsumerkrankung) gefunden wird, die sich allerdings klinisch eindeutig von der AD unterscheiden lassen. Basierend auf diesen bio-
chemischen Befunden wurde versucht, durch strenge Diäten (Meidung langkettiger unter Zufuhr kurzkettiger Fettsäuren; „Lorenzo's Oil") den Krankheitsverlauf zu beeinflussen. Dies führte zwar zur Reduktion des Überschus-
ses an langkettigen Fettsäuren im Plasma, hatte aber keinerlei Einfluss auf
den klinischen Verlauf (Moser 1997). Die AD folgt einem X-chromosomal-
rezessivem Erbgang, wobei allerdings auch heterozygote Frauen einen in der
Regel milderen Phänotyp entwickeln. Der klinische Verlauf bei Jungen ist
unterschiedlich und selbst bei molekular identischem Gendefekt individuell

nicht vorhersehbar (Moser 1997). Ein Großteil der Jungen entwickelt im Alter bis etwa 10 Jahre einen foudroyanten Verlauf, der innerhalb von 3 Jahren zu schwerster Behinderung bzw. zum Tode führt. Patienten im präklinischen Stadium zeigen uncharakteristische, der MS sehr ähnelnde Marklagerläsionen. Im Akutstadium der schweren Verlaufsform finden sich riesige, oft symmetrische bilaterale Marklagerherde mit okzipitotemporalem Schwerpunkt, die raumfordernd sind und am Rand massiv Kontrastmittel aufnehmen. Diese Läsionen erinnern, wie oben bei den „Schilder-Fällen" diskutiert, an Schmetterlingsgliome. Einmal in Gang gekommen führt der genetisch determinierte Demyelinisierungsprozess, der histopathologisch eine ausgeprägte Entzündungskomponente aufweist (Griffin et al. 1985), unaufhaltsam zur schweren Behinderung bzw. zum Tode. Der Krankheitsverlauf ist weder durch Diäten noch durch aggressive Immunsuppression beeinflussbar (Moser 1997). Als einzige therapeutische Option ergibt sich die Knochenmarkstransplantation, die allerdings nur in der allerfrühesten Phase der neurologischen Manifestation im ZNS wirksam ist (Krivit et al. 1995). Dies erklärt sich dadurch, dass das ZNS erst von Mikroglia aus dem Spenderknochenmark besiedelt werden muss, damit vor Ort ein Abbau langkettiger Fettsäuren über die Transporterausstattung der Spendermikroglia erfolgen kann. Die Entscheidung zu dieser eingreifenden Maßnahme wird dadurch erschwert, dass ein anderer Teil von Patienten einen chronischen Verlauf mit klinischer Manifestation erst im Erwachsenenalter unter dem Bild einer Adrenomyeloneuropathie entwickelt, die eine wesentlich bessere Prognose hat, wobei eine Konversion in die maligne zerebrale Verlaufsform der AD jederzeit möglich ist.

Balos konzentrische Sklerose: eine Rarität!

Das seltene Krankheitsbild der Baloschen konzentrischen Sklerose lässt sich klinisch nicht von einer klassischen MS unterscheiden. Vielmehr handelt es sich um eine histopathologische Diagnose, gekennzeichnet durch laminäre konzentrische Strukturen im Marklager des ZNS (Abb. 1 d). Diese laminären Strukturen entsprechen abwechselnden Schichten von demyelinisierten und remyelinisierten Nervenfasern. Die Veränderung sind teilweise auch in der Magnetresonanztomografie erkennbar (Bolay et al. 1996). Nach den spärlich verfügbaren Literaturangaben soll die Erkrankung monophasisch, chronisch-progredient verlaufen, nur ein Fall mit Spontanremission ist dokumentiert (Bolay et al. 1996).

Literatur

Bauer J, Stadelmann C, Bancher C et al. (1999) Apoptosis of T lymphocytes in acute disseminated encephalomyelitis. Acta Neuropathologica 97:543–546
Bitsch A, Wegener C, da Costa C et al. (1999) Lesion development in Marburg's type of acute multiple sclerosis: from inflammation to demyelination. Multiple Sclerosis 5:138–146

Bolay H, Karabudak R, Tacal T et al. (1996) Balo's concentric sclerosis: Report of two patients with magnetic resonance imaging follow-up. Journal of Neuroimaging 6:98–103
Case Records of the Massachusetts General Hospital. Case 26-1998. New England Journal of Medicine 339:542–549
Dale RC, De Sousa C, Chong WK et al. (2000) Acute dissemianted encephalomyelitis, multiphasic encephalomyelitis and multiple sclerosis in children. Brain 123:2407–2422
Devic E (1894) Myelite subaigue compliquee de nevrite optique. Bulletin Med (Paris) 8:1033–1034
Dubois-Dalcq M, Feigenbaum V, Aubourg P (1999) The neurobiology of X-linked adrenoleukodystrophy, a demyelinating peroxisomal disorder. Trends in Neuroscience 22:4–12
Fukazawa T, Kikuchi S, Sasaki H et al. (1997) Anti-nuclear antibodies and the optic-spinal form of multiple sclerosis. J Neurol 244:483–488
Garell PC, Menezes AH, Baumbach G et al. (1998) Presentation, management and follow-up of Schilder's disease. Ped Neurosurg 29:86–91
Griffin DE, Moser HW, Mendoza Q et al. (1985) Identification of the inflammatory cells in the central nervous system of patients with adrenoleukodystrophy. Ann Neurol 18:660–664
Hahn JS, Siegler DJ, Enzmann D (1996) Intravenous gammaglobulin therapy in recurrent acute disseminated encephalomyelitis. Neurology 46:1173–1174
Johnson MD, Lavin P, Whetsell WO (1990) Fulminant monophasic multiple sclerosis, Marburg's type. J Neurol, Neurosurg Psych 53:918–921
Kanter DS, Horensky D, Sperling RA et al. (1995) Plasmapheresis in fulminant acute disseminated encephalomyelitis. Neurology 45:824–827
Kesselring J, Miller DH, Robb SA et al. (1990) Acute disseminated encephalomyelitis: MRI findings and the distinction from multiple sclerosis. Brain 113:291–302
Krivit W, Lockman LA, Watkins PA et al. (1995) The future for treatment by bone marrow transplantation for adrenoleukodystrophy, metachromatic leukodystrophy, globoid cell leukodystrophy, and Hurler syndrome. J Inherited Metabolic Disorders 18:398–412
Mandler RN, Davis LE, Jeffery et al. (1993) Devic's neuromyelitis optica: a clinicopathological study of 8 patients. Ann Neurol 34:162–168
Mandler RN, Ahmed W, Dencoff JE (1998) Devic's neuromyelitis optica: a prospective study of seven patients treated with prednisone and azathioprine. Neurology 51:1219–1290
Marburg O (1906) Die so genannte „Akute multiple Sklerose" (Encephalomyelitis periacialis scleroticans). Jahrbuch der Psychiatrie und Neurologie 27:211–312
Mendez MF, Pogacar S (1988) Malignant monophasic multiple sclerosis or „Marburg's disease". Neurology 38:1153–1155
Moser HW (1997) Adrenoleukodystrophy: phenotype, genetics, pathogenesis and therapy. Brain 120:1485–1508
Nishikawa M, Ichiyama T, Hayashi T et al (1999) Intravenous immunoglobulin therapy in acute disseminated encephalomyelitis. Ped Neurol 21:583–586
Noseworthy JH, Lucchinett C, Rodriguez et al. (2000) Medical Progress: Multiple Sclerosis. N Engl J Med 343:938–952
O'Riordan JI, Gallagher HL, Thompson AJ et al. (1996) Clinical, CSF, and MRI findings in Devic's neuromyelitis optica. J Neurol Neurosurg Psych 60:382–387
Pambakian A, Akdal G, Kennard C (1999) Neuromyelitis optica (Devic's disease) and its relationship to MS. International MS Journal 6:91–95
Poser CM, Paty DW, Schienberg L et al. (1983) New diagnostic criteria for multiple sclerosis: guidelines for research protocols. Ann Neurol 13:227–231
Pradhan S, Gupta RP, Shashank S et al. (1999) Intravenous immunoglobulin therapy in acute disseminated encephalomyelitis. J Neurol Sci 165:56–61
Rodriguez M, Karnes WE, Bartleson JD et al. (1993) Plasmapheresis in acute episodes of fulminant CNS inflammatory demyelination. Neurology 43:1100–1104
Sahlas DJ, Miller SP, Guerin M et al. (2000) Treatment of acute disseminated encephalomyelitis with intravenous immunoglobulin. Neurology 54:1370–1372
Schilder PF (1912) Zur Kenntnis der so genannten diffusen Sklerose. Z Neurol Psych 10:1–60
Schilder PF (1913) Zur Frage der Encephalitis periaxialis diffusa. Z Neurol Psych 15:359–376
Sticker RB, Miller RG, Kiprov DD (1992) Role of plasmapheresis in acute disseminated (postinfectious) encephalomyelitis. J Clin Apheresis 7:173–179
Storch MK, Stefferl A, Brehm U et al. (1998) Autoimmunity to myelin oligodendrocyte glycoprotein in rats mimics the spectrum of multiple sclerosis pathology. Brain Path 8:681–694

Straub J, Chofflon M, Delavelle J (1997) Early high-dose intravenous methylprednisolone in acute disseminated encephalomyelitis: a successful recovery. Neurology 49:1145–1147
Stuve O, Zamvil SS (1999) Pathogenesis, diagnosis, and treatment of acute disseminated encephalomyelitis. Curr Opin Neurol 12:395–401
Weinshenker BG (1999) Therapeutic plasma exchange for acute inflammatory demyelinating syndromes of the central nervous system. J Clin Apheresis 14:144–148

Objektivierbarkeit und prognostische Faktoren des Krankheitsverlaufes der Multiplen Sklerose

R. Gold, F. X. Weilbach

EINLEITUNG

Der Krankheitsverlauf der Multiplen Sklerose ist höchst variabel und im Einzelfall oft nur schwer vorhersagbar. Dies hat insbesondere dann Relevanz, wenn außerhalb von plazebokontrollierten, randomisierten klinischen Studien für den einzelnen Patienten eine Aussage getroffen werden soll, inwieweit eine spezifische Therapie wirksam ist. Da heutzutage vor allem für die schubförmige Verlaufsform der Multiplen Sklerose (MS) zunehmend wirksamere Möglichkeiten der Immuntherapie zur Verfügung stehen (Rieckmann u. Toyka 1999), ist es erforderlich, an der Etablierung besserer Parameter zu arbeiten, die auch im klinischen Alltag eine objektive Einordnung der Befunde ermöglichen. Zudem fragen die Patienten auch bei Stellung der Erstdiagnose häufig schon an, welche Prognose die Erkrankung nun bei ihnen speziell hat. Dies ist verständlich, da es bei dem überwiegend betroffenen jungen Patientengut eine hohe Bedeutung für die weitere Berufs- und Lebensplanung hat. Im Folgenden werden die verfügbaren und etablierten Parameter zur Objektivierbarkeit des Krankheitsverlaufes zusammen mit prognostischen Faktoren aus der Zusatzdiagnostik dargestellt und kritisch diskutiert.

Objektivierbarkeit des Krankheitsverlaufes durch klinische Skalen und Zusatzdiagnostik

In den bisherigen Therapiestudien bei Multipler Sklerose diente die EDSS-Skala nach Kurtzke (1983) als Gold-Standard, um unter klinischen Alltagsbedingungen die Krankheitsprogredienz sowie mögliche Therapieerfolge zu erfassen. Obwohl die EDSS sicherlich klinisch relevant und hilfreich ist, hat sie einige Schwächen.

Zum Einen ist es eine nichtlineare Ordinalskala, bei der gerade in höheren Behinderungsgraden die Zwischenschritte nicht mehr ein proportionales Fortschreiten der Behinderung reflektieren. Deshalb wird in den meisten Therapiestudien ab einem EDSS von 6,0 bereits eine Verschlechterung um einen halben Punkt als Progression gewertet, während in den unteren EDSS-Graden mindestens ein Punkt Differenz als Hinweis für eine gesicherte Progression gefordert wird. Auch bei erfahrenen Untersuchern gibt es Abwei-

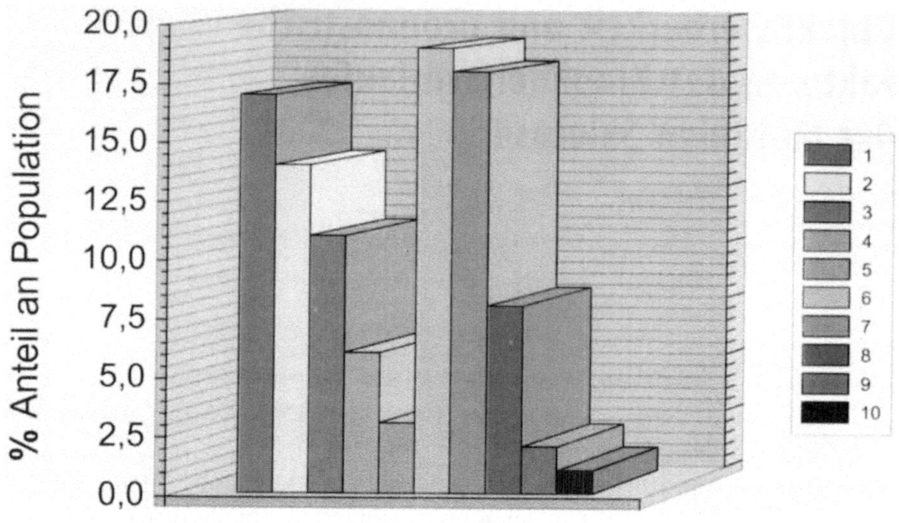

Abb. 1. Prozentuale Verteilung der Patienten in EDSS-Bereichen. (Nach Weinshenker et al. 1989)

chungen bei der EDSS-Bewertung, die bis zu einen Punkt betragen können. In modernen Therapiestudien wurde durch spezielles „EDSS-Training" die Vergleichbarkeit der Bewertung zwischen verschiedenen Studienzentren und die Reproduzierbarkeit deutlich verbessert.

Ein weiteres Problem besteht darin, dass die Patienten in unterschiedlichen EDSS-Stufen verschieden lang verweilen. So ergaben die Untersuchungen von Weinshenker (1989), dass Patienten bei EDSS 1 und EDSS 6 oder 7 bis zu 4 Jahre im Mittel verweilen, während die EDSS-Grade von 4 und 5 „Durchgangsstadien" sind, die innerhalb eines Jahres durchschritten werden (Abb. 1).

Eine Schwäche des EDSS liegt auch darin, dass gerade bei höheren Behinderungsgraden die Einschränkung der unteren Extremität immer mehr in den Vordergrund tritt, jedoch für die Lebensqualität mindestens ebenso relevante Faktoren, wie mentale Funktionen sowie die Erhaltung der Armfunktion, aber weniger berücksichtigt werden. Deshalb wird in neueren Studienprotokollen versucht, z.B. den Steckbrett-Test (9-Hole-Peg-Test) sowie einen wenig aufwendigen kognitiven Test (PASAT; Sharrack et al. 1999) in einer integrierten Behinderungsskala zu erfassen.

Außer der klinischen Evaluation stellen auch kernspintomografische Untersuchungen (MRT) etablierte Parameter zur Erfassung des Krankheitsverlaufes dar. In der MRT wurden bisher vor allem die sog. „T2-Sequenzen" sowie die Kontrastmittelaufnahme nach Gadolinium-Gabe bewertet (Fazekas et al. 1999). In den Studien der letzten Jahre wurde auch die fortschreitende Hirnatrophie quantitativ erfasst (Rudick et al. 1999). Die Problematik von kernspintomografischen Befunden besteht generell darin, dass eine sehr schlechte Korrelation der Ergebnisse mit krankheitsspezifischer Behinderung besteht, deren Messung – wie oben dargestellt – ebenfalls problematisch ist. Dies hat sich auch in einer kürzlich von Kappos et al. (1999) publizierten Untersuchung einer Arbeitsgruppe gezeigt, bei der die Zahl der Gadolinium-aufnehmenden Läsionen nur einen geringen prädiktiven Wert für die klinische Behinderung, gemessen am EDSS, hatte. Ein deutlich besserer Zusammenhang bestand allerdings zwischen der Zahl florider Läsionen in den ersten Monaten nach Krankheitsbeginn und der Schubrate.

Die wissenschaftlichen Untersuchungen der 80er Jahre haben unsere heutigen Vorstellungen zur Immunpathogenese der Erkrankung geprägt. Wir wissen, dass grundsätzlich aktivierte T-Zellen die Barriere der Blut-Hirn-Schranke überqueren können und dann im zentralen Nervensystem die Kaskade der Entzündungsreaktionen in Gang bringen (Wekerle et al. 1986). Der weitere Beitrag eingewanderter vs. endogener monozytärer Zellelemente wurde durch elegante Experimente in sog. chimären Tieren nachgewiesen (Hickey u. Kimura 1988). Aus diesen Experimenten folgerte man, dass grundsätzlich ein wesentlicher Teil der Immunpathologie der MS im peripheren Immunsystem abläuft und es auch Möglichkeiten gibt, entweder aus Blutanalysen oder aus dem Liquorkompartment mit Hilfe von verschiedenen Aktivitätsmarkern Aussagen über den Krankheitsverlauf zu treffen. Ausführliche Untersuchungen an größeren Kollektiven zeigten einen Zusammenhang der Krankheitsentwicklung mit der Aktivität proinflammatorischer Zytokine (Rieckmann et al. 1994a,b) oder abgeschilferter Adhäsionsmoleküle (Hartung et al. 1995), die auch in recht guter Korrelation zu kernspintomografischen Analysen stehen. Allerdings muss einschränkend gesagt werden, dass die Daten im Allgemeinen nur für große Kollektive verlässlich interpretiert werden können und für den einzelnen Patienten lediglich in ausgewählten Fällen einen direkten Zusammenhang mit der Krankheitsaktivität zeigen. Auch für die heute besonders im Mittelpunkt des Interesses stehenden Parameter, nämlich die Sekretion von Metalloproteinasen (Leppert et al. 1996) und die Chemokinsekretion, ist nicht zu erwarten, dass vergleichbar zur Myasthenia gravis als Prototyp einer neurologischen Autoimmunerkrankung (Hohlfeld u. Toyka 1993), ein leicht erfassbarer und verlässlicher Aktivitätsparameter der MS gefunden wird. Dies wird auch dadurch unwahrscheinlicher, dass es sich aufgrund der neueren molekularen histopathologischen Arbeiten (Lucchinetti et al. 1996) bei der MS wahrscheinlich um ein heterogenes Spektrum von Erkrankungen handelt, die die Chronifizierung des Immunprozesses im zentralen Nervensystem als gemeinsame Determinante aufweisen, aber unterschiedliche Ursachen haben können.

Aufgrund der sehr unterschiedlichen funktionellen Bedeutung von Entmarkungsläsionen (Hirnstamm, Kleinhirn, Marklager) ist auch nicht zu erwarten, dass ein einzelner integrativer paraklinischer Laborparameter den Krankheitsfortschritt und die klinische Beeinträchtigung adäquat widerspiegelt.

Prognostische Kriterien für den Krankheitsverlauf

Auch mit den modernen Untersuchungsmethoden ist der Verlauf einer MS-Erkrankung oft nur schwer vorhersagbar. Man wird im Allgemeinen bei Diagnosestellung sehr zurückhaltend sein und zunächst den Krankheitsverlauf in den ersten Jahren abwarten. Zukünftig werden die modernen Therapieoptionen zur Immunmodulation oder Immunsuppression sicherlich die Prognose der Erkrankung deutlich verbessern. Aus Studien zum natürlichen Krankheitsverlauf, die zwischen 1960 und 1980 durchgeführt wurden, wissen wir, dass unter rein klinischen Aspekten zu den prognostisch günstigen Faktoren weibliches Geschlecht, schubförmiger Beginn mit sensiblen Attacken oder Optikusneuritis sowie initial gute Rückbildung der Schübe gehören. Auch eine anfangs niedrigere Schubfrequenz sowie ein junges Alter bei Krankheitsbeginn sprechen für eine günstigere Prognose. Es bleibt abzuwarten, inwieweit trotz ungünstiger klinischer Prädiktoren der Krankheitsverlauf durch moderne Therapieoptionen verbessert werden kann.

In modernen Industrieländern wird die Lebenserwartung durch eine MS-Erkrankung nur geringfügig eingeschränkt. Bei 5–10% der Patienten ging man in natürlichen Verlaufsuntersuchungen sogar von einer sog. „benignen Form" der MS aus, wobei neuere Studien zeigen, dass bei einem unbehandelten Krankheitsverlauf nach 20 Jahren doch häufig eine signifikante Behinderung resultiert (Hawkins u. McDonnell 1999).

Dem Kernspintomogramm kommt der größte prognostische Wert weniger für den Krankheitsverlauf (s. oben), sondern mehr für die spätere Entwicklung einer Multiplen Sklerose nach einer ersten Attacke einer Retrobulbärneuritis zu (Morrissey et al. 1993; O'Riordan et al. 1998). So beträgt die Wahrscheinlichkeit, nach einer Optikusneuritis innerhalb von 10 Jahren an einer klinisch gesicherten MS zu erkranken, über 90%, wenn das Kernspintomogramm bereits initial pathologisch ist und zwei oder mehr Läsionen aufweist (O'Riordan et al. 1998). Von Patienten mit mehr als 10 asymptomatischen Läsionen zum Zeitpunkt einer klinisch isolierten Symptomatik befanden sich 35% nach 10 Jahren in EDSS-Bereichen ≥ 6. Dies wurde in Untersuchungen einer skandinavischen Arbeitsgruppe bestätigt (Söderström et al. 1998). Ein pathologischer Liquorbefund mit Nachweis von autochthoner IgG-Synthese ist ein zusätzlicher ungünstiger Faktor für die Entwicklung einer Multiplen Sklerose (Söderström et al. 1998; Tumani et al. 1998).

Genetische Untersuchungen zielen sowohl auf die Identifizierung von Suszeptibilitätsfaktoren als auch auf prognostische Faktoren für den Krankheitsverlauf. Mehrere große Studien aus den 90er Jahren konnten außer der Assoziation zum HLA-DR2 keinen sicheren Risikofaktor für die Entstehung einer Multiplen Sklerose identifizieren (Übersicht in Gold u. Rieckmann 2000). Für den Krankheitsverlauf spielen neben Polymorphismen in der MHC-Klasse-II-Region (Olerup et al. 1989) möglicherweise auch Polymorphismen im Interleukin eine Rolle. So beschrieben Schrijver et al. (1999) eine Assoziation zwischen bestimmten Allelen des IL-1-Rezeptorantagonisten sowie dem IL-1β und einem ungünstigen Krankheitsverlauf. Gerade auf dem Hintergrund der neuesten Erkenntnisse zur Neurodegeneration wird es eine zunehmende Rolle spielen, neben immungenetischen Determinanten auch neurogenetische Faktoren zu erfassen, die für das Überleben von Gliazellen im entzündeten Nervensystem mitentscheidend sind (s. unten).

Bereits die konventionelle Kernspintomografie hat versucht, die Histopathologie der Erkrankung mit bestimmten Läsionsmustern im T1-gewichteten Kernspintomogramm zu korrelieren (van Walderveen et al. 1995). Wahrscheinlich ergeben sich durch die Magnetresonanzspektroskopie hier deutlich bessere Möglichkeiten. Durch die Erfassung von Gewebeparametern wie dem N-Acetylaspartat gelingt es bereits in vivo, Veränderungen i. S. eines axonalen Schadens nachzuweisen (siehe Übersicht in van Walderveen et al. 1995). Dies spielt besonders auch in solchen Fällen eine Rolle, bei denen aufgrund sehr großer demyelinisierender Läsionen differentialdiagnostisch raumfordernde Prozesse diskutiert wurden und häufig eine stereotaktische Biopsie erforderlich war (Bruck et al. 1997). Erweitert werden die kernspinspektroskopischen Methoden durch die sog. Magnetisierungstransferratio (MTR), die zwischen strukturellen Veränderungen an Makromolekülen und vermehrter Wassereinlagerung im Gewebe differenzieren kann. Erste Untersuchungen konnten auch hier eine gute Korrelation zwischen der MTR und der Gesamtzahl von Axonen in einer post mortem analysierten MS-Läsion zeigen (van Waesberghe u. Barkhof 1999).

Mit neueren Techniken zur Messung des Hirnparenchymvolumens konnte gezeigt werden, dass eine fortschreitende Hirnatrophie auch bei klinisch stabilen Patienten auftritt (Rudick et al. 1999).

Aus diesen Überlegungen wird deutlich, dass die technischen Erweiterungen der Kernspintomografie über die reine Auszählung von T2-Läsionen hinaus wichtige Informationen für die Pathologie der MS-Läsionen liefern werden und sich so neue paraklinische Surrogatmarker für Therapiestudien entwickeln lassen. Allerdings wird dies auch den Aufwand und somit die Kosten für Therapiestudien weiter in die Höhe treiben. Möglichkeiten einer vereinfachten Verlaufsbeobachtung ergeben sich evtl. mit Hilfe der transkraniellen Sonografie, die es erlaubt, Atrophiemessungen vorzunehmen und auch eine relativ gute Korrelation mit kernspintomografischen Messwerten sowie eine positive Assoziation mit der EDSS zeigt (Übersicht in Gold u. Rieckmann 2000).

Zusammenfassung

Im Zeitalter vielfältiger, verbesserter Immuntherapien werden wir die traditionellen prognostischen Parameter des Krankheitsverlaufes sicherlich nachhaltig überdenken müssen. Diese Aufgabe wird dadurch erleichtert, dass sich sowohl laborchemische als auch kernspintomografische und genetische Möglichkeiten ergeben, die den Krankheitsverlauf besser erfassen. Möglicherweise werden wir in unserer Vorstellung zur Pathogenese eine weitere Dimension miteinbeziehen müssen, die über die Immunpathogenese hinaus auch Aspekte der Neurodegeneration miteinschließt und das Überleben von Gliazellen und Neuronen im entzündeten ZNS berücksichtigt. All dies wird darin münden, MS-Patienten wesentlich differenzierter und individueller zu behandeln als dies bisher möglich und erforderlich war.

Literatur

Bruck W, Bitsch A, Kolenda H, Bruck Y, Stiefel M, Lassmann H (1997) Inflammatory central nervous system demyelination: correlation of magnetic resonance imaging findings with lesion pathology. Ann Neurol 42:783–793.

Fazekas F, Barkhof F, Filippi M et al. (1999) The contribution of magnetic resonance imaging to the diagnosis of multiple sclerosis. Neurology 53:448–456

Gold R, Rieckmann P (2000) Pathogenese und Therapie der Multiplen Sklerose, 2. Aufl. Unimed, Bremen

Hartung HP, Reiners K, Archelos JJ et al. (1995) Circulating adhesion molecules and tumor necrosis factor receptor in multiple sclerosis: correlation with magnetic resonance imaging. Ann Neurol 38:186–193

Hawkins SA, McDonnell GV (1999) Benign multiple sclerosis? Clinical course, long term follow up, and assessment of prognostic factors. J Neurol Neurosurg Psychiatry 67:148–152

Hickey WF, Kimura H (1988) Perivascular microglia cells of the CNS are bone-marrow derived and present antigen in vivo. Science 239:290–292

Hohlfeld R, Toyka KV (1993) Therapies. In: Oosterhuis HJGH, de Baets M (eds) Myasthenia gravis. CRC Press, pp 235–261

Kappos L, Moeri D, Radue EW et al. (1999) Predictive value of gadolinium-enhanced magnetic resonance imaging for relapse rate and changes in disability or impairment in multiple sclerosis: a meta-analysis. Lancet 353:964–969

Kornek B, Lassmann H (1999) Axonal pathology in multiple sclerosis. A historical note. Brain Pathol 9:651–656

Kurtzke JF (1983) Rating neurologic impairment in multiple sclerosis: an expanded disability status scale (EDSS). Neurology 33:1444–1452

Leppert D, Waubant E, Bürk MR, Oksenberg JR, Hauser SL (1996) Interferon beta-1b inhibits gelatinase secretion and in vitro migration of human T cells: A possible mechanism for treatment efficacy in multiple sclerosis. Annals of Neurology 40:846–852

Lucchinetti CF, Brück W, Rodriguez M, Lassmann H (1996) Distinct patterns of multiple sclerosis pathology indicates heterogeneity in pathogenesis. Brain Pathol 6:259–274

Morrissey SP, Miller DH, Kendall BE et al. (1993) The significance of brain magnetic resonance imaging abnormalities at presentation with clinically isolated syndromes suggestive of multiple sclerosis. A 5-year follow-up study. Brain 116:135–146

O'Riordan JI, Thompson AJ, Kingsley DPE et al. (1998) The prognostic value of brain MRI in clinically isolated syndromes of the CNS – A 10-year follow-up. Brain 121:495–503

Olerup O, Hillert J, Fredrikson S et al. (1989) Primarily chronic progressive and relapsing/remitting multiple sclerosis: two immunogenetically distinct disease entities. Proc Natl Acad Sci USA 86:7113–7117

Rieckmann P, Albrecht M, Kitze B et al. (1994a) Cytokine mRNA levels in mononuclear blood cells from patients with multiple sclerosis. Neurology 44:1523–1526

Rieckmann P, Martin S, Weichselbraun I et al. (1994b) Serial analysis of circulating adhesion molecules and TNF receptor in serum from patients with multiple sclerosis: cICAM-1 is an indicator for relapse. Neurology 44:2367–2372

Rieckmann P, Toyka KV (1999) Escalating immunotherapy of Multiple Sclerosis. Eur Neurol 42:121–127

Rudick RA, Fisher E, Lee JC, Simon J, Jacobs L, Multiple Sclerosis CR (1999) Use of the brain parenchymal fraction to measure whole brain atrophy in relapsing-remitting MS. Neurology 53:1698–1704

Schrijver HM, Crusius JB, Uitdehaag BM et al. (1999) Association of interleukin-1beta and interleukin-1 receptor antagonist genes with disease severity in MS. Neurology 52:595–599

Sharrack B, Hughes RA, Soudain S, Dunn G (1999) The psychometric properties of clinical rating scales used in multiple sclerosis. Brain 122:141–159

Söderström M, Ya-Ping J, Hillert J, Link H (1998) Optic neuritis – Prognosis for multiple sclerosis from MRI, CSF, and HLA findings. Neurology 50:708–714

Trapp BD, Peterson J, Ransohoff RM, Rudick R, Mörk S, Bö L (1998) Axonal transection in the lesions of multiple sclerosis. N Engl J Med 338:278–285
Tumani H, Tourtellotte WW, Peter JB, Felgenhauer K, Optic Neuritis Study Group (1998) Acute optic neuritis: combined immunological markers and magnetic resonance imaging predict subsequent development of multiple sclerosis. Journal of the Neurological Sciences 155:44–49
Van Waesberghe JHTM, Barkhof F (1999) Magnetization transfer imaging of the spinal cord and the optic nerve in patients with multiple sclerosis. Neurology 53:S46–S48
van Walderveen MA, Barkhof F, Hommes OR et al. (1995) Correlating MRI and clinical disease activity in multiple sclerosis: relevance of hypointense lesions on short-TR/short-TE (T1-weighted) spin-echo images. Neurology 45:1684–1690
Weinshenker BG, Bass B, Rice GPA et al. (1989) The natural history of multiple sclerosis: a geographically based study. 2. Predictive value of the early clincial course. Brain 112: 1419–1428
Wekerle H, Linington C, Lassmann H, Meyermann R (1986) Cellular immune reactivity within the CNS. Trends Neurosci 9:271–277

Objektivierbarkeit klinischer Symptome und neuere Entwicklungen in Studien

C. Lienert, J. Lechner-Scott, L. Kappos

EINLEITUNG

Die klinische Beurteilung bleibt auch im Zeitalter der hoch differenzierten paraklinischen Untersuchungsmethoden der goldene Standard, an dem sich Krankheitsverlauf und therapeutische Effekte messen müssen. Im Rahmen therapeutischer Studien, aber auch zunehmend in der Routinebetreuung von MS-Patienten ist es zur Gewährleistung einer einheitlichen Sprache immer wichtiger, zuverlässige Messinstrumente einzusetzen. Dabei ist gerade bei der Multiplen Sklerose klar, dass die exakte Erfassung, Beschreibung und Dokumentation der vielfältigen klinischen Erscheinungen dieser Erkrankung für Forscher und Kliniker eine noch ungelöste Herausforderung darstellt.

Die folgende Begriffsdefinition soll dem besseren Verständnis der Krankheitsdimensionen, die mit klinischen Skalen erfasst werden, dienen. Der WHO-Begriff *Schaden* („impairment") bezieht sich auf den Verlust oder die Abnormität psychologischer, physiologischer oder anatomischer Strukturen bzw. Funktionen. *Funktionelle Einschränkung* („activity limitation", bisher „disability") ist zu verstehen als jede aus diesem Schaden resultierende Einschränkung oder das Fehlen der Fähigkeit, bestimmte Aktivitäten in der Weise auszuüben, wie sie für Menschen als normal gilt. Mit klinischen Skalen beurteilen wir Schaden und funktionelle Einschränkung, nicht jedoch die *sozialen Einschränkungen* („participation restriction", bisher „handicap") in der Erfüllung der beruflichen oder privaten Rolle.

Welchen Anforderungen müssen Messinstrumente genügen? Neben den allgemeinen, wie Sensitivität, Reliabilität, Validität und prädiktiver Wert, müssen sie den Besonderheiten der MS gerecht werden. Dies ist einerseits die äußerst vielfältige Symptomatik sowohl hinsichtlich Qualität als auch quantitativem Ausmaß und andererseits die Variabilität und schlechte Erfassbarkeit von Erscheinungen, wie z. B. der Fatigue.

Verschiedene Skalen wurden bisher in klinischen Studien angewendet und erprobt (Tabelle 1). Der *Neurostatus* (Kappos u. Patzold 1983, 1990), die *Scripps Neurological Rating Scale* (Sipe 1984) und das *Scoring System für MS* (Fog 1965) basieren auf einer neurologischen Untersuchung, die quantifiziert wird.

Die *Quantitative Examination of Neurological Functions* (QENF; Potvin u. Tourtelotte 1985) ist der Versuch einer möglichst umfassenden, zum Teil

Tabelle 1. Einige in Multicenter-Studien verwendete klinische Messinstrumente

Expanded Disability Status Scale (EDSS)	Kurtzke 1955, 1983
Scoring system for MS	Fog 1965
Ambulation Index	Hauser et al. 1983
Scripps Neurological Rating Scale (NRS)	Sipe et al. 1984
Neurostatus	Kappos u. Patzold 1988, 1975
Quantitative Examination of Neurologic Functions (QENF)	Potvin u. Tourtelotte 1985
9-Hole-Peg Test	Goodkin et al. 1988

0 =	Normale neurologische Untersuchung	Definiert durch Funktionssysteme (0--5,5)
1,0--1,5 =	Keine Behinderung	
2,0--2,5 =	Minimale Behinderung	
3,0--3,5 =	Leichte bis mäßige Behinderung	
4,0--4,5 =	Schwere Behinderung	Definiert d. Gehstrecke u. Hilfsmittel (4,0--7,5)
5,0--5,5 =	Deutlich eingeschränkte Gehfähigkeit	
6,0--6,5 =	Benötigt Gehhilfe	
7,0--7,5 =	An Rollstuhl gebunden, Selbsthilfefunktionen erhalten	Definiert durch Abhängigkeit von Hilfe (7,0--9,5)
8,0--8,5 =	An Bett/Stuhl gebunden, Körperpflege mit Hilfe	
9,0--9,5 =	Hilflos, bettlägerig	
10,0 =	Tod aufgrund von MS	

Abb. 1. Expanded Disability Status Scale (EDSS)

apparativ gestützten Beurteilung, die allerdings einen außerordentlich hohen zeitlichen und personellen Aufwand erfordert.

Der *Ambulation Index* (Hauser 1983) bezieht sich ausschließlich auf die Gehfähigkeit und der 9-Hole-Peg-Test (Goodkin 1988) dient der Beurteilung der Funktion der oberen Extremitäten. In der klinischen Anwendung durchgesetzt hat sich die *EDSS* (*Expanded Disability Status Scale*; Kurtzke 1983; Abb. 1). Sie ist eine Ordinalskala von 0–10 in 20 Halbschritten (Abb. 2). In den unteren Bereichen wird der Score abgeleitet von einer neurologischen Untersuchung, die quantifiziert wird und die in einer 6-stufigen Einzelbewertung von sieben Funktionssystemen resultiert, dem visuellen System, dem Hirnstamm, der Pyramidenbahn, dem zerebellären und sensiblen System, der Blasen- und Mastdarmfunktion sowie den mentalen Funktionen. Voraussetzung hierbei ist, dass der Patient noch mehr als 500 m ohne Hilfe gehen kann. Scores ab 4,5 beziehen sich auf Patienten, die mit deutlichen Einschränkungen, allerdings immer noch ohne Hilfe gehfähig sind. Werte von 6,0 und 6,5 sind definiert durch die Notwendigkeit einer Gehhilfe und Werte von 7,0 und 7,5 durch die Rollstuhlpflichtigkeit. Gebrauchsfähigkeit der oberen Extremitäten, die Fähigkeit Nahrung aufzunehmen und zu kommunizieren liegen der Bewertung der Scores von 8,0–9,5 zugrunde. Ein EDSS-Wert

Tabelle 2. Abweichung in der EDSS-Bewertung zwischen verschiedenen Untersuchern (*n.v.* nicht verfügbar)

	0 Punkte [%]	0,5 Punkte [%]	1,0 Punkte [%]
Amato et al. 1988 (EDSS 1,0–8,5)	50	75	96
Noseworthy et al. 1990 (EDSS 4,0–6,5)	69	95	n.v.
Francis et al. 1991 (EDSS 3,0–9,0)	45	65	85
Goodkin et al. 1992 (EDSS 1,0–3,5)	10	20	60

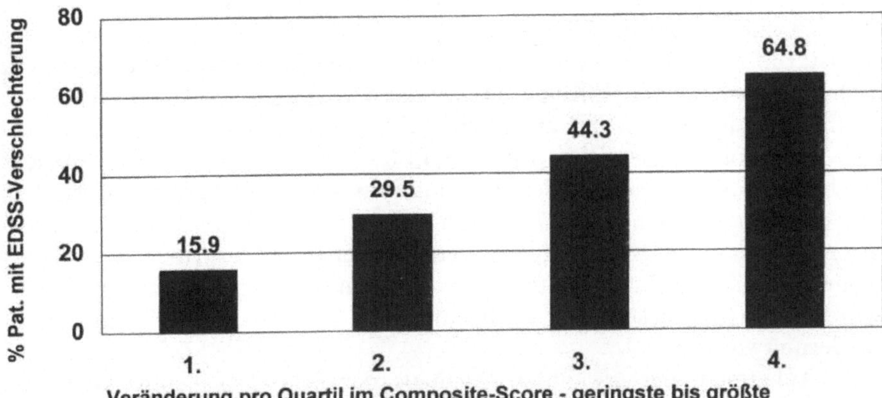

Abb. 2. Anteil der Patienten mit mindestens 1 Stufe Veränderung im EDSS nach 6–8 Jahren abhängig von der Veränderung pro Quartil im Composite-Score während des ersten Jahres. (Rudick, pers. Mitteilung)

von 10 bezeichnet den Tod durch MS. Für die Verwendung des EDSS sprechen die langjährige Anwendung und die weite Verbreitung der Skala unter den MS-Spezialisten. Die Skala ermöglicht einfache Vergleiche zwischen einzelnen Untersuchungen und ist in der klinischen Routine relativ einfach anzuwenden. Von Nachteil ist jedoch die schlechte Reliabilität vor allem in den unteren Bereichen der Skala. So war in einer Untersuchung von Patienten mit EDSS-Werten zwischen 1,0 und 3,5 nur bei 10% der Untersuchungen eine perfekte Übereinstimmung zwischen zwei Untersuchern vorhanden (Goodkin et al. 1992), wobei in dieser wie auch in anderen Studien eine zunehmende Verbesserung der Reliabilität erreicht wurde, wenn man eine Abweichung von 0,5 bzw. 1,0 Punkten akzeptierte (Tabelle 2). Es herrscht daher allgemeine Übereinkunft, dass in klinischen Studien für einen relevanten Unterschied in den Bereichen ≤5,5 eine Differenz von 1,0 oder 1,5 Punkten und >5,5 von 0,5 Punkten zu postulieren ist. Zur Verbesserung der Reliabilität in klinischen Studien sollten in jedem Falle folgende Maßnahmen beachtet werden: Die Beurteilung sollte konstant durch möglichst einen Untersucher erfolgen.

Es sollte eine standardisierte neurologische Untersuchung mit Beurteilung der einzelnen Funktionssysteme stattfinden und die Befunde in einer standardisierten Form dokumentiert werden. Die Gehstrecke sollte überprüft werden, falls Zweifel an den anamnestischen Angaben bestehen und immer dann, wenn die Gehstrecke nicht eindeutig mehr als 500 m beträgt und die Betroffenen auf eine Gehhilfe angewiesen sind. Die Untersuchung sollte möglichst zur gleichen Tageszeit und nach dem gleichen Ablauf erfolgen. Entscheidend verbessern lässt sich die Reliabilität durch ein EDSS-Training mittels Video (Lechner-Scott et al. 1997) bzw. CD-ROM (Kappos et al. 1998/1999).

Ein weiterer Nachteil der Skala liegt in der bimodalen Verteilung der Werte mit Maxima bei 2 und 3 bzw. 6. In Longitudinaluntersuchungen bleiben die Patienten länger in den EDSS-Stufen 1 und 2 bzw. 5 und 6 als z.B. in den Stufen 3 und 4. Dies bedeutet, dass eine größere Zahl von Patienten notwendig ist, um einen Therapieeffekt nachzuweisen (Weinshenker et al. 1989). Es besteht generell eine schlechte Erfassung der kognitiven Funktionen, von Schmerzen und der oft mit erheblichen Einschränkungen verbundenen Fatigue. In den oberen Bereichen wird der EDSS sehr stark von der Gehfähigkeit bestimmt, wodurch andere wichtige Funktionssysteme vernachlässigt werden. So verändert sich ein EDSS-Wert von 6,0 nicht, wenn eine zusätzliche klinisch relevante Veränderung, wie eine Armparese, auftritt. Andererseits können motivationsbedingte und von Tagesschwankungen abhängige Unterschiede der Gehstrecke den EDSS beeinflussen, ohne dass eine eigentliche Veränderung vorliegt.

In Anbetracht der erwähnten Nachteile der EDSS-Skala entwickelte eine Task Force der Nationalen Multiple Sklerose Gesellschaften in den USA nach Analyse der Plazebogruppen klinischer Studien und epidemiologischer Untersuchungen ein neues Beurteilungsinstrument, den *Multiple Sclerosis Functional Composite* (*MSFC*; Rudick et al. 1996, 1997). Es handelt sich hierbei um ein quantitatives Messinstrument, das sich zusammensetzt aus der *Zeit für eine Gehstrecke von 25 Fuß*, dem *9-Hole-Peg-Test* und dem *PASAT* (3-Sekunden-Version), einem neuropsychologischen Aufmerksamkeitstest, basierend auf der Rechenfunktion.

Mögliche Vorteile dieser Skala liegen in der besseren Reproduzierbarkeit der Resultate und der sensitiveren Erfassung der Funktion der oberen und unteren Extremitäten sowie von kognitiven Störungen.

Es kann zudem von einer schnelleren Änderung der Scores ausgegangen werden, was den Einsatz in klinischen Studien nahelegt, zumal Veränderungen in einer Linearskala aussagekräftiger sind als in einer Ordinalskala und die Auswertung von Longitudinaldaten vereinfacht. Untersuchungen zum prädiktiven Wert (Rudick et al. 2000) ergaben eine zunehmende Veränderung des EDSS nach einem Beobachtungszeitraum von 6–8 Jahren in Abhängigkeit von dem Ausmaß der Veränderung des MSFC nach einem Jahr (s. Abbildung 2). Zurzeit wird der MSFC als sekundärer Zielparameter in verschiedenen Studien untersucht und als primärer Zielparameter in der IMPACT Studie zu beta-Interferon-1a bei sekundär progredientem MS-Verlauf eingesetzt. Offen bleibt, was bei diesem Messinstrument eine klinisch relevante Veränderung ist.

Neuere Entwicklungen in klinischen Studien

Da inzwischen verschiedene teilweise wirksame pathogenetisch ansetzende Therapien etabliert sind und damit plazebokontrollierte Studien zunehmend seltener werden, ist zur Erprobung neuer Substanzen der Einsatz von möglichst sensitiven Messinstrumenten wünschenswert. So erfordern zum Beispiel Medikamentenvergleichsstudien mit aktiver Substanz große Patientenzahlen zur aussagekräftigen Beurteilung des Therapieeffekts. Dieser Nachteil könnte durch größere Sensitivität und Genauigkeit von klinischen Messinstrumenten in gewissem Maße ausgeglichen werden. Die Durchführung plazebokontrollierter klinischer Studien muss heute prinzipiell neu überdacht werden. Stellt man die Verantwortung für den Schutz des individuellen Patienten in den Vordergrund, so stellt sich die Frage, ob plazebokontrollierte Studien heutzutage überhaupt noch vertretbar sind. Argumente für plazebokontrollierte Studien ergeben sich aus der Tatsache, dass die bisher etablierten Therapien nur teilweise wirksam sind und bisher nur in Form von Injektionen zur Verfügung stehen, was die Compliance erschwert oder primär von den MS-Patienten abgelehnt wird. Entscheidet man sich im Sinne des medizinisch wissenschaftlichen Fortschritts für eine plazebokontrollierte Studie, so sollte die Dauer nicht mehr als 12 Monate betragen und die Definition von Therapieversagen sollte bei schubförmigen und sekundär progredienten Verläufen auch anhand von Surrogatmarkern festgelegt werden. Eine mögliche Alternative zu plazebokontrollierten Studien könnte die Initiative der IFUSS unter der Leitung von Ian McDonald (persönliche Mitteilung) darstellen: Geplant ist eine weltweite systematische Zusammenstellung und Charakterisierung unbehandelter Patientenkohorten aus Therapie- und natürlichen Verlaufsuntersuchungen, die an der Stelle einer Plazebogruppe in die Auswertung von Studien Eingang finden könnten.

Literatur

Amato MP et al. (1988) Interrater reliability in assessing functional systems and disability on the Kurtzke scale in multiple sclerosis. Arch Neurol 45:746–748

Fog T (1965) A scoring system for neurological impairment in multiple sclerosis. Acta Neurol Scand 41 [Suppl 13]:551–555

Francis DA et al. (1991) An assessment of disability rating scales in Multiple Sclerosis. Arch Neurol 48:299–301

Goodkin DE et al. (1988) Upper extremity function in multiple sclerosis: improving assessment sensitivity with box and block and nine-hole-peg-tests. Arch Phys Med Rehabil 69:850–854

Goodkin DE et al. (1992) Inter- und intrarater variability for grades 1.0–3.5 of the Kurtzke expanded disability status scale (EDSS). Neurology 42:859–863

Hauser SL et al. (1983) Intensive Immunosuppression in progressive multiple sclerosis. N Engl J Med 308:173–178

Kappos L et al. (1988) Cyclosporine vs azathioprine in the long-term treatment of MS – results of the German multicenter study. Ann Neurol 23:56–63

Kappos L et al. (1999) Neurostatus-Training CD-ROM, point de rue, Basel

Kurtzke JF (1983) Rating neurological impairment in multiple sclerosis: an expanded disability status scale (EDSS) Neurology 33:1444–1452

Lechner-Scott J et al. (1997) Expanded disability Status Scale (EDSS) Training for Multicenter Trials. J Neurol 244 [Suppl 3]:S25

Noseworthy JH et al. (1990) Canadian Cooperative MS Study Group. Interrater variability with the expanded disability status scale (EDSS) and functional systems (FS) in a multiple sclerosis clinical trial. Neurology 40:971–975

Patzold U et al. (1975) Vorschlag einer neurologischen Befunddokumentation mittels Markierungsbeleg. Nervenarzt 46:550–556

Rudick R et al. (1996) Clinical outcomes assessment in multiple sclerosis. Ann Neurol 40:469–479

Rudick R et al. (1997) Recommendations from the National Multiple Sclerosis Society Clinical Outcomes Assessment Task Force. Ann Neurol 42:379–382.

Rudick R et al. (2000) Predictive value of the Multiple Sclerosis Functional Composite in relapsing-remitting Multiple Sclerosis: results of a long-term follow-up study. Neurology 54 [Suppl 3]

Sipe JC et al. (1988) A neurological rating scale (NRS) for use in multiple sclerosis. Neurology 34:1368–1372

Tourtellotte WW et al. (1965) Quantitative clinical neurological testing. A study of a battery of tests designed to evaluate in part the neurological function of patients with multiple sclerosis and its use in a therapeutic trial. Ann NY Acad Sci 122:480–505

Weinshenker BG et al. (1989) The natural history of multiple sclerosis: a geographically based study: I. clinical course and disability. Brain 112:133–146

PRISMS-Studie –
Ergebnisse der 4-Jahres-Auswertung

Klinische Dosis-Wirkungs-Beziehung
der Interferon-beta-1a-Therapie bei MS

M. S. Freedman

EINLEITUNG

In der PRISMS-Studie, einer doppelblinden, multinationalen, multizentrischen Studie, wurden 560 an schubförmig verlaufender Multipler Sklerose erkrankte Patienten randomisiert mit Interferon-beta 1a (Rebif®) behandelt (siehe auch Freedman et al. 2000).

In dieser dreiarmigen Studie wurde die Wirksamkeit, Sicherheit und Verträglichkeit von 3-mal 22 µg oder 3-mal 44 µg Rebif®, wöchentlich subkutan verabreicht, im Vergleich zu Plazebo über 4 Jahre beobachtet.

Die 2-Jahres-Auswertung der Studie, zeigte (verglichen mit Plazebo) für die mit Rebif® 3-mal 22 µg oder 3-mal 44 µg behandelten Patienten Wirksamkeit auf alle untersuchten klinischen und MRT-Endpunkte, einschließlich des Schubgeschehens und der Verzögerung der Behinderungsprogression. Ein Hinweis auf eine Dosis-Wirkungs-Beziehung zeichnete sich zu diesem Zeitpunkt vorrangig im MRT ab.

Die Studie erstreckte sich über weitere 2 Jahre, um die Langzeitwirksamkeit zu untersuchen. Aus ethischen Gründen wurden in der Verlängerungsphase die Plazebopatienten randomisiert, geblindet einem der beiden Verumarme (Rebif® 3-mal 22 µg oder 3-mal 44 µg) zugeteilt (Abb. 1).

Untersuchungen

90% (506/560) der ursprünglichen PRISMS-Patienten beendeten die vollen 4 Jahre. Die Patienten wurden 6-monatlich neurologisch untersucht und erhielten während der Jahre 3 und 4 jährliche protonengewichtete MRT-Aufnahmen (PD/T_2). Untersucht wurde der Behandlungseinfluss auf die Schubrate, Zeit der gesicherten Progression auf der Expanded Disability Status Scale (EDSS), Anzahl der gesicherten EDSS-Progressionen pro Patient, MRT-Aktivität und Veränderungen der Gesamtläsionslast (Fläche im T_2-MRT). Die neurologischen und MRT-Untersuchungen waren bezüglich der Dosis geblindet.

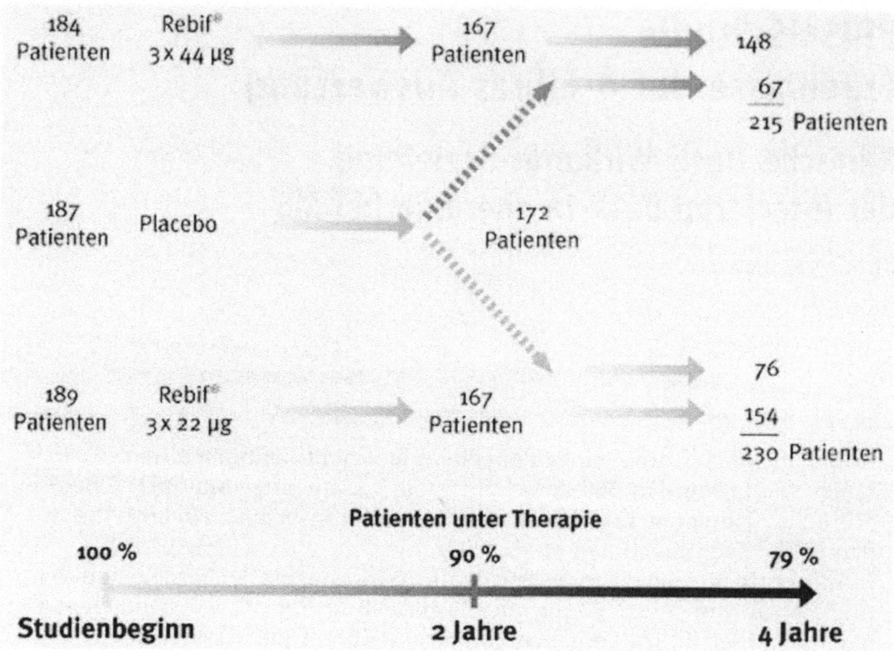

Abb. 1. Studiendesign und Patientenverteilung in der PRISMS-4-Jahres-Studie

Ergebnisse

Die Plazebopatienten, die nach 2 Jahren auf die aktive Therapie (Rebif® 3-mal 22 µg oder 3-mal 44 µg) umgestellt worden sind, zeigten 52 bzw. 54% Reduktion der Schubrate, verglichen mit dem 2-Jahreszeitraum unter Plazebo ($p < 0{,}001$) und die signifikante Reduktion der MRT-Aktivität und Akkumulation der Läsionslast.

Vergleicht man die Langzeit- mit der Kurzzeitbeeinflussung (2 Jahre) der Schubrate, so zeigten nach 4 Jahren beide Rebif®-Dosierungen eine Überlegenheit, gegenüber den ursprünglich mit Plazebo behandelten Patienten ($p > 0{,}05$).

Zusätzlich zeigte sich ein Dosiseffekt (Rebif® 3-mal 22 µg im Vergleich mit 3-mal 44 µg) innerhalb der Jahre 3 und 4 sowie für den Gesamtzeitraum der Jahre 1–4. Im Jahr 3 und 4 (alle Patienten erhielten aktive Medikation) zeigte sich, verglichen mit der späten Behandlung, der „Carry-over-Effekt" der frühen Therapie (Rebif® 3-mal 44 versus Plazebo/3-mal 44, $p = 0{,}01$).

Die hohe Rebif®-Dosis verlängert signifikant die Zeit bis zur ersten gesicherten Behinderungsprogression um 1 EDSS-Punkt, verglichen mit der Plazebo-/Behandlungsgruppe ($p = 0{,}01$) nach 4 Jahren. Dies zeigte sich auch im Vergleich zur niedrigen Dosierung während der Jahre 3 und 4 ($p = 0{,}03$; Abb. 2).

Die hohe Rebif®-Dosis reduziert die Gesamtzahl der EDSS-Progessionen um 1 Punkt pro Patient, verglichen mit Rebif® 3-mal 22 µg ($p = 0{,}03$) und

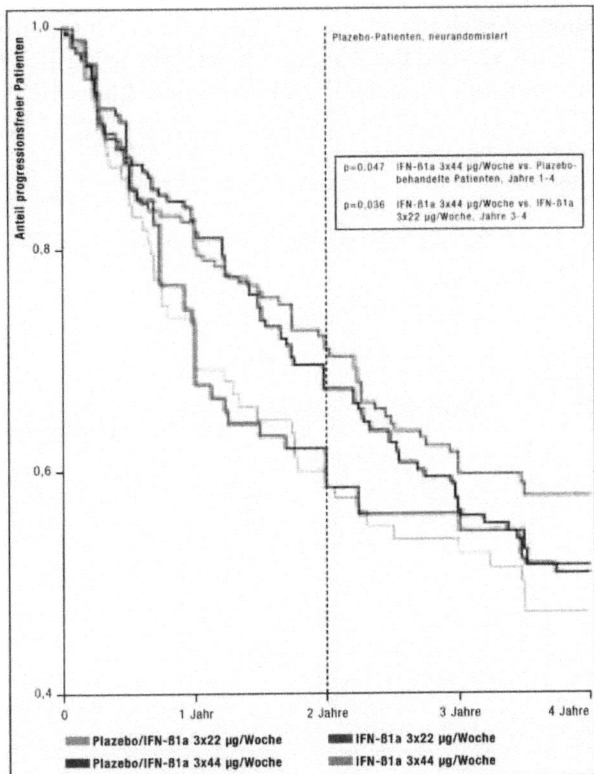

Abb. 2. Zeit zur ersten bestätigten Progression um 1 EDSS-Punkt. Kaplan-Meier-Analyse des Anteils der progressionsfreien Patienten

Plazebo ($p = 0{,}05$) unabhängig von der Tatsache, dass die Plazebogruppe im 3. und 4. Jahr Verum erhielt.

Beide Dosierungen reduzierten im Studienzeitraum, verglichen mit Plazebo, deutlich sowohl die Entwicklung aktiver Läsionen als auch die Akkumulation der Gesamtläsionslast im MRT ($p < 0{,}001$). Rebif® 3-mal 44 µg zeigte auch in Bezug auf die MRT-Parameter signifikant bessere Wirksamkeit als Rebif® 3-mal 22 µg ($p < 0{,}01$).

Beide Rebif®-Dosierungen wurden gut vertragen. Es zeigten sich auch in der Langzeitanwendung keine signifikanten Unterschiede im Nebenwirkungsprofil. Weniger als 10% der Patienten, die mit aktiver Medikation behandelt wurden, schieden in den 4 Jahren aufgrund von Nebenwirkungen aus der Studie aus.

Schlussfolgerung

Die Daten der PRISMS-Studie zeigen die anhaltende Wirksamkeit der Therapie mit Interferon-beta 1a (Rebif® 3-mal 22 µg, 3-mal 44 µg) über 4 Jahre. Der reale Einfluss von Interferon-beta 1a in hoher Dosierung auf die Schubrate scheint größer zu sein als ursprünglich angenommen.

Es gibt nun sowohl klinisch als auch im MRT den Beweis der Dosis-Wirkungs-Beziehung in der MS-Therapie mit Interferon-beta. Gegenüber der um 2 Jahre verspäteten Therapie liefert die frühe Behandlung von Patienten mit schubförmig verlaufender MS signifikant bessere Therapieergebnisse.

Literatur

Freedman MS and PRISMS Study Group, Ottawa Ontario, Canada (2000) Neurology 54:2351

Immunmodulatorische Therapie der Multiplen Sklerose: Konsensusprotokolle im deutschsprachigen Raum und Nordamerika

P. Rieckmann

EINLEITUNG

Die immunmodulatorische Behandlung der Multiplen Sklerose hat aufgrund verschiedener, in den letzten Jahren veröffentlichter, großer klinischer Studien zunehmend an Bedeutung für die Betreuung der Patienten gewonnen. Nicht nur beim schubförmigen Verlauf, sondern auch bei Patienten mit sekundär chronisch-progredientem Verlauf liegen Studiendaten der Klasse-I-Evidenz vor, die zum einen deutliche Effekte auf die Reduktion der Schubzahl, Verzögerung der Krankheitsprogression und auch auf die Verminderung der Gesamtläsionslast zeigen (European Study Group on Interferon beta-1b in Secondary Progressive MS 1998; Miller et al. 1999). Um eine individuell auf den Patienten angepasste Therapie zu ermöglichen, ist eine kritische Bewertung der vorhandenen Studiendaten bzgl. der untersuchten Patienten-Populationen, Einschlusskriterien für die Studien, primäre Zielparameter und auch gleichsinnige Beeinflussung von Zielparametern von Bedeutung. Um die Umsetzung der aus diesen Studien gewonnenen Erkenntnisse in die tägliche Behandlungspraxis zu verbessern, wurde für den deutschsprachigen Bereich Europas eine Bestandsaufnahme der aktuellen Behandlungsmöglichkeiten im Rahmen einer internationalen Konsensusgruppe erstellt (Multiple Sklerose Therapie Konsensus Gruppe 1999). Hierin wurden die evaluierten Therapieformen zusammengefasst und nach ihrer klinischen Evidenz kritisch bewertet. Ziel des Unterfangens war es, Empfehlungen für den optimierten Einsatz neuer immunmodulatorischer Präparate in der Behandlung von MS-Patienten zu verfassen.

Die Multiple Sklerose ist nach wie vor die häufigste chronisch-entzündliche Erkrankung des zentralen Nervensystems, die bei jugendlichen Erwachsenen vorzeitig zu bleibender Behinderung und Berentung führt. Neben entzündlichen Infiltraten finden sich histopathologisch Zeichen einer immunvermittelten Demyelinisierung und im unterschiedlichen Ausmaß auch axonale Schädigungszeichen (Trapp et al. 1998). Neben einer wahrscheinlich multifaktoriell bedingten genetischen Disposition spielen exogene Triggerfaktoren für die Auslösung von Autoimmunreaktionen gegenüber Bestandteilen des zentralen Nervensystems eine wichtige Rolle in der Pathogenese der Erkrankung. So liegt der Hauptansatzpunkt der bislang getesteten immunprophylaktischen Therapien entweder in der Unterdrückung oder Modulation dieser, meist T-Zell-vermittelten Immunreaktionen. Neben einer generellen, auch die Antikörperproduktion einbeziehenden globalen Immunsuppression scheint die gezielte Blockade von T-Zell-Aktivierung und Immunzell-Transmigration sowie Induktion körpereigener Regulationsmechanismen eine wichtige Rolle zu spielen (Hohlfeld 1997). Weitere Angriffspunkte etablierter oder in der Entwicklung befindlicher Therapien sind eine Verminderung der Freisetzung zytotoxischer Substanzen oder aber die Reduktion axonaler Schädigung (Weilbach u. Gold 1999). Anhand verfeinerter kernspintomografischer Untersuchungsmethoden und Auswertung histopathologischer Daten ergeben sich zunehmend Hinweise für interindividuell unterschiedliche Ausprägungsmuster von Entzündung, Demyelinisierung und Axon-Verlust im Verlaufe der Erkrankung (Ferguson et al. 1997). Ferner gibt es Hinweise auf heterogene immunpathogenetische Mechanismen (Lucchinetti et al. 1998). Es bleibt zu hoffen, dass diese Erkenntnisse letztendlich zur Entwicklung gezielt einsetzbarer, typenspezifischer Therapieformen führen.

Methodische Aspekte der Studienevaluation

Als Grundlage für die bewertende Bestandsaufnahme zur immunmodulatorischen Therapie der Multiplen Sklerose wurden systematisch ausgewählte publizierte Studien zu immunmodulatorischen und immunsuppressiven Medikamenten in der Behandlung der Multiplen Sklerose sowie gut dokumentierte Behandlungsberichte und empirische Hinweise herangezogen. Anhand der unterschiedlichen Evidenzgrade dieser Untersuchungsergebnisse wurden die vorhandenen Publikationen in drei Klassen gemäß einer Empfehlung der *American Academy of Neurology* eingeteilt (Report of the quality standards subcommitte of the American Academy of Neurology 1994):

- Klasse I: Evidenz durch eine oder mehrere randomisierte kontrollierte klinische Studien.
- Klasse II: Evidenz durch eine oder mehrere gut dokumentierte klinische Studien wie Fallkontrollstudien oder Kohortenstudien.
- Klasse III: Evidenz durch nichtrandomisierte historische Kontrollen, Fallberichte oder Expertenmeinungen.

Zusätzlich zu diesen anerkannten Kriterien der evidenzbasierten Medizin wurden für die Bewertung der Studien folgende für die MS-relevanten Gesichtspunkte berücksichtigt:

- Ergebnisse kernspintomografischer Untersuchungen,
- Einhaltung der Blindung des Untersuchers,
- die Trennung des untersuchenden vom behandelnden Arzt,
- das Vorhandensein mehrerer Studien mit gleichsinnigem Therapieeffekt sowie
- die gleichsinnige Beeinflussung der Hauptzielparameter i. S. einer Konsistenz des Untersuchungsergebnisses (Multiple Sklerose Therapie Konsensus Gruppe 1999).

Indikation für den Einsatz immunmodulatorischer Präparate bei der MS

Zwar haben wir anhand der vorliegenden klinischen Studien klare Hinweise für die Wirksamkeit der Therapien bei den untersuchten Patientengruppen. In der individuellen Indikationsstellung sowohl zur Einleitung als auch zur Beendigung einer immunprophylaktischen Maßnahme spielen aber oft weitere Aspekte eine wichtige Rolle, die aus den publizierten Studien so noch nicht ableitbar sind. So haben z.B. die seriellen kernspintomografischen Untersuchungen der letzten Jahre gezeigt, dass sich neben der wesentlich höheren subklinischen Krankheitsaktivität auch bereits in frühen Krankheitsphasen unabhängig von Schüben eine progrediente Atrophie des Hirns nachweisen lässt (Simon et al. 1999; Rudick et al. 1999). Dies hat neben dem prädiktiven Wert der Gesamtläsionslast bei klinischem Krankheitsbeginn einen nicht unerheblichen Einfluss auf den frühen Therapiebeginn (Sailer et al. 1999). Schließlich konnte in zwei kürzlich dargestellten, aber bisher nur zum Teil publizierten Studien (CHAMPS, Jacobs et al. 2000, und ETOMS) gezeigt werden, dass der frühe, niedrig dosierte Einsatz eines β-Interferon-Präparates (1-mal pro Woche) bereits nach isoliertem klinischen Symptomen bei gleichzeitig vorhandener Krankheitsaktivität im Kernspintomogramm das Auftreten einer klinisch definitiven MS hinauszögern kann (Tabelle 1). Aufgrund dieser neuen Studiendaten ist zu erwarten, dass es in der nächsten Zeit eine Modifikation der bisher noch gültigen Empfehlungen zum Einsatz der etablierten immunmodulatorischen Präparate geben wird. Die derzeit noch gültigen Empfehlungen für den Einsatz immunmodulatorischer Substanzen sind in der Konsensusempfehlung der deutschsprachigen MS-Gesellschaften festgelegt (Multiple Sklerose Therapie Konsensus Gruppe 1999):

Tabelle 1. Ergebnisse der Studien zur frühen immunmodulatorischen Therapie mit IFN-β (ETOMS- und CHAMPS-Studie)

Basisdaten	CHAMPS		ETOMS	
Einschluss	Kürzliche (< 27 d) ON-, Hirnstamm- oder RM-Läsion + ≥2 stumme MRT-Läsionen über 3 mm		Kürzliche (< 3 Mo.) ON-, Hirnstamm- oder RM-Läsion + MS-typische MRT-Läsionen	
Dosierung	30 µg Avonex	Plazebo	22 µg Rebif	Plazebo
Applikation	1×/Wo. i.m.		1×/Wo. s.c.	
Patienten	193	190	154	154
Alter	33	33	28	29
EDSS	1,3 ±1,0	1,3 ±1,1		
Gd + MRT (%)	34	26	59	59
Hauptzielparameter	**Verzögerung CDMS**		**Anteil der Pat. mit CDMS**	
CDMS (24 Mo.) (%)	21	38	34	45
Tage bis CDMS	395 (25%)	807 (25%)	533 (30%)	251 (30%)
Neue MRT-Aktiv. (18 Mo.) (%)	19	42	n.v.	n.v.

- klinisch sichere Multiple Sklerose vom schubförmigen Verlaufstyp anhand der Poser-Kriterien sowie typische Befunde in der Lumbalpunktion (Nachweis intrathekaler Immunglobulin-G-Synthese oder Nachweis oligoklonaler Immunglobulin-G-Banden) und typische Befunde in der Kernspintomografie;
- aktiver Krankheitsverlauf mit mindestens zwei funktionell relevanten Schüben in den letzten beiden zurückliegenden Jahren oder Auftreten eines schweren Krankheitsschubes mit schlechter Remissionstendenz;
- erhaltene Gehfähigkeit – auch mit Hilfsmitteln;
- Möglichkeit und Bereitschaft, eine effektive Kontrazeption durchzuführen.

Neben diesen Empfehlungen der Multiple-Sklerose-Therapie-Konsensus-Gruppe für den deutschsprachigen Bereich liegen mittlerweile auch Stellungnahmen zu dem Einsatz der immunprophylaktischen Therapien von der *National Multiple Sclerosis Society* der USA und der *Canadian Multiple Sclerosis Clinics Network* vor. Eine wesentliche Gemeinsamkeit dieser Stellungnahmen besteht in der Empfehlung zum möglichst frühzeitigen Behandlungsbeginn, ohne dass eine klare zeitliche Definition gegeben wurde (Oger u. Freedman 1999; NMSS 1998). Im Vergleich dieser Empfehlungen ist u. a. auch zu berücksichtigen, dass nicht alle neuen verlaufsmodifizierenden Präparate in den einzelnen Ländern für die Behandlung der MS im gleichen Umfang vorhanden sind. Lediglich in Kanada und der Schweiz sind sowohl die drei rekombinanten β-Interferon-Präparate (Betaferon, Avonex, Rebif) als auch das Copaxone (Glatirameracetat) zugelassen, während in den USA Rebif derzeit noch nicht erhältlich ist und in Österreich und Deutschland Copaxone nur über die Auslandsapotheke bezogen werden kann. Es besteht Hoffnung, dass diese Einschränkungen bald überwunden werden, da kürzlich Copaxone auch in England, als erstem Land der EU, zugelassen wurde.

Konsensusempfehlungen zum Einsatz der immunmodulatorischen Therapie bei MS

Gemäß der Empfehlung der *amerikanischen nationalen Multiple Sklerose Gesellschaft* sollte der Therapiebeginn bei nachgewiesener definitiver Multipler Sklerose mit schubförmigem Verlauf so früh als möglich durchgeführt werden (NMSS 1998). Eine Einschränkung zur Indikation aufgrund der vorhandenen Schubzahl, des Alters des Patienten oder des Behinderungsgrades wird nicht gesehen. Die Therapie sollte dauerhaft fortgesetzt werden, außer bei intolerablen Nebenwirkungen, Wirkungsverlust oder zwischenzeitlich vorhandenen besseren Therapieoptionen. Die Empfehlung beinhaltet auch, dass zur Evaluation des Therapieeffektes kein Absetzen der Präparate erfolgen darf. Ebenso wird die Option des Wechsels von einem zum anderen Medikament entweder aufgrund vorhandener Nebenwirkungen oder bei nachlassendem Ansprechen auf die Therapie hervorgehoben.

In den Empfehlungen des *Kanadischen Multiple Sklerose Klinik Netzwerks* wird als Grundvoraussetzung für den Einsatz immunmodulatorischer Therapien eine definitive MS nach den Poser-Kriterien und eine Verlaufsform mit Schüben angesehen, wobei nicht explizit der rein schubförmig-remittierende

Verlauf allein gemeint ist, sondern durchaus auch ein sekundär chronisch-progredienter Verlauf mit noch aufgesetzten Schüben in Betracht gezogen wird (Oger u. Freedman 1999). Die aktive Erkrankung sollte entweder anhand anamnestischer Angaben (Schubzahl, wiederholte neurologische Untersuchungen) oder auch durch subklinisch nachweisbare kernspintomografische Aktivität mit Gadolinium-anreichernden Läsionen festgelegt werden. Die Patienten sollten für die Einleitung der Therapie gehfähig (mit oder ohne Gehhilfe) sein, und auch hier wird ein Therapiebeginn so früh wie möglich favorisiert. Für die optimale Betreuung der Patienten unter immunmodulatorischer Therapie werden regelmäßige Kontrolluntersuchungen und Überwachung des Therapieeffektes für unerlässlich gehalten, ebenso eine effektive Kontrazeption bei Frauen im gebärfähigen Alter. Schließlich weisen die kanadischen Kollegen noch auf die Bedeutung der Aufklärung über den prophylaktischen Ansatz der Therapie und das Training der Injektionstechniken in der Initialphase der Behandlung zur Verbesserung der Compliance beim Patienten hin.

Für die Modifikation der immunprophylaktischen Therapie mit einer spezifischen Substanz werden weder in der amerikanischen noch in der kanadischen Empfehlung konkrete Empfehlungen genannt. Erstaunlicherweise sind in der internationalen MS-Literatur auch bisher keine anerkannten Kriterien zur Definition eines Therapieversagens publiziert worden. Im Rahmen der MSTKG wurde der Versuch unternommen, anhand der vorliegenden Studiendaten hierzu eine praktisch umsetzbare Empfehlung auszusprechen. So scheint neben einer gleich bleibenden oder sogar ansteigenden Schubzahl unter der Therapie eine nach sechs Monaten bestätigte Krankheitsprogression um einen Punkt auf der EDSS-Skala oder um 0,5 Punkte bei Ausgangs-EDSS-Werten von 6 bzw. 7 einen verwertbaren Parameter darzustellen. Im Einzelfall ist aber immer auch der Vergleich mit der Progression vor Therapie angebracht. Diese Definitionen wurden recht weit gefasst, um eine breite Akzeptanz zu erreichen. Zukünftige Untersuchungen müssen klären, ob empfindlichere Kriterien wie z. B. die Zahl neuer Läsionen in der Kernspintomografie oder frühzeitig auftretende *Magnetisation-Transfer-Veränderungen* bzw. kernspinspektroskopische Befunde sich als paraklinische Surrogatmarker zur Beurteilung eines Therapieeffektes besser heranziehen lassen. Darüber hinaus wird mit Spannung auf Ergebnisse immunologischer Untersuchungen gewartet, wie z. B. die Rolle neutralisierender Antikörper oder Entzündungsmarker wie das Neopterin, löslicher Adhäsionsmoleküle oder Veränderungen des Zytokinexpressionsmusters im Verlaufe der Therapie mit β-Interferonen oder Copaxone. Zum jetzigen Zeitpunkt ist aber die Aussagekraft paraklinischer Untersuchungsverfahren dieser Art noch nicht hinreichend evaluiert, um allein anhand von gerichteten Veränderungen dieser Parameter ein Therapieversagen festzulegen.

Es erscheint außerdem sinnvoll, ein primäres von einem sekundären Therapieversagen zu unterscheiden. Ein primäres Therapieversagen liegt demnach bei Patienten vor, deren bisheriger Krankheitsverlauf durch den Einsatz einer immunprophylaktischen Therapiemaßnahme nicht beeinflusst wird. Beim sekundären Therapieversagen kommt es unter der Therapiemaßnahme zunächst zu einer Stabilisierung des Krankheitsverlaufes bzw. zur Verringerung der Schubfrequenz, später aber stellt sich die vorher bekannte Krankheitsaktivität bzw. -progression wieder ein.

Grundsätzliche Möglichkeiten einer Therapiemodifikation

Grundsätzlich ist hervorzuheben, dass bei allen bisher durchgeführten Therapiestudien Patienten vor Einschluss für mehrere Monate bis zu 2 Jahren keine immunmodulatorische oder immunsuppressive Maßnahme (Ausnahme Kortison zur Schubbehandlung) durchgeführt worden sein durfte. In der Praxis ist diese Situation insgesamt jedoch nur selten, vor allem bei Frühdiagnose, anzutreffen. Nach der oben gegebenen Definition eines Therapieversagens ist somit der Wechsel von einer auf die andere Substanz oder auch die individuelle Dosiserhöhung bisher in keiner kontrollierten Studie evaluiert worden. Bei den Empfehlungen zur eskalierenden Immuntherapie handelt es sich also um eine reine Klasse-III-Evidenz. Modifikationen der immunprophylaktischen Therapie sollten daher immer in Absprache mit einem in der MS-Therapie erfahrenen Zentrum durchgeführt werden. Entsprechend den Eigenheiten der Erkrankung können Wirksamkeit und Unwirksamkeit einer immunprophylaktischen Maßnahme trotz einer verständlichen Ungeduld des Patienten oder des behandelnden Arztes im Einzelfall oft erst nach Monaten beurteilt werden. Besteht dann Einigkeit darüber, dass eine Therapie wirkungslos oder nur mangelhaft bei dem Patienten wirksam ist, stellt sich die Frage, was verändert werden soll. Grundsätzlich bieten sich folgende Alternativen an:

- Dosissteigerung der bisher eingesetzten Substanz,
- Änderung der Applikationsintervalle,
- Wechsel der therapeutischen Substanz,
- erweiterte Immuntherapie durch Hinzufügen einer oder mehrerer Substanzen mit additivem/komplementärem Wirkprofil.

Seit Veröffentlichung der Konsensusempfehlungen im Frühjahr 1999 sind weitere Studien abgeschlossen und in Form von Kongressbeiträgen der Öffentlichkeit bekannt gegeben worden. Veröffentlichungen in „peer-reviewed journals", die eine umfassende kritische Bewertung anhand der eingangs erwähnten Kriterien ermöglichen würden, sind aber bisher noch nicht in ausreichendem Umfang vorhanden, sodass zum jetzigen Zeitpunkt keine wesentlich abweichenden Empfehlungen von der publizierten Arbeit (Multiple Sklerose Therapie Konsensus Gruppe 1999) gegeben werden können. Dennoch sei an dieser Stelle auf einzelne Aspekte der zwischenzeitlich bekannt gewordenen Studienergebnisse hingewiesen.

β-Interferon-Präparate beim sekundär chronisch-progredienten Krankheitsverlauf

Für diese Indikation liegen Ergebnisse von drei großen Studien vor, wovon bisher nur die europäische Betaferon-Studie zur SPMS publiziert wurde. Diese an 718 MS-Patienten durchgeführte Untersuchung erbrachte einen signifikanten Effekt der Verummedikation auf den primären Zielparameter – Zeit

Tabelle 2. Basisdaten der IFN-β Studien bei SPMS

	Betaferon IFN-β-1b		Rebif IFN-β-1a SPECTRIMS
	Europa	Nordamerika	
Alter [Jahre]	41	47	43
Dauer SPMS [Jahre)	3,8	4	4
EDSS	5,1	5,1	5,3
Schubfrei [%]	30	55	52
Gd + Läsionen	2,6	1,5	1,7

bis zum Erreichen einer definierten Krankheitsprogression. Zusätzlich konnte auch für andere Zielparameter, wie z. B. Progression auf EDSS 7 (Rollstuhlpflichtigkeit) eine Wirksamkeit der subkutanen Gabe von Betaferon nachgewiesen werden, und diese Effekte ließen sich auch in Subklassenanalysen, wie EDSS-Kategorien oder noch vorhandene Schübe vor Studieneinschluss, bestätigen. Darüber hinaus zeigte sich auch eine signifikante Reduktion der Schubfrequenz und der T2-Läsionslast in der Kernspintomografie. Der MRT-Effekt auf neue, Gadolinium aufnehmende Läsionen war bereits kurz nach Beginn der Therapie sichtbar und blieb im weiteren Studienverlauf in etwa gleicher Höhe erhalten (European Study Group on Interferon beta-1b in Secondary Progressive MS 1998).

Bei der europäisch-kanadischen Studie mit Rebif (SPECTRIMS) in zwei unterschiedlichen Dosierungen, die an 618 Patienten über einen Zeitraum von drei Jahren durchgeführt wurde, ergab sich in dem primären Zielparameter der Verzögerung der Krankheitsprogression um einen EDSS-Punkt keine signifikante Überlegenheit der Verummedikation, weder in der niedrigen (3-mal 22 µg Rebif s.c. pro Woche) noch in der höheren (3-mal 44 µg Rebif s.c. pro Woche) Dosierung. Eine Betrachtung dieses Zielparameters im Rahmen einer Subgruppenanalyse erbrachte, dass bei Patienten, die bei Einschluss in die Studie noch Schubaktivität hatten, der Effekt der Verzögerung einer Krankheitsprogression nachweisbar war, während sich dieser bei Patienten ohne Schub vor Studieneintritt nicht zeigte.

Vergleicht man hierzu die vor Kurzem präsentierten Daten der amerikanischen SPMS-Studie mit Interferon-β-1b, die ebenfalls den primären Zielparameter einer Verzögerung der Krankheitsprogression nicht erreichen konnte, so zeigt sich, dass Ähnlichkeiten in den Basisdaten der amerikanischen Patienten in dieser Studie zu der Population der SPECTRIMS-Studie bestehen (Tabelle 2). Hierbei fällt auf, dass sowohl in der SPECTRIMS-Studie als auch in der nordamerikanischen Betaferon-Studie über die Hälfte der Patienten keine Schübe vor Studieneintritt mehr hatten, während in der europäischen Betaferon-Studie nur 30% schubfrei waren. Es deutet sich anhand dieser Befunde an, dass bei weiter fortgeschrittener SPMS-Erkrankung ohne Hinweis entzündlicher Krankheitsaktivität der mögliche Therapieeffekt von Interferon-β geringer ausgeprägt ist.

Kernspintomografische Daten zum Glatirameracetat/Copaxone

Zusätzlich zu der großen multizentrischen Studie an insgesamt 251 Patienten, die in den USA durchgeführt wurde und deren Beobachtung bis zu 35 Monate mittlerweile auch in Publikation vorliegt (Johnson et al. 1998), wurden Daten einer europäisch-kanadischen Studie präsentiert, die den Effekt von Glatirameracetat in einer Dosierung von 20 mg täglich s.c. auf die Gesamtzahl aktiver Läsionen im Kernspintomogramm untersucht hat. In diese Studie wurden insgesamt 239 Patienten mit schubförmigem Verlauf aufgenommen, die mindestens eine Gadolinium-anreichernde Läsion im initialen MRT haben mussten. Die Patienten wurden randomisiert und einer Behandlungsgruppe mit Glatirameracetat sowie einer Plazebogruppe für neun Monate zugeordnet. In dieser Zeit wurden alle vier Wochen kernspintomografische Untersuchungen durchgeführt. In der zweiten Phase wurde allen Patienten für weitere neun Monate Glatirameracetat appliziert und weitere kernspintomografische Untersuchungen in dreimonatigem Abstand vorgenommen. Die klinischen Daten waren vergleichbar zu den Basiswerten aus der US-amerikanischen Untersuchung. Die Auswertung der kernspintomografischen Daten erbrachte, dass es innerhalb der ersten neun Monate zu einer über 30%igen Reduktion der Gadolinium-anreichernden Läsionen in der Glatirameracetat-Gruppe kam. Interessant ist hierbei auch der Vergleich der Daten in monatlichen Abständen, wo sich zeigte, dass die prozentuale Zunahme des T2-Läsionsvolumens erst nach ca. sechs Monaten signifikant different von der Plazebogruppe war und dann anhaltend für die weitere Studienperiode durch Glatirameracetat reduziert wurde. Ebenso erbrachte die Auswertung der Schübe innerhalb der drei Trimester, dass sich in den ersten sechs Monaten keine signifikante Differenz zwischen der Gesamtzahl der Schübe in der Verum- und Plazebogruppe ergab, dass aber eine deutliche und signifikante Reduktion im dritten Trimester erreicht werden konnte. Diese Daten deuten an, dass der Effekt von Glatirameracetat nicht bereits in den ersten Monaten der Behandlung, sondern erst nach ungefähr einem halben Jahr deutlich darstellbar ist. Das Nebenwirkungsprofil war ähnlich ausgeprägt wie in der bereits publizierten US-amerikanischen Studie.

In der Gesamtbewertung zeigt sich, dass auch Glatirameracetat einen deutlichen, wenn auch erst später nachweisbaren Effekt auf die subklinische Krankheitsaktivität im Kernspintomogramm hat und dass die Dimensionen der klinischen Wirksamkeit sehr eng mit dem Effekt auf das Kernspintomogramm im Gruppenvergleich korrelieren.

Zusammenfassende Beurteilung

Die kommentierende Darstellung von Studienergebnissen nach systematischem Review der klinischen Evidenz hat sicher zur Verbesserung der derzeit noch bestehenden Unterversorgung von MS-Patienten in Deutschland beigetragen. Dennoch wird es für den optimierten und bedarfsangepassten Ein-

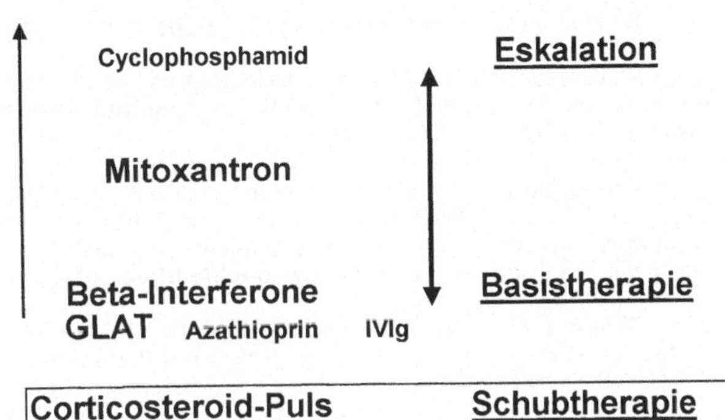

Abb. 1. Immunmodulatorische Stufentherapie der MS (Stand 1999)

satz dieser neuen Hochpreispräparate nötig sein, folgende Fragen zu beantworten:

- Ergeben sich Hinweise, dass sich der Einsatz von einer immunmodulatorischen Therapie bei der Multiplen Sklerose auch unter pharmakoökonomischen Gesichtspunkten lohnt?
- Können wir individuell bessere Prädiktoren definieren, die zum einen bei der Auswahl der immunmodulatorischen Präparate herangezogen werden können und zum anderen frühzeitig einen Therapieeffekt oder auch ein Therapieversagen anzeigen?
- Ab wann soll mit einer immunmodulatorischen Therapie begonnen werden und wie soll der Effekt im Laufe der Behandlung gemessen bzw. dokumentiert werden?
- Haben wir ausreichende Daten für eine klinische Dosis-Wirkungs-Beziehung?
- Wie lange muss eine immunmodulatorische Therapie durchgeführt werden?
- Kann durch die immunmodulatorische Therapie auch die Hirnatrophie beeinflusst werden?

Zur Beantwortung dieser Fragen ist wiederum eine kritische und systematische Analyse der vorhandenen Evidenz anhand vorliegenden Studienmaterials nötig und soll Gegenstand einer überarbeiteten Fassung der vorliegenden Therapieempfehlung zur immunmodulatorischen Stufentherapie der Multiplen Sklerose sein, die derzeit in Arbeit ist (Abb. 1).

Literatur

European Study Group on Interferon beta-1b in Secondary Progressive MS (1998) Placebo-controlled multicentre trial of interferon beta-1b in treatment of secondary progressive multiple sclerosis. Lancet 352:1491–1497

Ferguson B, Matyszak M, Esiri M, Perry V (1997) Axonal damage in multiple sclerosis lesions. Brain 120:393–399

Hohlfeld R (1997) Biotechnological agents for the immunotherapy of multiple sclerosis. Brain 120:865–916

Jacobs LD, Beck RW, Simon JH, Kinkel RP, Brownscheidle CM, Murray TJ, Simonian NA, Slasor PJ, Sandrock AW (2000) Intramuscular interferon beta-1a therapy initiated during first demyelinating event in multiple sclerosis. CHAMPS Study Group. N Engl Med 343(13):898–904

Johnson K, Brooks B, Cohen J (1998) Extended use of glatiramer acetate (Copaxone) is well tolerated and maintains its clinical effect on multiple sclerosis relapse rate and degree of disability. Neurology 50:701–708

Lucchinetti C, Brück W, Rodriguez M, Lassmann H (1998) Distinct patterns of multiple sclerosis pathology indicates heterogeneity in pathogenesis. Brain Pathol 6:259–274

Miller DH, Molyneux PD, Barker GJ et al. (1999) Effect of interferon beta-1b on magnetic resonance imaging outcomes in secondary progressive multiple sclerosis: Resulats of a european, multicenter, randomized, double-blind, placebo-controlled trial. Ann Neurol 46:850–859

Multiple Sklerose Therapie Konsensus Gruppe (MSTKG) (1999) Immunmodulatorische Stufentherapie der multiplen Sklerose. Nervenarzt 70:371–386.

NMSS (1998) Disease management consensus statement. Internet: www.nmss.org

Oger J, Freedman M (1999) Consensus statement of the Canadian MS clinics network on the use of disease modifying agents in mutiple sclerosis. Can J Neurol Sci 26:294

Report of the quality standards subcommitte of the American Academy of Neurology (1994) Practise advisory on selection of patients with multiple sclerosis for treatment with Betaseron. Neurology 44:1537–1540

Rudick R, Fisher E, Lee J et al. (1999) Use of the brain parenchymal fraction to measure whole brain atrophy in relapsing-remitting MS. Neurology 53:1698–1704

Sailer M, O'Riordan J, Thompson A (1999) The prognostic value of brain MRI in clinically isolated syndromes suggestive of demyelination. Neurology 52:599–606

Simon JH, Jacobs LD, Campion MK et al. (1999) A longitudinal study of brain atrophy in relapsing multiple sclerosis. Neurology 53:139–148

Trapp B, Peterson J, Ransohoff R et al. (1998) Axonal transection in multiple sclerosis lesions. N Engl J Med 338:278–285

Weilbach FX, Gold R (1999) Disease modifying treatments for multiple sclerosis. CNS Drugs 11:133–157

IV Diagnostik und Therapie von Multiple-Sklerose-Symptomen

Diagnostik und Therapie von Augenmotilitätsstörungen bei Multipler Sklerose

M. Dieterich, K. Jahn

EINLEITUNG

Bei der Multiplen Sklerose (MS) kommt es zu verschiedenen herdneurologischen Defiziten, häufiger auch zu Augenmotilitätsstörungen aufgrund von Entmarkungsherden im Hirnstamm oder Kleinhirn. Sehr häufige Okulomotorikstörungen sind die internukleäre Ophthalmoplegie (INO), zerebelläre Augenmotilitätsstörungen (Blickrichtungsnystagmus, Rebound-Nystagmus, etc.), der erworbene Fixationspendelnystagmus (EFPN) und Sakkadenanomalien wie Latenzverlängerungen, -verlangsamungen und Dysmetrien (Barnes u. McDonald 1992; Frohman et al. 1997). Häufig sind Blickfolgesakkadierungen, horizontale und vertikale Blickparesen, vertikaler Fixationsnystagmus (Upbeat- und Downbeat-Nystagmus) sowie der zentrale Lagenystagmus. Selten kommt es zu sakkadischen Oszillationen (Ocular Flutter, Opsoklonus), periodisch alternierendem Nystagmus, Obliquus-superior-Myokymie und dem blickrichtungsabhängigen Blepharoklonus (Leigh u. Zee 1999). Aufgrund der besseren Auflösung der bildgebenden Diagnostik mit der Kernspintomografie und der Augenbewegungsregistrierungen, die mit Hilfe der Scleral-Coil-Technik und der Videookulografie jetzt auch dreidimensional möglich sind und die torsionelle Komponente mit berücksichtigen, gelang es, einige okulomotorische Syndrome weiter zu klären und deren topische Zuordnung im Hirnstamm und Kleinhirn herauszuarbeiten. Dies ist besonders in frühen Erkrankungsphasen hilfreich, da Augenbewegungsanalysen die MS-Diagnostik z. B. bei der Analyse von Sakkaden und INO verbessern können. Auch die therapeutischen Möglichkeiten konnten bei einzelnen okulomotorischen Syndromen verbessert werden (Leigh u. Ramat 1999). Dies soll an den häufigsten Augenmotilitätsstörungen bei der MS, der INO, dem Fixationspendelnystagmus und dem Downbeat- und Upbeat-Nystagmus dargestellt werden.

Internukleäre Ophthalmoplegie (INO)

Die INO ist eine Störung des konjugierten Seitwärtsblicks mit Adduktionshemmung des nach nasal bewegten Auges und dissoziiertem Nystagmus mit größerer Amplitude des abduzierten Auges. Die Adduktionshemmung betrifft die Sakkaden, die verkürzt und/oder verlangsamt sind, und die langsamen

Folgebewegungen mit einer Minderung des ipsilateralen optokinetischen Nystagmus, wobei die Ausprägung variabel sein kann. Die Konvergenz ist meist intakt, gelegentlich ist eine Störung der vertikalen Folgebewegungen und ein vertikaler Blickrichtungsnystagmus nach oben assoziiert. Bei stärkerer Ausprägung der INO besteht eine Exotropie der Augen (Auswärtsstellung des betroffenen Auges in Primärposition). Gelegentlich ist eine Kombination mit einer vertikalen Augendivergenzstellung zentraler Genese (Skew Deviation) bei einseitiger INO möglich – mit dem höher stehenden Auge auf der Läsionsseite –, da beide okulomotorischen Störungen durch eine Läsion des Fasciculus longitudinalis medialis (MLF) in der ponto-mesenzephalen Haube zwischen dem Abduzens- und Okulomotoriuskern verursacht sind (Brandt u. Dieterich 1993). 80% aller INO sind durch eine MS ausgelöst, der Rest durch Hirnstamminfarkte, -blutungen, -tumoren und Entzündungen anderer Genese sowie metabolisch-toxisch und bei kraniozervikalen Übergangsanomalien und Syringobulbie. Die Adduktionshemmung kann unterschiedlich ausgeprägt sein: von der kompletten Parese über die graduelle Einschränkung der Adduktion bis zur Sakkadenverlangsamung der Adduktionssakkaden bei noch ausreichender Bewegungsstrecke. Diese Funktionsstörung ist einfach zu diagnostizieren, wenn es zu einer deutlichen Bewegungseinschränkung bei Adduktionshemmung kommt, deutlich schwieriger, wenn die Störung gering ausgeprägt ist und mit einer Sakkadenverlangsamung allein imponiert. Die Erfassung von Sakkadenstörungen kann dadurch verbessert werden, dass die Blickziele randomisiert angeboten werden, größere Sakkaden gemacht werden (>20°) und die Geschwindigkeitsprofile der Sakkaden bei beiden Augen verglichen werden. Dazu kann das Verhältnis zwischen beiden Augen beim konjugierten Seitwärtsblick berechnet werden. Normalpersonen zeigen hierbei eine geringe Variabilität der Sakkaden für beide Augen im Bezug auf maximale Geschwindigkeit und Beschleunigung. Patienten mit INO weisen eine deutlich größere Sakkadendyskonjugation auf (Flipse et al. 1996, 1997). In einer Studie an 52 MS-Patienten zeigte sich, dass die Diagnostik der INO dadurch verbessert werden kann, dass die Geschwindigkeit und Beschleunigung bei zusammengehörigen Sakkadenpaaren (abduziertes und adduziertes Auge) verglichen werden (Flipse et al. 1997). Hierdurch konnten 5 subklinische INO zusätzlich diagnostiziert werden. Abb. 1 zeigt die elektronystagmografische Registrierung eines Patienten mit beiseitiger INO und die typische Lokalisation der Schädigung im pontomesenzephalen Hirnstamm paramedian beidseits im dazugehörigen MRT.

Erworbener Fixationspendelnystagmus (EFPN)

Beim ebenfalls sehr häufigen EFPN handelt es sich um einen durch Fixationsimpuls ausgelösten Pendelnystagmus. Dieser ist sinusförmig, häufig dissoziiert oder monokulär mit einer Schlagrichtung horizontal, vertikal oder besonders oft diagonal, kleinamplitudig und mit einer Frequenz von 2–7 Hz (meist 4–5 Hz; Abb. 2). Der Fixationsnystagmus ist von Vigilanz und Aufmerksamkeit abhängig, verschwindet in der Regel bei Augenschluss und wird durch Blickrichtung moduliert. Er führt zur Wahrnehmung von Scheinbewe-

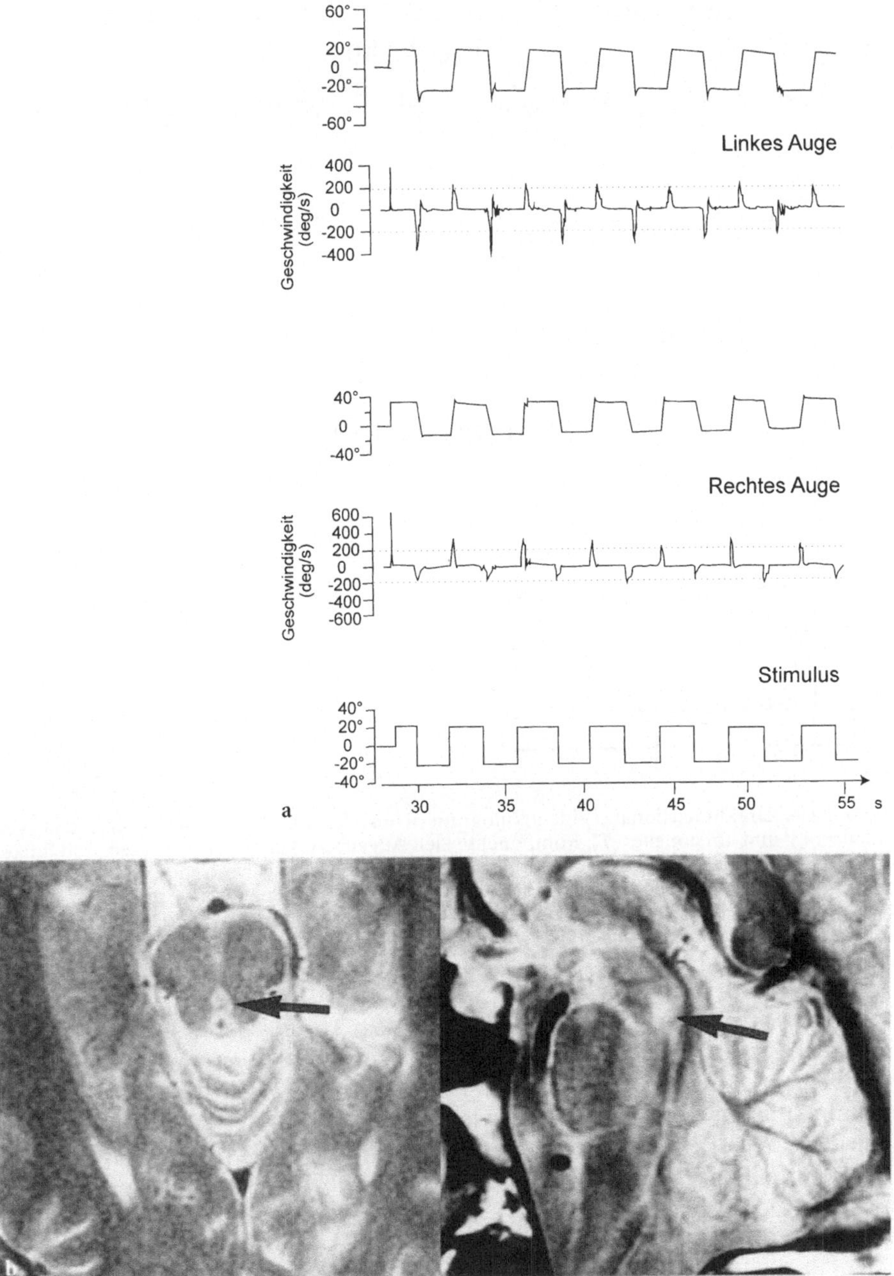

Abb. 1. a Elektronystagmografie eines Patienten (BA 28) mit beidseitiger INO. Die monokuläre horizontale Ableitung beider Augen zeigt bei horizontalen Sakkaden von ±20° (Stimulus, +20° rechts, -20° links) eine Verlangsamung der Sakkadengeschwindigkeit der Adduktionssakkaden auf etwa 200°/s und darunter. Die Adduktionssakkaden des rechten Auges nach links sind stärker betroffen als die des linken Auges nach rechts. **b** Das Magnetresonanztomogramm des Patienten (BA 28) zeigt beidseits paramedian gelegene Signalveränderungen im pontomesenzephalen Hirnstamm (*Pfeile*), die genau den Fasciculus longitudinalis medialis (MLF) beidseits betreffen

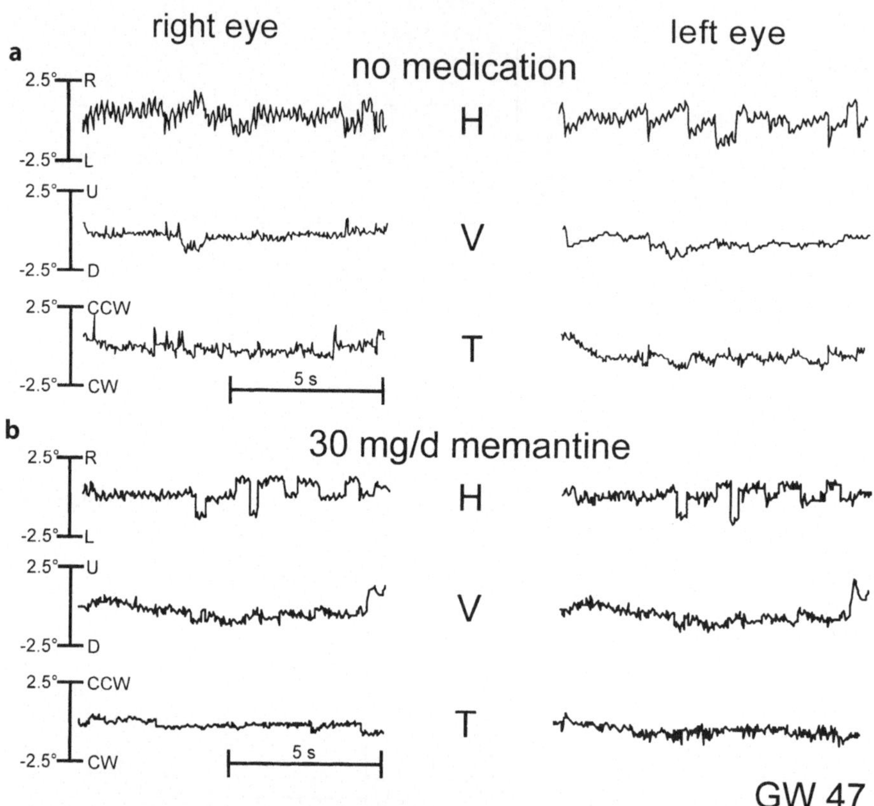

Abb. 2a, b. Dreidimensionale Videookulografie-Registrierung für die horizontale (*H*), vertikale (*V*) und torsionelle (*T*) Komponente der Augenbewegungen am rechten und linken Auge eines Patienten (GW 47) mit erworbenem Fixationspendelnystagmus. Ohne Medikation (**a**) ist ein vorwiegend horizontaler, gering vertikaler Nystagmus zu erkennen, der für das rechte Auge betont ist (dissoziierter EFPN rechts stärker als links). Mit 30 mg Memantin oral pro Tag (**b**) ist der Nystagmus deutlich reduziert

gungen (Oszillopsien), die den Patienten sehr stören, besonders beim Lesen und Betrachten von Bildern. Er ist häufiger assoziiert mit einer Rumpfataxie und einem Kopfhaltetremor anderer Frequenz, also nicht kompensatorisch. Kombinationen mit INO, Skew deviation und okulärem Myoklonus kommen gelegentlich vor. In 70% ist der EFPN durch die MS verursacht. Bei besonders sorgfältiger Analyse mit MRT und Augenbewegungsregistrierung kann man gelegentlich eine deutliche Dissoziation der Nystagmusamplitude und -frequenz bei gleicher Nystagmusphase dokumentieren, d.h. dass das eine Auge doppelt so schnell oszillieren kann wie das andere (Barton et al. 1994). Die MS-Plaques ließen sich bei diesem Patienten in der linken Brückenhaube und in der rechten Mittelhirnhaube mit MRT des Hirnstamms nachweisen.

Diese Lokalisation konnte auch in einer größeren und systematischen Studie von Lopez und Mitarbeitern (1996) zur Topodiagnostik des Fixationspendelnystagmus nachgewiesen werden. Die Autoren korrelierten die klinischen und MRT-Befunde von 27 Patienten mit EFPN. Bei 59% der Patienten trat der EFPN mehr als 1 Jahr nach der Manifestation der ersten MS-Symptome auf. Von den 27 Patienten zeigten 15 einen konjugierten und 12 einen diskonjugierten EFPN, wobei in beiden Untergruppen in gleicher Häufigkeit Kombinationen mit einer INO oder einer symmetrischen bzw. asymmetrischen Sehschärfe beider Augen vorhanden waren. Die im MRT sichtbaren Läsionen zentrierten sich bei der Überlagerung aller Patienten auf 4 verschiedene Orte:

1. den Nucleus ruber,
2. den zentralen tegmentalen Trakt,
3. die inferiore Olive und
4. den medialen Vestibulariskern.

Beim horizontalen EFPN lagen hauptsächlich pontine, beim torsionellen EFPN vorwiegend medulläre Hirnstammläsionen vor. Damit gilt für den Läsionsort, dass es sich um große oder multiple Hirnstammläsionen handelt, die vorwiegend in der Brücke, im Mittelhirn und der Medulla oblongata liegen und Projektionsbahnen zur unteren Olive erfassen. Als Auslöser für den Pendelnystagmus werden Beeinträchtigungen dieser zur unteren Olive ziehenden Bahnen diskutiert, sodass Oszillationen der elektrischen Aktivität von Neuronen in der inferioren Olive den Rhythmus des EFPN induzieren (Lopez et al. 1996).

Der erworbene Fixationspendelnystagmus kommt bei verschiedenen Störungen des zentralen Myelins vor, besonders im Rahmen der MS, oder als angeborene Störung auch bei der Pilizaeus-Merzbacher-Erkrankung. Er ist meist andauernd. Da bei MS-Patienten häufig gleichzeitig eine Neuritis nervi optici besteht, wird gelegentlich als Ursache des Pendelnystagmus eine verzögerte Latenz im Verlaufe der Sehbahn diskutiert. Dafür würde die Beobachtung sprechen, dass die Oszillationen auf dem Auge größer sind, das eine stärkere Demyelinisierung des N. opticus aufweist (Barton u. Cox 1993). Andererseits konnte beobachtet werden, dass der Nystagmus unverändert ist bei Dunkelheit, d.h. wenn der visuelle Eingang keinen Einfluss auf die Augenbewegung ausübt. Bei normalen Versuchspersonen kann ein spontanes Oszillieren der Augen experimentell durch eine Verzögerung der Latenz des visuellen Feedbacks während Fixation ausgelöst werden. Allerdings ist die hierdurch induzierte Frequenz der Oszillationen <2,5 Hz, was eine niedrigere Frequenz als bei den meisten Patienten mit erworbenem Fixationspendelnystagmus darstellt (Averbuch-Heller et al. 1995a). Außerdem änderten sich die Nystagmus-Charakteristika nicht bei den MS-Patienten mit EFPN, wenn dieser experimentell ausgelöste Nystagmus zusätzlich induziert wurde; vielmehr kam es zu einer Überlagerung der niedrigerfrequenten induzierten Oszillationen zu dem vorbestehenden EFPN höherer Frequenz. Damit können die Beeinträchtigungen im visuellen System nicht die höherfrequenten Oszillationen beim EFPN erklären. Nach neueren Untersuchungen ist es wahrscheinlicher, dass visuelle Projektionen zum Zerebellum beeinträchtigt werden, die zu einer Instabilität von Verbindungsbahnen zwischen Hirnstammkernen und Zerebellum führen, die für die Rekalibration von Augenbewegungen wichtig sind. Dadurch wäre erklärt, dass häufiger Hirnstammläsionen in Regionen nahe der Zellgruppe des paramedianen Traktes (PMT) beobachtet wurden (Büttner-Ennever u. Horn 1996; Büttner et al. 1995).

Bei Patienten mit einem Pendelnystagmus, der vorwiegend konvergent-divergent imponiert, ist es möglich, dass eine Instabilität dadurch entsteht, dass Projektionen zwischen dem Nucleus reticularis tegmenti pontis und dem zerebellären Nucleus interpositus auftreten, die beide für Vergenz-Augenbewegungen zuständig sind (Gamlin u. Clarke 1995; Averbuch-Heller et al. 1995b).

In den letzten 4 Jahren wurden verschiedene *Therapiestudien zum EFPN* veröffentlicht, die sich z.B. auf gabaerge Substanzen konzentrierten. Obwohl es mittlerweile anerkannt ist, dass die Läsionen offenbar auf den Projektionsbahnen von der inferioren Olive zum Flokkulus liegen, gibt es bislang kein brauchbares Tiermodell zum EFPN. Von den Purkinje-Zellen des Kleinhirns ist bekannt, dass sie für ihre Projektion zu den zerebellären Kernen γ-Aminobuttersäure (GABA) freisetzen, wobei der postsynaptische GABA-A-Rezeptor-Subtyp bislang nicht bekannt ist. Eine Studie von Averbuch-Heller und Mitarbeitern (1997) untersuchte die gabaerge Substanz *Gabapentin* im Vergleich zu *Baclofen*, einem GABA-B-Agonisten. Bei 21 Patienten, 15 mit EFPN und 6 mit Downbeat-Nystagmus, wurden Visus und Nystagmus vor und 2 Wochen nach kontinuierlicher Einnahme von Gabapentin und (nach Auswaschphase) von Baclofen untersucht. Von den 15 Patienten mit EFPN zeigten 10 eine deutliche Besserung des Nystagmus unter Gabapentin, keiner unter Baclofen, während von den 6 Patienten mit Downbeat-Nystagmus nur 1 Patient sowohl auf Gabapentin als auch auf Baclofen reagierte (Averbuch-Heller et al. 1997).

Eine noch bessere Wirkung konnte für den schwachen NMDA-Antagonisten und AMPA-Rezeptor-Modulator *Memantin* nachgewiesen werden (Starck et al. 1997): 14 Patienten mit erworbenem Fixationsnystagmus – 12 mit EFPN, 2 mit spontanem Pendelnystagmus, die nach langjährig bestehender MS aufgetreten waren – wurden mit 15–60 mg/d Memantin sowie in einer 2. Phase mit 0,5 mg/72 h Scopolamin TTS behandelt. Alle 11 mit Memantin adäquat behandelten Patienten mit EFPN zeigten ein vollständiges Abklingen des Nystagmus und der Oszillationen, wohingegen nur 2 von 8 mit Scopolamin TTS behandelten Patienten einen geringen Effekt verzeichnen konnten (Nystagmusreduktionen 10–50%) und die übrigen 6 von 8 Patienten keinen Therapieeffekt aufwiesen (Starck et al. 1997). Abbildung 3 zeigt die dreidimensionale Videookulografie-Registrierung eines MS-Patienten mit gering dissoziiertem EFPN, am rechten Auge etwas stärker als am linken Auge, mit vorwiegend horizontaler Schlagrichtung, bei dem es unter Einnahme von 30 mg Memantin pro Tag zu einer mäßigen Reduktion des Nystagmus kam und der Nystagmus bei einer Dosis von 60 mg pro Tag sistierte.

In einer aktuellen *Vergleichsstudie von Memantin* (40–60 mg/d) und *Gabapentin* (900–1200 mg/d) bei 9 MS-Patienten (EDSS 6,1) mit EFPN konnte bei Auswertung durch zwei unabhängige „geblindete" Auswerter nachgewiesen werden, dass die Therapie mit Memantin besonders wirksam war. 8 von 9 mit Memantin behandelten Patienten verzeichneten eine deutliche Reduktion (>50%) oder ein Abklingen des Nystagmus und hatten keine signifikanten Nebenwirkungen (Starck et al. 1999). Die Gabe von Gabapentin hingegen war weniger wirksam (4 von 8 Patienten gebessert) und wies Nebenwirkungen in Form von Muskelschwäche (n = 5) und Verstärkung der vorbestehenden Ataxie (n = 3) auf. Damit können beide Substanzen den EFPN günstig beeinflus-

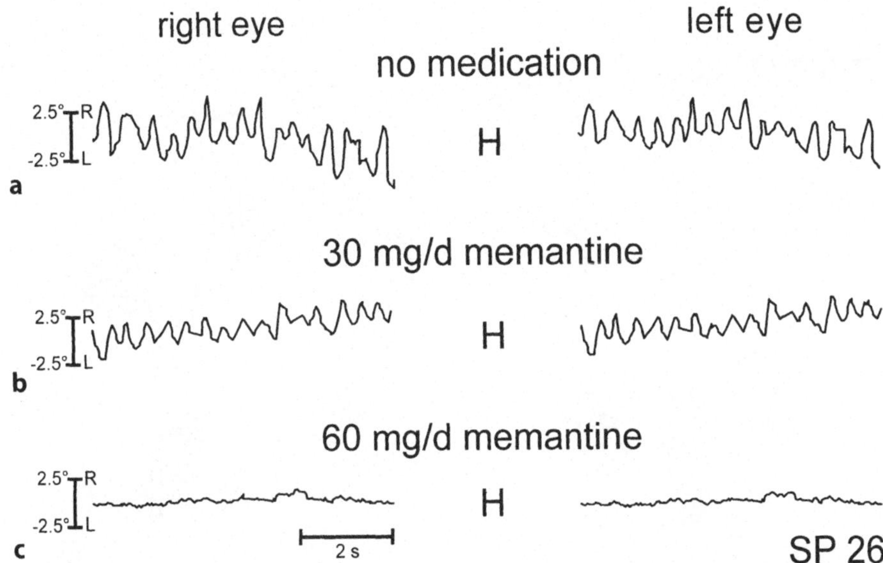

Abb. 3 a–c. Videookulografie-Registrierung der horizontalen (*H*) Bewegungen beider Augen eines Patienten (SP 26) mit vorwiegend horizontalem EFPN ohne Medikation (**a**) sowie unter einer Tagesdosis von 30 mg und 60 mg Memantin. Beachte die leichte Besserung des Nystagmus unter 30 mg/d Memantin (**b**), der unter 60 mg/d (**c**) fast vollständig abgeklungen ist

sen. Allerdings ist derzeit als Mittel der ersten Wahl zur Behandlung des EFPN das Memantin anzusehen, in einer Dosierung von 15–60 mg pro Tag bei langsamer Aufsättigung.

Vertikaler Fixationsnystagmus (Downbeat- und Upbeat-Nystagmus)

Das Syndrom des Fixationsnystagmus nach oben, Upbeat-Nystagmus, ist definiert als Vertikalnystagmus nach oben in Primärposition, der durch Fixation nicht unterdrückt, sondern verstärkt wird, verbunden mit Oszillopsien, Stand- und Gangunsicherheit mit Fallneigung nach vorne und hinten. Klinisch fällt eine Modifikation des Nystagmus durch Vertikalblick, seltener durch Horizontalblick auf. Die Blickfolge ist nach oben sakkadiert. Bei der MS kommen regelmäßig Kombinationen von Upbeat-Nystagmus-Syndrom und INO vor aufgrund der häufigen pontomesenzephalen Entmarkungsherde. Diese Kombination legt den Läsionsort paramedian im pontomesenzephalen Hirnstamm fest; hier wird das Brachium conjunctivum (Benjamin et al. 1986) oder der ventrale tegmentale Trakt (Fisher et al. 1983; Ranalli u. Sharpe 1988) geschädigt (Abb. 4). Als zweiter Läsionsort für den Upbeat-Nystagmus alleine – ohne Kombination mit der INO – gilt die Medulla oblongata paramedian in Höhe des Nucleus praepositus hypoglossi (Fisher et al. 1983; Brandt u. Dieterich 1995; Büttner et al. 1995; Keane u. Itabashi 1987; Janssen et al. 1998; Abb. 5). Dieses Syndrom entsteht wahrscheinlich durch eine Störung des vestibulookulären Reflexes (VOR) in der Sagittalebene (Pitch-

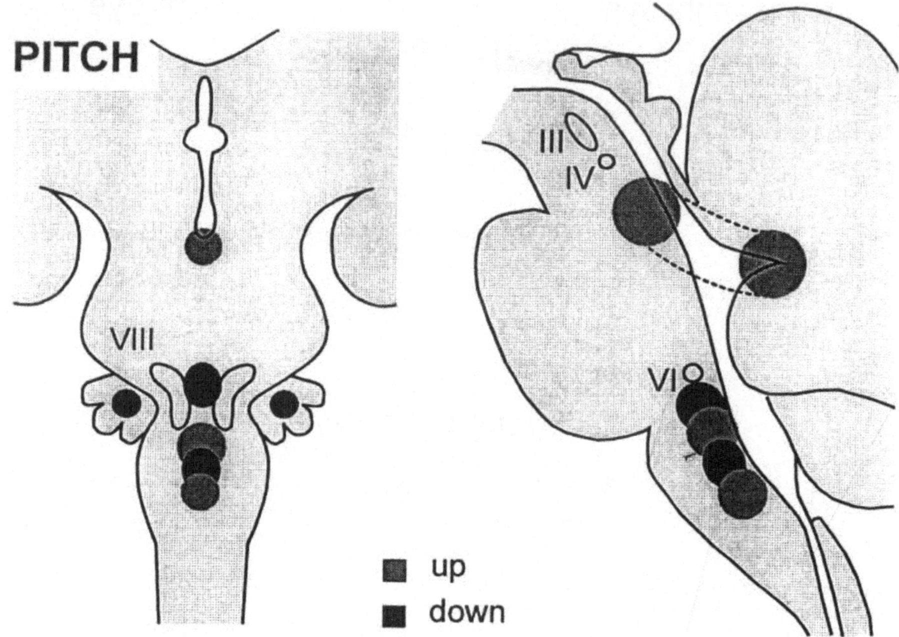

Abb. 4. Schematische Darstellung der Läsionsorte im Hirnstamm, die ein Upbeat- oder Downbeat-Nystagmus-Syndrom auslösen können, das einer Imbalanz des vestibulookulären Reflexes in der Sagittalebene (Pitch) entspricht. Die Syndrome induzieren Augenbewegungs-, Haltungsregulations- und Wahrnehmungsstörungen. Das Upbeat-Nystagmus-Syndrom ist durch einen Fixationsnystagmus nach oben mit Oszillopsien, eine tonische Deviation der Augen nach unten, ein Abweichen des subjektiven Geradeaus nach unten und eine Fallneigung nach vorne/hinten gekennzeichnet. Läsionen (*hellgrau*) wurden in der Mittellinie des pontomesenzephalen Hirnstammes (Affektion des Brachium conjunctivum oder des zentralen tegmentalen Trakts?) sowie der Medulla oblongata unterhalb der Vestibulariskerne (Affektion des Nucleus praepositus hypoglossi?) beschrieben. Das Downbeat-Nystagmus-Syndrom ist durch den Fixationsnystagmus nach unten, eine tonische Deviation der Augen nach oben, ein Abweichen des subjektiven Geradeaus nach oben und eine Fallneigung vorwiegend nach hinten charakterisiert. Als Läsionsorte (*dunkelgrau*) werden paramediane Areale zwischen den Vestibulariskernen im pontomedullären Hirnstamm und in der angrenzenden Medulla oblongata sowie im Flokkulus beidseits diskutiert. *III* Okulomotoriuskern, *IV* Trochleariskern, *VI* Abduzenzkern, *VIII* Vestibulariskern

Ebene; Brandt u. Dieterich 1995; Dieterich et al. 1998; s. Abb. 4). Abbildung 4 fasst die typischen Läsionsorte bei Upbeat- und Downbeat-Nystagmus-Syndrom zusammen. Die häufigste Ursache für einen Upbeat-Nystagmus ist heutzutage die MS, gefolgt von metabolischer oder toxischer Genese (Antiepileptika, Tabak), vaskulären und anderen entzündlichen Hirnstammläsionen, Hirnstammtumoren und Wernicke-Enzephalopathie. Das Syndrom ist meist passager vorhanden, selten chronisch.

Das *Downbeat-Nystagmus-Syndrom* ist definiert als Vertikalnystagmus nach unten in Primärposition, der durch Fixation ebenfalls nicht gehemmt, sondern gefördert und durch Seitwärtsblick oder Kopfreklination aktiviert wird. Neben dem Fixationsnystagmus nach unten besteht eine vestibuläre Stand- und Gangataxie mit Fallneigung nach hinten und Oszillopsien durch

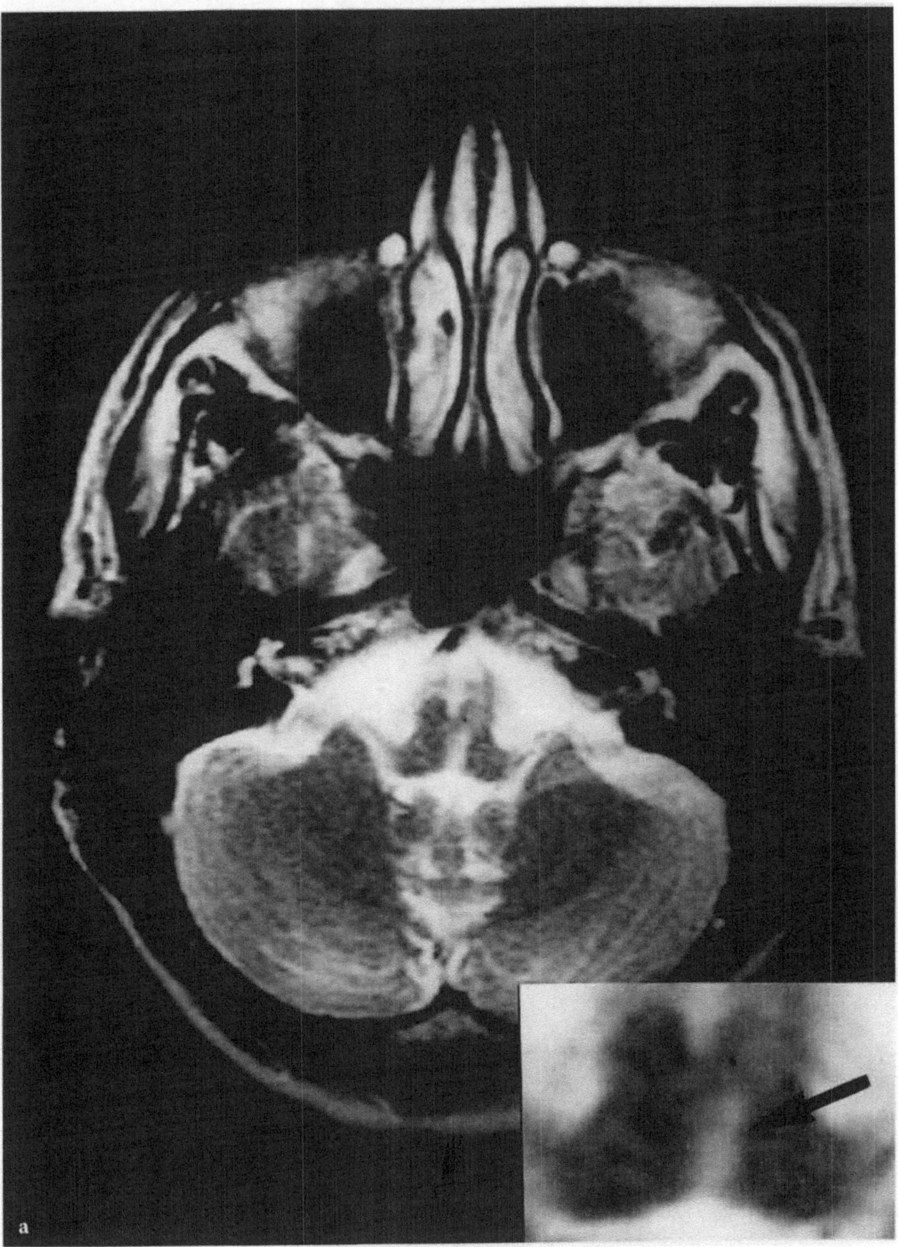

Abb. 5. a Magnetresonanztomogramm (T2-gewichtete Sequenzen) eines Patienten mit ausgeprägtem Upbeat-Nystagmus-Syndrom, das eine paramediane Schädigung in der oberen Medulla oblongata zeigt, die den Nucleus praepositus hypoglossi umfasst

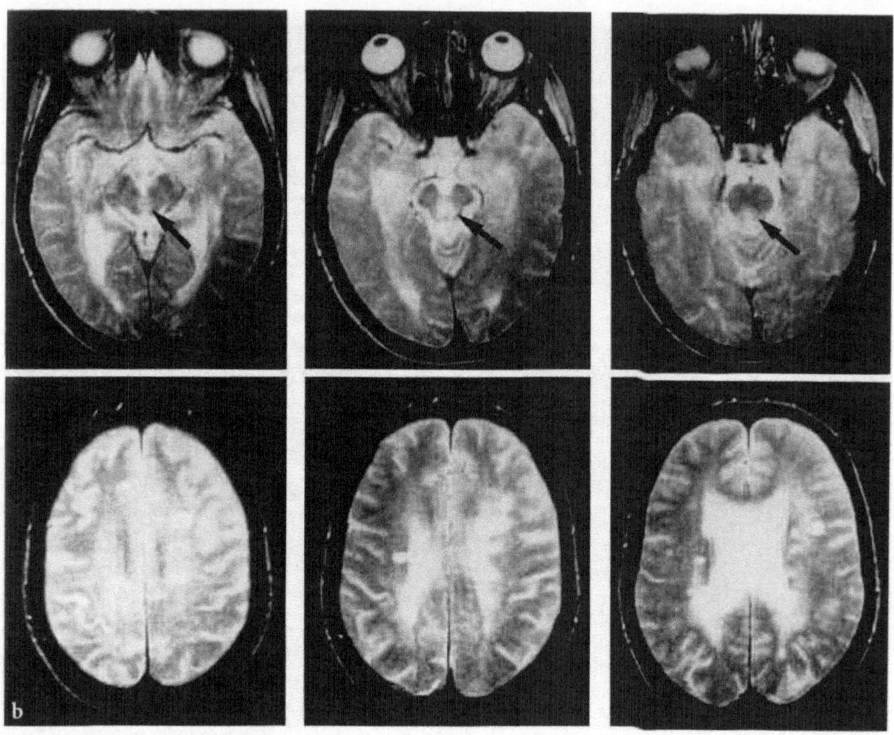

Abb. 5. b Magnetresonanztomografie (T2-gewichtete Sequenzen) einer Patientin mit akut aufgetretener beidseitiger INO und Upbeat-Nystagmus-Syndrom. Typisch für diese Kombination stellt sich ein größerer MS-Entmarkungsherd beidseits paramedian am pontomesenzephalen Übergang (*Pfeile obere Reihe*) dar sowie die multiplen supratentoriellen Marklagerherde bei MS (*untere Reihe*)

Nystagmus. Weiterhin fallen bei der okulomotorischen Untersuchung eine Blickfolgesakkadierung nach unten, eine Minderung oder Auslöschung des optokinetischen Nystagmus nach oben sowie gelegentlich horizontale Okulomotorikstörungen oder Rebound-Nystagmus auf. Der Downbeat-Nystagmus wird beim Seitwärtsblick derart aktiviert, dass es zu einem diagonal nach unten schlagenden Nystagmus mit größerer Amplitude kommt. An Läsionsorten wird einerseits eine paramediane pontomedulläre Hirnstammschädigung zwischen den Vestibulariskernen und andererseits eine beidseitige Schädigung des archizerebellären Flokkulus diskutiert (Zee et al. 1981; Brandt u. Dieterich 1995; s. Abb. 4). Auch beim Downbeat-Nystagmus-Syndrom wird eine Störung des vertikalen VOR diskutiert (Brandt u. Dieterich 1995; Dieterich et al. 1998). Es kommt zu einer Imbalanz im VOR der sagittalen („pitch") Ebene, weil entweder die tonische exzitatorische Aktivität zum M. rectus inferior unterbrochen wird oder durch eine Flokkulusschädigung eine Disinhibition der tonischen exzitatorischen Aktivität des M. rectus superior entsteht (Baloh u. Spooner 1981). Häufigste Ursache dieses Syndroms ist mit 20–30% eine kraniozervikale Übergangsanomalie (z.B. Arnold-Chiari-Missbildung) oder mit 25% eine zerebelläre Degeneration (Bronstein et al.

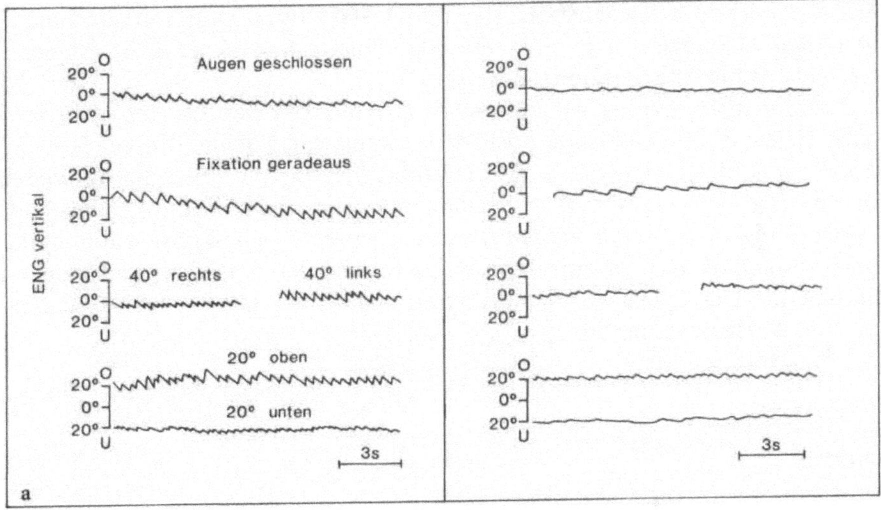

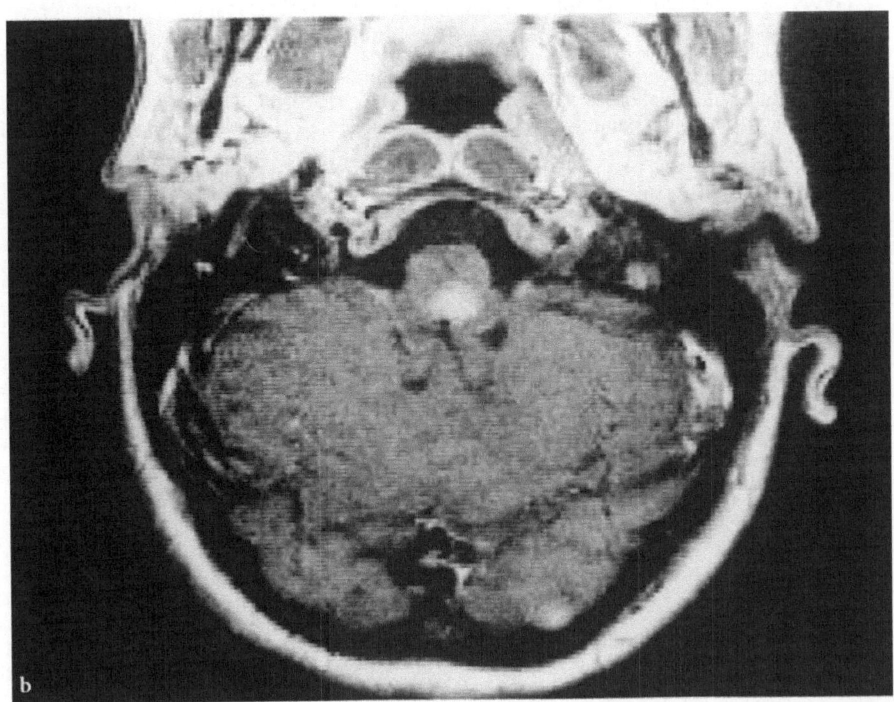

Abb. 6. a Elektronystagmografie der vertikalen Augenbewegungen (*O* oben; *U* unten) einer Patientin mit Upbeat-Nystagmus-Syndrom vor und mit Baclofen-Therapie. Der ausgeprägte Upbeat-Nystagmus ohne Baclofen (*links*) wird durch die orale Einnahme von 3-mal 5 mg/d Baclofen (*rechts*) signifikant reduziert (57% Reduktion der Geschwindigkeit der langsamen Nystagmusphase). **b** Das dazugehörige MRT (T2-gewichtete Sequenz) zeigt einen leicht Kontrastmittel aufnehmenden Herd paramedian rechtsbetont in der Medulla oblongata

1987), was zu chronischen Downbeat-Nystagmus-Syndromen führt. Gefolgt werden diese von MS-Plaques und anderen vaskulären oder entzündlichen Prozessen sowie toxischen (z. B. Hydantoin, Barbiturate, Lithium) und metabolischen Störungen (z. B. Magnesium-, Vitamin-B_1-, Vitamin-B_{12}-Mangel), die meist transiente Syndrome auslösen.

Therapeutisch konnte neben dem positiven Effekt von Gabapentin (Averbuch-Heller et al. 1997) eine positive Wirkung von Baclofen in ca. 50% sowohl der Upbeat- wie auch der Downbeat-Nystagmus-Fälle nachgewiesen werden (Dieterich et al. 1991). Abbildung 6 zeigt die Wirkung von Baclofen (3-mal 5 mg/d) bei einer Patientin mit ausgeprägten Oszillopsien durch Upbeat-Nystagmus, die an einer chronischen medullären Hirnstammläsion erkrankt war. Die Upbeat-Nystagmus-Syndrome bei MS klingen meist nach Tagen bis Wochen wieder ab.

Literatur

Averbuch-Heller L, Tusa J, Fuhry L, Rottach KG, Ganser GL, Heide W, Büttner U, Leigh RJ (1997) A double-blind control study of Gabapentin and Baclofen as treatment for acquired nystagmus. Ann Neurol 41:818–825

Averbuch-Heller L, Zivokofsky AZ, Das VE, DiScanna AO, Leigh RJ (1995a) Investigations of the pathogenesis of acquired pendular nystagmus. Brain 188:369–378

Averbuch-Heller L, Zivokofsky AZ, Remmler BF, Das VE, Dell'Osso LF, Leigh RJ (1995b) Convergent-divergent pendular nystagmus: Possible role of the vergence system. Neurol 45:509–515

Baloh RW, Spooner JW (1981) Downbeat nystagmus: A type of central vestibular nystagmus. Neurology 31:304–310

Barnes D, McDonald WI (1992) The ocular manifestations of multiple sclerosis. 2. Abnormalities of eye movements. J Neurol Neurosurg Psychiat 55:863–868

Barton JJS (1994) Is acquired pendular nystagmus always face locked? J Neurol Neurosurg Psychiat 57:1263–1264

Barton JJS, Cox TA (1993) Acquired pendular nystagmus and Multiple Sclerosis – clinical observations and the role of optic neuropathy. J Neurol Neurosurg Psychiat 56:262–267

Benjamin EE, Zimmermann CF, Troost BT (1986) Lateropulsion and upbeat nystagmus on manifestation of central vestibular dysfunction. Arch Neurol 43:962–964

Brandt T, Dieterich M (1993) Skew deviation with ocular torsion: a vestibular brainstem sign of topographic diagnostic value. Ann Neurol 33:528–534

Brandt T, Dieterich M (1995) Central vestibular syndromes in roll, pitch, and yaw planes. Neuroophthalmology 15 (6):291–303

Bronstein AM, Miller DH, Rudge P, Kendall BE (1987) Downbeating nystagmus: Magnetic resonance imaging and neurootological findings. J Neurosci 81:173–184

Büttner-Ennever JA, Horn AK (1996) Pathways from cell groups of the paramedian tract to the floccular region. Ann N Y Acad Sci 781:532–540

Büttner U, Helmchen C, Büttner-Ennever JA (1995) The localising value of nystagmus and brainstem disorders. Neuroophthalmology 15:283–290

Dieterich M, Straube A, Brandt T, Paulus W, Büttner U (1991) The effects of Baclofen and cholinergic drugs on upbeat- and downbeat-nystagmus. J Neurol Neurosurg Psychiat 54:627–632

Dieterich M, Grünbauer WM, Brandt T (1998) Direction-specific impairment of motion perception and spacial orientation in downbeat- and upbeat-nystagmus in humans. Neuroscience Letters 245:29–32

Fisher A, Gresty MA, Chambers B et al. (1983) Primary position upbeating nystagmus. A variety of central positional nystagmus. Brain 106:949–964

Flipse JP, Strathof CS, van der Steen J, van Doorn PA, van der Meshé FG, Collewijn H (1996) Binocular saccadic acceleration in multiple sclerosis. Neuroophthalmology 16:43–46

Flipse JP, Strathof CS, von der Steen J, van Leeuwen AF, van Doorn PA, van der Meshé FG, Collewijn H (1997) Binocular saccadic eye movements in multiple sclerosis. J Neurosci 148:53–65

Frohman EM, Solomon D, Zee DS (1997) Vestibular dysfunction and nystagmus in Multiple Sclerosis. Int J MS 3:13–26

Gamlin PD, Clarke RJ (1995) Single-unit activity in the primate nucleus reticularis tegmenti pontis related to vergence and ocular accomodation. J Neurophysiol 73:2115–2119

Janssen JC, Larner AJ, Morris H, Bronstein AM, Farmer SF (1998) Upbeat nystagmus: clinicoanatomical correlation. J Neurol Neurosurg Psychiat 65:380–381

Keane JR, Itabashi HH (1987) Upbeat nystagmus: clinicopathologic study of two patients. Neurology 37:491–494

Leigh RJ, Zee DS (1999) The neurology of eye movements, 3rd edition. Oxford University Press, New York, Oxford

Leigh RJ, Ramat S (1999) Neuropharmacologic aspects of the ocular motor system and the treatment of abnormal eye movements. Curr Opin Neurol 12:21–27

Lopez LI, Bronstein AM, Gresty MA, DuBoulay EP, Rudge P (1996) Clinical and MRI correlates in 27 patients with acquired pendular nystagmus. Brain 119:465–472

Ranalli PJ, Sharpe JA (1988) Upbeat nystagmus and the ventral tegmental pathway of the upward vestibulo-ocular reflex. Neurology 38:1329–1330

Starck M, Albrecht H, Pöllmann W, Straube A, Dieterich M (1997) Drug therapy for acquired pendular nystagmus in multiple sclerosis. J Neurol 244:9–16

Starck M, Albrecht H, Pöllmann W, Dieterich M, Straube A (1999) Memantine vs gabapentin in acquired pendular nystagmus: an observer-blind cross-over study. J Neurol 246 [Suppl 1]:41

Zee DS, Yamazaki A, Butler PH, Gücer G (1981) Effects of ablation of flocculus and paraflocculus on eye movements in primate. J Neurophysiol 46:878–899

Neuritis nervi optici und Multiple Sklerose

U. K. ZETTL, D. DRESSLER, R. GUTHOFF

EINLEITUNG

Die Manifestation einer Neuritis nervi optici im Rahmen der Multiplen Sklerose (MS) ist seit den klassischen Arbeiten des Berliner Augenarztes W. Uhthoff (1890) sehr gut bekannt. In einer Analyse von 1271 Patienten zeigen Wikström et al. (1980), dass eine Optikusneuritis in 34,7% bei klinischer Erstmanifestation der MS und in 16,6% sogar als isoliertes Initialsymptom eruierbar ist. Diese Befunde konnten von weiteren Arbeitsgruppen bestätigt werden (Poser 1984, Paty u. Ebers 1998).

Von besonderem Interesse ist, dass bei akuter isolierter Neuritis nervi optici in fast einem Viertel der Patienten bereits Latenzverzögerungen der visuell evozierten Potenziale (VEP) des nichtbefallenen Auges (klinische stumme Läsionierung) nachweisbar sind (Matthews 1977).

Die Häufigkeit, mit der eine Neuritis nervi optici im Krankheitsverlauf einer MS vorkommt, hängt einerseits von den diagnostischen Kriterien und andererseits von der Krankheitsdauer (Optic Neuritis Study Group [ONSG] 1997a, b) ab. Bei der Messung der VEP im Krankheitsverlauf der MS fanden Halliday et al. (1976) einseitig pathologische Befunde in bis zu 95% und beidseitig in bis zu 40% der Fälle. Pathologisch-anatomisch zeigt sich nach langer Krankheitsdauer fast immer eine Läsionierung des N. opticus im Rahmen der MS, wobei häufig eine lineare Beziehung zwischen Visusabnahme und Ausdehnung der Entmarkung bestehen soll (Ulrich u. Groebke-Lorenz 1983).

Sowohl Perkin (1979) als auch Rizzo u. Lesell (1988) weisen darauf hin, dass sich über einem Beobachtungszeitraum von 15 Jahren in bis zu 85% der Fälle mit Zustand nach Neuritis nervi optici eine klinisch sichere MS („clinically definite MS", CDMS; Poser et al. 1983) manifestieren kann. Andererseits stellt nicht jede Neuritis nervi optici den Beginn einer MS dar.

Klinisches Bild

Die entzündlich-demyelinisierende und möglicherweise auch axonale Läsionierung des Nervus opticus im Rahmen der Sehnervenentzündung wirkt wie ein Filter für die unterschiedliche Sehfunktionen. Typische klinische Zeichen einer akuten Optikusneuritis sind Schleiersehen, Verschwommensehen bis hin zur Amaurose und Bulbusbewegungsschmerzen (ONSG 1991). Im Einzelfall kann das Krankheitsbild einerseits monosymptomatisch und andererseits als bunter Symptomkomplex klinisch in Erscheinung treten (Matthews 1998).

Bei der akuten klassischen Retrobulbärneurits können sich folgende klinische Charakteristika manifestieren:

Verminderte Sehschärfe

Beginn akut, meist einseitig, mit einer Sehschärfereduktion über Stunden bis Tage. Das Maximum der Visusreduktion ist meist nach 7 Tagen erreicht. Die Phase der progredienten Visusminderung (70% der Fälle) dauert nur selten länger als 14 Tage. Das Ausmaß der objektiv bestimmten Visusminderung reicht von einer Sehschärfe 1,0 bis hin zur fehlenden Lichtperzeption.

Nebelsehen („blur")

Dem passageren Nebelsehen bei voller Sehschärfe mag eine reduzierte Kontrastempfindlichkeit für niedrige Ortsfrequenzen entsprechen (Wildberger 1998). Es kann mit einer leichten Abblassung der Farben, Verdunkelung des Gesichtsfeldes und einem seichten parazentralen Skotom einhergehen. Das passagere Nebelsehen kann sich für Tage bis Wochen manifestieren und als einziges Symptom einer Neuritis nervi optici imponieren.

Gestörtes Farbensehen

Eine Beeinträchtigung des Farbensehens findet man sehr häufig. Sie äußert sich in einer Abblassung der Farbtöne, so dass farbige Objekte grau oder ausgewaschen wahrgenommen werden. Ob bei einer Retrobulbärneuritis eine Rot-, Grün- oder Blaudyschromatopsie vorliegt, scheint von der Topografie der Gesichtsfeldeinschränkung und von der Krankheitsdauer abzuhängen (Wildberger 1998).

Bei akuter Optikusneuritis werden mit den Panel-D-15-Tests vor allem Verwechslungen entlang der Tritanachse (Blaudyschromatopsie) angegeben (Silvermann et al. 1990). Eine Rot-Grün-Dyschromatopsie manifestiert sich, wenn eine definitive Defektheilung mit Papillenatrophie vorliegt. In der Rekonvaleszenzphase nach Neuritis nervi optici geht die Farbsinnesstörung schneller zurück als die Erholung der Kontrastempfindlichkeit (Wildberger 1998).

Gesichtsfelddefekte

Die Gesichtsfeldeinschränkungen können verschiedene Formen annehmen. Am häufigsten kommen Zentral- und Parazentralskotome vor (Patterson u.

Hernon 1980). Rizzo u. Lessell (1991) fanden in einer Untersuchungsserie unter Anwendung der kinetischen Perimetrie in 59% Zentralskotome und in 10% altitudinale Defekte. In Abhängigkeit der Untersuchungstechnik, insbesondere beim Einsatz von verfeinerten Perimetrieverfahren, lassen sich auch Defekte im peripheren Gesichtsfeld bzw. subklinische Gesichtsfelddefekte nachweisen.

Herabgesetzte Helligkeitsempfindung

Im Rahmen der Neuritis nervi optici kann es zu einer herabgesetzten Helligkeitsempfindung auf dem erkrankten Auge kommen. Die klinische Testung kann mit dem indirekten Ophthalmoskop erfolgen, indem man zuerst in das gesunde und anschließend in das Auge mit dem Verdacht auf eine Neuritis nervi optici leuchtet. Anschließend wird der Patient befragt, in welchem Auge er das Licht heller wahrnimmt.

Afferente Pupillenstörung

Eine afferente Pupillenstörung (Marcus-Gunn-Reaktion) lässt sich in fast allen Fällen einer akuten Neuritis nervi optici nachweisen und persistiert in einem hohen Prozentsatz auch nach Erholung des Visus (Cox et al. 1981). Bei der Marcus-Gunn-Reaktion führt die Beleuchtung des normalen Auges zu der erwarteten beidseitigen Pupillenkonstriktion. Wird unmittelbar danach (1 sec) das erkrankte Auge beleuchtet, so kommt es ipsilateral zunächst zu einer Pupillendilatation und zeitversetzt infolge der verlangsamten Afferenz wiederum zu einer Pupillenkonstriktion. Das afferente Pupillendefizit kann entweder am *Swinging-flashlight-Test* oder durch Vorhalten von Neutralfiltern vor das gesunde Auge semiquantitativ erfasst werden. Das Ausmaß der afferenten Pupillenstörung korreliert in der Regel gut mit dem Visusverlust und der Amplitudenminderung der visuell evozierten Potenziale (VEP), nicht aber mit der Latenzverzögerung.

Schmerzen

In bis zu 92% der Fälle kommt es im Rahmen der Neuritis nervi optici zu Schmerzen (Matthews 1998), die im Auge per se, retroorbital, supraorbital oder als Gesichtsschmerz beschrieben werden. Neben den durch die Augenbewegung hervorgerufenen Schmerzen (Bulbusbewegungsschmerz) können diese auch nach leichtem Bulbusdruck induziert oder verstärkt werden. Der Schmerz kann mehrere Wochen manifest sein und bildet sich meist vor der vollständigen Visuserholung zurück. In Einzelfällen können diese Schmerzen das einzige klinische Zeichen einer Neuritis nervi optici sein oder dem Visusverlust zwei bis drei Tage vorangehen, wie es häufig eruierbar ist.

Weitere Symptome/Phänomene

Pulfrich-Phänomen (Reduktion des stereoskopisch räumlichen Sehens)

Beim Pulfrich-Phänomen sieht der Patient infolge einseitiger Leistungsverlangsamung beispielsweise ein Pendel nicht mehr in einer Ebene schwingen. Stattdessen nimmt er eine scheinbare Kreisbahn des Pendels wahr. Ein synchron auftretendes Schwindelgefühl verschwindet durch Schließen eines Auges. Da die optischen Reize über die Sehnerven (gesunder versus entzündlich veränderter N. opticus) unterschiedlich schnell zum visuellen Kortex weitergeleitet werden, hat dies vor allem bei der Wahrnehmung von bewegten Objekten (Straßenverkehr, Ballsportarten etc.) große praktische Konsequenzen.

Phosphene

Insbesondere zu Beginn und in der Rekonvaleszenzphase der Optikusneurits oder bei zusätzlichen sakkadischen Augenbewegungen können blitzartige Sensationen (Blitze, Funken, farbige Lichter) – so genannte Phosphene (*„movement phosphens"*) – im erkrankten Auge für Sekunden bis Minuten Dauer wahrgenommen werden.

Fading-out-Phänomen

Hierbei kommt es mit zunehmender Fixationsdauer dazu, dass Gegenstände schlechter wahrgenommen werden.

Pupillary-escape-Phänomen

Bei einer über mehrere Sekunden anhaltender Belichtung eines Auges kommt es nach Pupillenverengung und Adaptation zu einer leichten physiologischen Pupillendilatation, die auf der Seite der Optikusläsion verstärkt ist.

Uhthoff-Phänomen

Beim Uhthoff-Phänomen kommt es in Folge eines durch exogene (Raumtemperatur, heißes Bad etc.) oder endogene (Fieber, körperliche Anstrengung etc.) Faktoren ausgelösten Anstieges der Körpertemperatur und eine damit verbundene Leitungsverschlechterung zur Exazerbation von Sehstörungen oder von anderen neurologischen Defiziten (Uhthoff 1890). Diese Symptome bilden sich nach Normalisierung der Körpertemperatur wieder zurück und müssen klar von einer akuten Krankheitsaktivität im Sinne eines Schubes abgegrenzt werden.

Zusatzdiagnostik

Sowohl durch die neuen Studienergebnisse zur unterschiedlichen Langzeitprognose der Optikusneuritis (ONSG 1997; Morrissey et al. 1993; O'Riordan et al. 1998; Sailer et al. 1999) als auch durch die Befunde zur gezielten Akuttherapie (ONTT 1997) und individuellen Prophylaxeplanung (Risikoreduktion zum Übergang in eine CDMS) hat sich die Indikation zur Zusatzdiagnostik grundsätzlich geändert (Jacobs et al. 2000; Comie et al. 2000 a, b).

Standen in der Vergangenheit vor allem die Anamnese sowie der klinische und ophthalmologische Untersuchungsbefund im Vordergrund der Diagnostik (Lee u. Brazis 1998), so kommt zunehmend der neurologischen (Liquoranalyse, Neuropsychologie) und neuroradiologischen Zusatzdiagnostik (MRT vom Sehnerven, Zerebrum und u.U. Spinoaxis) eine enorme Bedeutung bei der Diagnosefindung, Objektivierung der klinische Defizite, Prognoseabschätzung und Therapieplanung einer Neuritis nervi optici zu (Beck 1993 b; Kunesch et al. 1999; Lehmitz et al. 1999; Freitag et al. 1999; ONSG 1997; Jacobs et al. 1997; Soderström et al. 1998; Guthoff et al. 1999).

Zusatzuntersuchungen bei Neuritis nervi optici

- Ophthalmologie
    - Sehschärfe: Visusprüfung
    - Fundusbeurteilung: Ophthalmoskopie
    - Gesichtsfeldbestimmung: kinetische Perimetrie
    - Nervenleitungsanalyse: visuell evozierte Potenziale (VEP)
    - Kontrastwahrnehmung: Robson-Low-Contrast-Letter-Charts
    - Farbensehen: Panel-D-15-Test
    - Kritische Flickerfusion (CFF): Flimmertest nach Aulhorn
    - Afferentes Pupillendefizit: Swinging-flashlight-Test
    - Sehnervensonografie: Messung des Sehnervendurchmessers

- Neurologie
    - Dissimination des Krankheitsprozesses: evozierte Potenziale
    - Akustisch evozierte Potenziale (AEP)
    - Somato-sensibel evozierte Potenziale (SSEP)
    - Magnetisch evozierte Potenziale (MEP)
    - Liquorpunktion: Zellzahl, Zelldifferenzierung, Reiber-Felgenhauer-Schema, oligoklonale Banden, u.U. erregerspezifische Antikörper

- Neuroradiologie
    - Magnetresonanztomografie: N. opticus, Chiasma, Zerebrum, u.U. Spinoaxis

---

Ophthalmologische Klassifikation der Neuritis nervi optici

Ophthalmologisch kann die Neuritis nervi optici in 3 Formen unterteilt werden.

Retrobulbärneurits

Ophthalmologisches Charakteristikum: Normale Papille und Nervenfaserschicht. Sie ist die häufigste Form des Erwachsenenalters (ca. 65%) und oft mit einer Demyelinisierung assoziiert.

Papillitis

Ophthalmologisches Charakteristikum: Papillenschwellung, Obliteration der physiologischen Exkavation und Glaskörperzellen.

Bei der Papillitis befinden sich die Läsionen im Allgemeinen am Beginn des N. opticus. Als Ursache der Papillenschwellung wird ein gestörter axoplasmatischer Transport vermutet. Die Papillitis ist die häufigste Form des Kindes- und Jugendalters, kann sich aber auch beim Erwachsenen manifestieren.

Neuroretinitis (Lebersche idiopathische Neuroretinitis)

Ophthalmologisches Charakteristikum: Papillitis und Makulastern.
Die Neuroretinitis hat von allen 3 Formen die geringste Inzidenz und ist selten mit einer Demyelinisierung verbunden.

Nach abgelaufener Retrobulbärneuritis kann man als Folge des Unterganges von Fasern des N. opticus eine Abblassung der Papillen ophthalmologisch finden, die dann entsprechend der Bevorzugung des papillomakulären Bündels temporal betont ist.

Differentialdiagnose der Neuritis nervi optici

Bei der differentialdiagnostischen Abklärung einer Neuritis nervi optici müssen einerseits nichtentzündliche Optikusneuropathien und andererseits entzündliche Sehnervenentzündungen anderer Ätiologie ausgeschlossen werden (Abb. 1). Insbesondere die differentialdiagnostische Abgrenzung einer isolierten Neuritis nervi optici von einer Neuritis nervi optici bei klinisch stummer Multiplen Sklerose (laborunterstützt sichere MS, LSMS) oder einer anderen entzündlichen Genese (Neuroborreliose, Neurolues, Neurosarkoidose, Lupus erythematodes) kann im Einzelfall schwierig sein. Bei Verdacht auf eine atypische Verlaufsform müssen grundlegende ophthalmologische Vorabklärungen vorgenommen werden, um eine optische Störung (Astigmatismus u.a.), eine retinale Läsion (Makulopathie, Retinitis centralis serosa u.a.) oder eine Amblyopie (Mikrostrabismus) frühzeitig differentialdiagnostisch auszuschließen (Wildberger 1998).

Sonderform: Neuromyelitis optica (Devic-Syndrom)

Bei der Neuromyelitis optica (Devic-Syndrom) handelt es sich um eine rasch aufeinander folgende Krankheitsmanifestation an beiden Sehnerven bzw. am Chiasma (Demyelinisierung) und am Rückenmark (Entzündung und Nekrose mit Querschnittssymptomatik). Im Zerebrum liegen bei der Neuromyelitis optica keine weiteren entzündlichen oder demyelinisierenden Läsionen vor. Ob dieses akute und schwere Krankheitsbild (Letalität bis zu 50%), das vorwiegend Jugendliche und vermehrt Frauen betrifft, eine Variante der Multi-

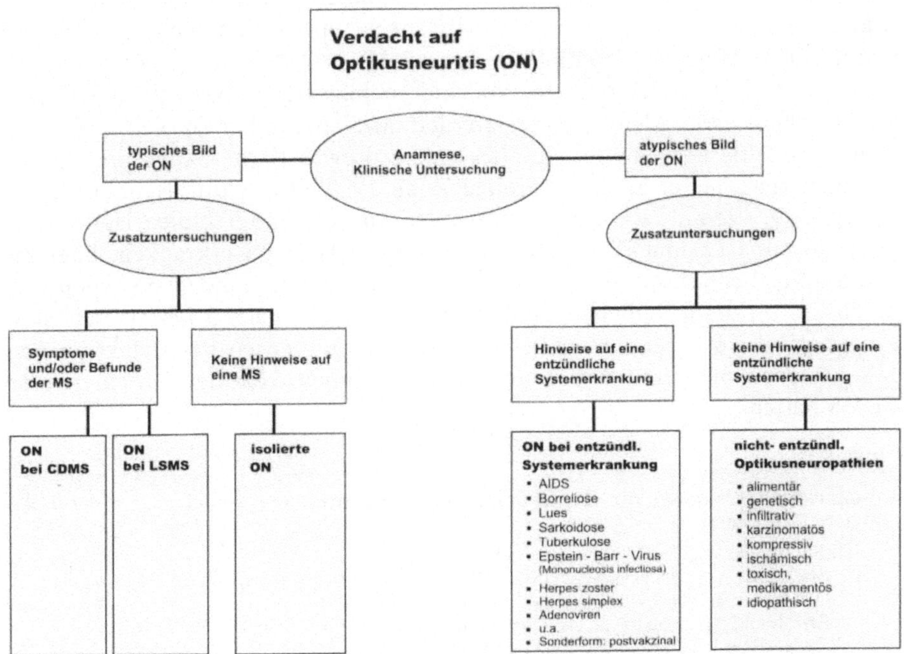

Abb. 1. Differentialdiagnostik der Optikusneuritis (CDMS = clinically definite MS, LSMS = laboratory-supported definite MS)

plen Sklerose mit vergleichbarer Pathogenese ist, wird in den letzten Jahren wieder kontrovers diskutiert (Mandler et al. 1993; Hutchinson et al. 2000). Detailliert wird auf dieses Krankheitsbild im Kapitel III.2 (*Sonderformen der Multiplen Sklerose*) eingegangen.

Verlauf und Prognose der Neuritis nervi optici

Das Ausmaß der Visusminderung in der Akutphase lässt den Grad der Erholung nicht im Voraus bestimmen (Slamovitis et al. 1991). Die Prognose ist bei etwa drei Viertel der Patienten mit einer Erholung der Sehschärfe auf 0,6 oder besser als gut einzuschätzen (Purvin 1998). 85% der Patienten erreichen ein Sehschärfe von 0,5 oder besser, selbst wenn die Sehschärfe während der akuten Krankheitsphase auf fehlende Lichtperzeption herabgesetzt war (McDonald 1983). Bei etwa 6% der Fälle manifestieren sich pesistierende schwere Visusdefizite (ONSG 1997). Eine Visusbesserung sechs Monate nach der Akutphase tritt nur selten ein (Earl 1967).

Unabhängig von einer Erholung der Sehschärfe können andere Sehfunktionen wie Farbensehen, Kontrastsensitivität und Helligkeitsempfindung anormal bleiben.

Das Rezidivrisiko einer Neuritis nervi optici wird zwischen 20 und 31% angegeben (McDonald 1983; Compston et al. 1978).

Von besonderer Bedeutung ist für die Patienten, mit welcher Wahrscheinlichkeit sich nach einer akuten Neuritis nervi optici eine Multiple Sklerose manifestiert (Morrissey et al. 1993; Purvin 1998; ONSG 1997). Die wichtigsten prognostischen Faktoren hierzu sind in folgender Übersicht aufgeführt. Dabei scheint vor allem dem zerebralen MRT-Befund zum Zeitpunkt der akuten Neuritis nervi optici eine besondere prognostische Bedeutung zu zukommen (Fazekas et al. 1999, Freitag et al. 1999). Die Optic Neuritis Study Group (1997) zeigt, dass mit zunehmender Anzahl der zerebralen Herde (klinisch stumme Läsionen) das Risiko, an einer CDMS zu erkranken, über einen 5-Jahresbeobachtungszeitraum deutlich ansteigt. So fanden sie, wenn keine Läsion im ursprünglichen MRT nachweisbar war, nach 5 Jahren Beobachtungszeit bei 16% der Patienten eine CDMS, wohingegen bei Detektion von 1–2 Läsionen 37% und von 3 und mehr Läsionen 51% der Patienten eine CDMS hatten.

Prognostische Faktoren für den Übergang einer Neuritis nervi optici in eine klinisch sichere Multiple Sklerose*

- Hohes Risiko
  - MRT: mehr als 3 Läsionen (ONSG 1997; Jacobs 1997; Soderström 1998)
  - ON-Rezidive (ONTT 1997; Sandberg-Wollheim 1990)
  - Erhöhter IgG-Index oder OCB im Liquor (Jacobs 1997; Soderström 1998)
  - ON im Winter (Hutchinson 1976; Compston 1978)
  - DR-2-positiv (Soderström 1998)
  - Weibliches Geschlecht (Kinnunen 1983; Rizzo u. Lessell 1988)
  - Frühes Erwachsenenalter (Hely 1986 b; Sandberg-Wollheim 1990)
  - Frühere unspezifische Symptome (ONSG 1997)

- Geringes Risiko
  - Normales MRT (ONSG 1997)
  - Gleichzeitig bilaterale ON (Frederiksen 1997)
  - ON im Kindesalter (Lucchinetti 1997)
  - ON nach dem 50. Lebensjahr (Kesselring 1997)

Andere klinische Parameter wie das Ausmaß der initialen Visusminderung und ihre Erholung oder die Lokalisation und die Ausdehnung des Gesichtsfeldausfalls sind keine zuverlässigen Indikatoren, um das Risiko für die klinische Manifestation einer Multiplen Sklerose nach Neuritis nervi optici abzuschätzen (Kesselring 1997; Matthews 1998). Die prognostische Bedeutung von Begleitschmerzen im Rahmen der akuten Optikusneuritis oder bei Manifestation einer Papillitis ist für den Krankheitsverlauf umstritten (Bradley u. Whitty 1968; Cohen et al. 1979).

Therapie der Neuritis nervi optici

Bei der Therapieplanung einer nicht erregerbedingten akuten Optikusneuritis müssen mindestens zwei Behandlungsziele klar hervorgehoben werden: einerseits die Therapie der akut eingetretenen Beschwerden und andererseits die

---

* *IgG* Immunglobulin G, *OKB* oligoklonale Banden im Liquor, *ON* Optikusneuritis, *ONSG* Optic Neuritis Study Group, *MRT* Magnetresonanztomografie

prophylaktische Therapie mit dem Ziel, das individuell erhöhte Risiko zur Dissemination des Krankheitsprozesses im Sinne einer CDMS zu minimieren.

Viele Unklarheiten zum Therapieverhalten bei der Neuritis nervi optici konnten erst in den letzten Jahren durch groß angelegte multizentrische und prospektive Studien geklärt werden (Kaufmann et al. 2000). Zum Komplex der Akuttherapie mit Glukokortikosteroiden und ihrem konsekutiven Nutzen sind insbesondere die Ergebnisse der Optic Neuritis Treatment Study Group (Optic Neuritis Treatment Trial, ONTT) in den USA (Beck et al. 1992, 1993; ONSG 1997) hervorzuheben. Zur Sinnhaftigkeit einer möglichst frühzeitigen Prophylaxe (z.B. Interferon-beta) mit dem Ziel, die Manifestation einer klinisch sicheren MS zu verhindern oder die Zeit zwischen der akuten Episode einer Optikusneuritis und dem Auftreten der MS zu verlängern, haben die Ergebnisse der CHAMPS- (Jacobs et al. 2000) und ETOMS-Studie (Comi et al. 2000a,b) eine völlig neue Sichtweise eröffnet, die nun zunehmend *in praxi* umgesetzt wird (Multiple Sklerose Therapie Konsensus Gruppe 1999, 2001).

Akuttherapie

Durch die Optic Neuritis Treatment Study Group (ONSG 1997a bis c) wurden 457 Patienten mit akuter Optikusneuritis randomisiert in 3 Therapiegruppen aufgeteilt:
- orale Prednisolonapplikation (1 mg/kg KG/die für 14 die)
- intravenös Methylprednisolon (Tagesdosis: 1000 mg [4-mal 250 mg/die] für 3 die, konsekutiv 1 mg/kg KG/die Prednisolon oral für 11 die)
- orale Plazeboapplikationen für 14 die

Der Therapiebeginn erfolgte innerhalb von 8 die nach Beginn der Optikusneuritis. Die Nachbeobachtungszeit von 388 Patienten beträgt bisher 5 Jahre.

Die Ergebnisse zeigen, dass eine orale (niedrigdosierte) Prednisolontherapie als obsolet angesehen werden muss. Eine Visusverbesserung konnte durch orales Prednisolon nicht erreicht werden und, gravierender, die Optikusneuritisrezidive waren in dieser Gruppe doppelt so hoch wie in der Plazebogruppe und in der Gruppe der Patienten, die hochdosiert intravenös Methylprednisolon erhielten.

Ein weiteres Ergebnis dieser Studie zeigt, dass die intravenöse Methylprednisolon-Therapie zur beschleunigten Visusverbesserung eingesetzt werden kann, dass aber nach 6 Monaten keine Unterschiede mehr bezüglich der Visusfunktion zwischen der Verum- und der Plazebogruppe bestanden. Für das therapeutische Vorgehen beim individuellen Patienten ist nicht primär die Schwere des Visusverlustes maßgebend (Slamovitis 1991), sondern der Nachweis bzw. das Fehlen von typischen entzündlich-demyelinisierenden Herden (klinisch-stumme Läsionen) im zerebralen MRT. So konnte die ONTT-Studie in einer Subanalyse zeigen, dass bei Patienten mit pathologischem MRT (klinisch-stumme Läsionen) nach der hochdosierten intravenösen Methylprednisolon-Therapie die CDMS-Manifestationsrate gegenüber der Plazebogruppe nach 2 Jahren Beobachtungszeitraum deutlich gesenkt werden konnte (p = 0,006; „Schutzeffekt"). Nach 5 Jahren Beobachtungszeit war dieser „Schutzeffekt" nicht mehr nachweisbar (p = 0,38).

Bei Patienten mit Neuritis nervi optici und unauffälligem zerebralen MRT war die CDMS-Manifestationsrate im Zweijahresbeobachtungszeitraum so gering, dass ein Effekt der Methylprednisolon-Therapie nicht sicher abgeschätzt werden konnte.

Auf der Grundlage der ONTT-Studienergebnisse kann zusammenfassend festgestellt werden, dass eine hochdosierte Methylprednisolon-Therapie bei der akuten Optikusneuritis vor allem dann indiziert ist, wenn das zerebrale MRT typische entzündlich-demyelinisierende Läsionen zeigt und/oder die Patienten von einer schnelleren Visuserholung profitieren wollen.

Prophylaxe

Nach den bisherigen Empfehlungen der internationalen Multiplen Sklerose Therapie Konsensusgruppe (MSTKG) von 1999 sollte eine immunmodulatorische Basistherapie bei aktivem Krankheitsverlauf einer CDMS mit mindestens zwei funktionellen Schüben in den letzten beiden Jahren oder nach Manifestation eines schweren Krankheitsschubes mit geringer Remissionstendenz begonnen werden (MSTKG 1999; Rieckmann 1999). Insbesondere auf der Grundlage neuerer histopathologischer Untersuchungen zum axonalen Schaden mit konsekutiven irreversiblen Neuronenverlust in schon frühen Krankheitsphasen (Trapp et al. 1998; Ferguson et al. 1997) und den Ergebnissen der MRT-Langzeituntersuchungen (Sailer et al. 1999; O'Riordan et al. 1998) wird immer häufiger die Empfehlung gegeben, „so früh wie möglich" mit einer immunmodulatorischen Therapie zu beginnen, ohne dass bisher aber klare zeitliche Definitionen angegeben werden konnten (National Mutliple Sclerosis Society of USA 1998; Oger u. Freedman 1999).

Zur Analyse des Therapieeffektes bei möglichst frühem Behandlungsbeginn wurde kürzlich die CHAMPS-Studie (Controlled High-Risk Subjects Avonex® MS Study) abgeschlossen (Jacobs et al. 2000). Wesentliches Einschlusskriterium war das erstmalige Auftreten eines klinisch isolierten Syndroms, das den Verdacht auf die Frühsymptomatik einer MS nahe legt und entweder einem Demyelinisierungsherd im Nervus opticus (Neuritis nervi optici), im Rückenmark (inkompletter Querschnittsmyelitis) oder im Hirnstamm (z.B. Doppelbilder) zuzuordnen ist. Zusätzlich musste ein auffälliger „MRT-Befund" mit mindestens 2 Läsionen (Durchmesser größer als 3 mm) im T2-gewichteten Bild vorliegen, der eine klinisch „stumme" Dissemination des Entzündungsprozesses anzeigt.

Nach einer hochdosierten Steroidtherapie (Schubtherapie) wurden die 383 Patienten randomisiert und geblindet, entweder mit 30 µg Interferon-beta 1a oder Plazebo einmal pro Woche intramuskulär behandelt.

Als Ergebnis zeigte sich, dass die frühe Applikation von Interferon-beta 1a die kumulative Wahrscheinlichkeit (Risikoreduktion), eine CDMS zu entwickeln, in der Verumgruppe um 56% (p = 0,002) reduziert war. Interessanterweise ist dieser positive Effekt bereits nach 6 Monaten zu eruieren und hielt über den Beobachtungszeitraum von 3 Jahren an.

Bei der Analyse der seriellen MRT-Untersuchungen fand sich eine deutlich reduzierte Läsionslast im T2-gewichteten Bild, eine Abnahme der Anzahl aktiver Gadolinium anreichernder Herde und ein geringeres Auftreten neuer oder sich vergrößernder T2-Läsionen im MRT der mit Interferon-beta 1a behandelten Patienten.

Ähnlich positive Behandlungsergebnisse wurden mit einem etwas anderen Studiendesign, z.B. Beginn der prophylaktischen Therapie bis 3 Monate nach dem Akutereignis, auch in der europäischen Studie mit Interferon-beta 1a (Rebif 22 µg/Woche subkutan) gefunden (Comi 2000 a, b). Eine Publikation mit detaillierten Ergebnisdarstellung der so genannten ETOMS-Studie (Early Treatment of Multiple Sclerosis) ist derzeit in Vorbereitung.

Zusammenfassend konnte in der CHAMPS- und ETOMS-Studie gezeigt werden, dass eine frühe Interferon-Behandlung bei Patienten mit klinisch isoliertem MS-verdächtigem Initialsymptom und einem MRT mit klinisch „stummen" MS-typischen Läsionen das Risiko der Manifestation einer klinisch sicheren MS reduziert.

Konkrete Empfehlungen zum frühzeitigen Einsatz der immunprophylaktischen Behandlungsmaßnahmen werden gegenwärtig im Rahmen der internationalen Multiple Sklerose Therapie Konsensusgruppe erarbeitet und im Frühjahr 2001 publiziert (MSTKG 2001).

Literatur

Beck RW, Cleary PA, Anderson MM et al. (1992) A randomized, controlled trial of corticosteroids in the treatment of acute optic neuritis. N Engl J Med 326:581–588
Beck RW, Cleary PA, Trobe JD et al. (1993a) The effect of corticosteroids für acute optic neuritis on the subsequent development Herde of multiple sclerosis. N Engl J Med 329:1764–1769
Beck RW, Arrington J, Murtagh FR, Cleary PA, Kaufmann DI and Optic Neuritis Study Group (1993b) Brain magnetic resonance imaging in acute optic neuritis. Experience of the Optic Neuritis Study Group (1993b) Arch Neurol 50:841–846
Bradley WG, Whitty CWM (1968) Acute optic neuritis: prognosis for development of multiple sclerosis. J Neurol Neurosurg Psychiat 31:10–18
Cleary PA, Beck RW, Anderson MM et al. (1993) Design, methods and conduct oft the Optic Neuritis Treatment Trial. Control Clin Trials 14:123–142
Cohen MM, Lessell S, Wolf PA (1979) A prospective study of the risk of developing multiple sclerosis in uncomplicated optic neuritis. Neurol 29:208–213
Comi G, Filippi M, Barkhof F et al. (2000) Interferon beta 1a (Rebif) in patients with acute neurological syndromes suggestive of multiple sclerosis: A multi-center, randomized, double-blind, placebo-controlled study. Neurol 54(Suppl 3):A85–A86
Comi G, Filippi M, Barkhof F et al. (2000) Effects of Interferon Beta-1a (Rebif) in patients with acute neurological syndromes at high risk of developing clinically definite multiple sclerosis: A double-blind, multicentre european, randomised, double-blind, placebo controlled study (ETOMS). J Neurol 247(Suppl 3):217
Confavreux C, Vukusic S, Moreau T, Adeleine P (2000) Relapses and progression of disability in multiple sclerosis. N Engl J Med 343:1430–1438
Earl CJ, Martin B (1967) Prognosis of optic neuritis related to age. Lancet 1:74–76
Fazekas F, Barkhof F, Filippi M et al. (1999) The contribution of mangnetic resonance imaging to the diagnosis of multiple sclerosis. Neurologie 53:448–456
Ferguson B, Matyszak M, Esiri M, Perry V (1997) Axonal damage in multiple sclerosis lesions. Brain 120:393–399
Frederiksen JL (1997) Bilateral acute optic neuritis: Propsective clinical, MRI, CSF, neurophysiological and HLA findings. Neuro-opthalmol 17:175–183

Freitag P, Radü EW, Kappos L (1999) Bildgebende Diagnostik bei der Multiplen Sklerose. In: Zettl UK, Mix E (Hrsg) Klinische Neuroimmunologie. Walter de Gruyter, Berlin New York, 121–134

Guthoff R, Pauleikhoff D, Hingst V (1999) Bildgebende Diagnostik in der Augenheilkunde. Enke, Stuttgart

Halliday AM, Halliday E, Kriss A et al. (1976) The pattern evoked potential in compressing of anterior viral pathways. Brain 99:357–374

Hely MA, Mc Manis PG, Doran TJ et al. (1986) Acute optic neuritis: a prospective study of risk factors for multiple sclerosis. J Neurol Neurosurg Psychiat 49:1125–1130

Hutchinson D, Solomon T, Moots RJ (2000) Devic's neuromyelitis optica: a primary autoimmune disease? Rheumatol 39:215–217

Jacobs LD, Kaba SE, Miller CM et al. (1997) Correlation of clinical, magnetic resonance imaging an cerebrospinal fluid findings in optic neuritis. Ann Neurol 41:392–398

Jacobs LD, Beck RW, Simon JH et al. (2000) The effect of intramuscular interferon beta-1a treatment initiated at the time of a first acute clinical demyelinianting event on the rate of developtment of clinically definite multiple sclerosis. New Engl J Med 343:898–904

Kaufmann DI, Trobe JD, Eggenberger ER, Whitaker JN (2000) Practice paramerter: The role of corticosteroids in the management of acute monosymptomatic optic neuritis. Report oft the Quality Standards Subcommittee of the American Academy of Neurology. Neurology 54:3039–3044

Kesselring J (1997) Multiple Sklerose. 2. Aufl. Kohlhammer, Stuttgart Berlin Köln

Kinnunen E (1983) The incidence of optic neuritis and its prognosis for multiple sclerosis. Acta Neurol Scand 68:371–377

Kunesch E, Classen J, Benecke R (1999) Elektrophysiologische Diagnostik bei Autoimmunerkrankungen des Nerven- und Muskelsystems. In: Zettl UK, Mix E (Hrsg) Klinische Neuroimmunologie. Walter de Gruyter, Berlin New York, 89–110

Lee AG, Brazis PW (1998) Clinical pathways in neuro-opthalmology: An evidence-based approach. Thieme, New York

Lehmitz R, Mix E, Zettl UK (1999) Liquorparameter bei entzündlichen Erkrankungen des Nervensystems. In: Zettl UK, Mix E (Hrsg) Klinische Neuroimmunologie. Walter de Gruyter, Berlin New York, 59–88

Lucchinetti CF, Kiers L, O'Duffy A, Gomez MR, Cross S, Leavitt JA, O'Brien P, Rodriguez M (1997) Risk factors for developing multiple sclerosis after childhood optic neuritis. Neurology 49:1413–1418

Mandler RN, Davis LE, Jeffery DR, Kornfeld M (1993) Devic's neuromyelitis optica: a clinicopathological study of 8 patients. Ann Neurol 34:162–168

Matthews B (1998) Sympotoms and signs of multiple scleroris. In: Multiple Sclerosis. Churchill Livingstone, London Edinburgh New York Philadelphia Sydney Toronto

Mc Donald WI (1983) Doyne lecture: The significance of optic neuritis. Trans Ophthal Soc UK 103:230–246

Morrissey S, Miller D, Kendall B (1993) The significance of brain magnetic resonance imaging abnormalities at presentation with clinically isolated syndromes suggestive of multiple sclerosis. Brain 116:135–146

Multiple Sklerose Therapie Konsensus Gruppe (MSTKG) (1999) Immunmodulatorische Stufentherapie der Multiplen Sklerose. Nervenarzt 70:371–386

Multiple Sklerose Therapie Konsens Gruppe (MSTKG) (2001) in Vorbereitung

National Multiple Sclerosis Society of USA (NMSS) (1998) Disease management consensus statement. Internet www.nmss.org

Oger J, Freedman M (1999) Consensus statement of the Canadian MS clinics network on the use of disease modifying agents in multiple slerosis. Can J Neurol Sci 26:294

Optic Neuritis Study Group (1991) The clinical profile of acute optic neuritis: experience of the Optic Neuritis Treatment Trial. Arch Ophthalmol 109:1673–1678

Optic Neuritis Study Group (1997a) The 5-years risk of multiple sclerosis after opticus neuritis. Neurology 49:773–775, 1404–1413

Optic Neuritis Study Group (1997b) Visual function 5 years after optic neuritis. Arch Ophthalmol 115:1554–1562

O'Riordan J, Thompson A, Kingsley D et al. (1998) The prognostic value of brain MRI in clinically isolated syndromes of the CNS. A 10-year follow-up. Brain 121:495–503

Patterson VH, Heron JR (1980) Visual field abnormalities in multiple sclerosis. J Neurol Neurosurg Psychiat 43:205–208

Paty DW, Ebers GC (1998) Multiple sclerosis. Davis FA, Philadelphia

Perkin GD, Rose FC (1979) Optic neuritis and ist differential diagnosis. Oxford University Press, Oxford

Poser CM, Paty DW, Scheinberg L et al. (1983) New diagnostic criteria for multiple sclerosis: guidelines for research protocols. Ann Neurol 13:227–231
Poser S (1984) Klinik der Multiplen Sklerose. Nervenheilk 3:53–58
Purvin V (1998) Optic neuritis. Curr Opin Ophthal 9:3–9
Rieckmann P, Toyka KV and the Austrian-German-Swiss Multiple Sclerosis Therapy Consensus Group (MSTCG) (1999) Escalating immunotherapy of multiple sclerosis. Eur Neurol 42:121–127
Rizzo JF, Lesell S (1988) Risk of developing multiple sclerosis after uncomplicated optic neuritis: a long-term prospective study. Neurologie 38:185–190
Rizzo JF, Lessell S (1991) Optic neuritis and ischemic optic neuropathy. Overlapping clinical profiles. Arch Ophthalmol 109:1668–1672
Sailer M, O'Riordan J, Thompson A (1999) The prognostic value of brain MRI in clinically isolated syndromes suggestive of demyelination. Neurol 52:599–606
Sandberg-Wollheim M, Bynke H, Cronqvist S et al. (1990) A long term prospective study of optic neuritis: evaluation of risk factors. Ann Neurol 27:386–393
Silverman SE, Hart WM, Gordon MO et al. (1990) Dyschromatopsia of optic neuritis is determined in part by the foveal/perfoveal distribution of visual field damage. Invest Opthalmol Vis Sci 31:1895–1902
Slamovitis S, Rosen CE, Cheng KP et al. (1991) Visual recovery in patients with optic neuritis and visual loss to no light perception. Am J Ophthalmol 111:209–214
Trapp B, Peterson J, Ransohoff R et al. (1998) Axonal transection in multiple sclerosis lesions. N Engl J Med 338:278–285
Ulrich J, Groebke-Lorenz W (1983) The optic nerve in multiple sclerosis: a morphological study with retrospective clinicopathological correlations. Neurophthalmol 3:149–159
Uhthoff W (1890) Untersuchungen über die bei der multiplen Herdsklerose vorkommenden Augenstörungen. Arch Psychiat Nervenkr 21:55–116, 303–410
Wildberger H (1998) Optikusneuritis. In: Huber A, Kömpf D (Hrsg) Klinische Neurophthalmologie. Thieme, Stuttgart New York, S 288–299
Wikström J, Poser S, Ritter G (1980) Optic neuritis as an initial symptom in multiple sclerosis. Acta Neurol Scand 61:178–185

Diagnostik, Klassifikation und Therapie von Schluckstörungen bei Patienten mit Multipler Sklerose

M. Prosiegel

EINLEITUNG

Schluckstörungen bei Patienten mit Multipler Sklerose (MS) sind sowohl hinsichtlich ihrer Art als auch ihres Schweregrades von sehr unterschiedlicher Natur und Ausprägung. Diese inter- und intraindividuelle Variabilität dysphagischer Störungsmuster beruht insbesondere auf anatomischen Gegebenheiten: Einerseits können MS-Plaques prinzipiell alle schluckrelevanten ZNS-Areale und ihre efferenten und afferenten Fasersysteme in unterschiedlicher Kombination affizieren, andererseits kann sich bei ein und demselben Patienten im Verlauf der Erkrankung infolge neuer Plaqueformationen auch das Störungsmuster ändern. Insofern ist die Klassifikation von Dysphagien bei MS-Patienten schwieriger als etwa bei Patienten nach Hirninfarkt, da die ZNS-Läsionen im letzteren Falle zumindest in der Regel „umschriebener" sind.

Vor der Erörterung diagnostischer, klassifikatorischer und therapeutischer Ansätze bei MS-Patienten mit neurogener Dysphagie wird zunächst auf einige Definitionen eingegangen, die Voraussetzung für ein besseres Verständnis der komplexen Materie sind; danach wird in Form einer Literaturübersicht aufgezeigt, welchen epidemiologischen Stellenwert Dysphagien bei MS-Patienten besitzen.

Definitionen

Schlucken ist ein semiautomatischer, sensomotorischer Vorgang mit dem Ziel, Speichel, Flüssigkeit und Nahrung sicher, d. h. ohne Eindringen in die Atemwege, von der Mundhöhle in den Magen zu befördern (Miller 1986; Martin u. Sessle 1993). Bei neurogenen Dysphagien liegt eine Störung dieser hochkomplexen sensomotorischen Leistung vor, an der 50 gepaarte Muskelgruppen beteiligt sind. Dabei sind überwiegend die orale und/oder pharyngeale Phase – seltener und in geringerem Ausmaß auch die ösophageale Phase – betroffen (oropharyngeale Dysphagien).

Der *Schluckreflex* beginnt im Moment der ersten ventralen Bewegung der dorsalen Pharynxwand und ist somit letztendlich nur radiologisch zeitlich zuverlässig erfassbar. Eine reguläre Schluckreflextriggerung geht mit einer anterior-superioren Bewegung des Hyoid-Larynx-Komplexes („Kehlkopfelevation") einher. Umgekehrt kann der alleinige visuelle oder palpatorische Nachweis einer Kehlkopfelevation diagnostisch in die Irre führen, da Letztere bei dysphagischen Patienten oft stattfindet, ohne dass dabei ein Schluckreflex ausgelöst wird.

Leaking ist Abgleiten des Bolus in den pharyngealen Bereich, bevor der Schluckreflex ausgelöst wird; Ursache ist eine Störung der oralen Boluskontrolle.

Retentionen sind in den Valleculae epiglotticae und/oder in den Sinus piriformes des Hypopharynx verbliebene Bolusreste.

Unter *Penetration* versteht man den Eintritt von Speichel, Flüssigkeit oder Nahrung bis zur Glottisebene, unter *Aspiration* bis unter das Niveau der Stimmbänder.

Bei *stummen Aspirationen („silent aspirations")* wird trotz Aspiration – meist wegen gestörter laryngealer Sensibilität – nicht reflektorisch abgehustet. Stumme Aspirationen werden daher oft weder vom Patienten wahrgenommen noch vom Untersucher klinisch erkannt.

Alltagsrelevante Folgen neurogener Dysphagien sind:
- subjektive Schluckbeschwerden,
- Einschränkung der Lebensqualität durch Verlust des Ess- bzw. Trinkgenusses,
- Dehydratation,
- Malnutrition,
- Verlust der Fähigkeit, sich vollständig oder teilweise oral zu ernähren mit der Konsequenz einer parziellen oder kompletten Ernährung über nasogastrale oder PEG-Sonden,
- Fieberschübe durch Aspirationen,
- Aspirationspneumonien,
- Tod,
- hohe Kosten durch Sondennahrung, Sondenpflege, Trachealkanülen(pflege) etc.

Epidemiologie von Dysphagien bei MS

> *To this symptom (dysarthria) may successively be added, especially in advanced stages of the disease, certain disorders of deglutition [...].*

Diese Feststellung über das Auftreten von Schluckstörungen bei MS-Patienten wurde bereits 1877 von Charcot getroffen. Während das Vorkommen von Dysphagien bei MS-Patienten also schon lange bekannt ist, sind Häufigkeitsangaben in der Literatur sehr unterschiedlich.

Allerdings zeigt die folgende, in chronologischer Reihenfolge vorgehende Übersicht der einschlägigen Literatur eindeutige Trends dahingehend, dass im Lauf der Zeit die klinische Relevanz von Dysphagien zunehmend erkannt, die diagnostische Treffsicherheit immer besser und damit einhergehend auch die Häufigkeitsangaben immer genauer wurden.

Daly et al. (1962) fanden bei 16 von 29 untersuchten MS-Patienten (55%) Schluckstörungen, wobei 4 Patienten über eine Störung, den Schluckakt auszulösen („inability to initiate the act of swallowing"), klagten, 10 Patienten über Erstickungsanfälle („choking") und 12 Patienten über Steckenbleiben von Nahrung („food sticking").

In „McAlpine's Multiple Sclerosis" (Matthews et al. 1985) ist (auf S. 99) eine Tabelle enthalten, aus der hervorgeht, dass die Dysphagiehäufigkeit bei MS-Patienten in Großbritannien 3%, in Japan jedoch 23% betrage. In dem gleichen Buch wird (auf S. 135) festgestellt:

Dysphagia is relatively uncommon in ambulant patients with multiple sclerosis. In patients affected to the point of helplessness the ability to swallow may be lost [...].

In der Studie von Herrera et al. (1990) wurden zwei Kollektive von MS-Patienten untersucht. Bei 55 MS-Patienten erfolgte eine Befragung nach Dysphagiesymptomen. Die fünf Items des Fragebogens umfassten Erstickungsgefühl beim Essen oder Trinken, Husten beim Essen oder Trinken, Schwierigkeit den Schluckakt auszulösen, Gefühl die Nahrung bleibe stecken und das Vermeiden bestimmter Speisen. 49% der befragten Patienten gaben an, mindestens eines dieser Symptome innerhalb der letzten zwei Monate bemerkt zu haben. 50 andere MS-Patienten wurden in eine symptomatische Gruppe (mindestens ein Dysphagie-Symptom aus der genannten Itemliste vorhanden; n = 24) und eine asymptomatische Gruppe (n = 26) unterteilt. Sie wurden daraufhin von einem Neurologen, einem Schlucktherapeuten und einem Diätberater klinisch untersucht und am selben Tag einer radiologischen Untersuchung des Schluckaktes unterzogen. Diese videofluoroskopische Untersuchung wurde von einem Radiologen und einem Schlucktherapeuten, die beide nicht wussten, ob es sich um einen symptomatischen oder asymptomatischen Patienten handelte, ausgewertet. Erstaunlicherweise ergab sich kein Unterschied im videofluoroskopischen Befund zwischen der symptomatischen und der asymptomatischen Patientengruppe. Vielmehr zeigten von allen 50 Patienten nur zwei einen normalen videofluoroskopischen Befund. Bei den anderen 48 Patienten dominierten Störungen der oralen Phase (96%), gefolgt von Störungen der pharyngealen Entleerung (50%), Störungen der laryngealen Schutzfunktionen (28%) und Regurgitationen des Kontrastmittelbolus in den Nasopharynx (12%). 14 der 50 Patienten (28%) zeigten radiologische Zeichen der Penetration bzw. Aspiration, davon hatten aber nur 7 (50%) subjektive Dysphagiesymptome angegeben. Die Selbsteinschätzung der MS-Patienten war ein schlechter Prädiktor für das Vorliegen einer Dysphagie, während sich eine hohe positive Korrelation zwischen Behinderungsgrad und klinischer Beurteilung (durch Schlucktherapeuten) einerseits und videofluoroskopischen Befunden andererseits fand.

Basierend auf einer MEDLINE-Recherche über die Häufigkeit von Dysphagien bei unterschiedlichen Erkrankungen – Publikationen der Jahre 1966 bis 1993 betreffend – fand Kuhlemeier (1994) eine einzige Arbeit zur MS (Scheinberg u. Smith 1987), in der festgestellt wird:

[...] dysphagia is not a frequent complaint in patients with multiple sclerosis, but when it occurs it tends to be associated with more severe disease and is possibly lethal.

In einer skandinavischen Studie an knapp 200 MS-Patienten (Hartelius u. Svensson 1994) wird festgestellt:

[...] 33% of MS patients indicated impairment of chewing and swallowing abilities.

Hughes et al. (1994) beschrieben sieben MS-Patienten mit klinisch dominierender Schluckstörung, wobei das häufigste Symptom Erstickungsanfälle („choking") waren. Außerdem lagen in allen Fällen zusätzlich eine Dysarthrie, Doppelbilder sowie andere Hirnstammzeichen vor. Vier der sieben Patienten hatten eine Aspirationspneumonie erlitten, zwei Patienten waren vorübergehend, einer dauerhaft auf Ernährung über eine nasogastrale Sonde angewiesen.

Abraham et al. (1997) untersuchten 525 ambulant betreute MS-Patienten mit einem eigens entwickelten Dysphagie-Fragebogen. Diese große Stichprobe kann als einigermaßen repräsentativ betrachtet werden, da sich der Expanded Disability Status Scale (EDSS)-Score von 0 bis 9,5 erstreckte und damit das gesamte Behinderungsprofil widerspiegelte. 43% dieser Patienten klagten über Dysphagie-Symptome. Es bestand zwar ein signifikanter Unterschied im EDSS-Score zwischen der dysphagischen Untergruppe und den asymptomatischen Patienten (EDDS-Score 5,7 versus 4), allerdings fanden sich in der symptomatischen Gruppe immerhin 17% mit einem nur minimalen Behinderungsgrad (EDSS-Score 0–2,5). Außerdem war in der symptomatischen Untergruppe das Ausmaß von Störungen zerebellärer Funktionen, von Hirnstammfunktionsstörungen bzw. kognitiven Defiziten signifikant größer als in der asymptomatischen Untergruppe.

Thomas u. Wiles (1999) führten bei 79 konsekutiv erfassten MS-Patienten einen standardisierten Schlucktest („quantitative water test") durch und fanden dabei ebenfalls eine Dysphagie-Häufigkeit von 43%, wobei interessanterweise die Hälfte der schluckgestörten Patienten über keine Dysphagie-Symptome klagte. Außerdem fand sich in dieser Studie eine Assoziation zwischen Dysphagie einerseits und Störungen von Kleinhirn- bzw. Hirnstammfunktionen, dem Behinderungsgrad, einer depressiven Stimmungslage sowie einer niedrigen Vitalkapazität andererseits.

Fasst man die Befunde der genannten Studien zusammen, so kann festgestellt werden:

- Dysphagien kommen bei etwa 40% der MS-Patienten vor.
- Dysphagien sind bei MS-Patienten häufig mit (anderen) Hirnstammzeichen assoziiert.
- Es besteht ein Zusammenhang zwischen dem Ausmaß des Behinderungsgrades und der Auftretenswahrscheinlichkeit von Dysphagien. Allerdings kommt es bei einem nicht unerheblichen Prozentsatz von MS-Patienten zu Dysphagien, obwohl der Behinderungsgrad gering ist; d.h., bei schwerst behinderten bzw. bettlägrigen MS-Patienten ist zwar immer an das Vorliegen einer Dysphagie zu denken, der Umkehrschluss, bei geringer Behin-

derung könne keine Dysphagie vorliegen, ist aber unzulässig. Oder anders ausgedrückt: Nur ein hoher Behinderungsgrad ist ein relativ guter Prädiktor für das Vorliegen einer Dysphagie.

Diagnostik neurogener Dysphagien

Anamnese und klinische Diagnostik

Im Rahmen der Anamneseerhebung und der neurologischen Untersuchung können sich bereits wichtige Hinweise auf das Vorliegen einer Dysphagie ergeben. Was die Anamnese betrifft, so sind insbesondere folgende *Fragen* zu stellen:
- Ist in letzter Zeit ein Gewichtsverlust eingetreten?
- Wird zur Nahrungsaufnahme mehr Zeit als früher verwendet?
- Treten während oder nach dem Essen oder Trinken Husten und/oder Erstickungsanfälle auf?
- Besteht Angst oder ein Unsicherheitsgefühl beim Essen oder Trinken?
- Tritt das Gefühl auf, Nahrung bleibt „in der Kehle stecken"?
- Treten unklare Fieberschübe auf?
- Trat schon einmal eine Lungenentzündung auf?
- Liegt eine Schwierigkeit vor, den Schluckakt auszulösen?
- Wird beim Schlucken eine besondere Kopfhaltung eingenommen?
- Bestehen Schwierigkeiten mit dem Schlucken? Wenn ja, besonders bei harter, weicher, breiiger oder flüssiger Konsistenz bzw. bei kalter oder warmer Nahrung bzw. Flüssigkeit?
- Wird feste Nahrung in kleinere Stücke als früher geschnitten?
- Werden kleinere Mengen an Nahrung bzw. Flüssigkeit als früher geschluckt?
- Muss beim Schlucken Konzentration aufgewendet werden?
- Muss konzentrierter und/oder länger als früher gekaut werden?
- Muss nach dem Essen öfters nachgeschluckt werden, evtl. mit Flüssigkeiten?
- Muss Speichel manchmal, oft oder sehr oft ausgespuckt werden?
- Werden bestimmte Speisen vermieden? Wenn ja warum?
- Besteht eine Scheu, in der Öffentlichkeit – etwa in Restaurants – zu essen oder zu trinken?

Die folgenden klinischen Zeichen sind besonders geeignete *Prädiktoren einer Aspiration* (Linden et al. 1993):
- Schlucken in falscher Position (z. B. liegend),
- Dysphonie bzw. Aphonie,
- fehlende oder gestörte Larynxelevation,
- feuchtes spontanes Husten,
- gestörter Palatalreflex
- gestörte Speichelkontrolle,
- raue Stimmqualität,
- feuchte Stimmqualität.

Nach Langmore et al. (1998) ist eine Dysphagie zwar eine notwendige, aber nicht hinreichende Bedingung für das Auftreten einer Aspirationspneumonie. Vielmehr sind die folgenden Parameter als *Prädiktoren einer Aspirationspneumonie* zu betrachten:

- Unselbstständigkeit bei der Nahrungszufuhr,
- Unselbstständigkeit bei der Mundhygiene,
- Zahl kariöser Zähne,
- Ernährung über Sonde,
- Vorliegen von mehr als einer medizinischen Diagnose,
- Zahl der eingenommenen Medikamente,
- Rauchen.

Die Frage, ob es „*Bedside-Screening-Tests*" gibt, die eine einigermaßen zuverlässige Beurteilung des Vorliegens einer Dysphagie erlauben, lässt sich folgendermaßen beantworten: Überträgt man die Ergebnisse von Untersuchungen an schluckgestörten Schlaganfallpatienten auf MS-Patienten, so sind auf Grund einer jüngst erschienenen Metaanalyse (Martino et al. 2000) lediglich zwei „Bedside-Screening-Tests" geeignet, eine Dysphagie relativ sicher zu erkennen: der „50-ml water test" und die Untersuchung der Sensibilität im Pharynxbereich. Beim „50-ml water test" werden sukzessiv Wasserschlucke von 5 ml verabreicht und eine Dysphagie wird dann konstatiert, wenn es zu Erstickungsanfällen, Husten oder einer Änderung der Stimmqualität kommt. Bei Auftreten derartiger Symptome wird der Test abgebrochen und protokolliert, ab welcher zugeführten Flüssigkeitsmenge die Symptomatik auftrat. Bei problemlosem Schlucken von 50 ml Wasser wird klinisch die Abwesenheit einer Dysphagie unterstellt. Mit diesem Test wurden einige Patienten mit videofluoroskopisch gesicherten „silent aspirations" nicht erkannt, bei allen „silent aspirators" war jedoch die pharyngeale Sensibilität gestört. Insofern scheint sich als klinische Screening-Methode die Kombination des „50-ml water test" mit der Untersuchung der pharyngealen Sensibilität anzubieten.

Es ist aber kritisch anzufügen, dass bei Patienten mit schwerer Dysphagie die mehrmalige Verabreichung von 5 ml Wasser gefährlich sein kann. Deshalb wird in unserer Klinik der „50-ml water test" nicht routinemäßig verwendet. Wenn wir Schluckversuche zu diagnostischen Zwecken durchführen, dann meist mit geringeren Mengen von ca. 2 ml. Dieses Volumen entspricht etwa dem eines normalen „Speichelschluckes". Selbstverständlich ist auf derartige Schluckproben ganz zu verzichten, wenn eine Dysphagie auf Grund anderer klinischer Hinweise ohnehin als gesichert gelten kann.

Technische Zusatzuntersuchungen

Die wichtigsten Zusatzuntersuchungen sind die Videofluoroskopie und die Endoskopie des Schluckaktes. Beide Verfahren besitzen Vor- und Nachteile; sie konkurrieren nicht, sondern ergänzen sich in idealer Weise. Auf Grund der Ergebnisse einer neuen Studie (Aviv 2000) sind sie hinsichtlich ihrer Aussagekraft für ein Therapiemonitoring sogar als weitgehend gleichwertig zu betrachten:

Whether dysphagic outpatients have their dietary and behavioral management guided by the results of MBS (Modified Barium Swallow) or of FEESST (Flexible Endoscopic Evaluation of Swallowing with Sensory Testing), their outcomes with respect to pneumonia incidence and pneumonia-free interval are essentially the same.

Videofluoroskopie

Die zeitlich hochauflösende Videofluoroskopie bietet die Möglichkeit, den gesamten Schluckakt – von der Mundhöhle bis zum Magen – darzustellen und damit auf den genauen der Dysphagie zu Grunde liegenden Pathomechanismus rückzuschließen. Bei Aspirationsverdacht sollte das isoosmolare Kontrastmittel Iotrolan (Isovist) verwendet werden, um die pulmonale Gefährdung im Falle einer Aspiration möglichst gering zu halten. Die Untersuchung, bei der mehrere Boluskonsistenzen und -größen getestet werden sollten, muss außer im seitlichen auch im anterior-posterioren Strahlengang erfolgen, um Seitendifferenzen beurteilen zu können. Art und Ausmaß einer Dysphagie können videofluoroskopisch zuverlässig beurteilt werden. Dabei wird die Schluckstörung nach Hannig u. Wuttge-Hannig (1999) in mehrere radiologische Schweregrade eingeteilt (Tabelle 1).

Neben Art und Schweregrad der Dysphagie kann festgestellt werden, zu welchem Zeitpunkt eine Penetration oder Aspiration auftritt, nämlich vor, während oder nach der Schluckreflexauslösung – prä-, intra- oder postdeglutitiv.

Die *Radiomanometrie* gestattet die Messung der Druckverhältnisse im Ösophagus, im OÖS-Bereich sowie im Pharynx bei gleichzeitiger radiologischer Kontrolle der korrekten Lage der Druckaufnehmer.

Endoskopie

Die Endoskopie kann peroral mit dem starren Lupenlaryngoskop oder transnasal mit dem flexiblen Fiberendoskop (Fiberoptic Endoscopic Evaluation of Swallowing, FEES) erfolgen (Übersicht: Schröter-Morasch 1999). Es können der Nasen-, Rachen- und laryngeale Raum und bei tracheotomierten Patien-

Tabelle 1. Radiologische Schweregradeinteilung oropharyngealer Dysphagien (Hannig u. Wuttge-Hannig 1999)

Grad	
0	Keine Penetration oder Aspiration
I	Im Vestibulum bzw. Ventriculus lateralis laryngis retiniertes Material bei erhaltenem Hustenreflex (Penetration)
II	Konstante Aspiration von <10% des Bolusvolumens bei erhaltenem Hustenreflex
III	Konstante Aspiration von >10% bei erhaltenem Hustenreflex oder <10% bei fehlendem Hustenreflex
IV	Aspiration von >10% bei fehlendem Hustenreflex

ten die Trachea hinsichtlich Morphologie und Funktion – Beweglichkeit, Sensibilität und Reflexe – beurteilt werden. Bei Schluckproben werden Speichel oder Nahrung – möglichst unter Benutzung unterschiedlicher Konsistenzen – mit Methylenblau angefärbt („Blauschluck"). Dadurch ist eine bessere visuelle Beurteilung von Leaking, Retentionen, Penetrationen und Aspirationen möglich. Besonders die FEES stellt in der Regel keine große Belastung für den Patienten dar und kann deshalb auch gut als „Therapiemonitoring" verwendet werden. Außerdem können schlucktherapeutische Maßnahmen und Kompensationen wie z. B. Veränderungen der Kopfhaltung auf ihre Wirksamkeit überprüft und Therapieverläufe per Videoaufzeichnung dokumentiert werden. Die endoskopische Untersuchung ist auch von großer Bedeutung für die Indikationsstellung zur enteralen Sondenernährung und zur Tracheotomie bzw. Dekanülierung. Da die Untersuchung in einem Bereich durchgeführt wird, der durch Auslösen vagaler Reflexe für den Patienten nicht ohne Risiko ist, müssen entsprechendes Notfallinstrumentarium und Knowhow vorhanden sein.

Klassifikation neurogener Dysphagien

Regelrechtes Schlucken setzt die Intaktheit folgender Funktionen voraus, wobei die Aufzählung unvollständig ist:
- Schluckreflextriggerung,
- Zungenschubkraft,
- Pharynxperistaltik,
- pharyngeale und laryngeale Sensibilität,
- Öffnung und Verschluss des oberen Ösophagussphinkters (OÖS).

Wenn man sich vergegenwärtigt, dass diese fünf Funktionskomponenten isoliert oder in unterschiedlichster Kombination betroffen sein können, wird klar, wie schwierig eine Klassifikation von Dysphagien bei MS-Patienten – mit den pathoanatomischen Besonderheiten diverser und sich im Krankheitsverlauf ändernder Plaqueformationen – ist.

Aus diesem Grunde gibt es bei MS-Patienten kein einheitliches oder „typisches" dysphagisches Störungsmuster.

Letztendlich ergibt sich daraus die Konsequenz, das Störungsmuster bei jedem einzelnen Patienten genau zu analysieren. Nur bei diesem Vorgehen kann eine auf die individuellen Störungskomponenten abgestimmte Schlucktherapie durchgeführt werden. Diese Feststellung erscheint deshalb besonders wichtig, weil leider immer noch simplifizierende Vorstellungen existieren, etwa bei einer Dysphagie grundsätzlich Flüssigkeiten anzudicken.

Aus didaktischen Gründen und als Basis für Therapieentscheidungen erfolgt im Folgenden ein Klassifikationsversuch, der sowohl den Schweregrad als auch die Art besonders häufiger Störungen berücksichtigt.

Tabelle 2. Klinische Schweregradeinteilung neurogener Dysphagien (Prosiegel et al. 1998, 1999). Mit „Kompensation" sind im Text näher aufgeführte Haltungsänderungen bzw. Schlucktechniken gemeint

Grad	
0	Volle orale Ernährung ohne Einschränkung
1	Volle orale Ernährung mit Kompensation, keine Konsistenzeinschränkung
2	Volle orale Ernährung mit Konsistenzeinschränkung, keine Kompensation
3	Volle orale Ernährung mit Konsistenzeinschränkung und Kompensation
4	Parzielle orale Ernährung
5	Parzielle orale Ernährung mit Kompensation
6	Ernährung ausschließlich über PEG/nasogastrale Sonde

Schweregrade

Eine Dysphagie wird von uns in mehrere Schweregrade eingeteilt (Tabelle 2), was sich bei der Evaluation der Effizienz der Schlucktherapie sehr bewährt hat (Prosiegel et al. 1998, 1999).

Zur radiologischen Schweregradeinteilung der Dysphagien s. S. 155 und Tabelle 1.

Störungsmuster

Was die Art der gestörten Schluckkomponente(n) betrifft, so empfiehlt sich wegen der unmittelbaren Konsequenz für die funktionelle Schlucktherapie folgende Unterteilung (s. auch Tabelle 3):
- gestörte orale Boluskontrolle,
- gestörte Zungenbasisretraktion,
- verzögerte Schluckreflexauslösung,
- insuffizienter Glottisschluss,
- Dysfunktion des OÖS,
- reduzierte Pharynxperistaltik,
- gestörte Sensibilität (oral, pharyngeal, laryngeal).

Therapie neurogener Dysphagien

Die Therapie neurogener Dysphagien ist nur in einem interdisziplinären Ansatz unter Beteiligung verschiedenster Fachdisziplinen möglich: Neben Neurologen und Schlucktherapeuten handelt es sich u. a. um Vertreter von Hals-Nasen-Ohren-Heilkunde, Radiologie, Innere Medizin, Chirurgie, Mund-Kiefer-Gesichtschirurgie.

Eine Übersicht über invasive und nichtinvasive schlucktherapeutische Verfahren findet sich bei Prosiegel et al. (1997, 1999).

Tabelle 3. Klassifikation der Dysphagien entsprechend der Art der Störung und des Zeitpunktes der Aspiration als Grundlage für schlucktherapeutische Entscheidungen. Aufgeführt sind nur die häufigsten Störungsmuster und die zugehörigen wichtigsten therapeutischen Verfahren

Art der Störung	Zeitpunkt der Aspiration	Kausale Verfahren	Kompensatorische bzw. adaptative Verfahren
Gestörte orale Boluskontrolle	Prädeglutitiv	Stimulation der Zunge (Druck, Vibration etc.), Zungenübungen	Anteflexion des Kopfes, Bevorzugung breiiger Nahrung bzw. Andicken von Flüssigkeiten
Gestörte Zungenbasisretraktion	Postdeglutitiv	Zungenübungen zur Kräftigung	Anteflexion des Kopfes, kräftiges Schlucken
Verzögerte Schluckreflexauslösung	Prädeglutitiv	Thermal-taktile Stimulation der Gaumenbögen	Supraglottisches Schlucken, Anteflexion des Kopfes, Speisen mit besonders kalter oder warmer Temperatur, starke Geschmacksreize (z. B. Zitronensaft)
Insuffizienter Glottisschluss	Intradeglutitiv	Spannungsübungen, spezielle Fonationsübungen	Supraglottisches Schlucken, Kopfdrehung zur kranken oder gesunden Seite (abhängig vom Befund)
Dysfunktion des OÖS	Postdeglutitiv	Larynxelevationsübungen (z. B. Kräftigung der suprahyoidalen Muskulatur), Übungen zur Zungenrückenhebung	Mendelsohn-Manöver
Reduzierte Pharynx-Peristaltik	Postdeglutitiv	Modifiziertes Valsalva-Manöver (nach tiefer Einatmung „k" lange und kräftig halten), Pfeifen, Saugen, Fauchen	Kräftiges Schlucken, Nahrung mit guter Fließfähigkeit, evtl. Nachschlucken
Sensible Störungen	Prä-, intra- oder postdeglutitiv	Stimulation der betreffenden Schleimhautbereiche	Supraglottisches Schlucken (falls „silent aspirations"), Nachschlucken

Medikamentöse Therapie

Durch *Injektion von Botulinumtoxin A in den OÖS* – unter endoskopischer Sicht oder transkutan – lässt sich manchmal eine Myotomie des OÖS vermeiden, wenn sich nach einer/einigen Injektion(en) die Dysphagie gut zurückbildet. Bei gutem Ansprechen auf eine Botulinumtoxintherapie kann aber auch die Indikation zur irreversiblen Myotomie des OÖS leichter gestellt werden. Indikationen und Voraussetzungen einer Botulinumtoxininjektion sind dieselben wie bei der Myotomie des OÖS (s. unten).

Bei Hypersalivation kann der Einsatz *anticholinerger Substanzen* unter Beachtung der Kontraindikationen bisweilen indiziert sein.

Chirurgische Verfahren

Unter den invasiven Verfahren ist bei MS-Patienten mit schweren und persistierenden Dysphagien gelegentlich die *perkutane endoskopische Gastrostomie (PEG)* indiziert. Eine Ernährung über Sonde ist bei Vorliegen einer schweren Dysphagie indiziert, d.h. wenn der radiologische Schweregrad entweder ≥III beträgt oder wenn bei einem radiologischen Schwergrad von II rezidivierende Fieberschübe bzw. Aspirationspneumonien auftreten. Eine PEG-Sonde ziehen wir einer nasogastralen Sonde dann vor, wenn sich eine mehrmonatige Dauer der Schlucktherapie abzeichnet. Die „Richtlinien für die Anlage einer perkutanen endoskopischen Gastrostomie" der Deutschen Gesellschaft für Verdauungs- und Stoffwechselkrankheiten sind dabei zu berücksichtigen (Löser u. Fölsch 1996).

Eine *Myotomie des OÖS* ist nur dann indiziert, wenn eine OÖS-Öffnungsstörung dominiert, genügend hohe Anschluckdrücke im Pharynx vorliegen (größer 25 mmHg; laborabhängig!) und trotz konsequent durchgeführter funktioneller Schlucktherapie keine signifikante Besserung der Dysphagie eintritt; es darf auch kein nennenswerter Reflux bestehen. Da eine Myotomie irreversibel ist, kann die oben erwähnte Injektion von Botulinumtoxin A in den OÖS eine (vorübergehende) Alternative darstellen (Schneider et al. 1994).

Eine *Tracheotomie* mit Einsetzen einer geblockten Trachealkanüle ist in den seltenen Fällen indiziert, bei denen die Speichelkontrolle so schwer gestört ist, dass trotz oraler Flüssigkeits- und Nahrungskarenz – also bei Ernährung über Sonde – rezidivierende Aspirationspneumonien auftreten.

Funktionelle Schlucktherapie

Man kann folgende Arten der funktionellen Schlucktherapie unterscheiden:
- *kausale (restituierende) Verfahren* mit dem Ziel der kompletten oder parziellen Restitution gestörter Funktionen
  - stimulierende Techniken
  - hemmende Techniken
- *kompensatorische Verfahren*
  - Haltungsänderungen
  - Schlucktechniken
- *adaptative Verfahren*
  - diätetische Maßnahmen
  - Platzierung der Nahrung.

Übersichten finden sich bei Bartolome (1999) und Prosiegel et al. (1997, 1999).

Kausale (restituierende) Verfahren

Die kausalen (restituierenden) Verfahren basieren auf sog. „neurophysiologisch orientierten Behandlungsmethoden" (Bobath, Kabath, Rood) und haben zum Ziel, je nach Befund Bewegungen zu fazilitieren bzw. zu hemmen. Beispiele für stimulierende bzw. hemmende Verfahren sind Dehnungen, leichte manuelle Berührungen, Druck, Tapping, Pinseln, Vibration und die Applikation thermischer Reize. Mobilisationstechniken umfassen u. a. Übungen gegen isotonischen oder isometrischen Widerstand, rhythmische Bewegungsinitiierungen und Entspannungstechniken.

Unter den zahlreichen genannten Verfahren sei an dieser Stelle die *taktile (Thermo-)Stimulation* der vorderen Gaumenbögen beispielhaft hervorgehoben, erstens weil sie wegen der Häufigkeit einer gestörter Schluckreflextriggerung oft indiziert ist bzw. zum Einsatz kommt, und zweitens, weil die Effizienz dieses Verfahrens bei Gesunden und dysphagischen Schlaganfallpatienten erwiesen ist (Kaatzke-McDonald et al. 1996; Rosenbek et al. 1996).

Kompensatorische Verfahren

Haltungsänderungen. Beispiele sind:
- *Neigung des Kopfes* zur nichtparetischen Seite des Pharynx („head tilt to stronger side"), über die dann abgeschluckt wird.
- *Kopfdrehung* zur kranken Seite („head rotated to damaged side") mit konsekutivem „Verschluss" des gleichseitigen Hemipharynx und Abschlucken über die gesunde Seite. Es konnte kürzlich in einer Einzelfallstudie bei einem Patienten mit Parese des Hemipharynx in Folge eines Hirnstamminfarktes mittels Computertomografie des pharyngealen Bereiches nachgewiesen werden, dass bei Kopfdrehung tatsächlich ein Verschluss des paretischen Hemipharynx stattfand, allerding auf dem Niveau des Hypopharynx oberhalb des Sinus piriformis und damit höher als man es bisher vermutet hatte; außerdem wurde die gesunde Gegenseite aufgeweitet, was ein Abschlucken über diese Seite zusätzlich erleichterte (Tsukamoto 2000).
- *Anteflexion des Kopfes* („chin down"). Sie ist indiziert bei Störung der oralen Boluskontrolle, verspäteter Reflexauslösung, verminderter Zungenbasisretraktion bzw. gestörtem laryngealen Verschluss.

Schlucktechniken. Unter den Schlucktechniken kommen das kräftige Schlucken („effortful swallow"), das Mendelsohn-Manöver und das supraglottische Schlucken besonders häufig zum Einsatz.

Das *kräftige Schlucken*, das mit einer Anteflexion des Kopfes kombiniert werden kann, um die Zungenbasis an die Rachenhinterwand anzunähern, ist indiziert bei einer Störung der Zungenbasisretraktion, bei gestörtem pharyngealen Bolustransport bzw. bei reduzierter Zungenschubkraft.

Das *Mendelsohn-Manöver* besteht in einer willkürlich verlängerten Hyoid-Larynx-Elevation mit der Folge einer passiven OÖS-Aufdehnung. Dieses Manöver ist indiziert bei OÖS-Dysfunktionen und/oder eingeschränkter Hyoid-Larynx-Elevation.

Das *supraglottische Schlucken* besteht in willkürlichem Atemanhalten, wodurch es zum Stimmlippenschluss kommt. Während des Atemanhaltens wird geschluckt. Danach wird sofort (d.h. ohne erneute Einatmung) kräftig geräuspert. Gelangen Bolusteile auf die (geschlossenen) Stimmlippen, so werden sie auf diese Weise nach oben befördert und eine Aspiration wird (weitgehend) vermieden. Das supraglottische Schlucken ist indiziert bei verspäteter Reflexauslösung oder gestörtem laryngealen Verschluss.

Adaptative Verfahren

Diätetische Maßnahmen. Beispiele sind:
- *Modifikationen der Boluskonsistenz*, etwa Andicken von Flüssigkeiten mit speziellen Andickungsmitteln,
- *Begrenzung der Bolusgröße*,
- *Auswahl spezieller Geschmackskomponenten*, um die Speichelsekretion zu beeinflussen. So begünstigen etwa Süßspeisen die Bildung von dickerem, zähem Schleim, während salzige oder saure Geschmacksrichtungen eher dünnere Speichelbildung anregen;
- *Änderung der Nahrungstemperatur*. Sie hilft vielen Patienten bei der Schluckreflextriggerung und beim Bolustransport. In den meisten Fällen ist kalte Nahrung effektiver als normal temperierte. Einige Patienten bevorzugen aber auch warme oder sogar heiße Speisen.

Platzierung der Nahrung. Ein Beispiel ist die Platzierung der Nahrung auf der Zungenseite mit den besseren muskulären bzw. sensiblen Verhältnissen, was zu einem sichereren Schlucken beitragen kann.

Ess- und Trinkhilfen sowie allgemeine Verhaltensregeln. Unter den Ess- und Trinkhilfen seien speziell geformte Becher (z.B. großer Durchmesser oder Nasenkerbe zur Erleichterung der Kopfanteflexion beim Trinken) sowie aus der Ergotherapie bekannte Hilfsmittel genannt.

An allgemeine Verhaltensregeln wird im klinischen Alltag häufig zu wenig gedacht. So müssen Patienten, bei denen Penetrationen, Aspirationen oder auch nur Retentionen festgestellt wurden, lernen in regelmäßigen Abständen zu räuspern bzw. zu husten und danach zu schlucken. Solche „Reinigungsfunktionen", helfen Aspirationen zu vermeiden. Da Patienten dies nicht selten vergessen, ist manchmal die Verwendung einer elektronischen Uhr („Schluckuhr") indiziert, deren regelmäßiges Piepsen an die Notwendigkeit derartiger Maßnahmen erinnert.

Literatur

Abraham S, Scheinberg LC, Smith CR et al. (1997) Neurologic impairment and disability status in outpatients with multiple sclerosis reporting dysphagia symptomatology. J Neuro Rehab 11:7–13

Aviv JE (2000) Prospective, randomized outcome study of endoscopy versus modified barium swallow in patients with dysphagia. Laryngoscope 110:563–574

Bartolome (1999) Grundlagen der funktionellen Schlucktherapie (FDT). In: Bartolome G, Buchholz D, Feussner H et al. (Hrsg) Schluckstörungen – Diagnostik und Rehabilitation. Urban & Fischer, München, S 179–277

Daly DD, Code CF, Andersen HA (1962) Disturbances of swallowing and esophageal motility in patients with multiple sclerosis. Neurology 12:250–256

Hannig C, Wuttge-Hannig A (1999) Radiologische Diagnostik der Schluckfunktion. In: Bartolome G, Buchholz D, Feussner H et al. (Hrsg) Schluckstörungen – Diagnostik und Rehabilitation. Urban & Fischer, München, S 65–110

Hartelius L, Svensson P (1994) Speech and swallowing symptoms associated with Parkinson's disease and multiple sclerosis: a survey. Folia Phoniatr Logop 46:9–17

Herrera W, Zeligman BE, Gruber J et al. (1990) Dysphagia in multiple sclerosis: clinical and videofluoroscopic correlations. J Neuro Rehab 4:1–8

Hughes JC, Enderby PM, Langton Hewer R (1994) Dysphagia and multiple sclerosis: a study and discussion of its nature and impact. Clin Rehabil 8:18–26

Kaatzke-McDonald MN, Post E, Davis PJ (1996) The effects of cold, touch, and chemical stimulation of the anterior faucial pillar on human swallowing. Dysphagia 11:198–206

Kuhlemeier KV (1994) Epidemiology and dysphagia. Dysphagia 9:209–217

Langmore SE, Terpenning MS, Schork A et al. (1998) Predictors of aspiration pneumonia: how important is dysphagia? Dysphagia 13:69–81

Linden P, Kuhlemeier KV, Patterson C (1993) The probability of correctly predicting subglottic penetration from clinical observations. Dysphagia 8:170–179

Löser C, Fölsch UR (1996) Richtlinien für die Anlage einer perkutanen endoskopischen Gastrostomie (PEG-Sonde). Richtlinien der Deutschen Gesellschaft für Verdauungs- und Stoffwechselkrankheiten (DGVS) – Standards in Gastroenterology. Z Gastroenterol 34: 404–408

Martin RE, Sessle BJ (1993) The role of the cerebral cortex in swallowing. Dysphagia 8:195–202

Martino R, Pron G, Diamant N (2000) Screening for oropharyngeal dysphagia in stroke: insufficient evidence for guidelines. Dysphagia 15:19–30

Matthews WB, Acheson ED, Batchelor JR et al. (1985) McAlpine's Multiple Sclerosis. Churchill Livingstone, Edinburgh London Melbourne New York

Miller AJ (1986) Neurophysiological basis of swallowing. Dysphagia 1:91–100

Prosiegel M, Wagner-Sonntag E, Scheicher M (1997) Neurogene Schluckstörungen. Akt Neurol 24:194–203

Prosiegel M, Scheicher M, Yassouridis Y (1998) Rehabilitationserfolg und Outcome-Prädiktoren bei Patienten mit neurogener Dysphagie. Zentralbl Neurochir 58:47–48

Prosiegel M, Hamdy S, Kau R et al. (1999) Neurogene Dysphagien – Goldstandard und neue Aspekte zur Pathogenese, Diagnostik und Therapie. In: von Wild KRH, Hömberg V, Ritz A (Hrsg) Das schädelhirnverletzte Kind – Motorische Rehabilitation – Qualitätsmanagement. Zuckschwerdt, München, S 112–115

Rosenbek JC, Roecker EB, Wood JL et al. (1996) Thermal application reduces the duration of stage transition in dysphagia after stroke. Dysphagia 11:225–233

Scheinberg L, Smith CR (1987) Rehabilitation of patients with multiple sclerosis. Neurol Clin 5:585–600

Schneider I, Thumfart WF, Pototschnig C et al. (1994) Treatment of dysfunction of the cricopharyngeal muscle with botulinum A toxin: introduction of a new, noninvasive method. Ann Otol Rhinol 103:31–35

Schröter-Morasch H (1999) Klinische Untersuchung des Oropharynx und videoendoskopische Untersuchung der Schluckfunktion. In: Bartolome G, Buchholz D, Feussner H et al. (Hrsg) Schluckstörungen – Diagnostik und Rehabilitation. Urban & Fischer, München, S 111–140

Thomas FJ, Wiles CM (1999) Dysphagia and nutritional status in multiple sclerosis. J Neurol 246:677–682

Tsukamoto Y (2000) CT study of closure of the hemipharynx with head rotation in a case of lateral medullary syndrome. Dysphagia 15:17–18

Diagnostik, Klassifikation und Therapie der Spastik bei Multipler Sklerose

R. Benecke, D. Dressler

EINLEITUNG

Die Erkennung, Klassifizierung, medikamentöse Behandlung und Rehabilitation motorischer Störungen, die spastischen Syndromen zugeordnet werden, spielen insbesondere auch bei Vorliegen einer Multiplen Sklerose (MS) eine große Rolle, da sie einerseits sowohl bei Erstmanifestation, andererseits auch im Gesamtverlauf der Erkrankung häufig sind (Tabelle 1) und zudem in der Regel die körperliche Behinderung eines MS-Patienten dominieren. Dies gilt nicht nur für spastische Syndrome im Bereich der unteren Extremitäten, die in der Regel mit einer deutlichen Gangstörung einhergehen, sondern auch für spastische Syndrome im Bereich der oberen Extremitäten, die den Patienten bei alltäglichen Verrichtungen erheblich beeinträchtigen. Wie der Tabelle 1 zu entnehmen ist, treten spastische Syndrome („Pyramidenbahnläsion") im Gesamtverlauf nahezu bei allen Patienten auf (Poser 1984). Die wissenschaftlichen Bemühungen der letzten Jahre haben sowohl zum besseren Verständnis der Pathophysiologie der Spastik beigetragen als auch zur Etablierung neuer Therapieverfahren geführt.

Tabelle 1. Symptome im Krankheitsverlauf [%]

	111 autoptisch belegte Fälle (Poser et al. 1984)	3248 Patienten, mittlere Krankheitsdauer 10,8 Jahre (Poser et al. 1986)
Remission	72	–
Schubförmig	–	35
Primär progredient	–	19
Schubförmig-progredient	–	47
Pyramidenbahnläsion (spastisches Syndrom)	99	>80
Visus- und Augenmotilitätsstörungen	85	ca. 80
Blasenstörungen	82	57
Hirnstamm-/Kleinhirnstörungen	–	75
Dysarthrie	55	20
Gleichgewichtsstörungen	80	–
Sensibilitätsstörungen	–	83
Vibrations-/Lagesinn	71	–
Parästhesien	66	–
Pathologischer Nystagmus	70	42
Gangataxie	55	–
Mentale/kognitive Ausfälle	45	–

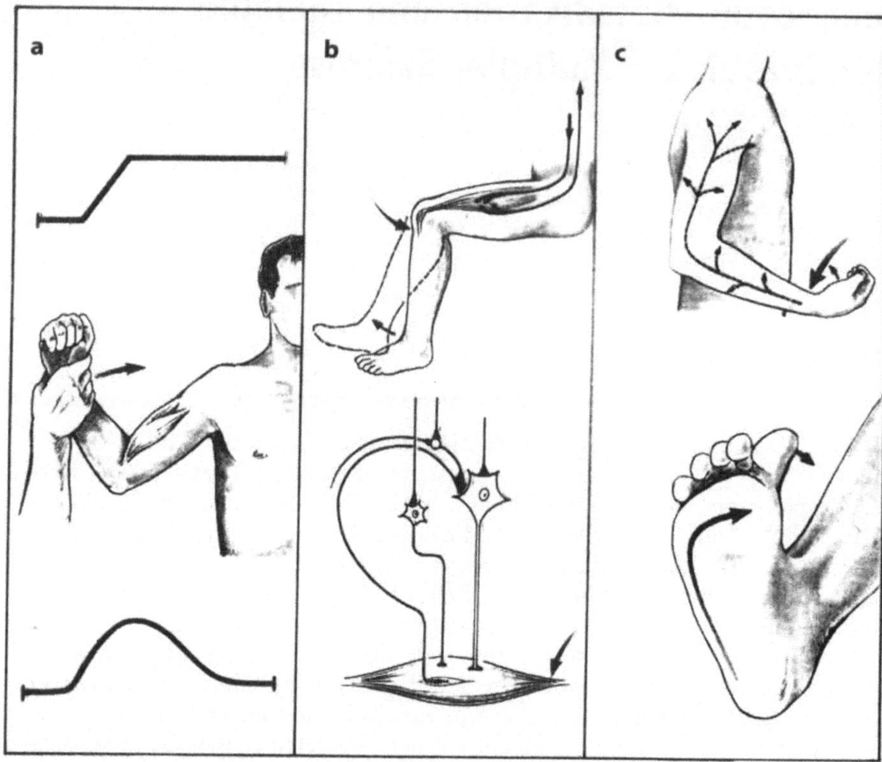

Abb. 1a–c. Symptome der Spastizität. **a** Spastischer Muskeltonus; bei passiver Dehnung eines spastischen Muskels (hier M. triceps brachii) kommt es zu einer geschwindigkeitsabhängigen Tonussteigerung. Oben rampenförmige Dehnung, unten Entwicklung der Muskelspannung. **b** Steigerung der Muskeleigenreflexe durch Hammerschlag auf die Sehne (hier Patellarsehnenreflex). Die Reflexsteigerung und auch die spastische Tonuserhöhung basieren auf einer gesteigerten Aktivität von mono- und oligosynaptischen spinalen Reflexen. Die Erregbarkeit der Alpha-Motoneurone (großes Neuron) ist gesteigert; eine primäre Steigerung der Aktivität der Gamma-Motoneurone (kleineres Neuron) ist experimentell nicht nachgewiesen; Alpha- und Gamma-Motoneurone sowie Interneurone (kleinstes Neuron) stehen unter supraspinaler Kontrolle durch absteigende motorische Fasersysteme. **c** *Oben:* Reflexirradiation, *unten:* positives Babinski-Zeichen

Terminologische Aspekte

Unter einer Spastizität oder Spastik im engeren Sinne versteht der Kliniker eine pathologische Steigerung des Muskeltonus, die nicht im entspannten Muskel auftritt, sondern erst erkennbar wird, wenn der spastische Muskel passiv gedehnt wird. Die Steigerung des Muskeltonus ist dabei umso höher, je rascher der Muskel gedehnt wird. In Korrelation zu dem pathologisch gesteigerten Muskeltonus findet sich in der klinischen Untersuchung eine Steigerung der Muskeleigenreflexe, die durch Hammerschlag auf die Sehne des jeweiligen Muskels ausgelöst werden kann. Charakteristika der gesteigerten Muskeleigenreflexe sind die Auslösung mit Hammerschlägen nur geringer

Stärke, die Ausweitung der Reflexzone, d. h. des Bereiches, durch dessen Beklopfen der Eigenreflex ausgelöst werden kann, und das Überspringen der Reflexkontraktionen auf Muskeln, deren Sehne durch Beklopfen primär nicht gedehnt war (Reflexirradiation). Die Symptome dieser Spastik im engeren Sinne sind in Abb. 1 zusammenfassend illustriert. Fakultative Zeichen der Spastizität sind das Taschenmesserphänomen und der Klonus. Das Taschenmesserphänomen charakterisiert das plötzliche Nachlassen des Tonus bei maximaler Dehnung eines Muskels, der Klonus besteht in ruckartigen Kontraktionen eines gedehnten Muskels, die im Sinne repetitiver Reflexzuckungen gesehen werden können. Die Spastik betrifft bevorzugt die Muskeln, die der Schwerkraft entgegenwirken und deren Funktion bei natürlichen Bewegungen überwiegend durch tonische Dauerinnervation charakterisiert ist.

Die Spastizität ist an den Armen mehr in den Beugern als in den Streckern, an den Beinen mehr in den Streckern und Adduktoren als in den Beugern ausgeprägt.

Neben diesen spastischen Zeichen im engeren Sinne komplettieren die sogen. Pyramidenbahnzeichen (z. B. Babinski-Phänomen), die spinalen Automatismen, die Abschwächung einiger Fremdreflexe und die zentralen Paresen das Bild des spastischen Syndroms. Im klinischen Alltag und so auch bei Patienten mit MS wird eine isolierte Spastik selten beobachtet, vielmehr dominieren die oben beschriebenen Symptome des spastischen Syndroms mit entsprechenden zentralen Paresen.

Pathophysiologie

Auf dem Boden von klinisch-neurologischen Analysen in Kombination mit bildgebenden Verfahren und auch aus Tierexperimenten ist bekannt, dass Spastik und spastische Syndrome nicht auf einer isolierten Schädigung der Pyramidenbahn beruhen, sondern Folge einer komplexen multisystemischen Affektion absteigender motorischer Systeme sind. Ausgangspunkt ist entweder eine komplexe Läsion benachbarter motorischer Kortexareale und/oder von Fasersystemen mit sekundärer funktioneller Beeinträchtigung motorisch kompetenter Hirnstamm- und Rückenmarksareale. Beteiligt sind in der Regel der Tractus corticospinalis und seine subkortikalen und medullären Kollateralen. Im Gefolge von Ischämien, Blutungen, Traumen, entzündlichen Prozessen und Tumoren treten bei hemisphärischen, medullären und spinalen Läsionen meist distal betonte spastische Syndrome auf. Die Lähmung ist bei apoplektiformem Beginn in der Regel zunächst von einem schlaffen Muskeltonus begleitet, der nach Tagen bis Wochen progredient im Sinne einer spastischen Tonusentwicklung mit Steigerung der Muskeleigenreflexe zunimmt. Obwohl primär die Spastik und die spastischen Syndrome auch bei der MS auf einer wohl überwiegend axonalen Läsion verschiedener absteigender motorischer Systeme beruhen, ist der letztendliche Generator der Übererregbarkeit von spinalen Alpha-Motoneuronen offensichtlich Folge einer morphologischen und funktionellen Umorganisation auf segmentaler Rückenmarksebene.

Die zunächst basale pathophysiologische Deutung der Spastizität basierte vornehmlich auf der Vorstellung, dass es durch supraspinale und spinale Läsionen verschiedener deszendierender motorischer Systeme zu einem Ungleichgewicht von hemmenden und bahnenden transmittervermittelten Einflüssen auf die Motoneurone kommt. Es wurde davon ausgegangen, dass spinale inhibitorische Interneurone in stärkerem Maße in ihrer Aktivität von absteigenden motorischen Bahnsystemen abhängig sind, während exzitatorische Interneurone des Rückenmarks ihren synaptischen Zufluss überwiegend über rezeptorische Aktivitäten aus der Peripherie erhalten, die bei Patienten mit spastischen Syndromen intakt bleibt. Aus der Imbalance zwischen tonisch aktiven inhibitorischen Interneuronen und exzitatorischen Interneuronen resultiert die erhöhte Erregbarkeit der spinalen Motoneurone für verschiedene periphere Reize nach Erregung von Muskelspindeln oder Hautrezeptoren. Gegen eine solche Imbalancetheorie als einzige Grundlage der Entstehung von Spastizität spricht jedoch folgende klinische Beobachtung: Die Imbalancetheorie erklärt nicht die allmähliche Zunahme der Spastizität bei gleichzeitiger Rückbildung von Paresen, wie es insbesondere bei Patienten mit Zustand nach Schlaganfall zu beobachten ist. Diese Beobachtung führte zu der Annahme, dass neuroplastische Vorgänge insbesondere mit Aussprossen von neuen Axonterminalen auf Rückenmarksebene eine Rolle spielen könnten (Benecke et al. 1983). Tierexperimentelle Untersuchungen aus den 50er Jahren hatten darauf hingewiesen, dass es unterhalb einer Rückenmarksdurchtrennung beim Affen und auch bei der Katze ca. 3 Wochen nach Setzen der Läsion zu einem Aussprossen von intakten segmentalen Afferenzen kommt (Liu u. Chambers 1958). Diese Veränderung der segmentalen Architektonik konnte sowohl mit elektrophysiologischen als auch mit neuroanatomischen Untersuchungstechniken zunächst belegt werden (Murray u. Goldberger 1974). Das Aussprossen von intakt gebliebenen Afferenzen als ein wichtiges pathophysiologisches Prinzip der Neuroplastizität ist bekanntlich durchaus nicht nur auf das Rückenmark konzentriert, sondern wurde auch in vielen Teilen des Kleinhirns und des Hirnstamms nachgewiesen. Es konnte also zunächst davon ausgegangen werden, dass bei Läsionen pyramidaler und extrapyramidaler Fasersysteme mit nachfolgender Degeneration dieser Nervenfasern synaptische Kontaktstellen an Zwischenneuronen und motorischen Vorderhornzellen ausfallen, die durch intaktgebliebene segmentale Afferenzen, die von verschiedenen Rezeptortypen aus der Peripherie stammen, durch Aussprossen übernommen werden. Die funktionelle Konsequenz dieser Umorganisation im Rückenmarksegment würde zu einem Wechsel von einer kontrollierten supraspinalen Steuerung der motorischen Vorderhornzellen zu einer nahezu automatischen unkontrollierten Aktivierung durch periphere Rezeptorafferenzen führen. Auf der Basis dieser Sproutingtheorie ließ sich ein großer Teil der klinischen und elektrophysiologischen Befunde bei chronischen Spastizitätsformen erklären (Benecke et al. 1984). Wenn Muskelspindelafferenzen auf segmentaler Ebene aussprossen und die frei gewordenen synaptischen Kontaktstellen, die ehemals von deszendierenden Systemen benutzt wurden, übernehmen, so würde eine Muskeldehnung mit Aktivierung der Muskelspindelafferenzen zu einer übersteigerten Erregung der Vorderhornzellen mit entsprechend gesteigerten Muskeleigenreflexen, Reflexirradiation und Entwicklung eines spastischen Muskeltonus führen. Auch Flexorreflexe (Hautreflexe) müssten gesteigert sein, da ausgesprossene Afferenzen von

Hautrezeptoren einen höheren und weiter ausgedehnten synaptischen Zufluss zu Interneuronen gewinnen, die ihrerseits wieder bahnend auf Vorderhornzellen wirken.

Insbesondere die jüngeren tierexperimentellen Untersuchungen von Nacimiento (1997) jedoch haben das Verständnis der Reorganisationsmechanismen auf spinaler Ebene nach Läsion absteigender motorischer Bahnen entscheidend erweitert und korrigiert. Es wurden neue tierexperimentelle morphologische Befunde über neuronale und gliale Plastizitätsvorgänge demonstriert, die im Rückenmark unterhalb einer Läsion deszendierender Bahnen zu beobachten sind. Die Anwendung moderner morphologischer Methoden eröffnete auch neue Zugänge zu den zellulären Pathomechanismen im läsionierten Rückenmark und stellten frühere Konzepte zur Erklärung der Spastik in Frage. Die Überprüfung der Sproutinghypothese erfolgte unter Verwendung einer immunhistochemischen Technik zur Darstellung von B-50 (GAP-43; Nacimiento et al. 1993, 1995 a). Bei dieser Substanz handelt es sich um ein nervengewebsspezifisches wachstumsassoziiertes Phosphoprotein, das sowohl während der Regeneration als auch während der Ontogenese an der axonalen Aussprossung und Synaptogenese funktionell beteiligt ist und nach Abschluss dieser Vorgänge aus den Axonen in ihren Terminalen eliminiert wird (Gispen et al. 1992). Unterhalb einer experimentell vorgenommenen spinalen Hemisektion konnte im segmentalen Apparat des Rückenmarks weder bei Katzen noch bei Ratten eine Neuexpression oder eine Erhöhung der bereits unter Normalbedingung vorhandenen B-50-Immunreaktivität festgestellt werden (Nacimiento et al. 1993, 1995 a). Diese Befunde konnten somit die Sproutingtheorie nicht bestätigen. Elektronenmikroskopisch wurde zudem beobachtet, dass nach Abräumung der degenerierten Axonterminalen von absteigenden motorischen Fasersystemen durch Mikrogliazellen eine permanente Bedeckung der frei gewordenen postsynaptischen Areale durch Astrozytenfortsätze stattfindet. Zum Studium andersartiger neuroplastischer Vorgänge wurde von Nacimiento et al. (1995 b) eine weitere histochemische Methode mit Darstellung von Synaptophysin eingeführt. Synaptophysin ist ein integrales Membranprotein synaptischer Vesikel und erlaubt eine Darstellung intaktgebliebener Axonterminalen mit der Möglichkeit der Differenzierung zwischen axosomatischen und axodendritischen Boutons auf lichtmikroskopischer Ebene. Die Ergebnisse zeigten eine transiente Reduktion der synaptophysingefärbten axosomatischen Boutons an den Motoneuronen unterhalb und ipsilateral der Rückenmarksläsion. Die quantitativen Auswertungen ergaben eine charakteristische zeitliche und räumliche Dynamik dieser Veränderung. Die beobachteten transienten selektiven Strukturanomalien der axosomatischen Boutons an lumbosakralen Motoneuronen nach Hemisektion ließen auf eine Funktionsstörung der synaptischen Transmission schließen. Bedeutsam war die Beobachtung, dass die meisten axosomatischen Boutons inhibitorische synaptische Kontakte an den Motoneuronen bildeten, während die axodendritischen Terminalen vorwiegend exzitatorische Synapsen formten. Insgesamt konnten die ultrastrukturellen Anomalien vorwiegend der inhibitorischen axosomatischen Boutons unterhalb der Hemisektion im Sinne einer gestörten Balance zwischen exzitatorischen und inhibitorischen synaptischen Eingängen interpretiert werden. Zusammenfassend sprechen diese

Befunde der Arbeitsgruppe um Nacimiento dafür, dass die ehemals formulierte Imbalancetheorie in Kombination mit neuroplastischen Vorgängen am wahrscheinlichsten für die Entwicklung der Übererregbarkeit von Alpha-Motoneuronen mit Ausbildung der Spastik verantwortlich ist.

Bezüglich der medikamentösen Therapie der Spastik ergibt sich aus diesen tierexperimentellen Befunden, dass insbesondere Medikamente der Spastik entgegenwirken können, die zu einer Drosselung der dominierenden exzitatorischen Aktivität der Interneurone bzw. ihrer Transmittersysteme führen. Weiterhin ergibt sich die Konsequenz, dass Substanzen, die die oben beschriebenen neuroplastischen Vorgänge beeinflussen, in der Lage wären, die Entwicklung einer übermäßigen Spastik zu verhindern. Zur speziellen Pathophysiologie der Spastik im Rahmen einer MS-Erkrankung kann angenommen werden, dass dieses Symptom erst dann auftritt, wenn es primär oder sekundär zu einer axonalen Degeneration von absteigenden motorischen Fasersystemen kommt. Spastik bei der MS kann Folge von Läsionen auf verschiedenen Ebenen der Neuraxis sein. Sowohl Herde in der subkortikalen weißen Substanz einschließlich Capsula interna als auch Herde auf Höhe des Hirnstamms und spinale Herde sind in der Lage, Ausgangspunkt der Entwicklung eines spastischen Syndroms zu sein.

Orale medikamentöse Therapie

Grundbedingungen für eine antispastische Therapie mit oralen Pharmaka sind die individuelle Indikationsstellung in Abhängigkeit von der Gestalt des spastischen Syndroms (Parese versus Spastizität), die therapeutische Breite eines Medikamentes, das Nebenwirkungsspektrum im Lichte der speziellen Wirksamkeit, Kosten-Nutzen-Analysen, die Interaktionen des jeweiligen Antispastikums mit anderen Medikamenten und pharmakodynamische Fakten in ihrer Auswirkung auf Dosis und Einnahmefrequenz. Medikamente entfalten dann eine antispastische Wirkung, wenn sie entweder die Transmittersysteme oder die Membraneigenschaften von Nervenzellen beeinflussen, die in die übersteigerten spinalen Reflexwege integriert sind. Schon lange ist bekannt, dass die Reagibilität des individuellen Patienten mit Spastik auf einzelne Medikamente und Dosen unterschiedlich sein kann, obwohl Schweregrad und Verteilung des spastischen Syndroms recht ähnlich gestaltet sein können. Ausgangspunkt der unterschiedlichen Reagibilität des Patienten ist wohl die Tatsache, dass trotz ähnlicher klinischer Bilder die individuellen pathophysiologischen Mechanismen im Detail unterschiedlich sein können. Der Umfang einer Läsion und damit die Anzahl der betroffenen absteigenden motorischen Fasersysteme und das Spektrum der affizierten Fasersysteme kann unterschiedlich sein, supraspinale Läsionen können in stärkerem Maße sekundär funktionelle Veränderungen in Hirnstammkernen induzieren als Läsionen auf spinaler Ebene. Die Heterogenität der Veränderungen auf spinaler Ebene können durch neurophysiologische Reflexuntersuchungen mit Studium spinaler Hemmechanismen (Delwaide 1984) verdeutlicht werden. Weitere Charakterisierungen des individuellen spastischen Syndroms sind mit Messung der H/M-Ratio (Angel u. Hoffmann 1963) oder mit der Analyse der F-Wellen möglich. Die Messung des elektrisch ausgelösten H-Reflexes hat gegenüber der Analyse des T-Reflexes den Vorteil, dass der applizierte Reiz besser quantifizierbar ist. Die Antagonistenhemmung zeigte sich bei einigen spastischen Patienten reduziert, bei anderen jedoch gesteigert (Yanagisawa et al. 1976). Ähnlich kontroverse Befunde konnten bei der Testung der rekurrenten Renshaw-Hemmung und der präsynaptischen Hemmung gefunden werden. Die Testung von Reflexaktivität und Hemmechanismen zur individuellen pathophysiologischen Analyse und objektiven Erfassung der antispastischen Medikamenteneffekte ist trotz der einfachen Durchführbarkeit im Einzelfall nicht geeignet, medikamentöse Effekte auf den Gesamtorganismus klinisch verwertbar zu erfassen. So ist z.B. seit langem bekannt, dass Reflexaktivitäten im ruhenden, entspannten Muskel keineswegs mit der tatsächlichen Bewegungsbeeinträchtigung durch einen spastisch erhöhten Muskeltonus bei Ausführung natürlicher komplexer Bewegungen parallel laufen muss. Ein brauchbarer methodischer Ansatz zur Untersuchung von spastischen Bewegungen der unteren Extremitäten und zur Ermittlung der adäquaten antispastischen Therapie stellt die Analyse rhythmischer Tretbewegungen auf einem Fahrradergometer dar (Benecke et al. 1983). Eine solche Analyse hat den Vorteil, dass die motorische Aktivität gut standardisierbar und damit intra- und interindividuell vergleichbar bleibt. Ähnliche methodische Ansätze sind im Rahmen von Laufanalysen bei spastischen Patienten benutzt worden (Conrad et al. 1985). Gegenüber der Bewegungsanalyse beim Treten auf einem Fahrradergometer hat jedoch die Analyse des Ganges den Nachteil, dass der Bewegungsablauf schlecht quantifizierbar ist und die Untersuchung nur bei noch gehfähigen Patienten durchgeführt werden kann. Im Prinzip ist zu sagen, dass zur klinischen Testung von Antispastika komplexe Bewegungen wünschenswert sind, da sie am ehesten die funktionelle Gesamtsituation eines Patienten objektivierbar beschreiben können. Es ist auch gut bekannt, dass die Erfassung antispastischer Effekte auf Grund konventioneller klinischer Untersuchungsverfahren mit Anwendung eines klinischen „Scorings" mit vielen Fehlermöglichkeiten behaftet ist. Insgesamt ist jedoch für den klinischen Alltag auf Grund des hohen Zeitaufwandes bei Durchführung komplexer Bewegungsanalysen, insbesondere im Rahmen von Verlaufsuntersuchungen, die Orientierung an den klassischen klinischen Symptomen, wie Ausprägung der Reflexsteigerung, Erhöhung des Muskeltonus bei passiver Dehnung, Ausmaß der Reflexirradiation und Schwere der Spasmen und spinalen Automatismen, aus pragmatischen Gründen unverzichtbar.

Die komplexen pathophysiologischen Veränderungen, die der Spastik des Menschen zugrunde liegen, können medikamentös nicht rückgängig gemacht werden. Trotz aller Fortschritte, die auf pharmakologischem Gebiet in den letzten Jahren erzielt worden sind, gilt dieser Grundsatz wohl auch für die Zukunft. Die medikamentöse Behandlung der Spastizität zielt vielmehr dahin, die Plussymptome der Spastizität, dann, wenn sie funktionell behindernd sind, zu lindern, während die Parese und der Verlust der Feinmotorik nur marginal beeinflussbar sind. Wichtige Bestandteile jeder antispastischen Therapie sind die krankengymnastische Beübungsbehandlung und andere physikalische Maßnahmen, die in Abhängigkeit von der individuellen Situation des Patienten eingesetzt werden müssen (Abb. 2).

Ausprägung des spastischen Syndroms	Zielparameter	Aktive Bewegungsfähigkeit	Passive Beweglichkeit	Pflege
leichte Spastik	deutliche Parese	Med. – / KG ++	Med. – / KG +	
	leichte Parese	Med. ++ / KG +	Med. + / KG +	
mittelschwere Spastik	deutliche Parese	Med. (+) / KG ++	Med. + / KG ++	Med. (+) / KG ++
	leichte Parese	Med. +++ / KG ++	Med. +++ / KG +++	Med. +++ / KG++
schwere Spastik	deutliche Parese	Med. – / KG (+)	Med. +++ / KG +++	Med. +++ / KG +++
	leichte Parese	Med. +++ / KG ++	Med. +++ / KG +++	Med. +++ / KG +++

Abb. 2. Effektivität der oralen medikamentösen Therapie und der krankengymnastischen Behandlung bei unterschiedlichen Schweregraden eines spastischen Syndroms. Die Effektivität der antispastischen medikamentösen Therapie ist insbesondere bei Patienten mit leichten Paresen gegeben. Die medikamentöse und die krankengymnastische Therapie verbessern die aktive und passive Beweglichkeit sowie die pflegerische Versorgung der Patienten; +++ unbedingt indiziert, ++ indiziert, + gelegentlich indiziert, (+) kaum indiziert, – nicht indiziert

Von der Vielzahl der denkbaren medikamentösen Ansatzpunkte sind in der Praxis bislang nur einige Möglichkeiten realisiert worden. Die zur Verfügung stehenden Antispastika lassen sich in vier Gruppen einteilen:
1. Ansatz an der Skelettmuskulatur und an den Muskelspindeln (z. B. Dantrolen),
2. Medikamente mit zentralnervösem Ansatz, die die synaptische Hemmung verstärken (z. B. Benzodiazepine, Baclofen),
3. Medikamente mit zentralnervösem Ansatzpunkt, die vermutlich mit erregenden Transmittern interagieren (z. B. Tizanidin),
4. Medikamente mit zentralnervösem Ansatzpunkt ohne nähere Klassifizierung (z. B. Orphenadrin).

Einige wichtige Faktoren limitieren den Einsatz zentraler Myotonolytika. Die Substanz muss die Blut-Hirn-Schranke passieren können, darf keine zu starken sedierenden oder blutdrucksenkenden Eigenschaften aufweisen und sollte – wie oben ausgeführt – die spastische Tonuserhöhung und die gesteigerten Reflexe dämpfen, ohne den Paresegrad zu verstärken. Nur wenige Medikamente sind zurzeit auf dem Markt, die diesen Anforderungen in vollem Umfang gerecht werden (Tabelle 2).

Medikamente erster Wahl (Tabelle 3)

Tizanidin. Tizanidin ist ein zentraler α-Rezeptoragonist und hemmt selektiv die polysynaptischen Reflexbahnen, wahrscheinlich über eine Unterdrückung der Freisetzung von exzitatorischen Aminosäuren, wie z. B. Glutaminsäure,

Tabelle 2. Antispastika 1. und 2. Wahl

Medikamentöse Therapie der leichten/mittelschweren Spastik	
Medikamente der 1. Wahl	Medikamente der 2. Wahl
Baclofen	Tetrazepam
Tizanidin	Tolperison
	Memantine
	Dantrolen

Medikamentöse Therapie der schweren Spastik	
Medikamente 1. Wahl	Wenn nicht befriedigend:
Tizanidin	Baclofen, intrathekale Gabe
Baclofen bis zur höchsten Dosierung	Botulinumtoxin, lokal (auch in Kombination mit oraler Therapie oder intrathekaler Baclofen-Therapie)

Tabelle 3. Mittel der ersten Wahl bei leichter bis mittelschwerer Spastik

	Tizanidin	Baclofen
Dosierung	12–36 mg	15–100 mg
Rezeptorprofil	Alpha-2-Agonist	$GABA_B$ -Agonist
Wirkprinzip	Spinal und kortikal	Fast ausschließlich spinal
Nebenwirkungen	Mundtrockenheit	Sedierung
	Blutdruckreduktion	Müdigkeit
	Sedierung	Übelkeit, Ulzera, psychomotorische Anfälle, Schwindel
Besonderheit	Große therapeutische Breite Weniger Auftreten motorischer Störungen	Gute Titrierbarkeit, Intrathekale Applikation möglich

aus den präsynaptischen Terminalen. Diese selektive Wirkungsweise führt zu einem deutlichen antispastischen Effekt, ohne dabei eine übermäßige Muskelschwäche zu verursachen. Das klinische Profil von Tizanidin wurde bei Patienten mit verschiedenen spastischen Störungen eingehend untersucht. Die Ergebnisse der Gesamtanalyse aller Studien zu Tizanidin dokumentieren das therapeutische Potenzial dieser Substanz gegenüber Vergleichspräparaten und in plazebokontrollierten Studien. Tizanidin führt zu einer signifikanten und klinisch bedeutsamen Herabsetzung des Muskeltonus. Im Zusammenhang mit dieser Verminderung steht eine signifikante Verbesserung des Klonus und der Muskelspasmen. Wirksame Tagesdosen sind 12–36 mg, verteilt auf 3–4 Einzelgaben. Häufigste Nebenwirkungen sind Schwindel, Müdigkeit und Mundtrockenheit, selten wurde ein Blutdruckabfall innerhalb der ersten 2 Wochen der Behandlung mit anschließender Normalisierung beobachtet.

Baclofen. Baclofen interagiert mit GABA-B-Rezeptoren und induziert eine Reduktion der Freisetzung von exzitatorischen Neurotransmittern (Aspartat, Glutamat) und reduziert damit die Aktivität monosynaptischer Reflexe durch verminderte Exzitation der Alpha-Motoneurone durch Ia-Afferenzen. Es kommen Tagesdosen von 15–100 mg, verteilt auf 2–3 Einzelgaben, zur Anwendung. Wesentliche Nebenwirkungen sind Sedierung, Müdigkeit, Schwäche, Übelkeit, Schwindel und Halluzinationen.

Medikamente zweiter Wahl

Tetrazepam. Tetrazepam führt als Benzodiazepin zu einer Depression von monosynaptischen und polysynaptischen Reflexen. Wie auch andere Benzodiazepine führt Tetrazepam zu einer Verstärkung der präsynaptischen Hemmung auf Rückenmarksebene, ohne GABA-mimetisch zu wirken. Es können Tagesdosen von 50–400 mg zur Anwendung kommen, verteilt auf 2–3 Einzeldosen. Bedeutsame Nebenwirkungen sind Sedierung, Muskelschwäche, Konzentrations- und Gedächtnisstörung, geringe Abhängigkeitsentwicklung, vereinzelt wird über Appetitssteigerung, Libidoverlust, Menstruationsstörungen, Ataxie und Wirkungsverstärkung von Alkohol berichtet.

Tolperison. Es handelt sich um ein Beta-Aminoketon, das große Strukturähnlichkeit mit der des Lidocains zeigt. Es wird auf Grund von tierexperimentellen Untersuchungen angenommen, dass Tolperison über eine Stabilisierung von Neuronenmembranen und Nervenfasermembranen wirkt, indem es Natriumkanäle blockiert. Es werden mono- und polysynaptische Reflexaktivitäten auf spinaler Ebene gehemmt. Weiterhin wird auch eine Wirkung über eine Modulation von Hirnstammstrukturen diskutiert. Es kommen Tagesdosen von 150–300 mg, verteilt auf 3 Einzeldosen, zur Anwendung. Wesentliche Nebenwirkungen sind für dieses Medikament nicht bekannt.

Memantine. Memantine ist ein Amantadin-Derivat, das mit verschiedenen Transmittersystemen, insbesondere jedoch einem NMDA-Rezeptor interagiert. Es kommen Tagesdosen von 10–60 mg zur Anwendung, verteilt auf 2–3 Einzeldosen. Wesentliche Nebenwirkungen sind Unruhe, Übererregung, Kopfdruck, Mundtrockenheit. Memantine ist kontraindiziert bei schweren Lebererkrankungen und Verwirrtheitszuständen.

Dantrolen. Hierbei handelt es sich um ein peripher wirkendes Muskelrelaxans. Über eine Verminderung des während der Depolarisation freigesetzten Kalziumausstroms aus dem sarkoplasmatischen Retikulum wird eine Muskelschwäche induziert. Die neuromuskuläre Übertragung bleibt unbeeinflusst. Es kommen Tagesdosen von 50–400 mg, verteilt auf 2–3 Einzeldosen, zur Anwendung. Wesentliche Nebenwirkungen sind Übelkeit, Erbrechen, Durchfall, Anorexie und Hepatitis. Dantrolen ist kontraindiziert bei gleichzeitiger Östrogentherapie sowie bei Hepatopathien.

Trotz nicht zu verkennender Weiterentwicklung und der Verfügbarkeit von Substanzen mit spezifischer antispastischer Wirkung entsprechen die auf dem Markt befindlichen Medikamente noch nicht in vollem Umfang den Anforderungen des Klinikers. Insbesondere schlägt negativ zu Buche, dass die antispastischen Medikamente neben der gewünschten Reduktion des pathologisch erhöhten Muskeltonus nachteilige Wirkungen auf die willkürlich intendierte Muskelkraft haben.

Mit aller Vorsicht sei an dieser Stelle noch darauf hingewiesen, dass es in jüngster Zeit Hinweise dafür gegeben hat, dass Cannabinoide zur Behandlung hyperkinetischer Bewegungsstörungen und auch der Spastik sinnvoll eingesetzt werden könnten. Kontrollierte Studien zeigten eine signifikante Redukti-on von Tics im Rahmen des Tourette-Syndroms (Müller-Vahl et al. 1999) und eine Minderung von Levodopa-induzierten Dyskinesien beim M. Parkinson. Weiterhin liegen kasuistische Mitteilungen vor, die positive Effekte von Cannabis bei Patienten mit MS und Spastik zeigten (Consroe et al. 1997; Consroe 1998). Zentrale Cannabinoid-Rezeptoren können in besonders hohen Konzentrationen in Ausgangsstrukturen der Basalganglien nachgewiesen werden, sie üben vermutlich eine Regulatorfunktion der Basalganglien aus, indem sie die GABAerge Hemmung verstärken, die glutamaterge Stimulation reduzieren und das dopaminerge System modulieren. Obwohl durchaus viel versprechende erste Erfahrungen bei einer begrenzten Patientenzahl mit Spastik bei MS vorliegen, sind vor einer abschließenden Beurteilung weitere kontrollierte Studien mit größeren Patientenzahlen notwendig.

Intrathekale Baclofen-Therapie

Bei oraler Applikation überwindet Baclofen die Blut-Liquor- bzw. Blut-Hirn-Schranke nur in eingeschränktem Maße. Daher sind bei schweren Formen der Spastizität hohe orale Dosierungen (100 mg oder mehr pro Tag) eigentlich erforderlich, um einen zumindest mäßigen Therapieerfolg zu erreichen, der dann allerdings mit schwerwiegenden Nebenwirkungen, wie hochgradige Müdigkeit und Verwirrtheitszustände, einhergehen kann. Die unmittelbare intrathekale Verabreichung von Baclofen ermöglicht es, diese Substanz unter Umgehung der Blut-Liquor-Schranke in wesentlich geringeren Dosierungen zu applizieren und dennoch in weit höherer Konzentration an den wirksamkeitsrelevanten Rezeptoren der spinalen Neuronen verfügbar zu machen. Damit wird eine äußerst effiziente Behandlung der Spastik erreicht mit Dosierungen, die etwa hundert- bis tausendfach niedriger sind als bei oraler Gabe von Baclofen. Die intrathekale Baclofen-Therapie mit Hilfe einer unter die Bauchhaut implantierten Pumpe, die über einen zunächst subkutan geführten Katheter über eine Punktion des Spinalkanals nach Vorschieben des Katheters in den mittleren Thorakalbereich das Rückenmark mit Baclofen versorgen kann, ist insbesondere bei Patienten mit schwerer Spastik indiziert, die entweder bettlägerig oder rollstuhlpflichtig sind. Die intrathekale Baclofen-Therapie verstärkt in der Regel gleichzeitig vorliegende Paresen, sodass Patienten, die noch gehfähig sind, häufig zwar eine Reduktion der Spastik wohltuend zur Kenntnis nehmen, aber auf Grund der zunehmenden Parese letztendlich ihre Gehfähigkeit verlieren. Nur in Einzelfällen ist es bei gehfähigen Patienten durch eine fein abgestimmte, meist niedrige Dosierung möglich, eine Wirkung zu erzielen, die zu einer Spastikreduktion führt, ohne wesentliche funktionsbedrohende Paresen zu induzieren.

Die Prüfung der intrathekalen Baclofen-Wirkung am individuellen Patienten ist Ziel der ersten Phase vor der definitiven Implantation eines Pumpensystems. Das Ansprechen auf Baclofen intrathekal ist im Einzelfall schwer voraussagbar. Die Testdosis wird per Lumbalpunktion oder über einen intrathekalen Katheter verdünnt verabreicht. Die Wirkung setzt 1/2 bis 1 Stunde nach der Verabreichung ein, der maximale antispastische Effekt ist nach etwa 4

Stunden zu beobachten und hält im Mittel 4–8 Stunden lang an. Die übliche Testdosis (25–50 µg) sollte unter Vermischung mit Liquor innerhalb von 1–2 Minuten intrathekal injiziert werden. Alternativ kann die Punktionskanüle mit 1–2 ml Kochsalzlösung nachgespült werden. Sollte die Wirkung auf den Muskeltonus bei der ersten Probeinjektion nicht ausreichend sein, kann frühestens nach 24 Stunden eine zweite Bolusinjektion mit 75 µg unter den gleichen Bedingungen durchgeführt werden. Bei weiterhin mangelhafter Wirkung kann dann in den folgenden Tagen die Testdosis um jeweils 25 µg erhöht werden, bis eine befriedigende antispastische Wirkung mit Verbesserung der Mobilität des Patienten, seiner Lagerungsfähigkeit und der hygienischen Versorgung gegeben ist. Auf Grund der Boluswirkung wird der zu erwartende Tagesbedarf errechnet, indem bei Wirkung der Testdosis länger als 12 Stunden diese als Tagesdosis verabreicht wird; hält die Wirkung des Bolus jedoch weniger als 12 Stunden im individuellen Falle an, wird die doppelte Bolusdosis als Tagesdosis verwendet.

Zur Beurteilung der Baclofen-Wirkung wird am häufigsten die Ashworth-Skala für den Muskeltonus verwendet.

Eine der häufigsten Nebenwirkungen bei der Baclofen-Therapie ist die Blutdrucksenkung. Ausgangspunkt ist offensichtlich die Tonussenkung in den Beinen, die bei fehlender Volumenzufuhr eine arterielle Hypotonie durch venöses Pooling bewirkt. Andere Nebenwirkungen wie Sedierung, Schwindel, Benommenheit, Übelkeit und Erbrechen gehen teilweise über einen Effekt auf neuronale Aktivität auf Hirnstammebene zurück. Bei Langzeitbehandlung der Patienten nimmt das Ausmaß der Hypotonie in der Regel ab. Kopfschmerzen sind häufig Folge eines postpunktionellen Syndroms im Rahmen der Medikamententestung. Bei kontinuierlicher Applikation über Pumpensysteme sind Überdosierungen vor allem dann zu beobachten, wenn Konzentrationsveränderungen der Lösung in der Pumpe vorgenommen wurden bzw. Flussveränderungen programmiert wurden. Die Entwicklung der schweren Nebenwirkungssymptome verläuft protrahierter, auch die Rückbildung nimmt längere Zeit in Anspruch. Klinische Zeichen der Überdosierung sind deutlich vermehrte Muskelschwäche, Areflexie, Bewusstseinsstörungen und Ateminsuffizienz. Eine intensivmedizinische Überwachung und Betreuung, die die entsprechenden lebenserhaltenden Maßnahmen, wie Intubation und künstliche Beatmung, einschließen, sind im Falle einer Intoxikation mit Baclofen erforderlich. Als Erstmaßnahme ist auf jeden Fall die weitere Zufuhr von Baclofen zu unterbrechen, was immer durch ein Entleeren des Medikamentenreservoirs erreicht wird. Sollte die Medikamentenpumpe über einen Zusatzport verfügen, besteht die Möglichkeit, diesen zu punktieren und direkt den Katheterinhalt und danach Liquor zu aspirieren. Zusätzlich ist es ratsam, Physostigmin in einer Dosierung von 1–2 mg intravenös zu applizieren, um eine Stimulierung des Atemzentrums zu erreichen und damit die atemdepressive Wirkung von Baclofen zumindest funktionell zu antagonisieren. Die bisher bekannt gewordenen behandlungsbedürftigen Fälle von Baclofen-Intoxikation waren reversibel und ohne bleibende Schädigung des Zentralnervensystems. Selbst extrem hohe Dosen von bis zu 10 mg führten nicht zu Folgeschäden, wenn rasch eine intensivmedizinische Überwachung bzw. Beatmung des Patienten eingeleitet wird.

Zusammenfassend ist die intrathekale Baclofen-Therapie ein wichtiger Eckpfeiler der schweren spastischen Paraparese eines MS-Patienten (Ochs u. Reimann 1995). Diese Therapie ist besonders bei bettlägerigen und rollstuhlpflichtigen Patienten mit deutlichen Paresen und schmerzhaften Spasmen indiziert, um die Mobilität, die Lagerungsfähigkeit, die krankengymnastische Behandlung und die hygienische Versorgung des MS-Patienten zu optimieren. Noch gehfähige Patienten mit spastischen Paraparesen der Beine profitieren nur in Einzelfällen von der intrathekalen Baclofen-Therapie.

Intramuskuläre Botulinumtoxin-Therapie

Botulinumtoxine sind Exotoxine des Clostridium botulinum, eines grampositiven anaeroben Sporenbildners. Immunologisch können 8 verschiedene Typen unterschieden werden (A, B, C1, C2, D, E, F und G). Zur Behandlung von Bewegungskrankheiten mit Muskelhypertonie wird zurzeit vorwiegend Botulinumtoxin Typ A verwendet, das ein Molekulargewicht von 140 000– 150 000 D hat. Das Protein besteht aus 2 Ketten, die durch Sulfidbrücken miteinander verbunden sind. Die spezifische Wirkung von Botulinumtoxin auf periphere cholinerge Synapsen ist schon seit langem aufgrund der spezifischen Symptomatik beim Botulismus bekannt. Offensichtlich erfolgt zunächst eine rezeptorvermittelte Endozytose, eine pH-abhängige Membranpassage. Kürzlich konnte von Blasi et al. (1993) nachgewiesen werden, dass Botulinumtoxin A zu einer selektiven Proteolyse des Vesikelproteins SNAP 25 führt (Abb. 3). Die Proteolyse dieses Vesikelproteins verhindert die Freisetzung von Acetylcholin über eine Unterbrechung der Fusion der Vesikelmembran mit der präsynaptischen Membran. Die Kaskade der beschriebenen Wirkungsschritte führt zu einer chemischen Denervierung des Muskels mit Entwicklung einer Muskelatrophie. Nach einer Latenz von etwa 7 Tagen kommt es zu einer reaktiven Synthese von neuen Acetylcholinrezeptoren und zu einer kollateralen Aussprossung von Axonen, die zu einer Reinnervation, partiell auch in polyneuraler Form, von Muskelfasern führt. Diese reparatorischen Vorgänge führen zu einer zunächst intermittierenden Rückläufigkeit der Botulinumtoxin-A-Wirkung, die vollständige Rückbildung der chemischen Denervierung und damit der induzierten Paresen setzt nach 3–6 Monaten ein und beruht auf einer Nachbildung von SNAP 25 mit parallel laufender Rückbildung der intermittierend nachweisbaren neuen Axonkollateralen. Somit ist die Wirkung von Botulinumtoxin A reversibel. Um einen gleichmäßigen antispastischen Effekt zu erzielen, sind regelmäßige Reinjektionen in Abständen von 2–4 Monaten erforderlich.

Die biologische Aktivität der auf dem Markt befindlichen Botulinumtoxin-A-Präparate, Dysport und Botox, ist unterschiedlich. Dysport ist in Injektionsflaschen zu 500 E, Botox in Injektionsflaschen zu 100 E verfügbar. Nach klinischen Erfahrungen entspricht 1 E des Präparates Botox etwa 3,5 E des Präparates Dysport. Die therapeutischen Dosen, die bei Behandlung spastischer Muskelgruppen zur Anwendung kommen, betragen etwa 1–10% der letalen Dosis.

Bei der antispastischen Behandlung von Patienten mit MS kommt die lokale Botulinumtoxin-Therapie insbesondere dann zur Anwendung, wenn eine

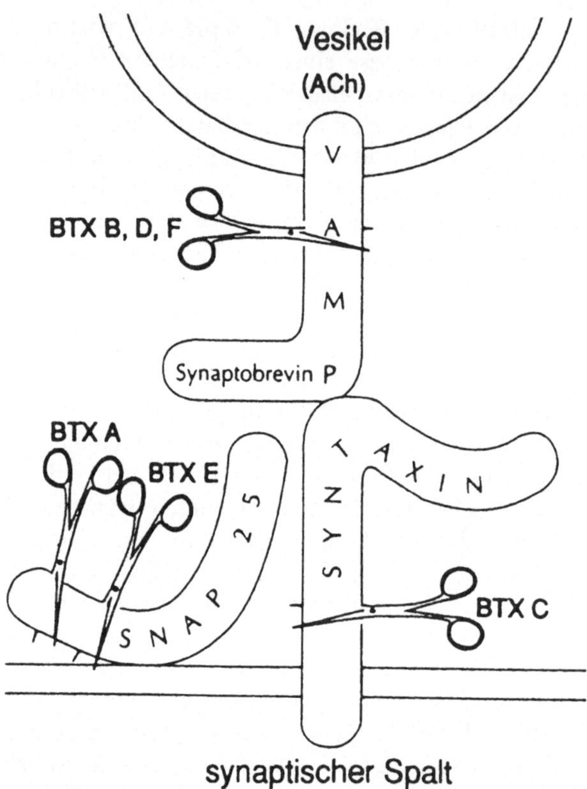

Abb. 3. Wirkungsmechanismus der Botulinumtoxine mit Hemmung der Ausschüttung von Acetylcholin an der neuromuskulären Synapse. Botulinumtoxin A, das bisher in der antispastischen Therapie zur Anwendung kommt, führt zu einer selektiven Proteolyse des Vesikelproteins SNAP 25 und verhindert dadurch die Freisetzung von Acetylcholin über eine Verhinderung der Fusion der Vesikelmembran mit der präsynaptischen Membran

begrenzte Anzahl von Muskeln zu besonderen funktionellen Beeinträchtigungen der Patienten führt. Dies ist z. B. gegeben, wenn bei Patienten aufgrund einer Paraspastik der Beine ein Adduktorenspasmus im Vordergrund steht. In einer eigenen klinischen Studie (Benecke 1994) wurden vorwiegend Patienten mit MS und einem deutlichen beeinträchtigenden beidseitigen Adduktorenspasmus durch Botulinumtoxin A behandelt. Es wurden für jede Seite 1000 E Dysport in den M. adductor longus, M. gracilis, M. adductor brevis und M. adductor magnus injiziert. Die Patienten wurden klinisch und mit Hilfe einer adaptierten Ashworth-Scale, einem Spasmusscore und einem Schmerzscore vor der Injektionstherapie, 4, 8 und 12 Wochen nach Botulinumtoxin-Injektion analysiert. Es zeigte sich bei den 14 behandelten Patienten eine signifikante Reduktion des Schweregrads der Spastik, der Schwere und Häufigkeit von Spasmen und des Schmerzes mit maximalem Effekt 4 Wochen nach Botulinumtoxin-Injektion. Die Wirkung konnte innerhalb von 4 Wiederholungsbehandlungen jeweils bestätigt werden. Wesentliche Nebenwirkungen traten bei den behandelten Patienten nicht auf. Neben der Verbesserung der Symptome des spastischen Syndroms und der Schmerzreduktion war auch der Zugang für eine physiotherapeutische Behandlung und die hygienische Versorgung des Patienten, insbesondere im Genitalbereich, deutlich verbessert.

Inzwischen liegt eine große Zahl von klinischen Studien vor, die Botulinumtoxin bei Anwendung für verschiedene Muskelgruppen im Rahmen spastischer Syndrome bei MS-Patienten als erfolgreich beschreiben. Nachteile der lokalen Botulinumtoxin-Therapie sind wegen der Dosisbegrenzung die Beschränktheit auf die Behandlung einzelner Muskelgruppen und die relativ hohen Therapiekosten. Unklar ist bisher die Beantwortung der Frage, ob ähnlich wie bei der Behandlung von zervikalen Dystonien Patienten nach mehrjähriger Therapie zunehmend eine Bildung von Antikörpern gegen Botulinumtoxin A entwickeln, die zu einem Verlust der Botulinumtoxin-Wirkung führt. Sollte dies im Rahmen zukünftiger klinischer Studien nachgewiesen werden, so wäre auch hier der alternative Einsatz von Botulinumtoxin-B-Präparaten zu erwägen, die im Jahre 2001 auf dem deutschen Markt verfügbar sein sollen.

Literatur

Angel RW, Hoffmann WW (1963) The H reflex in normal, spastic and rigid subjects. Arch Neurol 8:591

Benecke R, Conrad B, Meinck H-M, Höhne J (1983) Electromyographic analysis of bicycling on an ergometer for evaluation of spasticity of lower limbs in man. In: Desmedt JE (Hrsg) Motor control in health and disease. Raven Press, New York, pp 1035–1046

Benecke R, Berthold A, Conrad B (1984) Denervation activity in the EMG of patients with upper motor neuron lesions: time course, local distribution and pathogenetic aspects. J Neurol 230:143–151

Benecke R (1994) Botulinum toxin treatment in spasticity of lower extremities. In: Jankovic J, Hallett M (eds) Therapy with botulinum toxin. Marcel Dekker, New York, pp 463–473

Blasi J, Chapman ER, Link E et al. (1993) Botulinum neurotoxin. A selectively cleaves the synaptic protein Snap-25. Nature 265:160–163

Conrad B, Benecke R (1985) Bewegungsanalyse zentralmotorischer Krankheiten als Mittel der Therapiekontrolle. In: Schimrigk E (Hrsg) Therapie zentralmotorischer Störungen. perimed, Erlangen, S 55–63

Consroe P, Musty R, Rein J, Tillery W, Pertwee R (1997) The perceived effects of smoked cannabis on patients with multiple sclerosis. Eur Neurol 38:44–48

Consroe P (1998) Cannabinoid systems as targets for the therapy of neurological disorders. Neurobiol Dis 5:534–551

Delwaide PJ (1984) Contribution of human reflex studies to the understanding and management of the pyramidal syndrome. In: Shahani B (Hrsg.) Electromyography in CNS disorders: Central EMG. Butterworths, Boston, pp 77–109

Gispen WH, Nielander HB, De Graan PNE et al. (1992) Role of the growth-associated protein B50/GAP-43 in neural plasticity. Mol Neurobiol 5:61–85

Liu CN, Chambers WW (1958) Intraspinal sprouting of dorsal root axons. Arch Neurol Psychiat 79:46–61

Murray M, Goldberger ME (1974) Restitution of function and collateral sprouting in the cat spinal cord: the partially hemisected animal. J Comp Neurol 158:19–36

Müller-Vahl KR, Kolbe H, Schneider U, Emrich HM (1999) Cannabis in movement disorders. Forsch Komplementärmed 6 [Suppl 3]:23–27

Nacimiento W, Mautes A, Töpper R, Oestreicher AB, Gispen WH, Nacimiento AC, Noth J, Kreutzberg GW (1993) B-50 (GAP-43) in the spinal cord caudal to hemisection: indication for lack of intraspinal sprouting in dorsal root axons. J Neurosci Res 35:603–617

Nacimiento W, Sappok T, Brook GA, Tóth L, Oestreicher AB, Oestreicher WH, Gispen WH, Noth J, Kreutzberg GW (1995a) B-50 (GAP-43) in the spinal cord caudal to hemisection: lack of intraspinal sprouting by dorsal root axons. Neurosci Lett 194:13–16

Nacimiento W, Sappok T, Brook GA, Tóth L, Schoen SW, Noth J, Kreutzberg GG (1995b) Structural changes of anterior horn neurons and their synaptic input caudal to a low thoracic spinal cord hemisection in the adult rat: a light and electron microscopic study. Acta Neuropathol 90:552–564

Nacimiento W (1997) Spastik: Pathophysiologie, Klinik und Pharmakotherapie. Akt Neurol 24:137–142

Ochs GA, Reimann IW (1995) Baclofen intrathekal. Leitfaden für die praktische Anwendung. Thieme, Stuttgart, New York

Poser CM, Paty DW, Scheinberg LC, McDonald WI, Ebers GC (eds) (1984) The diagnosis of multiple sclerosis. Thieme-Stratton, New York

Poser S, Poser W, Schlaf G, Firnhaber W, Lauer, K, Wolter M, Evers P (1986) Prognostic indicators in multiple sclerosis. Acta Neurol Scand 74:387–392

Yanagisawa N, Tanaka R, Ito Z (1976) Reciprocal Ia inhibition in spastic hemiplegia of man. Brain 99:555–579

Bewegungsstörungen bei Multipler Sklerose

D. Dressler, R. Benecke, U.K. Zettl

EINLEITUNG

Bei der Darstellung von Bewegungsstörungen im Rahmen der Multiplen Sklerose muss man zunächst festlegen, welche motorischen Phänomene in diesem Zusammenhang als Bewegungsstörungen angesehen werden sollen. Die folgende Übersicht zeigt den Versuch einer Klassifikation der Bewegungsstörungen. Danach können Bewegungsstörungen eingeteilt werden in hypokinetische Formen, bei denen es zu einer verminderten Muskelaktivität kommt, in hyperkinetische Formen, bei denen eine gesteigerte Muskelaktivität auftritt, und in gemischte Formen, bei denen gleichzeitig eine verminderte und eine gesteigerte Muskelaktivität zu beobachten ist. Die wichtigsten *hypokinetischen Bewegungsstörungen* sind Bradykinese und Hypokinese, die bis zu akinetischen Krisen und zum Freezing führen können. Katatonie, Kataplexie, apraktische Störungen, kallosale Bewegungsstörungen und Fatigue werden klassischerweise nicht als hypokinetische Bewegungsstörungen angesehen, obwohl es auch hier zu einer Verminderung von Muskelaktivitäten kommt. Zu den *hyperkinetischen Bewegungsstörungen* werden Dystonie, Chorea, Athetose, Ballismus, Tremor, Myoklonus, Tics, Stereotypien, Akathisie, Restless-Legs-Syndrom, Myokymie und Myorhythmie gezählt. Spastik, Spasmen, Rigor, Hyperekplexie, Stiff-Person-Syndrom, Ataxie, Synkinesien und Spasmus hemifacialis werden klassischerweise nicht als hyperkinetische Bewegungsstörungen aufgefasst, obwohl auch hier Muskelüberaktivitäten auftreten. Die bekannteste *gemischte Bewegungsstörung* ist der Parkinsonismus. Um eine umfassende Übersicht zu ermöglichen, soll im Folgenden von einer alle obigen Symptome einschließenden Definition der Bewegungsstörungen ausgegangen werden.

> **Klassifikation der Bewegungsstörungen. Mit ? gekennzeichnete Störungen werden nicht *klassischerweise* als Bewegungsstörungen bezeichnet**
>
> - Hypokinetische Bewegungsstörungen
>   - Bradykinese, Hypokinese, Freezing
>   - Katatonie?
>   - Kataplexie?
>   - Apraxie?
>   - Fatigue?
> - Hyperkinetische Bewegungsstörungen
>   - Dystonie
>   - Chorea, Athetose, Ballismus
>   - Tremor
>   - Myoklonus
>   - Tics
>   - Stereotypie
>   - Akathisie
>   - Restless-Legs-Syndrom
>   - Myokymie
>   - Myorhythmie
>   - Spastik?
>   - Spasmen?
>   - Rigor?
>   - Hyperekplexie?
>   - Stiff-Person-Syndrom?
>   - Ataxie?
>   - Kallosale Bewegungsstörungen?
>   - Synkinesien?
>   - Spasmus hemifacialis?
> - Gemischte Bewegungsstörungen
>   - Parkinsonismus

Pathologie und Pathophysiologie

Während es sich bei Bewegungsstörungen überwiegend um synaptische Störungen handelt, die dementsprechend ihren Ursprung in der *grauen Hirnsubstanz* nehmen, sind die Läsionen, die bei Multipler Sklerose auftreten, überwiegend demyelinisierende Läsionen, die dementsprechend in der *weißen Hirnsubstanz* lokalisiert sind. Daneben kommt es bei der MS häufig zu einem Wechsel zwischen demyelinisierenden und remyelinisierenden Prozessen, der für den typischen schubweisen klinischen Verlauf der Erkrankung verantwortlich ist. Hieraus ergibt sich, dass mit Bewegungsstörungen bei MS eigentlich nicht zu rechnen sein dürfte. Allerdings gibt es Ausnahmen von den oben genannten Regeln, die in seltenen Fällen dennoch das Auftreten von Bewegungsstörungen bei MS ermöglichen. So können einerseits Multiple-Sklerose-Läsionen ausnahmsweise durchaus auch *in* der grauen Hirnsubstanz auftreten. Andererseits kann es zu einer Funktionseinschränkung von Kerngebieten durch demyelinisierende *Deafferenzierungen* und *Deefferenzierungen* und durch ödematöse *Druckwirkungen* aus der weißen Hirnsubstanz heraus kommen.

Tabelle 1. Symptome der Multiplen Sklerose. (Nach Poser 1984)

Symptome	Zu Beginn der Erkrankung [%]	Im Gesamtverlauf der Erkrankung [%]
Paresen	45	85
Sensibilitätsstörungen	42	86
Optikusläsionen	33	62
Zerebelläre Symptome	24	79
Augenmotilitätsstörungen	14	36
Spastik	9	85
Blasen-Mastdarm-Störungen	9	61
Psychische Symptome	4	39

Häufigkeit

Tabelle 1 gibt eine Übersicht über die Häufigkeit verschiedener Symptome der MS. Dabei fällt auf, dass im Gesamtverlauf der Erkrankung spastische Zustände bei 85% der Patienten und zerebelläre Symptome bei 79% der Patienten auftreten. Geht man von der obigen erweiterten Definition der Bewegungsstörungen aus und schließt Muskeltonuserhöhungen und Ataxie ein, so sind Bewegungsstörungen bei MS außerordentlich häufig. Klassische Bewegungsstörungen finden sich in dieser Zusammenstellung jedoch nicht und müssten daher selten sein.

Im Folgenden sollen die einzelnen Bewegungsstörungen entsprechend der bevorzugten Lokalisation ihrer zugrunde liegenden Läsionen dargestellt werden.

Spinale Bewegungsstörungen

Läsionen des Rückenmarks und vereinzelt auch des Hirnstamms und des Zerebrums, können spastische Zustände auslösen. Dabei kann es sich im Einzelnen um eine *Spastik* im engeren Sinne handeln, d. h. um eine kurz anhaltende Muskelaktivität, die durch eine rasche passive Gelenkbewegung ausgelöst wird (Lance 1980), um *Spasmen*, bei denen meist durch endogene oder exogene Stimuli szenisch ablaufende anhaltende Muskelaktivitäten ausgelöst werden, und um *Rigor*, bei dem geschwindigkeitsunabhängig passive Gelenkbewegungen länger anhaltende Muskelaktivitäten auslösen, die als wächserner Widerstand imponieren. Häufig finden sich bei spastischen Zuständen auch spontan oder aktionsinduziert auftretende *dystone Muskelaktivitäten*. Besonders nach längeren Krankheitsverläufen kann es zusätzlich zum Auftreten von *Komplikationen*, wie bindegewebigem Muskelumbau, Sehnenverkürzungen, Gelenkkapselschrumpfungen und Arthrosen, kommen. Häufig werden die verschiedenen Aspekte der spastischen Zustände auch vereinfachend als Spastik bezeichnet. Eine genauere Differenzierung der einzelnen Elemente ist jedoch im Hinblick auf eine differentielle Therapie notwendig.

Spastische Zustände treten bei MS ausgesprochen häufig auf und stellen eines der Kardinalsymptome der MS dar (Poser 1984). Als *orale Therapie* kommen Baclofen (bis 80 mg/d, in Ausnahmefällen bis zu 150 mg/d, in 3–4 Einzeldosen), Diazepam (bis 60 mg/d in 2–3 Einzeldosen), Clonazepam (bis 3 mg/d in 2–3 Einzeldosen), Tetrazepam (bis 200 mg/d, in Ausnahmefällen bis zu 400 mg/d, in 2–4 Einzeldosen) oder Tizanidin (24 mg/d, in Ausnahmefällen bis 36 mg/d, in 3 Einzeldosen) in Betracht. Auch Memantine (60 mg/d in 3 Einzeldosen) und Dantrolen (bis 200 mg/d, in Ausnahmefällen bis 400 mg/d, in 3–4 Einzeldosen) können vereinzelt wirksam sein. Kasuistische Hinweise lassen auch eine Wirkung von Tetrahydrocannabinol möglich erscheinen (Meinck et al. 1989; Consroe et al. 1997). Kontinuierliche intrathekale Baclofen-Applikationen (100 µg/d bis 1000 µg/d) sind besonders bei spastischen Zuständen der unteren Extremitäten wirksam (Ochs et al. 1989). *Lokale Applikationen* von Botulinum-Toxin in einzelne überaktive Muskeln stellen einen viel versprechenden neuen Therapieansatz dar (Dressler 2000). Perineurale oder intramuskuläre Injektionen langwirkender Lokalanästhetika, wie Etidocain oder Bupivacain, meist in Kombination mit Epinephrin, und perineurale oder intramuskuläre Injektionen von Phenol oder Alkohol (Gracies et al. 1997) sind heute weitgehend durch Botulinum-Toxin-Injektionen ersetzt worden, können jedoch in bestimmten Situationen, wie dem Auftreten von neutralisierenden Antikörpern gegen Botulinum-Toxin, als Kombination beim Erreichen zulässiger Höchstdosen von Botulinum-Toxin und als kurzwirksames Diagnostikum, angewendet werden. *Neurochirurgische Eingriffe*, wie die lumbal oder zervikal durchgeführte selektive posteriore Rhizotomie (Fasano et al. 1988) oder die selektive Neurotomie (Berard et al. 1988) sind invasive und in ihrer Wirkung schwer vorhersagbare Verfahren, die häufig von Nebenwirkungen begleitet sind. *Stereotaktische Eingriffe* am Zerebellum und an verschiedenen basalganglionären Strukturen, *zerebelläre Stimulationen* und *lumbale longitudinale Myelotomien* haben sich nicht durchsetzen können. Bei *orthopädischen Eingriffen* können Sehnendurchtrennungen oder Lösung periartikulärer Ossifikationen vorgenommen werden. *Physiotherapie* sollte zusätzlich zu anderen Therapieverfahren angewendet werden und hat sich als Kontrakturprophylaxe bewährt (Ada u. Canning 1990).

Zerebelläre Bewegungsstörungen

Häufigste zerebelläre Bewegungsstörung ist der *Aktionstremor*, der typischerweise eine Frequenz von 2–5 Hz aufweist. Als einfacher kinetischer Tremor tritt er bei nicht zielgerichteten Bewegungen auf, als intentionaler kinetischer Tremor wird er bei zielgerichteten Bewegungen beobachtet. Daneben kann ein Aktionstremor als posturaler Tremor auftreten, der bei Aufrechterhaltung einer Position gegen die Schwerkraft ausgelöst wird. Er darf nicht mit einem orthostatischen Tremor, dem gänzlich andere pathophysiologische Mechanismen zugrunde liegen, verwechselt werden. Ursache des Aktionstremors ist eine Läsion des Pedunculus cerebelli superior (Brachium conjunctivum). Er kann jedoch auch durch eine Läsion des Nucleus dentatus und möglicherweise auch durch eine isolierte Läsion der Zerebellumhemisphären oder zentralerer Anteile des zerebello-thalamischen Systems verursacht werden (Vidailhet et al. 1998; Lou u. Jankovic 1991). Abbildung 1 gibt eine schematische

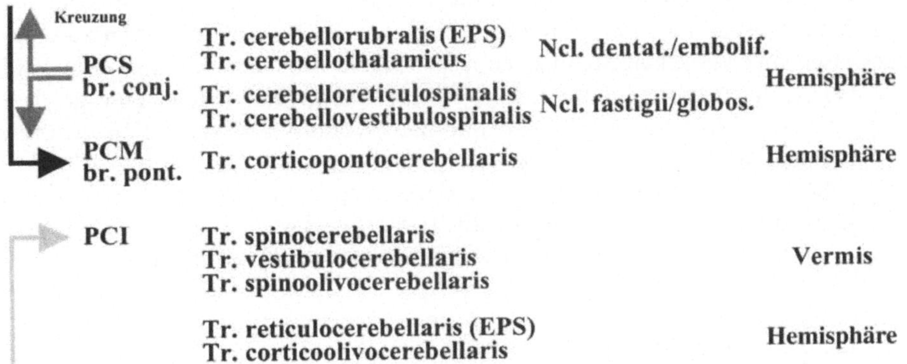

Abb. 1. Das Zerebellum hat drei Schenkel, über die es mit dem Rest des Zentralnervensystems in Verbindung steht. Über den Pedunculus cerebelli superior (PCS, Brachium conjunctivum) aszendieren der kreuzende Tractus cerebellorubralis und der kreuzende Tractus cerebellothalamicus, die über den Nucleus dentatus und Nucleus emboliformis aus den Kleinhirnhemisphären kommen. Im PCS deszendieren der Tractus cerebelloreticulospinalis und der Tractus cerebellovestibulospinalis, die über den Nucleus fastigii und Nucleus globosus aus den Kleinhirnhemisphären kommen. Über den Pedunculus cerebelli medius (PCM, Brachium pontinum) gelangen deszendierende Fasern über den Tractus corticopontocerebellaris in die Kleinhirnhemisphären. Über den Pedunculus cerebelli inferior (PCI) ziehen aszendierende Fasern über den Tractus spinocerebellaris, den Tractus vestibulocerebellaris und den Tractus spinoolivocerebellaris in den Vermis und über den Tractus reticulocerebellaris und den Tractus corticoolivocerebellaris in die Kleinhirnhemisphären

Übersicht über die wesentlichen zerebellären Strukturen und ihre Verschaltungen. Der Aktionstremor stellt ein sehr häufiges, klassisches Symptom der MS dar (Poser 1984).

Ähnlich häufig wie der Aktionstremor kommt es bei zerebellären Bewegungsstörungen zum Auftreten einer *Ataxie* (Poser 1984), d. h. einer räumlichen und zeitlichen Inkoordination der einzelnen Bewegungselemente. Bei einer Extremitätenataxie ist die zerebelläre Läsion schwerpunktmäßig in den Zerebellumhemisphären lokalisiert, während sie sich bei einer Rumpfataxie schwerpunktmäßig im Vermis befindet. Nicht selten treten Aktionstremor und Ataxie zusammen auf (Sabra u. Hallett 1984; Diener u. Dichgans 1992). Dabei sind sie häufig klinisch schwer voneinander abgrenzbar, insbesondere, wenn ein Aktionstremor stark irreguläre Züge trägt oder wenn eine Ataxie so stark ausgeprägt ist, dass sie bereits bei einer Halteaktivität auftritt.

Wesentlich seltener tritt bei MS ein *Holmes-Tremor* (Deuschl et al. 1998) auf, der auch als Mittelhirntremor, rubraler Tremor, als Myorhythmie oder als Thalamustremor bezeichnet wird. Klinisch ist der Holmes-Tremor charakterisiert durch eine Kombination von Ruhetremor und Aktionstremor. Klassischerweise liegt seine Frequenz unter 4,5 Hz und ist damit relativ langsam. Ursache ist eine Läsion des zerebello-thalamischen Systems, die für den Aktionstremor verantwortlich ist, und eine gleichzeitige Läsion des dopaminergen nigrostriatalen Systems, die den Ruhetremor auslöst (Remy et al. 1995).

Bei der *Titubation*, einem anterior-posterioren Kopftremor mit einer Frequenz von 3–4 Hz, liegt eine Läsion des Vermis vor. Titubationen sind sehr seltene Symptome der MS (Fahn 1984).

Die *Therapie* zerebellärer Bewegungsstörungen ist schwierig. Ausgleichsgewichte (Aisen et al. 1993) an den betroffenen Extremitäten können zu einer gewissen mechanischen Stabilisierung beitragen. Eine Thalamotomie im VIM ist bei Aktionstremor häufig Erfolg versprechend, setzt jedoch eine gewisse Stabilität der Multiple-Sklerose-Symptomatik voraus (s. Kapitel IV.6; Andrew 1984; Jankovic et al. 1995). Clonazepam (Trelles et al. 1984), Isoniazid (Sabra u. Hallett 1984; Hallett et al. 1991), Carbamazepin (Sechi et al. 1989) und Ondansetron (von Widdern et al. 2000) wurden zwar versuchsweise eingesetzt, sind jedoch von lemitierter oder umstrittener Wirksamkeit.

Pontine Bewegungsstörungen

Als *faziale Myokymien* werden fast immer einseitige Bewegungen der Gesichtsmuskulatur bezeichnet, die crescendoartig einsetzend mit einer langsamen Frequenz von 2–3 Hz auftreten. Auslösend sind pontine tegmentale Läsionen, die die motorische Wurzel des Nervus facialis affizieren (Jacobs et al. 1994). Ganz überwiegend werden diese Läsionen durch eine MS verursacht (De Silva u. Pearce 1972; Gutmann et al. 1969, 1993; Radu et al. 1975; Sedano et al. 2000; Sharma et al. 1992; Tenser 1976). Seltener können sie durch Tumore, meist Gliome, bedingt sein. Sehr selten können Myokymien auch in den Extremitäten beobachtet werden. Auslösend sind dann meist Plexopathien. Faziale Myokymien sind zwar ein seltenes Symptom der MS, sie sind jedoch hochgradig verdächtig auf das Vorliegen dieser Erkrankung. Treten sie im Verlauf einer MS auf, so bilden sie sich meist innerhalb einiger Monate zurück. Sind therapeutische Interventionen notwendig, so können Botulinum-Toxin-Injektionen in die betroffene Muskulatur zur Anwendung kommen (Sedano et al. 2000).

Diffus lokalisierte Bewegungsstörungen

Bei *paroxysmalen Dyskinesien* handelt es sich um intermittierend auftretende Bewegungsstörungen, die dystone, choreatische und athethotische Elemente enthalten können. Sie können schlafgebunden oder nichtschlafgebunden sein, kurz, d. h. von weniger als 5 Minuten Dauer, oder lang sein und hereditär oder nichthereditär auftreten (Bakdash u. Goetz 1999). Bei MS kommt es typischerweise zu dystonen, kurzen und nichtschlafgebundenen paroxysmalen Dyskinesien, die auch als *tonische Spasmen* (Heath u. Nightingale 1982) oder *tonische Anfälle* (Matthews 1958; Spiller 1927) bezeichnet worden sind. Sie treten ganz überwiegend unilateral, selten bilateral, in den Extremitäten, im Gesicht und im Rumpf auf, sind meist durch Bewegungen (kinesiogen) ausgelöst, halten 30 Sekunden bis 2 Minuten lang an, wiederholen sich bis zu 60-mal pro Tag und sind bei der Mehrzahl der Patienten äußerst schmerzhaft. Eingeleitet werden diese Muskelaktivitäten meist von sich ausbreitenden sensorischen Auren, die von einem unbeschreibbaren Gefühl über Kribbelparästhesien bis hin zu kausalgiformem Schmerzen reichen können (Goetz u. Bakdash 1999). Vereinzelt kann es dabei zu einem „umgekehrten Brown-

Sequard-Syndrom" kommen, bei dem zunächst unilateral sensorische Phänomene auftreten und anschließend kontralateral Dystonien beobachtet werden (Ekbom et al. 1968). Obwohl es sich bei paroxysmalen Dyskinesien um ein seltenes Symptom der MS handelt, von dem bislang etwa 80 Fälle in der Literatur berichtet worden sind (Goetz u. Bakdash 1999), sind sie in dieser Ausprägung hochgradig verdächtig auf eine zugrunde liegende MS. In sehr seltenen Fällen können sie allerdings auch bei Myelopathien, zerebralen Ischämien, Traumata, Enzephalitiden, Hypoglykämien und anderen Zuständen auftreten. Ätiologisch geht man von *ephaptischen Erregungsüberleitungen* aus, die im gesamten Verlauf des Motorsystems entstehen können (Osterman u. Westerberg 1975). Epileptische Phänomene erscheinen weniger wahrscheinlich (s. Kapitel IV.7). Carbamazepin stellt die *Therapie* der Wahl dar (Twomey u. Espir 1980). Der Einsatz von Phenytoin ist weniger gut dokumentiert (Shibasaki u. Kuroiwa 1974).

Myokloni, kurze abrupte Muskelaktivitäten, die palatal, segmental oder generalisiert auftreten können, stellen ein weiteres seltenes Symptom der MS dar. Überwiegend wurden Fälle von palatalem Myoklonus (Leshin u. Stone 1931; Nathanson 1956) berichtet. Ein segmentaler Myoklonus wurde bisher in der Literatur lediglich bei 7 Fällen berichtet (Tranchant et al. 1995). Ätiologisch werden Läsionen im Hirnstamm, im Rückenmark oder im Kortex angenommen. *Therapeutisch* häufig erfolgreich ist der Einsatz von Clonazepam (bis 3 mg/d in 2–3 Einzeldosen). Weniger gut dokumentiert ist der Einsatz von Valproat.

Extrapyramidale Bewegungsstörungen

Die extrapyramidalen Bewegungsstörungen gehören zu den klassischen Bewegungsstörungen. Bei *Dystonien* handelt es sich um anhaltende Muskelaktivitäten, die zu Extremitätenfehlstellungen, Rumpffehlstellungen und zu Funktionsbeeinträchtigungen führen können (Fahn et al. 1987). Diese Muskelaktivitäten können klonisch, tonisch, tremolös oder als Mischbild dieser Formen auftreten. Nicht selten stellen sich Muskelverspannungsgefühle oder Muskelschmerzen ein. Fokale Dystonien beschränken sich auf bestimmte Körperregionen. Dabei kann es zu Blepharospasmus, Torticollis spasmodicus, oromandibulärer Dystonie, spasmodischer Dysphonie, Schreibkrampf, anderen Extremitätendystonien und zu einer Reihe seltener fokaler Dystonien kommen, die kaum eine Körperregion aussparen. Bei segmentalen Dystonien sind mehrere benachbarte, bei multifokalen Dystonien mehrere nichtbenachbarte Körperregionen beeinträchtigt. Als generalisiert werden Dystonien bezeichnet, die in einem Bein und einer weiteren Körperregion lokalisiert sind. Hemidystonien, bei denen eine Körperseite betroffen ist, sind fast immer symptomatischer Genese. Bei MS treten Dystonien selten auf. Bislang sind in der Literatur lediglich 16 Fälle berichtet worden (Tranchant et al. 1995). Dabei handelt es sich um zervikale Dystonien, Blepharospasmen, generalisierte Dystonien und Hemidystonien. Nachdem bei diesen Patienten häufig eine positive Familienanamnese für Dystonien nachgewiesen werden konnte und typische Remissionen, wie sie durch Remyelinisierungsprozesse bei der MS ausgelöst werden, nicht beobachtet worden sind, muss für zahlreiche der berichteten Fälle ein koinzidentes Auftreten angenommen werden.

Botulinum-Toxin-Injektionen in die betroffene Muskulatur stellen die *Therapie* der Wahl dar (Dressler 2000). Bei ausgedehnteren Dystonien können Anticholinergika wie Trihexyphenidyl (bis zu etwa 20 mg/d, in Einzelfällen bis zu 80 mg/d, in 3 Einzeldosen), präsynaptische Dopamindepletoren wie Tetrabenazin (bis zu 75 mg/d in 3 Einzeldosen), Dopaminrezeptorblocker wie Sulpirid (bis 800 mg/d in 3–4 Einzeldosen), Baclofen (bis 80 mg/d, in Ausnahmefällen bis zu 150 mg/d, in 3–4 Einzeldosen), Diazepam (bis 60 mg/d in 2–3 Einzeldosen), Clonazepam (bis 3 mg/d in 2–3 Einzeldosen), Tetrazepam (bis 200 mg/d, in Ausnahmefällen bis zu 400 mg/d, in 2–4 Einzeldosen) und eine Vielzahl weiterer in Einzelfällen wirksamer Substanzen zur Anwendung kommen. Bei Erfolglosigkeit dieser Therapieansätze können bei schweren generalisierten Dystonien Thalamotomien (Cardoso et al. 1995), Thalamusstimulationen (Caparros-Lefebvre et al. 1999), Pallidotomien (Ondo et al. 1998) oder Pallidumstimulationen (Loher et al. 2000) durchgeführt werden. Bei zervikaler Dystonie und antikörpervermitteltem Versagen der Botulinum-Toxin-Therapie haben sich kombinierte selektive posteriore Ramizektomien, Neurotomien und Myektomien bewährt (Münchau et al. 2000). Epidurale Stimulationen und Dekompressionsoperationen konnten sich nicht durchsetzen. Physiotherapie, Entspannungsübungen und Schmerzbewältigungstraining können adjuvant hilfreich sein.

Bei *Ballismus*, kurzen proximal betonten Muskelaktivitäten, *Chorea*, kurzen, in ihrer Lokalisation nicht vorhersagbaren Muskelaktivitäten, und bei *Athetose*, kurzen distal betonten, gelegentlich schraubenförmigen Extremitätenbewegungen, handelt es sich ebenfalls um seltene Symptome der MS. Bislang wurden in der Literatur 17 Fälle berichtet (Tranchant et al. 1995). Ätiologisch handelt es sich um Läsionen des Nucleus subthalamicus (Myers 1968), des Striatums oder ihrer Bahnverbindungen. Präsynaptische Dopaminantagonisten, wie Tetrabenazin (bis zu 75 mg/d in 3 Einzeldosen), und postsynaptische Dopaminantagonisten, wie Sulpirid (bis 800 mg/d in 3–4 Einzeldosen), können therapeutisch hilfreich sein.

Parkinsonismus, die Trias aus Ruhetremor, Rigor und Hypokinese, ist ein ebenfalls seltenes Symptom der MS, von dem bislang 9 Fälle in der Literatur berichtet worden sind (Tranchant et al. 1995). Die bei diesen Fällen nachgewiesenen Läsionen betrafen selten die Substantia nigra als klassische Lokalisation für die Auslösung eines Parkinsonismus, sondern häufiger das Pallidum. Darüber hinaus ist es meist nicht zu einem typischen schubförmigen Verlauf gekommen. Daher wird wohl in zahlreichen der berichteten Fälle ein koinzidentes Auftreten anzunehmen sein. Therapeutisch können Levodopa, direkte und indirekte Dopaminergika und Anticholinergika angewendet werden. Möglicherweise werden die Erfolgsaussichten dieser Therapieversuche bei Parkinsonismus, der durch MS bedingt ist, schlechter sein als beim Vorliegen eines idiopathischen Parkinsonsyndroms mit klassischer idiopathischer nigrostriataler dopaminerger Insuffizienz. Dies wird insbesondere der Fall sein, wenn postsynaptische, d. h. striatale, Läsionen vorliegen. Ob stereotaktische Operationen in fortgeschrittenen Krankheitsstadien und beim Auftreten von Komplikationen der Medikamententherapie mit Erfolg eingesetzt werden, kann zum jetzigen Zeitpunkt nicht abschließend beurteilt werden.

Hemisphärische Bewegungsstörungen

Apraxien (Schnider et al. 1987), charakterisiert durch eine Störung der Bewegungsinitiation, und *kallosale Bewegungsstörungen* (Schnider et al. 1993), bei denen vorwiegend bimanuelle Bewegungen beeinträchtigt sind, werden bei MS bislang kaum untersucht. *Fatigue*, bei dem es zu einer vorzeitigen motorischen Ermüdung kommt, wird bei MS häufig beschrieben und hat gerade in jüngster Zeit verstärktes Interesse erfahren (Kesselring u. Thompson 1997). Es ist jedoch unklar, ob Fatigue durch organische Prozesse (Chaudhuri et al. 2000; Latash et al. 1996) oder durch psychogene Mechanismen (Bakshi et al. 2000; Vercoulen et al. 1998) ausgelöst wird. Amantadin und Pemolin scheinen in Einzelfällen therapeutisch hilfreich gewesen zu sein (Geisler et al. 1996).

Zusammenfassung

Spinale Bewegungsstörungen, wie Spastik, Spasmen und Rigor, sind ein sehr häufiges Symptom der MS. Zerebelläre Bewegungsstörungen, wie Aktionstremor und Ataxie, sind ähnlich häufig. Kurzanhaltende, dystone, einseitige, häufig kinesiogene, nichtschlafassoziierte paroxysmale Dystonien, wohl ausgelöst durch ephaptische Erregungsüberleitungen, die im gesamten Verlauf der Motorsystems entstehen können, und faziale Myorhythmien, durch intramedulläre pontine tegmentale Läsionen des Nervus facialis verursacht, sind seltene Symptome der MS. Ihr Auftreten ist jedoch für dieses Krankheitsbild hochgradig verdächtig. Extrapyramidale Bewegungsstörungen, klassische Bewegungsstörungen, wie Dystonie, Ballismus, Chorea, Athetose oder Parkinsonismus, sind ebenfalls seltene Symptome der MS. Hemisphärische Bewegungsstörungen, wie Apraxie und kallosale Bewegungsstörungen, sind bislang kaum untersucht. Fatigue wird zwar bei MS häufig beschrieben, ist jedoch in seinem ätiologischen Substrat noch weitgehend unverstanden.

Literatur

Ada L, Canning C (1990) Anticipating and avoiding muscle shortening. In: Ada L, Canning C (eds) Key issuses in neurological physiotherapy. In: Carr JH, Shepherd RB (eds) Physiotherapy: Foundations for Practice. Butterworth-Heinemann, Oxford
Aisen ML, Arnold A, Baiges I, Maxwell S, Rosen M (1993) The effect of mechanical damping loads on disabling action tremor. Neurol 43:1346–1350
Andrew J (1984) Surgical treatment of tremor. In: Findley LJ, Capildeo R (eds) Movement disorders: Tremor. Macmillan, London, pp 339–351
Bakshi R, Shaikh ZA, Miletich RS, Czarnecki D, Dmochowski J, Henschel K, Janardhan V, Dubey N, Kinkel PR (2000) Fatigue in multiple sclerosis and its relationship to depression and neurologic disability. Mult Scler 6:181–185
Berard C, Sindou M, Berard J, Carrier H (1988) Selective neurotomy of the tibial nerve in the spastic hemiplegic child: An explanation of the recurrence. J Pediatr Orthop B 7:66–70
Caparros-Lefebvre D, Pollak P, Feltin MP, Blond S, Benabid AL (1999) The effect of thalamic stimulation on levodopa induced dyskinesias-evaluation of a new target: the center parafascicular median. Rev Neurol (Paris) 155:543–550

Cardoso F, Jankovic J, Grossman RG, Hamilton WJ (1995) Outcome after stereotactic thalamotomy for dystonia and hemiballismus. Neurosurg 36:501–508

Chaudhuri A, Watson WS, Pearn J, Behan PO (2000) The symptoms of chronic fatigue syndrome are related to abnormal ion channel function. Med Hypotheses 54:59–63

Consroe P, Musty R, Rein J, Tillery W, Pertwee R (1997) The perceived effects of smoked cannabis on patients with multiple sclerosis. Eur Neurol 38:44–48

De Silva KL, Pearce J (1972) Facial myokymia: a clue to the diagnosis of multiple sclerosis. Postgrad Med J 48:657–662

Deuschl G, Bain P, Brin M (1998) Consensus statement of the movement disorder society on tremor. Mov Disord 13 (Suppl 3):2–23

Diener HC, Dichgans J (1992) Pathophysiology of cerebellar ataxia. Mov Disord 7:95–109

Dressler D (2000) Botulinum Toxin Therapy. Thieme, Stuttgart, New York

Ekbom KA, Westerberg CE, Osterman PO (1968) Focal sensory-motor seizures of spinal origin. Lancet I:67

Fahn S (1984) Cerebellar tremor: Clinical aspects. In: Findley LJ, Capildeo R (eds) Movement disorders: Tremor. Macmillan, London, pp 355–364

Fahn S, Marsden CD, Calne DB (1987) Classification and investigation of dystonia. In: Marsden CD, Fahn S (eds) Movement disorders 2. Butterworths, London, pp 332–358

Fasano VA, Broggi G, Zeme S (1988) Intraoperative electrical stimulation for functional posterior rhizotomy. Scand J Rehabil Med Suppl 17:149–154

Geisler MW, Sliwinski M, Coyle PK, Masur DM, Doscher C, Krupp LB (1996) The effects of amantadine and pemoline on cognitive functioning in multiple sclerosis. Arch Neurol 53:185–188

Goetz CG, Bakdash T (1999) Acquired paroxysmal dyskinesias. In: Joseph AB, Young RR (eds) Movement disorders in neurology and neuropsychiatry, 2nd edn. Blackwell Science, Malden, pp 509–516

Gracies JM, Nance P; Elovic E, McGuire J, Simpson DM (1997) Traditional pharmacological treatments for spasticity part 1: Local treatments. In: Brin MF (ed) Spasticity: etiology, evaluation, management, and the role of botulinum toxin type A. Muscle Nerve 20 (Suppl 6):61–91

Gutmann L, Hopf HC, Gutierrez A, Burton V (1993) Intrapontine generation of myokymia in multiple sclerosis. Muscle Nerve 16:981–982

Hallett M, Ravits J, Dubinsky RM, Gillespie MM, Moinfar A (1991) A double-blind trial of isoniazid for essential tremor and other action tremors. Mov Disord 6:253–256

Heath PD, Nightingale S (1982) Clusters of tonic spasms as an initial manifestation of multiple sclerosis. Ann Neurol 5:494–495

Jacobs L, Kaba S, Pullicino P (1994) The lesion causing continuous facial myokymia in multiple sclerosis. Arch Neurol 51:1115–1119

Jankovic J, Cardoso F, Grossman RG, Hamilton WJ (1995) Outcome after stereotactic thalamotomy for parkinsonian, essential, and other types of tremor. Neurosurg 37:680–687

Kesselring J, Thompson AJ (1997) Spasticity, ataxia and fatigue in multiple sclerosis. Baillieres Clin Neurol 6:429–445

Lance JW (1980) Symposium synopsis. In: Feldman RG, Young RR, Koella WP (eds) Spasticity: disordered motor control. Year Book Medical Publishers, Chicago

Latash M, Kalugina E, Nicholas J, Orpett C, Stefoski D, Davis F (1996) Myogenic and central neurogenic factors in fatigue in multiple sclerosis. Mult Scler 1:236–241

Leshin N, Stone T (1931) Continuous rhythmic movements of the palate, pharynx and larynx. Arch Neurol Psychiat 26:1236–1250

Loher TJ, Hasdemir MG, Burgunder JM, Krauss JK (2000) Long-term follow-up study of chronic globus pallidus internus stimulation for posttraumatic hemidystonia. J Neurosurg 92:457–460

Lou JS, Jankovic J (1991) Tremors. In: Appel SH (ed) Current neurology, vol 11. Mosby Year Book, Chicago, pp 199–232

Matthews WB (1958) Tonic seizures in disseminated sclerosis. Brain 81:193–206

Meinck HM, Schonle PW, Conrad B (1989) Effect of cannabinoids on spasticity and ataxia in multiple sclerosis. J Neurol 236:120–122

Münchau A, Palmer JD, Dressler D, O'Sullivan J, Tsang KL, Jahanshahi M, Quinn N, Lees AJ, Bhatia KP (2000) Prospective study of selective peripheral denervation for botulinum-toxin resistant patients with cervical dystonia. Mov Disord 15 (Suppl 3):141

Myers E (1965) Ballismus. In: Vinken PJ, Bruyn GW (eds) Handbook of neurology, vol 6. North Holland Publishing, Amsterdam, pp 476–479

Nathanson M (1956) Palatal myoclonus: Further clinical and pathophysiological observations. Arch Neurol Psychiat 75:285–296

Ochs G, Struppler A, Meyerson BA, Linderoth B, Gybels J, Gardner BP, Teddy P, Jamous A, Weinmann P (1989) Intrathecal baclofen for long-term treatment of spasticity: A multi-centre study. J Neurol Neurosurg Psychiat 52:933–939

Ondo WG, Desaloms JM, Jankovic J, Grossman RG (1998) Pallidotomy for generalized dystonia. Mov Disord 13:693–698

Osterman PO, Westerberg CE (1975) Paroxysmal attacks in multiple sclerosis. Brain 98:189–202

Poser S (1984) Klinik der Multiplen Sklerose. Nervenheilkunde 3:53–58

Radu EW, Skorpil V, Kaeser HE (1975) Facial myokymia. Eur Neurol 13:499–512

Remy P, de Recondo A, Defer G, Loc'h C, Amarenco P, Plante-Bordeneuve V, Dao-Castellana MH, Bendriem B, Crouzel C, Clanet M et al. (1995) Peduncular 'rubral' tremor and dopaminergic denervation: A PET study. Neurol 45:472–477

Sabra AF, Hallett M (1984) Action tremor with alternating activity in antagonist muscles. Neurol 34:151–156

Schnider A, Benson F, Rosner LJ (1993) Callosal disconnection in multiple sclerosis. Neurol 43:1243–1245

Schnider A, Mattle H, Mumenthaler M (1987) Buccolinguofacial apraxia – a probably psychogenic speech and deglutition disorder. Schweiz Med Wochenschr 117:1888–1895

Sechi GP, Pirisi A, Agnetti V, Piredda M, Zuddas M, Tanca S, Piras ML, Aiello I, Deserra F, Rosati G (1989) Efficacy of carbamazepine on cerebellar tremors in patients with superior cerebellar artery syndrome. J Neurol 236:461–463

Sedano MJ, Trejo JM, Macarron JL, Polo JM, Berciano J, Calleja J (2000) Continuous facial myokymia in multiple sclerosis: treatment with botulinum toxin. Eur Neurol 43:137–140

Sharma RR, Mathad NV, Joshi DN, Mazarelo TB, Vaidya MM (1992) Persistent facial myokymia: a rare pathognomic physical sign of intrinsic brain-stem lesions: report of 2 cases and review of literature. J Postgrad Med 38:37–40

Shibasaki H, Kuroiwa Y (1974) Painful tonic seizure in multiple sclerosis. Arch Neurol 30:47–51

Spiller WG (1927) Subcortical epilepsy. Brain 50:171–187

Tenser RB (1976) Myokymia and facial contraction in multiple sclerosis. Arch Intern Med 136:81–83

Tranchant C, Bhatia KP, Marsden CD (1995) Movement disorders in multiple sclerosis. Mov Disord 10:418–423

Trelles L, Trelles JO, Castro C, Altamirano J, Benzaquen M (1984) Successful treatment of two cases of intention tremor with clonazepam. Ann Neurol 16:621

Twomey JA, Espir MLE (1980) Paroxysmal symptoms as the first manifestations of multiple sclerosis. J Neurol Neurosurg Psychiat 43:296–304

Vercoulen JH, Swanink CM, Galama JM, Fennis JF, Jongen PJ, Hommes OR, van der Meer JW, Bleijenberg G (1998) The persistence of fatigue in chronic fatigue syndrome and multiple sclerosis: development of a model. J Psychosom Res 45:507–517

Vidailhet M, Jedynak CP, Pollak P, Agid Y (1998) Pathology of symptomatic tremors. Mov Disord 13 (Suppl 3):49–54

Von Widdern OC, Benecke R, Zettl UK (2000) The effect of ondansetron (tetrahydro-methyl-carbazol-hydrochloride-dihydrate), a 5-HT3 antagonist, on intention tremor in multiple sclerosis. Neurology 54 (Suppl 3):A60

Indikationen und Methoden
der Tiefenhirnstimulation bei Multipler Sklerose

K. Bötzel, U. Steude

EINLEITUNG

Der Tremor, unter dem viele MS-Patienten leiden, verursacht sowohl eine erhebliche Behinderung im Alltag als auch als augenfälliges Krankheitsmerkmal eine Stigmatisierung der Betroffenen. Da die medikamentöse Behandlung nur selten einen befriedigenden Erfolg erwarten lässt, kommen chirurgische Interventionen in Betracht. Diese bestehen heutzutage in der ein- oder beidseitigen Implantation von Tiefenhirnstimulationselektroden, die im Idealfall den Tremor des Patienten völlig zum Sistieren bringen können. Der langfristige Erfolg dieser Behandlung ist jedoch nicht in jedem Fall gewährleistet, sodass eine genaue Indikationsprüfung im Einzelfall erfolgen muss.

Geschichte

Die Geschichte der Tremoroperationen begann bereits in den 30er Jahren, als Putnam Teile des Rückenmarkes chirurgisch durchtrennte, um den Tremor der Parkinson-Patienten zu behandeln (Putnam u. Herz 1950). In den folgenden Jahrzehnten wurden mit diesem Ziel auch die Hirnschenkel partiell durchtrennt oder Teile der Basalganglien durch die Ligatur der Arteria choroidea anterior infarziert. All diese Verfahren erzielten gewisse Erfolge in Bezug auf den Tremor einer Körperhälfte, die jedoch in der Regel mit einer Hemiparese und einer sehr hohen Operationsmortalität erkauft wurden. Erst die Einführung des stereotaktischen Operationsverfahrens durch Spiegel und Wyciss (1947) ermöglichte eine gezielte Ausschaltung kleiner Hirnareale mit minimaler Traumatisierung. Hassler in Freiburg gelang es, durch Ausschaltung von Thalamusregionen mittels der stereotaktischen Thermokoagulation eine dramatische Besserung des Tremors zu erzielen, in den meisten Fällen ohne andere Ausfälle (Hassler u. Riechert 1954). Insbesondere bei Parkinson-Patienten, aber auch bei MS-Patienten, wurde diese Methode bis in die 70er Jahre mit gutem Erfolg angewendet. Eine relative Abkehr von der stereotaktischen Behandlung der Bewegungsstörungen trat mit der effektiven Behandlung der Parkinson-Patienten mit L-Dopa ein, das in den 70er Jahren eingeführt wurde. In der Folgezeit entstand jedoch bei vielen Patienten, bei denen eine einseitige Thermokoagulation durchgeführt worden war, der

Wunsch nach Operation auch der anderen Seite. Nachdem jedoch beidseitige Thermokoagulationen in der Vergangenheit nicht selten zu irreversiblen Frontalhirnsyndromen geführt hatten, waren diese in der Regel nur einseitig durchgeführt worden. In dieser Situation implantierten Siegfried in Zürich (Siegfried u. Lippitz 1994) und Benabid in Grenoble (Benabid et al. 1991) Anfang der 80er Jahre erstmalig Tiefenhirnstimulationselektroden in den Thalamus von Patienten, bei denen kontralateral bereits eine Thermokoagulation durchgeführt worden war. Durch die kontinuierliche Elektrostimulation wurde eine funktionelle Ausschaltung von Thalamusanteilen erreicht, bei der sowohl die Wirkung als auch mögliche Nebenwirkungen durch Anpassung der Stromstärke steuerbar waren. Ob die Tiefenhirnstimulation durch einen Depolarisationsblock der benachbarten Zellen wirkt oder eventuell durch antidrome Erregung von Nervenfasern, wie einige Studien nahe legen, ist noch nicht bekannt. Durch die Implantation eines kleinen Stimulationssystems unter die Haut des Patienten konnte eine dauerhafte elektrische Stimulation und Ausschaltung des Tremors erreicht werden. Dieses Operationsverfahren hat sich wegen der guten Steuerbarkeit, der kaum vorhandenen Nebenwirkungen und wegen der beidseitigen Anwendbarkeit in den letzten Jahren als Standardtherapie des medikamentös refraktären Tremors etabliert.

Tremor der MS-Patienten

Der Tremor der MS-Patienten ist in der Regel niederfrequent (4–7 Hz) und tritt bei gering ausgeprägter Symptomatik nur bei Annäherung des Fingers oder der Hand an den Zielpunkt auf (Intentionstremor). Hierdurch ist insbesonders die Nahrungsaufnahme stark beeinträchtigt. Im Armvorhalteversuch zeigt sich bei diesen Patienten kein Tremor, auch Kopf und Rumpf sind bei den gering betroffenen MS-Patienten in der Regel ruhig. Bei stärker ausgeprägter Tremorsymptomatik ist auch ein Haltetremor vorhanden, der sich meistens auf die distale Extremitätenmuskulatur beschränkt. Es kann jedoch auch zu Kopf- und Rumpftremor kommen. Diese Tremorformen werden als zerebelläre Tremorformen verstanden und bezüglich der Pathogenese werden desynchrone afferente Signale des Kleinhirns zum motorischen Kortex angenommen (Stein 1986). Vermutlich kommt es im Rahmen von Demyelinisierungen zur Desynchronisation afferenter und efferenter Signale und es entstehen Rückkopplungsschleifen, in denen Schwingungsphänomene auftreten, die klinisch als Tremor imponieren. Interessanterweise ist diese Tremorform auch empfindlich auf Beeinflussung der „Peripherie", sodass die Kühlung einer Gliedmaße (Quintern et al. 1999) zu einer kurzfristigen Besserung des Tremors führt. Die Thalamusstimulation kann offensichtlich diese pathologischen Erregungen unterbrechen, ohne erkennbare andere motorische Defizite zu erzeugen (Abb. 1). In seltenen und schwer betroffenen Fällen kommt es bei der MS zu einem niederfrequenten, unregelmäßigen Tremor, der bereits in Ruhe auftreten kann und der den Patienten einer großen Verletzungsgefahr aussetzt. Hierbei handelt es sich wohl um einen Gordon-Holmes-Tremor, auch rubraler Tremor genannt, der bei Läsionen des Hirnstamms, Zerebellums oder Thalamus (Miwa et al. 1996) und auch bei diffusen Hirnverletzungen auftreten kann.

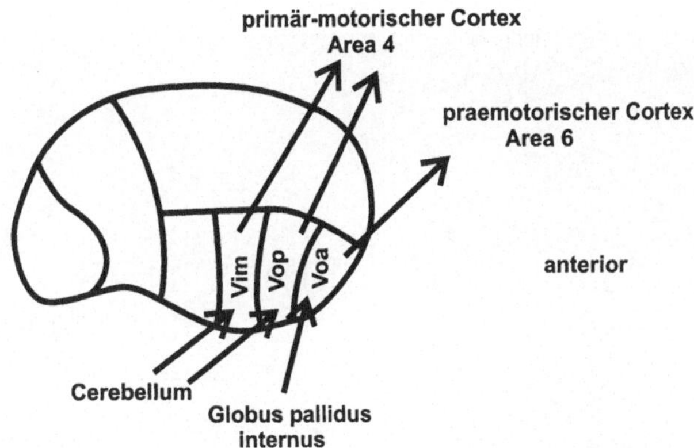

Abb. 1. Schematische Ansicht des Thalamus von lateral, rechts anterior. Der Nc. ventrointermedius (Vim) empfängt Afferenzen aus dem Zerebellum und sendet Efferenzen zum motorischen Kortex. Eine Tiefenhirnstimulation an dieser Stelle (oder eine Thermokoagulation) kann Tremor unterschiedlicher Genese stoppen

Die medikamentöse Behandlung dieser Tremorformen konzentrierte sich auf eine Erhöhung der GABA im ZNS, was u. a. mit Isoniazid (Hallett et al. 1985) versucht worden ist. In die gleiche Richtung weisen die Empfehlungen, Gabapentin oder Clonazepam einzusetzen, die auch am GABA-Rezeptor ansetzen. Versuche mit Ondansetron erreichten zwar eine messbare Verbesserung, der funktionelle Zugewinn blieb jedoch gering (Rice et al. 1997). Insgesamt ist die medikamentöse Behandlung des zerebellären Tremors im Sinne einer Rückgewinnung der durch den Tremor verlorenen Funktionen kaum erfolgreich.

Operationstechnik

Sowohl bei der Thermokoagulation als auch bei der heute viel gebräuchlicheren Tiefenhirnstimulation wird entweder eine dauerhafte (Koagulation) oder funktionelle und reversible (Stimulation) Ausschaltung von Hirnzentren angestrebt. Bei der Bestimmung des Zielpunktes, der nicht direkt sichtbar gemacht werden kann, orientiert man sich an der vorderen und hinteren Kommissur. Deren Darstellung erfolgte früher mittels der Ventrikulografie, heute meistens mittels der MRT (Abb. 2). Nach Bestimmung des Zielpunktes werden dessen Koordinaten auf ein von außen zugängliches Koordinatensystem übertragen, das durch den fest am Kopf befestigten Stereotaxierahmen definiert wird (s. Abb. 2). Nach Berechnung der entsprechenden Winkel kann dann das Stereotaxieinstrument durch ein kleines Bohrloch ohne Sicht an den Zielpunkt geführt werden. Da der Patient während der Operation wach ist, wird durch eine elektrische Probestimulation ermittelt, ob die erwünschte Wirkung eintritt und somit der Zielpunkt erreicht ist. Wenn dies nicht der Fall ist, wird dieser neu definiert. Am somit physiologisch definierten Zielpunkt wird dann entweder eine Thermokoagulation vorgenommen oder eine Dauerstimulationselektrode implantiert. Diese wird mit einem subkutanen

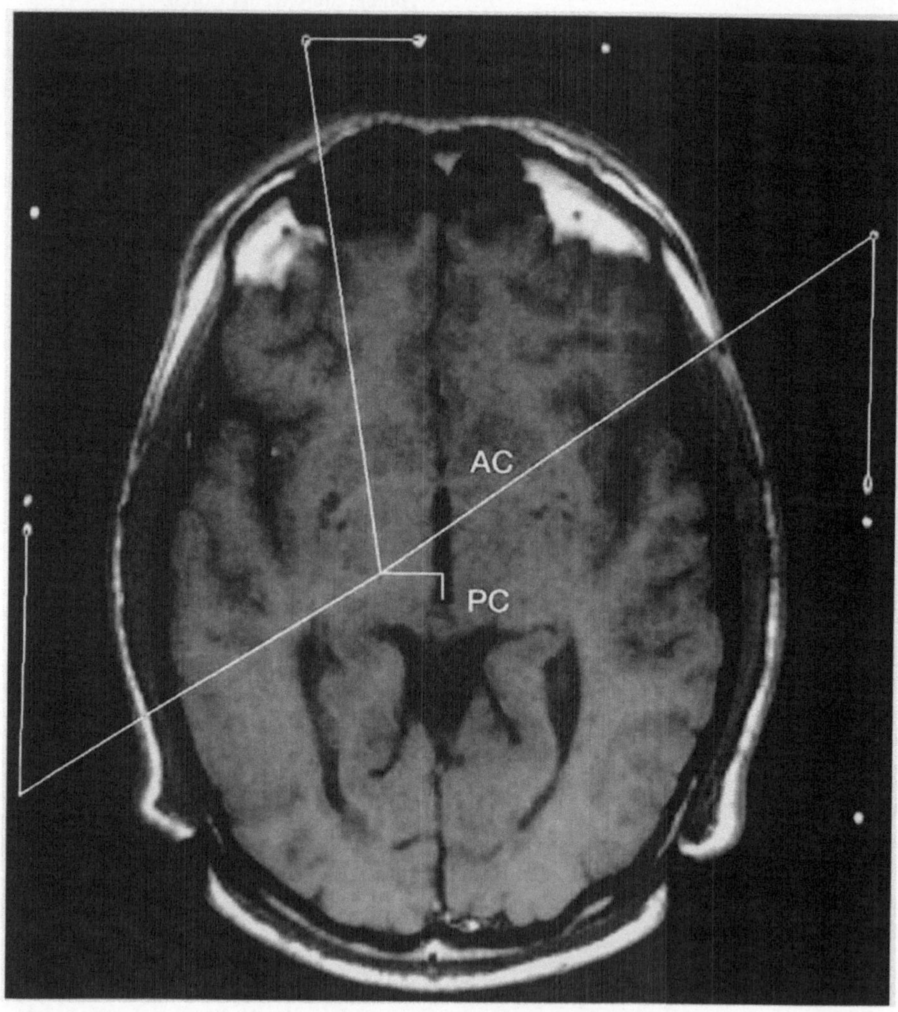

Abb. 2. Aufsuchen des Zielpunktes mittels des Koordinatensystems der vorderen und hinteren Kommissur (*AC*, *PC*) und Bestimmen der Koordinaten in Bezug auf den Stereotaxierahmen

Stimulationssystem verbunden, dessen Batterie in der Regel alle 3–4 Jahre ausgewechselt werden muss. Eine zusätzliche Methode zur physiologischen Lokalisation des Zielpunktes ist die Mikroelektrodenableitung. Hierdurch können die Entladungen einzelner Nervenzellen registriert werden. Findet man tremorkorrelierte Aktivität, so ist dort der Zielpunkt anzunehmen. Auch hier wird jedoch nicht auf eine Probestimulation verzichtet.

Ergebnisse der operativen Behandlung

Das Zielgebiet der neurochirurgischen Intervention liegt in den lateralen Thalamuskernen (Hassler u. Riechert 1954). Insbesonders im Nc. ventrointermedius (Vim) können tremorkorrelierte Nervenzellentladungen abgeleitet werden und eine wenige Millimeter große Thermokoagulation an dieser Stelle kann den Tremor einer Extremität zum Sistieren bringen (Narabayashi 1986). Während Patienten mit essentiellem oder Parkinson-Tremor von der Thermokoagulation in der Regel sehr gut profitierten, waren die Erfolge bei zerebellärem Tremor (u. a. bei MS) deutlich geringer (Jankovic et al. 1995). Hierbei spielt wahrscheinlich eine Rolle, dass bei dieser Tremorart ein größeres Läsionsvolumen notwendig ist als bei den anderen genannten Tremorformen (Hirai et al. 1983). Ein Vergleich zwischen Thermokoagulation und Tiefenhirnstimulation zur Tremorbehandlung wurde von Schuurman et al. (2000) berichtet. Bei einem gemischten Patientengut ergaben sich diskrete Vorteile der Stimulation, die sich in einer deutlichen Verbesserung des Zugewinns an Funktion und einer geringeren Rate an bleibenden Nebenwirkungen (s. unten) dokumentierten.

Über die Tiefenhirnstimulation bei Tremor wurde die erste größere Serie von Benabid et al. (1991) publiziert. Es handelte sich um Patienten mit M. Parkinson und essentiellem Tremor. In über der Hälfte der Fälle konnte der Tremor komplett zum Sistieren gebracht werden, bei der Mehrzahl der anderen Fälle wurde eine deutliche Verbesserung erreicht. In einer weiteren Studie derselben Arbeitsgruppe (Benabid et al. 1996) wurden auch wenige Patienten mit einem Tremor bei MS eingeschlossen. Hier waren die Erfolge mäßig und nicht lange anhaltend. Zwei Publikationen berichten von MS-Patienten, bei denen die Tiefenhirnstimulation zur Behandlung des Tremors eingesetzt wurde. Geny et al. (1996) operierten 13 Patienten, bei denen sich in 9 Fällen eine Besserung des Tremors ergab. Offensichtlich gelang bei keinem Patienten eine komplette Suppression. Dennoch ergab sich ein funktioneller Zugewinn: 5 Patienten konnten wieder selbstständig essen und weitere 5 wieder Objekte greifen und bedienen. In einer anderen Untersuchung an 15 MS-Patienten (Montgomery et al. 1999) wurde von einer deutlichen Besserung des Haltetremors bei fast allen Patienten, jedoch von einer deutlichen Besserung des Intentionstremors bei nur etwa der Hälfte der Patienten berichtet.

Unsere eigenen Ergebnisse bei 8 operierten Patienten mit MS bestätigen diese inhomogenen Ergebnisse. Während bei zwei Patienten eine komplette Tremorsuppression gelang, konnte bei drei Patienten der Tremor nur deutlich gebessert werden (Abb. 3). Bei einer weiteren Patientin ließ der Operationserfolg bereits wenige Wochen nach der Implantation deutlich nach, bei zwei Patientinnen konnte keine Elektrodenposition gefunden werden, die eine Tremorsuppression erzielte. Bei diesen Patientinnen lag nicht der klassische Intentionstremor vor, sondern eine schwere ataktische Störung mit irregulärem Tremor, wobei es sich am ehesten um einen Gordon-Holmes-Tremor gehandelt haben dürfte. Der Wiedergewinn von Funktion war bei 5 Patienten deutlich (Abb. 4). Bei einer Patientin mit schnell progredienter Erkrankung kam

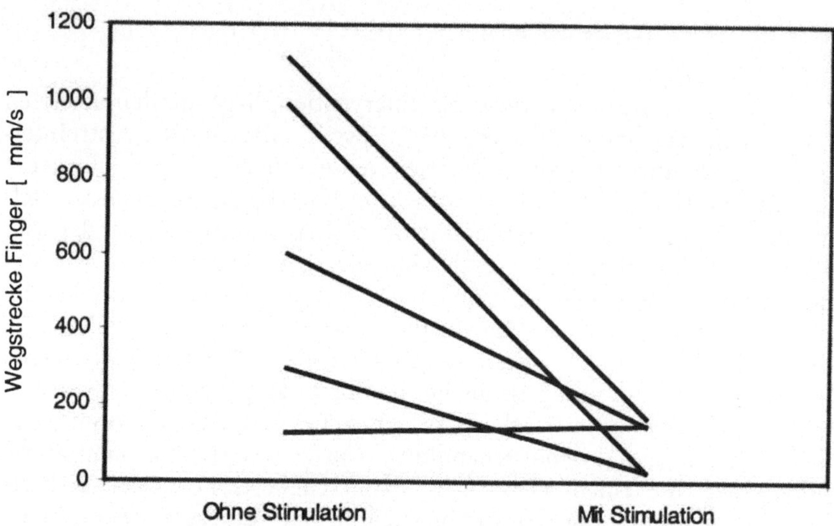

Abb. 3. Vergleich des Tremors mit aus- und eingeschaltetem Neurostimulator bei 5 Patienten mit MS und Halte- und Intentionstremor: Bei 2 Patienten kommt es zu einer kompletten Suppression des Tremors

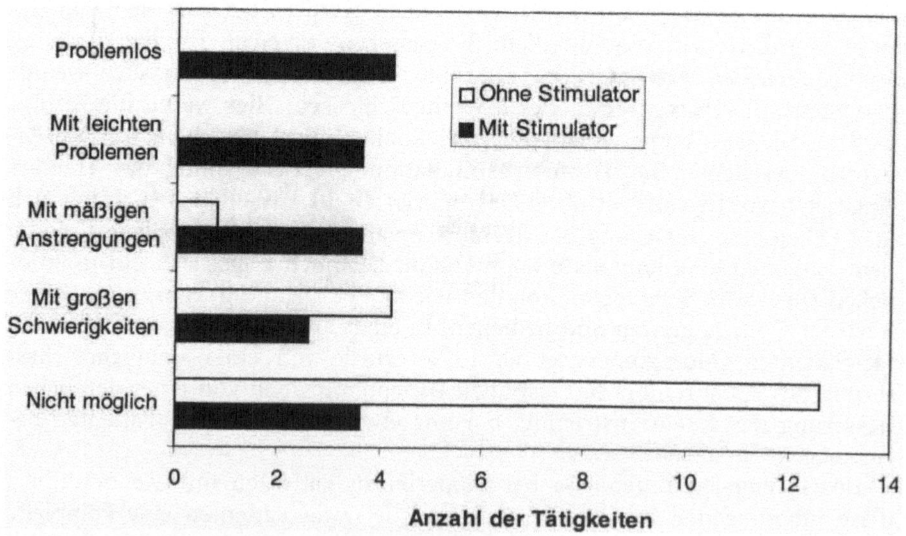

Abb. 4. Funktionelle Besserung nach Neurostimulation: Mittels eines Fragebogens wurden bei 5 operierten Patienten 17 Alltagstätigkeiten in Bezug auf ihre Durchführbarkeit mit und ohne Tiefenhirnstimulation abgefragt (Flasche öffnen, Geldbörse benutzen etc.). Es zeigte sich, dass einige Tätigkeiten mit Stimulator sogar „problemlos" oder mit „leichten Problemen" durchführbar waren, die ohne Stimulation nicht oder nur eingeschränkt erledigt werden konnten

es im Verlauf von 2 Jahren zu einem kompletten Verlust der Wirkung der Tiefenhirnstimulation trotz häufiger Anpassung der Stimulationsparameter. Auch hier nahm der initial vorhandene Tremor an Intensität deutlich zu und wurde zunehmend irregulär, sodass es wahrscheinlich, wie oben angeführt, zu der Ausbildung eines Gordon-Holmes-Tremors gekommen war.

Nebenwirkungen

Die Häufigkeit von Nebenwirkungen der Thalamusstimulation war insgesamt gering. In der Untersuchung von Benabid et al. (1996) wurden bei 3 von 117 Patienten Infektionen beobachtet, die eine Explantation des Materials und antibiotische Behandlung notwendig machten. Bei 31% traten kurz anhaltende postoperative Beschwerden wie z.B. Dysästhesien auf. In der Untersuchung von Montgomery (1999) trat bei einem Patienten ein akuter MS-Schub 3 Tage nach Implantation auf, der zeitlich jedoch auch mit einer Blaseninfektion korrelierte. Ein weiterer Patient erlitt eine Thalamusblutung, die sich ohne bleibende Auswirkungen resorbierte. In der Serie von Schuurmann et al. (2000) traten in der Gruppe der mit Thermokoagulation Behandelten bei 3 Patienten bleibende kognitive Einschränkungen auf, die in der Gruppe mit Elektrodenimplantation nicht gesehen wurden.

Indikationen und Kontraindikationen

Die Indikation zur Tiefenhirnstimulation sollte gestellt werden, wenn ein regelmäßiger Intentions- und/oder Haltetremor der Arme und Hände vorliegt, der den Patienten deutlich behindert. Ein einseitiger Tremor stellt eine relative Indikation dar. Die Wirkung der Tiefenhirnstimulation auf den Kopf- und Rumpftremor ist bislang noch nicht systematisch untersucht worden, die bisherigen Erfahrungen sind jedoch nicht sehr positiv. Allenfalls mit beidseitiger Stimulation kann hier eine gewisse Abhilfe geschaffen werden. Die betroffene Hand sollte über eine gute Kraft, Feinmotorik und Sensibilität verfügen, die präoperativ eingehend untersucht werden muss. Die Progredienz der Erkrankung ist in die Indikationsstellung mit einzubeziehen: Eine hohe Schubfrequenz lässt einen frühen Wirkungsverlust der Stimulation erwarten, weswegen verschiedene Autoren fordern, dass in den letzten 6 Monaten vor der Operation keine Verschlechterung erfolgt sein sollte. Kognitive Beeinträchtigungen deutlicher Ausprägung sind meistens ein Zeichen für ein fortgeschrittenes Krankheitsstadium und sind daher ungünstige prognostische Zeichen. Erfahrungen mit Immunsuppression sind noch nicht systematisch beschrieben, es erscheint jedoch sinnvoll, dem Patienten nach einer postoperativen Phase von einigen Wochen die optimale Therapie zur Stabilisierung seines Gesamtzustandes zukommen zu lassen.

Zusammenfassung

Die Tremorbehandlung von MS-Patienten mit der Tiefenhirnstimulation ist nur in ausgewählten Fällen sinnvoll. Wichtigste Auswahlkriterien sind Art des Tremors, der Gesamtzustand des Patienten und die Progredienz der Erkrankung. Ist der Zustand des Patienten stabil, kann er durch diese Behandlung für einen langen Zeitraum die verlorene Funktion des sicheren Greifens zurückerlangen.

Literatur

Benabid AL, Pollak P, Gao D, Hoffmann D, Limousin P, Gay E, Payen I, Benazzouz A (1996) Chronic electrical stimulation of the ventralis intermedius nucleus of the thalamus as a treatment of movement disorders. J Neurosurg 84:203–214

Benabid AL, Pollak P, Gervason C, Hoffmann D, Gao DM, Hommel M, Perret JE, de Rougemont J (1991) Long-term suppression of tremor by chronic stimulation of the ventral intermediate thalamic nucleus. Lancet 337:403–406

Geny C, Nguyen JP, Pollin B, Feve A, Ricolfi F, Cesaro P, Degos JD (1996) Improvement of severe postural cerebellar tremor in multiple sclerosis by chronic thalamic stimulation. Mov Disord 11:489–494

Hallett M, Lindsey JW, Adelstein BD, Riley PO (1985) Controlled trial of isoniazid therapy for severe postural cerebellar tremor in multiple sclerosis. Neurology 35:1374–1377

Hassler T, Riechert T (1954) Indikationen und Lokalisationsmethode der gezielten Hirnoperationen. Nervenarzt 25:441–447

Hirai T, Miyazaki M, Nakajima H, Shibazaki T, Ohye C (1983) The correlation between tremor characteristics and the predicted volume of effective lesions in stereotaxic nucleus ventralis intermedius thalamotomy. Brain 106:1001–1018

Jankovic J, Cardoso F, Grossman RG, Hamilton WJ (1995) Outcome after stereotactic thalamotomy for parkinsonian, essential, and other types of tremor. Neurosurgery 37:263–270

Miwa H, Hatori K, Kondo T, Imai H, Mizuno Y (1996) Thalamic tremor: Case reports and implications of the tremor-generating mechanism. Neurology 46:75–79

Montgomery EB, Jr., Baker KB, Kinkel RP, Barnett G (1999) Chronic thalamic stimulation for the tremor of multiple sclerosis. Neurology 53:625–628

Narabayashi H (1986) Tremor: its generating mechanism and treatment. In: Vinken PJ, Bruyn GW, Klawans HL (eds) Handbook of clincal neurology, vol 5. Elsevier Science Publishers, Amsterdam, pp 597–606

Putnam TJ, Herz E (1950) Results of spinal pyramidotomy in the treatment of the parkinsonian syndrome. Arch Neurol Psychiat Chicago 63:357–366

Quintern J, Immisch I, Albrecht H, Pollmann W, Glasauer S, Straube A (1999) Influence of visual and proprioceptive afferences on upper limb ataxia in patients with multiple sclerosis. J Neurol Sci 163:61–69

Rice GP, Lesaux J, Vandervoort P, Macewan L, Ebers GC (1997) Ondansetron, a 5-HT3 antagonist, improves cerebellar tremor. J Neurol Neurosurg Psychiatry 62:282–284

Schuurman PR, Bosch DA, Bossuyt PM, Bonsel GJ, van Someren EJ, de Bie RM, Merkus MP, Speelman JD (2000) A comparison of continuous thalamic stimulation and thalamotomy for suppression of severe tremor. N Engl J Med 342:461–468

Siegfried J, Lippitz B (1994) Chronic electrical stimulation of the VL-VPL complex and of the pallidum in the treatment of movement disorders: personal experience since 1982. Stereotact Funct Neurosurg 62:71–75

Spiegel EA, Wyciss HT, Marks M, Lee AS (1947) Stereotaxic apparatus for operations on the human brain. Science 106:349–350

Stein JF (1986) Role of the cerebellum in the visual guidance of movement. Nature 323:217–221

Diagnostik, Klassifikation und Therapie paroxysmaler Symptome bei der Multiplen Sklerose

E. KUNESCH, U.K. ZETTL, J. CLASSEN

EINLEITUNG

Paroxysmale Symptome (PS) sind kurzzeitig, d.h. Sekunden bis Minuten andauernde und stereotyp wiederkehrende klinische Symptome, die spontan oder getriggert mehrfach pro Stunde oder Tag auftreten können (Twomey u. Espir 1980). Bei der Multiplen Sklerose (MS) sind PS seit Jahrzehnten als klinisches Zeichen bekannt (McAlpine 1972). Die Häufigkeit von PS liegt bei etwa 10–20% der Patienten mit gesicherter oder wahrscheinlicher MS (Osterman u. Westerberg 1975).

Die wichtigsten Manifestationsformen von PS bei der MS sind in absteigender Häufigkeit in Tabelle 1 aufgelistet.

Weiterhin kommen bei der MS paroxysmal auftretende Schwächezustände bzw. eine verstärkte motorische Ermüdbarkeit („Fatigue") vor. Hier ist eine klare Abgrenzung zu psychosomatischen oder reaktiv depressiven Symptomen im Einzelfall schwierig.

Im Folgenden werden Klinik, Pathophysiologie und Therapie verschiedener PS bei MS dargestellt. Epileptische Anfälle bei MS (Ghezzi et al. 1990) werden getrennt in Kap. IV.8 behandelt.

Tabelle 1. Paroxysmale sensible und motorische Symptome bei der MS*

- Sensibilitätstörungen mit Parästhesien und Brennen, selten Juckreiz; Zeichen nach Lhermitte
- Schmerzen, Trigeminusneuralgie
- Dysarthrie verbunden mit Ataxie
- Paroxysmale Dystonien (früher: tonische [Hirnstamm-]Anfälle)
- Hemiataxie verbunden mit kontralateral auftretenden Parästhesien
- Doppelbilder
- Akinesie
- Paroxysmale kinesiogene Choreoathetose
- Epileptische Anfälle

(Modifiziert nach Twomey u. Espir 1980 und Osterman u. Westerberg 1975)

---

* Auflistung in absteigender Häufigkeit von oben nach unten, ausgenommen *Epileptische Anfälle*, die in Kap. IV.8 behandelt werden und an die 3. Stelle von oben zu setzen wären)

Paroxysmale Sensibilitätstörungen

Parästhesien und andere nichtschmerzhafte sensible Phänomene wie Elektrisieren, Brennen oder seltener Juckreiz zählen zu den häufigsten Symptomen bei der MS (Poser 1984; Rae-Grant et al. 1999). Bis zu 40% der Patienten mit gesicherter MS geben paroxysmale und/oder länger andauernde Parästhesien an (Sanders u. Arts 1986). Häufig werden Missempfindungen auch als Schwellungs-, Panzer- oder Fremdkörpergefühl z.B. im Bereich einer Extremität beschrieben. Sensible Missempfindungen stellen in ca. 20% die ersten Symptome der klinischen Manifestation einer MS dar.

Unter Lhermitte-Zeichen (Lhermitte et al. 1924; Roger et al. 1927) versteht man elektrisierende und z.T. schmerzhafte Sensationen („wie Stromschläge") bei Nackenbeugung, die von zervikal entweder in die Arme oder über die Wirbelsäule abwärts in die Beine ausstrahlen. Ein positives Lhermitte-Zeichen ist klassisches Zeichen für eine zervikale Läsion des Myelons, jedoch nicht spezifisch für eine MS.

Paroxysmale und andere Typen von Schmerzsyndromen bei der MS

Bereits seit den frühesten Beschreibungen der MS wurden Schmerzen als Symptom erwähnt (Charcot 1872). So berichtete Augustus d'Este (1794–1848) in der Beschreibung seiner eigenen Erkrankung über Schmerzen lumbal und in den Beinen (in: Firth 1948). Dennoch wurde die Häufigkeit von Schmerzen bei der Erkrankung häufig unterschätzt. Untersuchungen der letzten Jahre geben die Schmerzprävalenz bei der MS im Bereich von 50–80% der Patienten an (Clifford u. Trotter 1984; Moulin et al. 1988; Stenager et al. 1991; Vermote et al. 1986; Vaney 1990; Mäurer u. Rieckmann 1999). Permanente oder transiente Schmerzen können in ca. 20% bereits ein Frühsymptom der MS sein. In etwa einem Drittel der Fälle sollen sie sogar für den MS-Patienten eines der am meisten störenden Symptome der Erkrankung sein (Stenager et al. 1991). Mit zunehmender Krankheitsdauer und steigendem Alter des Patienten nimmt die Schmerzprävalenz zu (Stenager et al. 1991). Dagegen bestehen keine Zusammenhänge zwischen dem Auftreten von Schmerzen und der Verlaufsform der MS, dem Grad der Behinderung (EDSS) sowie dem Alter des Patienten bei Erkrankungsbeginn (Mäurer u. Rieckmann 1999). Ob die Schmerzprävalenz bei Frauen höher liegt, ist weiterhin umstritten (Moulin 1998; Warnell 1991; Stenager et al. 1991).

Tabelle 2 zeigt die verschiedenen Schmerzsyndrome bei der MS. Unterschieden wird dabei zwischen *paroxysmalen, akuten* bis *subakuten* und *chronischen Schmerzsyndromen.* Paroxysmale Schmerzsyndrome treten bei ca. 10% der MS-Patienten auf (Moulin et al. 1988). Dazu zählen *neuralgiforme Schmerzen im Trigeminusgebiet* (Brisman 1987) mit einer Frequenz von 1,5%. Sie sind damit 37-mal häufiger als in der Gesamtbevölkerung (Soyka 1999). Bei 2–8% der Patienten mit Trigeminusneuralgie konnte ursächlich eine MS nachgewiesen werden. Symptomatische Trigeminusneuralgien bei der MS treten im Gegensatz zur idiopathischen Form häufiger bei jüngeren Patienten

Tabelle 2. Häufige Schmerzsyndrome bei der MS (Modifiziert nach Mäurer u. Rieckmann 1999)

- Paroxysmale Schmerzsyndrome
  - Trigeminusneuralgie
  - Paroxysmaler Extremitätenschmerz
  - Dystonien („tonische Hirnstammanfälle")
  - Lhermitte-Zeichen
- Akute/subakute Schmerzsyndrome
  - Bulbusbewegungsschmerz bei Retrobulbärneuritis
  - Blasenspasmen
  - Osteoporose
  - Druckläsionen (z. B. N. ulnaris, N. peroneus)
  - Dekubitus
  - Kopfschmerzen (Migräne, Cluster- und Spannungskopfschmerzen)
- Chronische Schmerzsyndrome
  - Dysästhesien (bes. an Extremitäten)
  - Rückenschmerzen
  - Beuge- und Streckspasmen
  - Viszeraler Schmerz

und weiterhin bilateral auf. Häufig finden sich gleichzeitig leichte sensible Defizite im Gesichtsbereich. Bei Patienten unter 50 Jahre mit neuralgiformen Gesichtsschmerzen sollte differentialdiagnostisch immer an eine MS gedacht werden. Weitere paroxysmale Schmerzsyndrome bei der MS sind *Dysästhesien* und *Schmerzen* im Bereich der Arme und Beine. Sie treten entweder spontan oder getriggert, z. B. durch Bewegung der Extremität, Berührungsreize oder nach Hyperventilation auf.

Bei der *Retrobulbärneuritis* kann es insbesondere zu retroorbitalen Schmerzen kommen, die bei Bewegung der Augen zunehmen (Optic Neuritis Study Group 1991). Die Schmerzintensität wird meist als gering bis moderat, in ca. 10% der Fälle sogar als schwer angegeben.

Schmerzen können aber auch Folge der Behandlung einer MS oder der Bettlägerigkeit sein, wie die steroidinduzierte Osteoporose mit konsekutiven Wirbelkörperfrakturen bzw. Dekubitus und Druckläsionen peripherer Nerven.

Auf dem Boden neurogener Blasenentleerungsstörungen oder bei hämorrhagischer Zystitis nach Cyclophosphamidtherapie können *schmerzhafte Blasenspasmen* auftreten.

Kopfschmerzen treten bei Patienten mit MS (52%) im Vergleich zu Patienten mit allgemeinen neurologischen Erkrankungen (18%) deutlich häufiger auf (Rolak und Brown 1990). MS-typische Kopfschmerzsyndrome lassen sich jedoch nicht abgrenzen.

Chronische Schmerzsyndrome werden bei mehr als 50% der MS-Patienten berichtet (Moulin et al. 1988; Moulin 1998). Manchmal handelt es sich ursächlich um eine Affektion des Myelons im Bereich der Hinterstränge oder des Tractus spinothalamicus. In der Mehrzahl der Fälle sind die Schmerzen mit einem Verlust der Temperaturempfindung assoziiert (Moulin et al. 1988).

Spastische Syndrome mit Beuge- oder Streckspastik im Bereich der Extremitäten können – als Sekundärkomplikationen der Erkrankung – häufig Ursachen chronischer Schmerzen sein. In Verbindung mit unphysiologischer Belastung führt der erhöhte Muskeltonus zu degenerativen Veränderungen der Wirbelgelenke und zu chronischen Rückenschmerzen mit pseudoradikulärer Ausstrahlung in die Beine. Viszerale meist abdominell lokalisierte Schmerzen bei der MS sind oft mit chronischer Obstipation assoziiert.

Paroxysmale motorische Symptome

Dazu gehören die paroxysmale Dysarthrie und Ataxie, paroxysmale Dystonien (früher auch tonische Hirnstammanfälle genannt), die Hemiataxie in Verbindung mit kontralateralen Parästhesien, Doppelbilder, paroxysmale Akinesien sowie die kinesiogene Choreoathetose (s. Tab. 1).

Paroxysmale dystone Symptome sind gekennzeichnet durch plötzlich auftretende tonische Verkrampfungen der Muskeln einer Körperseite oft mit Armbeugung und Beinstreckung, manchmal auch im Gesicht, die meist sehr schmerzhaft sind. Die Attacken dauern meist 0,5–2 min und treten manchmal mehr als 50-mal pro Tag mehrere Wochen lang auf. Sie können durch Bewegung, taktile Berührung, plötzlichen Lärm oder Hyperventilation ausgelöst werden (Matthews 1958; Shibasaki u. Kuroiwa 1974; Tranchant et al. 1995). Häufig sind sie schmerzhaft. Manchmal geht der Symptomatik eine sensible Aura in den gleich- oder gegenseitigen Extremitäten voraus. In seltenen Fällen sind paroxysmale Dystonien das erste klinische Symptom einer MS (Joynt u. Green 1962; Matthews 1975; Berger et al. 1984).

Bei der kinesiogenen Choreoathetose, die symptomatisch auch im Rahmen einer MS auftritt, kommt es gehäuft durch fokale Bewegungen oder Massenbewegungen, evtl. auch durch Hyperventilation induziert, zu Sekunden andauernden dystonen Verkrampfungen und Körperstellungen, die mit choreatiformen, athetotischen und ballistischen Bewegungen assoziiert sind (Cosentino et al. 1996; Berger et al. 1984; Roos et al. 1991).

Die Frequenz der paroxysmalen Dysarthrie und Ataxie kann von 3- bis 4-mal/Tag bis zu über 100-mal/Tag variieren. Die Symptome treten über einen Zeitraum von einem Tag bis zu mehreren Jahren auf (Osterman u. Westerberg 1975).

Bei der paroxysmalen Akinesie kommt es repetitiv und zum Teil viele Male pro Tag zu einem plötzlichen Tonusverlust verbunden mit Bewegungsunfähigkeit im Bereich der Beine und/oder Arme.

Sehr seltene paroxysmale motorische Symptome sind der paroxysmale Konvergenznystagmus (Postert et al. 1996) und der paroxysmale Tremor, verbunden mit Dystonie (Nardocci et al. 1995).

Diagnostik paroxysmaler Symptome

Eine exakte Analyse paroxysmaler Plus- und Minussymptome bzw. eine genaue Anamnese hinsichtlich Häufigkeit, Lokalisation, Qualität, Dauer, Intensität, Auslösefaktoren (Trigger), Begleitsymptomen, familiärer Belastung, Vorerkrankungen, bisheriger Medikation und psychosozialer Situation ist für die richtige Diagnose von PS bei MS entscheidend. Sofern möglich, sollte der Patient entsprechende Ereignisse in ein Tagebuch eintragen. Differentialdiagnostisch gilt es, z.B. paroxysmale Schmerzsyndrome wie bei der Trigeminusneuralgie von dysästhetischen Schmerzen oder von Schmerzen auf dem Boden von Spastizität abzugrenzen oder eine paroxysmale Dystonie von fokalen epileptischen Anfällen zu differenzieren.

Zur Korrelation von PS mit aktiven MS-Herden (z. B. zervikale Entmarkungen bei positivem Lhermitte) sind kernspintomografische Untersuchungen des Zerebrums bzw. der Spinoaxis auch mit Gabe von Gadolinium-DTPA hilfreich. Andere Ursachen von PS bei MS-Patienten im Rahmen akzidentieller Zweiterkrankungen (z. B. raumfordernde intrakranielle oder spinale Prozesse, radikuläre Symptome durch degenerative Veränderungen der Wirbelsäule oder engen Spinalkanal, entzündliche Prozesse wie Harnwegsinfekte und Sinusitiden) müssen durch entsprechende Bildgebung sowie Labor- und Liquoruntersuchungen ausgeschlossen werden.

Zur Objektivierung motorischer und sensibler Defizite ist die Ableitung motorischer (MEP) und somatosensibel evozierter Potenziale (SSEP) wertvoll. Während durch elektrische Reizung von Stammnerven die Funktionstüchtigkeit dickkalibriger afferenter Nervenfasern und lemniskaler Bahnsysteme geprüft wird, können durch spezielle Stimulationsverfahren wie Hitze- und Laserstimulation ggf. thermo- und nozizeptive Bahnsysteme untersucht werden. Durch eine fraktionierte Leitungsdiagnostik und durch elektroneurografische Verfahren gelingt es, zusätzlich bestehende periphere Läsionen, z. B. bei einer Polyneuropathie, auszuschließen (Kunesch et al. 1999).

Bei der differentialdiagnostischen Abgrenzung symptomatischer und idiopathischer Trigeminusneuralgien kann neben der bildgebenden Diagnostik und dem Liquorbefund die Untersuchung von Hirnstammreflexen weiter helfen. In einer Untersuchung von Cruccu et al. (1990) wiesen alle Patienten mit symptomatischen, aber nur 2 von 30 Patienten mit idiopathischen Trigeminusneuralgien entsprechende Reflexabnormitäten auf.

Pathophysiologische Mechanismen als Ursachen paroxysmaler Symptome

Minussymptome, wie z. B. sensible Defizite, werden wahrscheinlich durch Leitungsblock zentraler Bahnsysteme infolge Demyelinisierung und Entzündung bzw. durch konsekutive axonale Degeneration verursacht. Positive Symptome wie Dysästhesien und Schmerzen erklärt man sich dagegen durch das Auftreten ektoper Bursts von Entladung im ZNS, durch ephaptisches Überspringen von Impulsaktivität zwischen partiell demyelinisierten Axonen und Neuronen, sowie durch die Generierung aberrierender Impulse bei der Durchschaltung normaler sensibler Information (Osterman u. Westerberg 1975; Sakurai u. Kanazawa 1999; Smith u. McDonald 1999). Die elektrisierenden Empfindungen bei Nackenbeugung (Zeichen nach Lhermitte) werden wahrscheinlich durch bewegungsinduzierte Überempfindlichkeit partiell demyelinisierter sensibler Axone in den Hintersträngen des zervikalen Rückenmarks verursacht (Gutrecht 1993). Mikroneurografische Ableitungen von peripheren Nervenfasern am Menschen zeigten retrograd fortgeleitete Impulsbursts bei Auslösung eines Lhermitte-Zeichens (Nordin et al. 1984).

Bizarr anmutende Empfindungen wie Schwellungs- und Panzergefühl könnten dadurch zustande kommen, dass es infolge von Entmarkungsprozessen im ZNS und durch Affektion entsprechender interneuronaler Schaltkreise zu einer Abnahme der Hemm- und Filterfunktion für afferente Informationen kommt. Hier werden die „Eingangstore" für aszendierende somatosensible und nozizeptive Informationszuflüsse abnorm geöffnet.

Den verschiedenen Schmerzsyndromen im Rahmen einer MS liegen wahrscheinlich unterschiedliche Pathomechanismen zugrunde. Neuralgiforme Gesichtsschmerzen erklärt man sich durch ektope Entladungen in demyelinisierten Arealen vorwiegend im Hirnstamm. Häufig sind Entmarkungsherde in der pontinen Eintrittszone der Trigeminuswurzel nachweisbar (Soyka 1999).

Bei chronischen Schmerzsyndromen an Rumpf und Extremitäten finden sich häufig entzündliche Prozesse im Bereich des Myelons mit Affektion nozizeptiver Bahnsysteme. Schmerzen im Rahmen einer Retrobulbärneuritis werden wahrscheinlich durch Zugwirkung des entzündlich geschwollenen N. opticus an den Meningen ausgelöst. Die erhöhte Frequenz von Spannungs- und Migränekopfschmerzen bei Patienten mit MS erklärt man sich neben psychischen Faktoren und autonomen Störungen über eine vermehrt durchlässige Blut-Hirn-Schranke.

Als Ursache paroxysmaler Dystonien („tonische Anfälle") wurden von Shibasaki u. Kuroiwa (1974) Läsionen im Spinalmark angenommen. Dagegen spricht jedoch die Tatsache, dass das Gesicht häufig mitbeteiligt ist. Neuroradiologische Untersuchungen haben kein konsistentes anatomisches Korrelat gezeigt, sodass man auch heute und im Einklang mit der Arbeit von Ostermann u. Westerberg (1975) ursächlich Läsionen auf jeder Höhe des zentralmotorischen Systems annimmt, die zu ephaptischen Aktivierungen benachbarter Fasern mit transversaler Ausbreitung führen. Lugaresi et al. (1993) beschrieben bei einem Patienten mit MS und paroxysmaler Dystonie Läsionen in den Basalganglien. Sie vermuteten, dass die motorischen Symptome durch ektope Generation und ephaptische Transmission von Impulsen in demyelinisierten Fasern, die die Basalganglien mit präfrontalen und prämotorischen Kortexrealen verbinden, entstehen.

Eine Abgrenzung von fokalen bzw. stimulussensitiven epileptischen Anfällen zu paroxysmalen Dystonien kann manchmal schwierig sein. Während bei epileptischen Anfällen häufig kortikale Läsionen nachweisbar sind, zeigt das EEG bei paroxysmalen dystonen Symptomen keine epilepsietypischen Potenziale (Shibasaki u. Kuroiwa 1974). Da ein epileptisches Geschehen für motorische und andere PS nicht nachgewiesen werden konnte, hat sich der von Glötzner (1980) geprägte Begriff „subkortikospinale Anfälle" nicht durchgesetzt.

Therapie paroxysmaler Symptome bei der MS

Die Grundprinzipien der Therapie paroxysmaler Symptome bei MS zeigt Tabelle 3. Das wichtigste und wirksamste Medikament ist dabei das Carbamazepin (Espir u. Millac 1970; Shapiro 1994; Thompson 1996, 1998). Es wirkt membranstabilisierend und hemmt die Ausbreitung ektoper Impulse sowie das ephaptische Überspringen neuronaler Aktivität. Falls die Symptome im

Tabelle 3. Therapie paroxysmaler Symptome bei der MS

* **Dysästhesien**
    - Amitriptylin (25 mg/Tag initial bis ca. 100 mg/Tag steigern; ggf. in Kombination mit Carbamazepin (600–1200 mg/Tag)
    - Clomipramin (bis 100 mg/Tag)
    - Gabapentin (600–1800 mg/Tag)
    - Mexiletin (10 mg/kg Körpergewicht/Tag)
    - Amantadin (200–300 mg/Tag)
* **Paroxysmaler Extremitätenschmerz, Lhermitte-Phänomen**
    - Carbamazepin (800–1200 mg/Tag); Phenytoin (3- bis maximal 5-mal 100 mg/Tag)
* **Trigeminusneuralgie**
    - Carbamazepin (initial 200 mg/Tag, Zieldosis 600–1200 mg/Tag)
    - Misoprostol (2–3×0,2 mg/Tag)
    - Phenytoin (3-mal 100 mg bis maximal 5-mal 100 mg/Tag)
    - Gabapentin (600 bis ca. 1800 mg/Tag)
    - Baclofen (initial 10 mg/Tag, steigern auf 60–80 mg/Tag)
    - Operativ: Thermokoagulation des Ganglion Gasseri, perkutane retrograde Glycerolinstallation
* **Paroxysmale Kopfschmerzen**
* **Migräne:** Acetylsalicylsäure, Paracetamol, Antiemetika, ggf. Triptane;
* **Cluster-Kopfschmerz:** Sauerstoff (8–12 l/min über 10 min), Triptane
* **Paroxysmale „tonische Anfälle"**
    - Carbamazepin (meist 600 mg/Tag ausreichend), Phenytoin (3×100 mg/Tag); ggf. Versuch mit Mexiletin (Okada et al. 1991)
* **Dysarthrie und Ataxie**
    - Carbamazepin, Phenytoin; ggf. Versuch mit Acetazolamid (Voiculesco et al. 1975)
* **Hemiataxie mit kontralateralen Parästhesien**
    - Carbamazepin
* **Doppelbilder**
    - Carbamazepin, Versuch mit Valproat
* **Akinesie**
    - Carbamazepin
* **Kinesiogene Choreoathetose**
    - Carbamazepin, Valproat, Acetazolamid (Cosentino et al. 1996; Sethi et al. 1992)

Bei motorischen Symptomen und fehlendem Ansprechen auf Carbamazepin Versuch mit Clonazepam

Bei paroxysmalen Symptomen und akutem MS-Schub hochdosierte Steroidtherapie

Rahmen eines akuten MS-Schubes auftreten, ist außerdem eine hochdosierte Steroidtherapie meist therapeutisch wirksam.

Trizyklische Antidepressiva besitzen eine zentrale schmerzmodulierende Wirkung, möglicherweise über eine Aktivierung deszendierender antinoziptiver Bahnsysteme. Erste Studienergebnisse weisen darauf hin, dass auch neue Substanzen mit geringen oder ohne anticholinerge Nebenwirkungen wie Gabapentin, Mexiletin oder Amantadin bei Dysästhesien und Schmerzen im Rahmen der MS wirksam sind (Chiba et al. 1992; Hunter et al. 1997; Khan 1998; Mc Cleane 1998; Okada et al. 1991; Reder u. Arnason 1995; Sakurai u. Kanazawa 1999; Samkoff et al. 1997).

Tabelle 4 zeigt ein Stufenschema zur Behandlung der *Trigeminusneuralgie* im Rahmen der MS. Alternativ soll Misoprostol, ein Prostaglandin-Analogon wirksam sein (Reder und Arnason 1995). Als Ultima Ratio bei medikamentös nicht beherrschbaren neuralgiformen Schmerzen im Gesichtsbereich kommen operative Maßnahmen (Thermokoagulation des Ganglion Gasseri; Glyzerolinstillation in die Cisterna trigemini) in Betracht. Die Operation nach

Tabelle 4. Behandlung der Trigeminusneuralgie bei MS. (Modifiziert nach Soyka 1999)

Medikament	Dosierung [mg]		
Carbamazepin: Zieldosis 600–1200 mg/Tag retard, Dosisteigerung je nach Wirkung, später Erhaltungsdosis ermitteln	1.–2. Tag: 200 3.–4. Tag: 200 ab 5. Tag: 200 oder: 400 ggf. weitere Dosiserhöhung	– 200 200 200	– – 200 –
Alternativ Versuch mit Misoprostol (2–3×0,2 mg/Tag) über 3- maximal 12 Monate			
Bei unzureichendem Effekt oder ernsten Nebenwirkungen Add-on-Therapie oder Monotherapie mit *Gabapentin*: Zieldosis 900 bis ca. 1800 mg	1.–2. Tag: 300 alle 2 Tage um 300 mg erhöhen ggf. auch auf Tagesdosen bis 2400 mg erhöhen	300	–
oder *Phenytoin*: Zieldosis 300–400 mg/Tag	1.–2. Tag: 100 3.–4. Tag: 100 ab 5. Tag: 100 ggf. Dosis noch erhöhen	– 100 100	– – 100
Bei unzureichendem Effekt *Kombination* von Carbamazepin oder Gabapentin oder Phenytoin *mit* *Clonazepam*	3–8 mg/Tag		
oder *Amitriptylin*	50–75 mg/Tag		
oder *Baclofen*	30–60 mg/Tag		
oder *Lamotrigin*	einschleichend bis 100–200 mg/Tag		
oder *Neuroleptikum*	z. B. Pimozid 2–4 mg/Tag		
Bei unzureichendem Effekt oder Medikamentenproblemen *Neurochirurgische Therapie*			

Janetta ist nur bei Nachweis aberrierender Gefäßschlingen, die die Trigeminuswurzel affizieren, wirksam.

Schmerzen im Rahmen der *Retrobulbärneuritis*, die auch paroxysmal auftreten können, sprechen meist gut auf hochdosierte Steroidgaben an. *Kopfschmerzen* und *Schmerzen im Rahmen depressiver Syndrome* werden auch bei Patienten mit MS differentiell nach den gewöhnlichen Therapiegrundsätzen behandelt (s. Übersicht oben; Leandri et al. 1999; Watkins u. Espir 1969). Gegebenenfalls können hier supportiv Entspannungsverfahren und psychotherapeutische Maßnahmen sinnvoll sein.

Bei *chronischen Rückenschmerzen* kommen nichtsteroidale Antiphlogistika, ggf. sogar Opioide (z. B.: Fentanylpflaster) zum Einsatz. Die Therapie paroxysmaler und chronischer Schmerzen im Rahmen der Spastik bei MS-Patienten wird in Kap. IV.4 behandelt. Bei Schmerzen auf dem Boden einer schweren Osteoporose mit drohenden Wirbelfrakturen sollten längerfristig keine Steroide gegeben werden. Kalzium, Fluoride, Vitamin D und Bisphosphonate sind hier neben einer symptomatischen Schmerztherapie die Mittel der Wahl.

Ziel der Schmerztherapie bei PS ist es, eine Chronifizierung des Schmerzsyndroms unter allen Umständen zu vermeiden. Dies beinhaltet eine konsequente analgetische Therapie bei akuten Schmerzen, damit es nicht zu sekundären plastischen Veränderungen im Bereich schmerzverarbeitender Systeme im ZNS kommt.

Die medikamentöse Schmerztherapie wird durch physiotherapeutische Maßnahmen wirkungsvoll ergänzt (s. Kap. V.2). Dabei ist allerdings zu beachten, dass die Schmerz- und Thermosensibilität als Schutzfunktion im Rahmen der MS nachhaltig gestört sein kann. Bei schmerzhaften Missempfindungen im Bereich der Beine zeigen modifizierte Stangerbäder mit Bürstung der affizierten Areale eine gute Wirkung (Pöllmann u. Feneberg, 1999). Bei Schmerzen infolge der Spastik müssen Bewegungen und triggerende Faktoren vermieden werden, die bei Lagerung, Transfer und Fortbewegung die Spastik verstärken. Zur Reduktion der Spastik werden neben Antispastika (z. B. Baclofen, s. Kap. IV.4) Eisabreibungen, Eistauchbäder und detonisierende Massagen durchgeführt. Außerdem sollten entsprechende Hilfsmittel (z. B. Lagerungskeil bei Streckspasmen) eingesetzt werden. Fehlhaltungen und Überlastungen von Muskeln und Gelenken müssen krankengymnastisch behandelt werden.

Obwohl bei paroxysmalen motorischen Symptomen ebenso wie bei paroxysmalen Schmerzen keine epilepsietypischen Potenziale im EEG nachweisbar sind (Bleistein u. Jerusalem 1985; Glötzner 1980), sprechen sie meistens gut auf membranstabilisierende Antiepileptika an. Auch Lidocain ist wirksam (Sakurai u. Kanazawa 1999). Bei „tonischen Anfällen" werden Carbamazepin (Kuroiwa u. Shibasaki 1967), alternativ Phenytoin (Kuroiwa u. Shibasaki 1968), ggf. auch Mexiletin gegeben (Okada et al. 1991; s. Tab. 3). Gelegentlich ist auch eine Kombinationstherapie erforderlich. Das gilt auch für die übrigen paroxysmalen motorischen Symptome. Bei der paroxysmalen kinesiogenen Choreoathetose sollte ggf. auch Acetazolamid (Voiculescu et al. 1975; Cosentino et al. 1996; Sethi et al. 1992) eingesetzt werden.

Resümee

Paroxysmale Symptome, wie trigeminale neuralgiforme Schmerzen oder tonische Verkrampfungen einer Körperhälfte, können Früh- und Leitsymptom einer MS sein. Eine differentialdiagnostische Abgrenzung anderer ursächlicher Krankheitsbilder, z. B. einer intrakraniellen Raumforderung, ist unbedingt notwendig. Pathophysiologisch sind PS oftmals Ausdruck neuronaler Dysfunktionen auf dem Boden umschriebener Demyelinisierungen im ZNS. Membranstabilisierende Substanzen wie Carbamazepin ggf. auch in Kombination mit anderen Substanzklassen wie Trizyklika, z. B. Amitriptylin, oder Valproat sind meistens therapeutisch wirksam. Sollten sich Hinweise für einen neuen Krankheitsschub ergeben, sprechen PS oft auf hochdosierte Steroidgaben an.

Literatur

Berger JR, Sheramata WA, Melamed E (1984) Paroxysmal dystonia as the initial manifestation of multiple sclerosis. Arch Neurol 41:747–750

Bleistein J, Jerusalem F (1985) Paroxysmale Phänomene bei Multipler Sklerose. Nervenarzt 56:440–441

Brisman R (1987) Trigeminal neuralgia and multiple sclerosis. Arch Neurol 44:379–381

Charcot JM (1872) LeCons sur les maladys du systeme nerveux faites a la Salpetriere. Delahaye, Paris, pp 239–240

Chiba S, Ito M, Matsumoto H (1992) Amantadine treatment for refractory pain and fatigue in patients with multiple sclerosis. Can J Neurol Sci 19:309

Clifford DB, Trotter JL (1984) Pain in multiple sclerosis. Arch Neurol 41:1270–1272

Cosentino C, Torres L, Flores M, Cuba JM (1996) Paroxysmal kinesiogenic dystonia and spinal cord lesion. Mov Disord 11:453–455

Cruccu G, Leandri M, Feliciani M, Manfredi M (1990) Idiopathic and symptomatic trigeminal pain. J Neurol Neurosurg Psych 53:1034–1042

Espir MLE, Millac P (1970) Treatment of paroxysmal disorders in multiple sclerosis with carbamazepine (Tegretol). JNNP 33:528-553

Firth D (1948) The case of Augustus d'Este. University Press, Cambridge

Ghezzi A, Montanini R, Basso PF, Zaffaroni M, Massimo E, Cazzullo CL (1990) Epilepsy in multiple sclerosis. Eur Neurol 30:218–223

Glötzner FL (1980) Hirnstammanfälle und „Spinalepilepsie". In: Mertens HG, Przuntek H (Hrsg) Pathologische Erregbarkeit des Nervensystems und ihre Behandlung. Springer, Berlin

Gutrecht JA (1993) Anatomic-radiologic basis of Lhermitte's sign in multiple sclerosis. Arch Neurol 50:849–851

Hunter JC, Gogas KR, Hedley LR, Jacobson LO, Kassotakis L, Thompson J, Fontana DJ (1997) The effect of novel anti-epileptic drugs in rat experimental models of acute and chronic pain. Eur J Pharmacol 324:153–160

Joynt RJ, Green D (1962) Tonic seizures as a manifestation of multiple sclerosis. Arch Neurol 6:293–299

Khan OA (1998) Gabapentin relieves trigeminal neuralgia in multiple sclerosis patients. Neurology 51:611–614

Kunesch E, Classen J, Benecke R (1999) Elektrophysiologische Diagnostik bei Autoimmunerkrankungen des Nerven- und Muskelsystems. In: Zettl U, Mix E (Hrsg) Klinische Neuroimmunologie. De Gruyter, Berlin, S 88–110

Kuroiwa Y, Shibasaki H (1967) Carbamazepine for tonic seizures in multiple sclerosis. Lancet 1:116

Kuroiwa Y, Shibasaki H (1968) Painful tonic seizure in multiple sclerosis treatment with diphenylhydantoin and carbamazepine. Folia Psychiatr Neurol Jap 22:107–119

Leandri M, Cruccu G, Gottlieb A (1999) Cluster headache-like pain in multiple sclerosis. Cephalalgia 19:732–734

Lhermitte J, Bollack, Nicolas M (1924) Les douleurs à type de décharge électrique consécutives à la flexion céphalique dans la sclérose en plaques: In cas de forme sensitive de la sclérose multiple. Rev Neurol 2:56–62

Lugaresi A, Uncini A, Gambi D (1993) Basal ganglia involvement in multiple sclerosis with alternating side paroxysmal dystonia. J Neurol 240:257–261

Matthews WB (1958) Tonic seizures in disseminated sclerosis. Brain 81:193–206

Matthews WB (1975) Paroxysmal symptoms in multiple sclerosis. J Neurol Neurosurg Psych 38:617–623

McAlpine D (1972) In: McAlpine D, Lumsden CE, Acheson ED (Hrsg) Multiple Sclerosis: a reappraisal, 2nd edn. Williams & Wilkins, Baltimore, pp 132–196

Mc Cleane G (1998) Lamotrigine can reduce neurogenic pain associated with MS. Clin J of Pain (Letter) 14:269–270

Mäurer M, Rieckmann P (1999) Schmerzen bei Multipler Sklerose. Nervenheilkunde. 18:517–521

Moulin DE (1998) Pain in central and peripheral demyelinating disorders. Neurol Clin 16:889–898

Moulin DE, Foley KM, Ebers GC (1988) Pain syndromes in multiple sclerosis. Neurology 38:1830–1834

Nardocci N, Zorzi G, Savoldelli M, Rumi V, Angelini L (1995) Paroxysmal dystonia and paroxysmal tremor in a young patient with multiple sclerosis. Ital J Neurol Sci 16:315–319

Nordin M, Nystrom B, Wallin U, Hagbarth KE (1984) Ectopic sensory discharges and paresthesiae in patients with disorders of peripheral nerves, dorsal roots and dorsal columns. Pain 20:231–245

Okada S, Kinoshita M, Fujioka T, Yoshimura M (1991) Two cases of multiple sclerosis with painful tonic seizures and dysesthesia ameliorated by the administration of Mexiletine. Jpn J Med 30:373–375

Optic Neuritis Study Group (1991) The clinical profile of optic neuritis. Arch Ophthalmol 109:1673–1678

Osterman PO, Westerberg CE (1975) Paroxysmal attacks in multiple sclerosis. Brain 98:189–202

Pöllmann W, Feneberg W (1999) Schmerzen bei Multipler Sklerose – moderne Möglichkeiten der neurologischen Rehabilitation. Nervenheilkunde 18:526–531

Poser S (1984) Klinik der Multiplen Sklerose. Nervenheilkunde 3:53–58

Postert Th, McMonagle U, Büttner Th, Pöhlau S, Meves S, Przuntek H (1996) Paroxysmal convergence spasm in multiple sclerosis. Acta Neurol Scand 94:35–37

Rae-Grant AD, Eckert NJ, Bartz S, Reed JF (1999) Sensory symptoms of multiple sclerosis: a hidden reservoir of morbidity. Mult Scler 5-179–183

Reder AT, Arnason BGW (1995) Trigeminal neuralgia in multiple sclerosis relieved by a prostaglandin E analogue. Neurology 45:1097–1100

Roger H, Reboul-Lachaux J, Aymes G (1927) Dysesthésies rachidiennes à type de décharge électrique par flexion de la tète dans la sclérose en plaques. Rev Neurol 1:1052–1055

Rolak LA, Brown S (1990) Headaches and multiple sclerosis: a clinical study and review of the literature. J Neurol 237:300–302

Roos R, Wintzen AR, Vielvoye G, Polder TW (1991) Paroxysmal kinesiogenic choreoathetosis. J Neurol Neurosurg Psych 54:657–658

Sakurai M, Kanazawa I (1999) Positive symptoms in multiple sclerosis: their treatment with sodium channel blockers, lidocaine and mexiletine. J Neurol Sci 162:162–168

Samkoff LM, Daras M, Tuchman AJ, Koppel BS (1997) Amelioration of refractory dysesthetic limb pain in multiple sclerosis by gabapentin. Neurology 49:304–305

Sanders EA, Arts RJ (1986) Paraesthesiae in multiple sclerosis. J Neurol Sci 74:297–305

Sethi KD, Hess DC, Huffnagle VH, Adams RJ (1992) Acetazolamide treatment of paroxsmal dystonia in central demyelinating disease. Neurology 42:919–921

Shapiro RT (1994) Symptom management in multiple sclerosis. Ann Neurol 36:123–129

Shibasaki H, Kuroiwa Y (1974) Painful tonic seizures in multiple sclerosis. Arch Neurol 30:47–51

Smith KJ, McDonald WI (1999) The pathophysiology of multiple sclerosis: the mechanisms underlying the production of symptoms and the natural history of the disease. Philos Trans R Soc Lond B Biol Sci 354,1390:1649–1673

Soyka D (1999) Trigeminusneuralgie und Multiple Sklerose. Nervenheilkunde 18:522–525

Stenager E, Knudsen L, Jensen K (1991) Acute and chronic pain syndromes in multiple sclerosis. Acta Neurol Scand 84:197–200

Thompson AJ (1996) Multiple sclerosis: symptomatic treatment. J Neurol 243:559–565

Thompson AJ (1998) Symptomatic treatment in multiple sclerosis. Curr Opin in Neurol 11:305–309

Tranchant C, Bhatia KP, Marsden CD (1995) Movement disorders in multiple sclerosis. Movem Disorders 10:418–423

Twomey JA, Espir MLE (1980) Paroxysmal symptoms as the first manifestations of multiple sclerosis. J Neurol Neurosurg Psych 43:296–304

Vaney C (1990) Schmerzen bei Multipler Sklerose. Schweiz Med Wschr 120:1959–1964

Vermote R, Ketelaer P, Carton H (1986) Pain in multiple sclerosis patients. Clin Neurol Neurosurg 88:87–93

Voiculescu V, Pruskauer-Apostol B, Alecu C (1975) Treatment with acetazolamide of brain stem and spinal paroxysmal disturbances in multiple sclerosis. J Neurol Neurosurg Psych 38:191–193

Warnell P (1991) The pain experience of a multiple sclerosis population: a descriptive study. Axone 13:26–28

Watkins SM, Espir M (1969) Migraine and multiple sclerosis. J Neurol Neurosurg Psych 32:35–37

Epilepsie und Multiple Sklerose

U. Runge

EINLEITUNG

Bereits im Jahre 1871 berichtete Leube über das Auftreten von epileptischen Anfällen bei Patienten mit Multipler Sklerose (MS). Trotzdem wird immer noch darüber diskutiert, ob die epileptischen Anfälle Symptom der MS sind oder ob es sich um die Koinzidenz zweier unabhängiger neurologischer Erkrankungen handelt (Büttner et al. 1989; Cendrowski u. Majkowski 1972; Drake u. Macrae 1961; Olafsson et al. 1999). Das Problem der älteren Studien lag darin, dass durch das Fehlen der heutigen diagnostischen Möglichkeiten die Diagnose MS nicht immer als sicher anzusehen ist. Im Folgenden soll versucht werden, anhand der inzwischen zur Verfügung stehenden Literatur den aktuellen Stand des Zusammenhanges zwischen MS und Epilepsie zu besprechen (Büttner et al. 1989; Ghezzi et al. 1990; Kinnunen u. Wikström 1986; Moreau et al. 1998; Olafsson et al. 1999; Thompson et al. 1993). In diese Betrachtungen werden nur die Arbeiten einbezogen, die eindeutige Angaben zu Anamnese, klinischem Befund, Liquorbefund, MRT und EEG beinhalten. Außerdem wird die Stellung der Diagnosen MS und Epilepsie nach den heute gültigen Kriterien vorausgesetzt (Commission on Classification and Terminology of the International League Against Epilepsy 1981, 1989; Poser et al. 1983). Wir müssen zwischen den Patienten unterscheiden, die vor dem Auftreten der MS an einer Epilepsie leiden und denen, wo sich die Epilepsie mit Beginn oder im Verlauf der MS manifestiert. Die erste Gruppe zeigte kein erhöhtes Risiko und eine normale Verteilung der Epilepsiesyndrome (Büttner et al. 1989; Ghezzi et al. 1990; Olafsson et al. 1999). Für die zweite Gruppe wird das Risiko, eine Epilepsie zu bekommen, im Vergleich zur Allgemeinbevölkerung um das Dreifache erhöht (Olafsson et al. 1999) angegeben. Und zwar handelt es sich um fokale Epilepsien, bei denen sowohl einfach fokale und/oder komplex fokale Anfälle mit und ohne sekundärer Generalisation vorkommen (Büttner et al. 1989; Ghezzi et al. 1990; Olafsson et al. 1999; Thompson et al. 1993).

Pathogenese

Die Pathogenese epileptischer Anfälle und Epilepsien aufgrund der MS ist nicht vollständig geklärt. So entstehen per definitionem nur fokale Anfälle, wenn es zu umschriebenen abnormen Ganglienzellentladungen der Hirnrinde kommt (Creutzfeldt 1972; Scollo-Lavizarri 1979). Kortikale Herde im Rahmen der MS sind aber die Ausnahme (Büttner et al. 1989; Thompson et al. 1993). Neuropathologische Untersuchungen der Gehirne verstorbener MS-Kranker mit Epilepsien zeigten neben den vermuteten kortikalen Läsionen, kortexnahe, aber auch temporale subkortikale Läsionen (Cendrowski u. Majkowski 1972; Drake u. Macrae 1961). Auch MRT-Studien (Thompson et al. 1993; Truyen et al. 1996) ergaben ein häufigeres Vorliegen kortikaler Läsionen bei MS-Patienten mit zusätzlicher Epilepsie. Bei fehlendem Nachweis einer kortikalen Läsion werden folgende Mechanismen diskutiert:

- Ausgedehnte kortexnahe Herde könnten während des Schubes durch das entzündliche Ödem zu Druckschäden an der Hirnrinde und/oder zu einer Kapillarkompression mit sekundärer Durchblutungsstörung in der Hirnrinde führen (Büttner et al. 1989).
- Nach Abklingen der akuten Entzündung kommt es durch eine narbige Gliose zu einem Umwuchern der kleinen Gefäße mit nachfolgender Durchblutungsstörung in der Hirnrinde (Büttner et al. 1989).
- Möglicherweise können subkortikale Substanzläsionen über eine Schädigung des vom Thalamus ausgehenden aufsteigenden retikulären Aktivierungssystems führen und so den Erregungszustand kortikaler Neuronenverbände verändern (Büttner et al. 1989; Gloor 1968).
- Die besondere Vulnerabilität subkortikaler temporaler Strukturen ist uns von den Temporallappenepilepsien bekannt und könnte bei einem dort lokalisierten Plaque eher zu Epilepsien führen (Glötzner et al. 1983).
- Weiterhin wird der Einfluss vorübergehender und/oder dauerhafter metabolischer und zytotoxischer Mechanismen bei der Entstehung epileptogener Foki diskutiert (Ghezzi et al. 1990; Sthal 1983).

Diagnostik

Bezüglich der Diagnostik gelten auch hier die allgemeinen Kriterien für Epilepsien. Sie beginnt mit der ausführlichen Anamnese (einschließlich Fremdanamnese) und neurologisch-psychiatrischen Untersuchung. Dann folgen EEG-Ableitung, zerebrales MRT, Liquoruntersuchung sowie serologische und neurometabolische Screeningverfahren. In seltenen Fällen sind weiterführende bildgebende Verfahren (Angiografie, SPECT, PET) und Biopsien (z.B. Haut) mit nachfolgenden histochemischen Untersuchungen notwendig. Eine prächirurgische Epilepsiediagnostik ist die Ausnahme.

Therapie

Für die medikamentöse Behandlung gilt wie für alle fokalen Epilepsien, dass man mit Carbamazepin beginnen sollte. Bei Nichterreichen der Anfallsfreiheit ist die Umstellung auf eine Oxcarbazepin-, Valproinsäure-, Lamotrigin- oder Gabapentin-Monotherapie zu empfehlen. Wird der Patient nicht anfallsfrei, ist eine Kombinationstherapie mit Oxcarbazepin und Valproinsäure anzuraten. Bleibt auch jetzt der Therapieerfolg aus, stehen uns noch Topiramat, Tiagabin, Phenytoin, Primidon und Phenobarbital zur Verfügung. Besteht eine Pharmakoresistenz, ist in Ausnahmefällen zu prüfen, ob eventuell ein epilepsiechirurgischer Eingriff in Frage kommt. Kriterien dazu sind in Anlehnung an Smith u. Elisevich (1998):

- Pharmakoresistenz und Leidensdruck,
- über mehr als 2 Jahre unveränderte MR-Läsion, die den Kortex einbezieht,
- diese MR-Läsion ist die mit dem EEG/ECoG nachgewiesene Anfallsursprungszone,
- weitgehend stabile Situation der MS,
- Voraussage einer sehr wahrscheinlichen Anfallsfreiheit ohne zusätzliche neurologische oder psychische Ausfälle postoperativ.

Prognose

Bei der Beurteilung der Prognose sollte man der Empfehlung von Thompson et al. (1993) folgen, der 2 Gruppen unterteilt. Erstens die Patienten, bei denen die epileptischen Anfälle im Rahmen eines akuten Schubes vorkommen und zweitens Patienten, bei denen die Anfälle unabhängig von den Schüben auftreten. Die erste Gruppe wird in der Regel mit dem ersten Antiepileptikum anfallsfrei. MRT-Studien (Thompson et al. 1993) haben gezeigt, dass bei diesen Patienten wahrscheinlich das Ödem die entscheidende Rolle spielt. Hier wäre zu überlegen, ob man nach 1–2 Jahren Anfallsfreiheit und stabilem Verlauf der MS die Antiepileptika absetzt. Bei der zweiten Gruppe werden die durch die Plaques verursachten Läsionen als epileptogener Fokus vermutet. In dieser Gruppe gibt es neben gut auf die Pharmakotherapie ansprechenden Patienten auch Kranke mit pharmakoresistenten Epilepsien und Status epileptici. Für die Patienten mit einem progredienten MS-Verlauf spielen wahrscheinlich beide Mechanismen eine Rolle, sodass hier eher mit einer ungünstigen Epilepsieprognose zu rechnen ist.

Abschließend sei gesagt, dass im Zusammenhang mit MS durch kortikale und subkortikale Läsionen etwa dreimal häufiger Epilepsien als in der Allgemeinbevölkerung hervorgerufen werden. Damit ist es sehr wahrscheinlich, dass eine MS eine Epilepsie verursachen kann. Treten bei einem MS-Kranken epileptische Anfälle auf, sollten wir aber auch daran denken, dass eine andere Hirnerkrankung (z.B. Tumor, Blutung) ätiologisch infrage kommt.

Literatur

Büttner Th, Hornig CR, Dorndorf W (1989) Multiple Sklerose und Epilepsie. Nervenarzt 60:262–267

Cendrowski W, Majkowski J (1972) Epilepsy in multiple sclerosis. J Neurol Sci 17:389–398

Creutzfeldt OD (1972) Neurophysiologische Modelle der Epilepsie. Nervenarzt 43:175–181

Commission on Classification and Terminology of the International League Against Epilepsy (1981) Proposal for revised clinical and electroencephalographic classification of epileptic seizures. Epilepsia 22:489

Commission on Classification and Terminology of the International League Against Epilepsy (1989) Proposal for revised classification of epilepsies and epileptic syndromes. Epilepsia 30:389

Drake WE, Macrae D (1961) Epilepsy in multiple sclerosis. Neurology 11:810–816

Elian M, Dean G (1977) Multiple sclerosis and epilepsy. In: Perry JK (ed) Epilepsy. The eighth international symposium. Raven Press, New York

Ghezzi A, Montanini R, Basso PF, Zaffaroni M, Massimo E, Cazzullo CL (1990) Epilepsy in Multiple Sclerosis. Eur Neurol 30:218–223

Glötzner FL, Haubitz I, Miltner F, Kapp G, Pflughaupt KW (1983) Anfallsprophylaxe mit Carbamazepin nach schweren Schädel-Hirn-Verletzungen. Neurochirurgie 26:66–79

Gloor P (1968) Generalized cortico-reticular epilepsies. Epilepsia 9:249–263

Kieburtz K, Ricotta JJ, Moxley RT (1990) Seizures following carotid end-arteriectomy. Arch Neurol 47:568–570

Kinnunen E, Wikström J (1986) Prevalence and prognosis of epilepsy in patients with multiple sclerosis. Epilepsia 27:729–733

Leube W (1871) Über multiple inselförmige Sklerose des Gehirns und des Rückenmarks. Dtsch Arch Klin Med 8:1–27

Moreau Th, Sochurkova D, Lemesle M, Madinier G, Billiar Th, Giroud M, Dumas R (1998) Epilepsy in patients with Multiple Sclerosis: radiological-clinical correlations. Epilepsia 39:893–896

Olafsson E, Benedikz J, Hauser AW (1999) Risk of epilepsy in patients with Multiple Sclerosis: a population-based study in Iceland. Epilepsia 40:745–747

Poser CM, Paty DW, Scheinberg L et al. (1983) New diagnostic criteria for multiple sclerosis: guidelines for research protocols. Ann Neurol 13:227–231

Scollo-Lavizarri G (1979) Epilepsien. In: Siegenthaler W (Hrsg) Klinische Pathophysiologie. Thieme, Stuttgart New York, S 1056–1062

Smith BJ, Elisevich K (1998) Surgical treatment of intractable epilepsy athibutable to multiple sclerosis. Neurology 51:606–608

Sthal WL (1983) (Na$^+$ K$^+$) ATPase: function, structure and conformations. Ann Neurol 16:121–127

Thompson AJ, Kermode AG, Moseley IF, MacManus DG, McDonald WI (1993) Seizures due to multiple sclerosis: seven patients with MRI correlations. J Neurol Neurosurg Psychiatry 56:1317–1320

Truyen L, Barkhof F, Frequin STFM et al. (1996) Magnetic resonance imaging of epilepsy in multiple sclerosis: a case control study: implications for treatment trials with 4-aminopyridine. Multiple Sclerosis 4:213–217

Störungen der Herz-Kreislauf-Funktion und des Schlafes bei der Multiplen Sklerose

P. Flachenecker

EINLEITUNG

Die vegetative Dysfunktion bei der multiplen Sklerose (MS) umfasst nicht nur Blasen-, Mastdarm- und Sexualstörungen, sondern kann sich auch in anderen autonomen Funktionssystemen niederschlagen. Hierzu gehören die Störungen der Herz-Kreislauf-Regulation, die – da sie üblicherweise im klinischen Alltag hinter den motorischen, zerebellären und sensiblen Ausfällen zurückstehen – selten beachtet und meistens nicht näher untersucht werden. Gleichwohl können Einschränkungen in diesem Funktionssystem auch zu belastenden Symptomen wie einer ausgeprägten orthostatischen Intoleranz bis hin zu Synkopen oder kardialen Arrhythmien führen und sind im Verlauf der MS nicht selten anzutreffen, können andererseits aber auch präsentierendes Symptom sein. Daneben haben autonome Funktionsstörungen und insbesondere eine verminderte Aktivität des sympathischen Nervensystems möglicherweise auch Bedeutung für die Ätiopathogenese der MS, da es vielfältige Wechselwirkungen zwischen dem sympathischem Nervensystem und dem Immunsystem gibt.

Schlafstörungen kommen ebenfalls häufig bei MS-Patienten vor und haben vielfältige Ursachen, werden aber ähnlich wie die kardiovaskuläre Dysregulation im klinischen Alltag selten beachtet. Daher werden im folgenden Kapitel neben der physiologischen Regulation der Kreislauftätigkeit, den Untersuchungsmethoden der Herz-Kreislauf-Funktion und deren Störungen bei der MS auch Schlaf und Schlafstörungen bei Patienten mit multipler Sklerose dargestellt.

Herz-Kreislauf-Störungen

Anatomie und Physiologie der autonomen kardiovaskulären Regulation

Wie alle Funktionen des vegetativen Nervensystems, steht auch die kardiovaskuläre Regulation unter der Kontrolle des sympathischen und des parasympathischen Nervensystems, das sowohl zentrale wie auch periphere Anteile hat und Vorhöfe, Ventrikel, Koronargefäße und periphere Widerstandsgefäße innerviert (Shields 1993). Die kurzen, *präganglionären* Fasern des *sympathischen Nervensystems* sind unmyelinisiert, entstammen dem thorakolumbalen

Rückenmark und werden in den para- und prävertebralen Ganglien auf die *postganglionären*, myelinisierten Fasern umgeschaltet. Die präganglionären Neurone des *parasympathischen Nervensystems*, die die Herz-Kreislauf-Funktion kontrollieren, befinden sich im N. ambiguus und im N. dorsalis n. vagi in der Medulla oblongata. Die Efferenzen verlaufen mit dem III., VII., IX. und X. Hirnnerv (N. vagus) und den sakralen Spinalnerven. Die *präganglionären* Fasern sind unmyelinisiert und haben lange periphere Projektionen, die erst in der Nähe der Zielorgane auf die kurzen, myelinisierten, *postganglionären* Fasern umgeschaltet werden. Das *zentrale autonome Netzwerk* (Benarroch 1993) ist ein komplexes Netzwerk innerhalb des zentralen Nervensystems, das autonome Funktionen integriert und reguliert. Sympathische und vagale Neurone werden von absteigenden Bahnsystemen beeinflusst, die dem Hypothalamus und dem Hirnstamm entspringen und unter dem Einfluss kortikaler Strukturen und des limbischen Systems stehen (Bannister u. Mathias 1999; Frontoni u. Giubilei 1999).

Die Aktivierung des sympathischen Nervensystems führt zu einer Erhöhung der Herzfrequenz, der myokardialen Kontraktilität und des peripheren Widerstands, während sich eine gesteigerte parasympathische Aktivität in einer Verringerung von Herzfrequenz und kardialer Pumpfunktion äußert. Die Afferenzen entspringen den arteriellen Barorezeptoren im Karotissinus, dem Aortenbogen und anderen thorakalen Arterien sowie den Mechanorezeptoren des Herzens und den Dehnungsrezeptoren der Lunge. Diese Rezeptoren funktionieren auf der Basis einer negativen Rückkopplung: So führt ein erhöhter Blutdruck zu einer gesteigerten Aktivität der arteriellen Barorezeptoren, die wiederum den Sympathikotonus verringert bzw. den Parasympathikotonus erhöht und somit den Blutdruck senkt.

Untersuchungsmethoden der autonomen kardiovaskulären Regulation

Zur Evaluation der autonomen kardiovaskulären Regulation stehen vielfältige Untersuchungsmethoden zur Verfügung, die sich in die Bestimmung der Ruheherzfrequenzvariabilität in der Zeit- und Frequenzdomäne, physiologische Reflextests, biochemische Untersuchungen und pharmakologische Tests unterteilen lassen (s. folgende Übersicht; Frontoni u. Giubilei 1999; Mathias u. Bannister 1999). Die kardiovaskulären Reflextests nehmen eine besondere Rolle ein, da sie nichtinvasiv und quantifizierbar sind, mit einfachen Methoden bei verschiedenartigen Erkrankungen mit Beteiligung des autonomen Nervensystems eingesetzt werden können, sowohl im Tagesverlauf als auch langfristig über einen Zeitraum von 2 Jahren gut reproduzierbar sind und bereits in vielen autonomen Laboratorien als Standarduntersuchung angewandt werden (Piha et al. 1991; Therapeutics and Technology Assessment Subcommittee 1996). Je nachdem, welcher Schenkel des vegetativen Nervensystems bevorzugt untersucht wird, lassen sich diese Untersuchungsmethoden in kardiovagale und sympathische Funktionstests unterteilen. Allgemein etablierte Funktionstests des parasympathischen Nervensystems sind die Herzfrequenzvariabilität beim Valsalva-Manöver, bei tiefer Atmung und beim aktiven Aufstehen (Flachenecker 2001; Therapeutics and Technology Assessment Subcommittee 1996), während die sympathische Vasomotorenfunktion gut mit dem Blutdruckverhalten bei aktivem Aufstehen und anhaltendem Faustschluss untersucht werden kann (Ravits 1997; Therapeutics and Technology Assessment Subcommittee 1996). Eine autonome Funktionsstörung sollte erst dann diagnostiziert werden, wenn zwei oder mehr dieser Funktionstests pathologisch sind (McLeod 1992; McLeod u. Tuck 1987). Daher hat sich zur globalen Beurteilung die Einführung eines zusammengesetzten Bewertungsmaßes bewährt, wobei noch zwischen sympathischen und parasympathischen Funktionseinschränkungen unterschieden wird (Ewing 1992; Flachenecker et al. 1997; Low 1993). Zunehmende Verbreitung findet die Spektralanalyse der Herzfrequenzvariabilität, die auf den RR-Intervallen des Ruhe-EKGs (Abstand zwischen den QRS-Komplexen) beruht und nichtinvasiv den sympathischen und parasympathischen Anteil der kardiovaskulären Regulation untersuchen kann (Akselrod et al. 1981, 1985; Linden u. Diehl 1996; Pomeranz et al. 1985).

Untersuchung der autonomen Herz-Kreislauf-Regulation

- Herzfrequenzvariabilität unter Ruhebedingungen
  - Herzfrequenzvariabilität in der Zeitdomäne
  - Spektralanalyse der Herzfrequenzvariabilität
- Kardiovaskuläre Reflextests mit physiologischer Belastung
  - *Kardiovagal:* Herzfrequenzvariabilität beim Valsalva-Manöver, bei tiefer Atmung, bei aktivem Aufstehen
  - *Sympathisch:* Blutdruckveränderung bei aktivem Aufstehen, bei anhaltendem Faustschluss
- Biochemische Untersuchungen
  - Katecholamine und Metaboliten
  - Renin-Angiotensin-Aldosteron-System
  - Antidiuretisches Hormon
- Pharmakologische Tests
  - *Cholinerg:* Edrophonium, Atropin
  - *Sympathisch:* Noradrenalin, Tyramin, Isoprenalin, Clonidin

---

Herzfrequenzvariabilität beim Valsalva-Manöver

Durch die Veränderungen von Blutdruck und Herzfrequenz während eines Valsalva-Manövers wird die Integrität des Baroreflexbogens getestet (Mathias u. Bannister 1999). Hierzu wird der Patient aufgefordert, in ein Mundstück mit angeschlossenem Druckaufnehmer zu blasen und einen Druck von etwa 40 mmHg über 15 Sekunden aufrecht zu halten (Flachenecker 2001; Low 1997; Ravits 1997). Die intrathorakale Druckerhöhung bewirkt zunächst eine transiente, wenige Sekunden andauernde Erhöhung des Blutdruckes (Phase I), ohne dass es zu Veränderungen der Herzfrequenz kommt. Mit anhaltender Druckerhöhung wird in der frühen Phase II der venöse Rückstrom beeinträchtigt, sodass Herzschlagvolumen und Blutdruck kontinuierlich abnehmen. Gleichzeitig kommt es zu einer stetigen Zunahme der Herzfrequenz, die initial durch eine Hemmung des vagalen Tonus bewirkt und von einer gesteigerten sympathischen Aktivität gefolgt wird. In der späten Phase II kehrt der Blutdruck wieder zum Ausgangswert zurück. Dies kommt durch den erhöhten peripheren Widerstand zustande und lässt sich durch den α-adrenergen Antagonisten Phentolamin blockieren (Sandroni et al. 1991). Mit Beendigung des Manövers sinkt der intrathorakale Druck abrupt ab, was zum gegenteiligen Effekt der Phase I führt: Der Blutdruck sinkt vorübergehend ab (Phase III). Durch den erhöhten venösen Rückstrom steigt der Blutdruck wieder langsam an, begleitet von einem reflektorischen Abfall der Herzfrequenz (Phase IV). Da der Blutdruck über und die Herzfrequenz unter den Ausgangswert fällt, wird diese Reaktion auch als „überschießende Reaktion" bezeichnet. In der Regel tritt diese nach 15–20 Sekunden auf, die Dauer kann bis zu einer Minute betragen. Die Blutdruckveränderungen, die Ausdruck der sympathischen adrenergen Aktivität sind, lassen sich nur mit Hilfe einer kontinuierlichen Blutdruckregistrierung erfassen. Jedoch ist die kontinuierliche Erfassung der Herzfrequenz in den meisten Fällen ausreichend (Mathias u. Bannister 1999). Die *Valsalva-Ratio* wird aus dem Quotienten des maximalen RR-Intervalls *nach* dem Manöver zum minimalen RR-Intervall *während* oder kurz nach Beendigung des Manövers berechnet (Flachenecker 2000; Ravits 1997).

Herzfrequenzvariabilität bei tiefer Atmung

Die Erfassung der respiratorischen Arrhythmie wird als der optimale Test zur Beurteilung der kardiovagalen Funktion betrachtet (Therapeutics and Technology Assessment Subcommittee 1996). Inspiration führt zu einer Steigerung der Herzfrequenz, während Exspiration die Herzfrequenz senkt. Die Herzfrequenzvariabilität ist vagal vermittelt: Parasympathische Blockade mit Atropin verhindert die respiratorische Arrhythmie (Julu u. Hondo 1992), während sympathische Blockade mit einem β-Rezeptorenblocker nahezu keinen blockierenden Effekt hat (Wheeler u. Watkins 1973). Der Proband wird angewiesen, tief und gleichmäßig so zu atmen, dass Inspirations- und Exspirationsphase jeweils 5 Sekunden dauern. Für gewöhnlich werden 6 konsekutive Atemzyklen registriert und hieraus das so genannte Exspirations-/Inspirationsverhältnis, die „E/I-Ratio" oder die Differenz in Schlägen pro Minute (die so genannte I-E-Differenz) berechnet (Flachenecker et al. 1997; Wieling u. Karemaker 1999).

Herzfrequenz- und Blutdruckverhalten bei aktivem Lagewechsel

Die Herzfrequenzvariabilität nach aktivem Lagewechsel testet die Integrität der parasympathischen cholinergen Reflexbahnen, während die Blutdruckveränderungen ein Maß für die sympathische vasomotorische Funktion darstellen. Nach aktivem Aufstehen kommt es neben den schwerkraftbedingten Kreislaufveränderungen zu einer mechanischen Kompression sowohl der venösen Kapazitätsgefäße als auch der arteriellen Widerstandsgefäße, die reflektorisch Auswirkungen auf Herzfrequenz und Blutdruck hat. Diese Kompression bewirkt zunächst einen *gesteigerten* venösen Rückstrom, der einen kurzfristigen Anstieg des Blutdruckes zur Folge hat. Damit werden die Barorezeptoren stimuliert, mit der Folge, dass ein verstärkter neurogen vermittelter Reflex einsetzt, der die sympathische Aktivität und damit den Vasokonstriktorentonus, den peripheren Widerstand und den Blutdruck vermindert

(Ewing et al. 1980). Im Allgemeinen beträgt der Blutdruckabfall nicht mehr als 20 mmHg und dauert etwa 6–8 Sekunden an. Unmittelbar nach dem Aufstehen steigt die Herzfrequenz an, bis sie nach etwa 20 Sekunden in eine Bradykardie übergeht. Die rasche Herzfrequenzsteigerung entsteht reflektorisch durch Zügelung der parasympathischen Aktivität, während die Fortsetzung der Tachykardie und die darauf folgende Bradykardie durch den Baroreflexbogen vermittelt werden (Therapeutics and Technology Assessment Subcommittee 1996). Als einfache Maßzahl zur Quantifizierung der Herzfrequenzvariabilität nach aktivem Aufstehen hat sich die so genannte „30/15-Ratio" durchgesetzt. Diese bezeichnet das Verhältnis vom längsten RR-Intervall um den 30. Schlag zum kürzesten RR-Intervall um den 15. Schlag nach dem Aufstehen (Ewing et al. 1978, 1980).

Blutdruckänderung bei anhaltendem Faustschluss

Isometrischer Faustschluss über 5 min führt zu einer systemischen Blutdruckerhöhung, die beim Gesunden mindestens 16 mmHg betragen sollte und am kontralateralen Arm gemessen wird (Ewing 1992). Diese Blutdruckänderung ist an die intakte sympathische Efferenz zu den Vasokonstriktoren gebunden. Von allen hier vorgestellten kardiovaskulären Reflextests ist diese Methode diejenige, die am wenigsten reproduzierbar ist (Therapeutics and Technology Assessment Subcommittee 1996).

Spektralanalyse der Herzfrequenzvariabilität

Die Spektralanalyse kann sinnvoll eingesetzt werden, um periodische Komponenten der Herzfrequenzvariabilität zu bestimmen und somit Aufschlüsse über die autonomen Mechanismen der kardiovaskulären Regulation in der Frequenzdomäne zu liefern (Akselrod et al. 1981). Üblicherweise werden Aufzeichnungsperioden von 5 min verwendet und die RR-Intervalle einer Fast-Fourier-Transformation (FFT) oder einer harmonischen Fourieranalyse unterzogen (Flachenecker et al. 1997, 1999). Damit lassen sich unter Ruhebedingungen im Spektrum gesunder Probanden zwei charakteristische Gipfel nachweisen: Der hochfrequente Peak um 0,25 Hz (HF, „high-frequency power") entsteht durch die respiratorische Arrhythmie, wird ausschließlich parasympathisch vermittelt und nimmt in stehender Position ab (Abb. 1a; Akselrod et al. 1981, 1985; Linden u. Diehl 1996; Pomeranz et al. 1985); diese Oszillationen werden wahrscheinlich durch den Baroreflexbogen moduliert (Linden u. Diehl 1996). Der niederfrequente Bereich zwischen 0,04 und 0,15 Hz (LF, „low-frequency power"), der tagsüber vorherrscht und in aufrechter Körperposition zunimmt (Abb. 1a), spiegelt sowohl die sympathische als auch die parasympathische Aktivität wider (Akselrod et al. 1981; Linden u. Diehl 1996; Pagani et al. 1986; Pomeranz et al. 1985). Von diesem Frequenzband wird angenommen, dass es die durch den Baroreflex vermittelten Schwankungen der Herzfrequenz als Folge der Blutdruckoszillationen gleicher Frequenz abbildet (so genannte „Mayer-Wellen"; Karemaker 1993; van Ravenswaaij et al. 1993). Noch tiefere Frequenzbereiche wie die „very low frequency" (VLF-) Komponente zwischen 0,003 und 0,04 Hz oder der „ultra-low

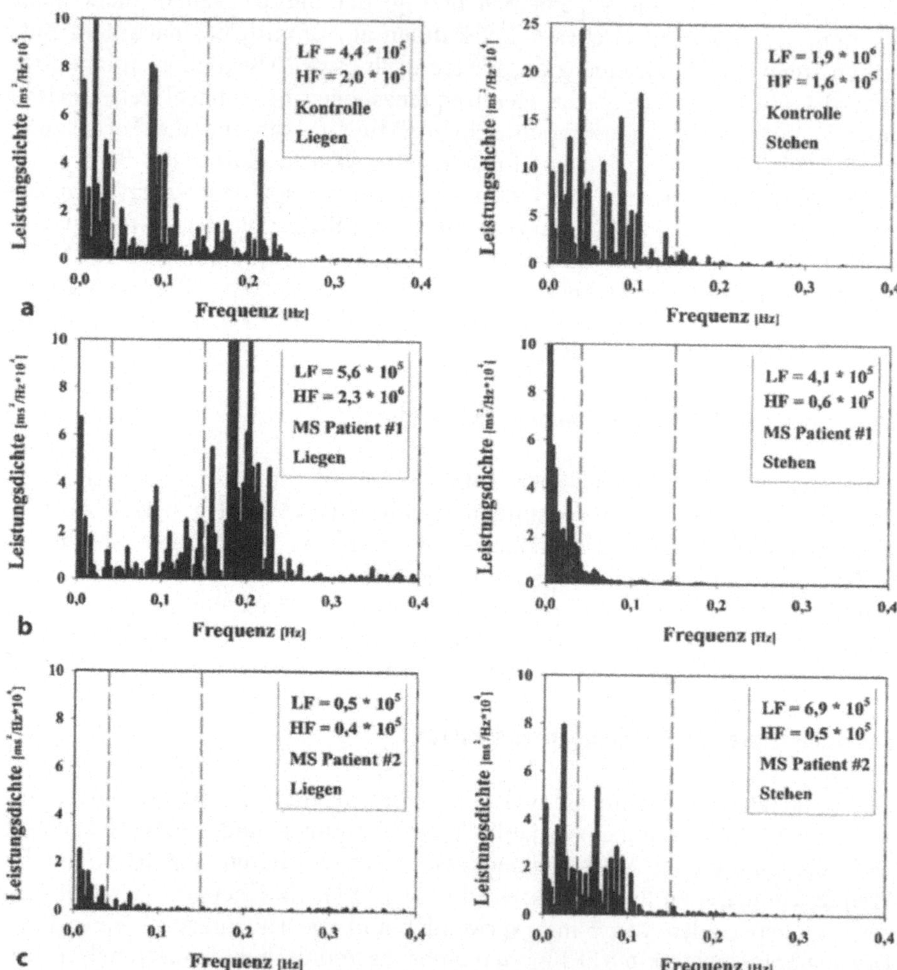

Abb. 1a–c. Spektralanalyse der Herzfrequenzvariabilität. Bei der gesunden Kontrollperson (a) lassen sich im Liegen (*links*) der niederfrequente (LF, 0,04–0,15 Hz) und der hochfrequente Gipfel (HF, 0,15–0,4 Hz) gut abgrenzen. Während fünfminütigem Stehen kommt es zu einer Reduktion des HF- und einer deutlichen Zunahme des LF-Gipfels entsprechend der vermehrten sympathischen Aktivität (*rechts*, man beachte die unterschiedliche Skalierung). Bei einem MS-Patienten mit sekundär progredienter MS und schwerer autonomer Dysfunktion, insbesondere des sympathischen Anteils (b), ist bereits in Ruhe der LF-Gipfel verringert (*links*); nach dem Aufstehen kommt es nicht zu einer Zunahme des LF-Anteils, sondern zu einer leichten Reduktion der Leistungsdichte in diesem Frequenzband (*rechts*). Bei einem anderen MS-Patienten mit schubförmiger MS und überwiegend parasympathischer Funktionsstörung ist demgegenüber bereits in Ruhe die Herzfrequenzvariabilität insgesamt verringert (*links*); nach orthostatischer Belastung nimmt der LF-Anteil deutlich zu (*rechts*)

frequency" (ULF-) Bereich unter 0,0033 Hz sind nur bei längerer Aufzeichnungsperiode zu ermitteln; über die physiologische Bedeutung dieser langreichenden Schwankungen ist wenig bekannt (Meesmann et al. 1994).

Kardiovaskuläre Dysregulation bei multipler Sklerose

Kardiovaskuläre Regulationsstörungen werden bei der MS in der Regel wenig beachtet, da sie vermeintlich hinter den übrigen neurologischen Ausfällen, aber auch anderen autonomen Beschwerden wie Blasen-, Mastdarm- und Sexualstörungen zurückstehen. Allerdings können sie beeinträchtigende Beschwerden verursachen. So wurden paroxysmale Arrhythmien mit Vorhofflimmern bei MS-Patienten beschrieben und autonomen Regulationsstörungen zugeordnet (Chagnac et al. 1986; Schroth et al. 1992). Bei einem Patienten, der an rezidivierenden synkopalen Ereignissen litt, konnte schließlich eine MS als Ursache diagnostiziert werden (Sakakibara et al. 1997). In einem weiteren Fall war ein neurogenes Lungenödem erstes Symptom einer multifokalen demyelinisierenden Erkrankung (Gentiloni et al. 1992). In einer größeren Serie von 40 MS-Patienten, bei denen vor Beginn einer Therapie mit Mitoxantron die rechts- und linksventrikuläre Ejektionsfraktion bestimmt wurde, war die kardiale Pumpfunktion bei 25% dieser Patienten eingeschränkt (Olindo et al. 2000). Bei genauer Befragung leiden bis zu 50% der MS-Patienten an orthostatischer Intoleranz; abnorme kardiovaskuläre Reflextests wurden bei 10–50% der Patienten gefunden (Tabelle 1; Flachenecker et al. 1999). Diese Zahlen unterstreichen die Bedeutung der Herz-Kreislauf-

Tabelle 1. Häufigkeit und Art abnormer Ergebnisse der kardiovaskulären Reflextests

Referenz	Jahr	MS/K	VR	I-E	30/15	BDAL	FS	≥1
Mutani et al.	1982	16/10	ND	n.s.	<0,05	ND	ND	–
Senaratne et al.	1984	21/20	n.s.	<0,01	ND	ND	n.s.	–
Nordenbo et al.	1989	30/30	n.s.	n.s.	<0,05	<0,05	<0,05	–
Anema et al.	1991	34/63	ND	<0,005	<0,005	<0,001	ND	53%
Vita et al.	1991	40/–	3%	18%	–	8%	40%	53%
Thomaides et al.	1993	10/10	n.s.	n.s.	ND	ND	<0,05	60%
Gallai et al.	1994	25/20	n.s.	<0,01	n.s.	<0,04	<0,003	52%
Ferini-Strambi et al.	1995	25/25	n.s.	n.s.	n.s.	n.s.	ND	8%
Linden et al.	1995	30/–	ND	10%	ND	10%	ND	–
Frontoni et al.	1996	16/16	n.s.	n.s.	n.s.	n.s.	<0,05	25%
Brinar et al.	1997	28/21	29%	61%	18%	7%	ND	36%
Linden et al.	1997	20/–	ND	25%	ND	5%	ND	–
Nasseri et al.	1998	46/–	–	17%	2%	ND	ND	19%
Flachenecker et al.	1999	40/24	3%	10%	3%	8%	28%	40%
Acevedo et al.	2000	40/40	43%	30%	10%	38%	ND	–

Angegeben sind jeweils das Signifikanzniveau im Vergleich zu gesunden Kontrollpersonen bzw. der Prozentsatz der Patienten mit pathologischem Testergebnis. *MS* Anzahl der MS-Patienten, *K* Anzahl der Kontrollpatienten, *ND* nicht durchgeführt, *n.s.* nicht signifikant, – keine Angabe, *VR* Herzfrequenzvariabilität beim Valsalva-Manöver, *I-E* Herzfrequenzvariabilität bei tiefer Atmung, *30/15* Herzfrequenzvariabilität bei aktivem Aufstehen (30/15-Ratio), *BDAL* Blutdruckänderung bei aktivem Aufstehen, *FS* Blutdruckänderung bei anhaltendem Faustschluss, *≥ 1* Anzahl der MS-Patienten mit mehr als einem pathologischen Testergebnis.

Störungen für Patienten mit MS und verdienen dementsprechend stärkere Beachtung.

Häufigkeit und Charakteristik

Es existiert eine Reihe von Studien mit allerdings zum Teil widersprüchlichen Daten bezüglich der Häufigkeit und der Charakteristik abnormer Ergebnisse der kardiovaskulären Reflextests (s. Tabelle 1; Acevedo et al. 2000; Anema et al. 1991; Flachenecker et al. 1999; Frontoni et al. 1996; Gallai et al. 1994; Linden u. Diehl 1996; Linden et al. 1997; Nasseri et al. 1998; Nordenbo et al. 1989; Pentland u. Ewing 1987; Thomaides et al. 1993; Vita et al. 1993). In einigen Studien waren bei 50% der Patienten ein oder mehr autonome Funktionstests pathologisch (Anema et al. 1991; Gallai et al. 1994; Nordenbo et al. 1989; Pentland u. Ewing 1987), während in anderen Untersuchungen deutlich niedrigere Zahlen gefunden wurden (Ferini-Strambi et al. 1995; Frontoni et al. 1996; Linden et al. 1995, 1997; Nasseri et al. 1998). Unter Berücksichtigung der Tatsache, dass man von einer autonomen Dysfunktion erst dann sprechen sollte, wenn zwei oder mehr kardiovaskuläre Reflextests pathologisch sind, beträgt die Häufigkeit der kardiovaskulären Dysfunktion zwischen 10 und 50% (Sterman et al. 1985; Vita et al. 1993). Diese folgen keinem bestimmten Verteilungstyp: Sympathische und parasympathische Anteile sind gleichermaßen betroffen, wenn auch mit unterschiedlichem Schweregrad (Acavedo et al. 2000). In einigen Studien waren die Herzfrequenzvariabilität bei tiefer Atmung (Anema et al. 1991; Senaratne et al. 1984; Thomaides et al. 1993; Vita et al. 1993) und die Blutdruckänderung nach anhaltendem Faustschluss (Pepin et al. 1996; Senaratne et al. 1984; Thomaides et al. 1993; Vita et al. 1993) die Tests, die am häufigsten abnorme Ergebnisse aufwiesen, während andere Autoren für den Atmungstest keine Unterschiede zu normalen Kontrollpersonen finden konnten (Ferini-Strambi et al. 1995; Flachenecker et al. 1999; Frontoni et al. 1996; Mutani et al. 1982). Eine Erklärungsmöglichkeit für die teilweise divergierenden Befunde könnte darin liegen, dass überwiegend kleine Fallzahlen untersucht wurden und die Patienten in unterschiedlichen Phasen der Erkrankung mit unterschiedlicher Aktivität, teilweise auch unterschiedlich vorbehandelt waren oder sich gerade im Schub und unter laufender Kortikosteroidtherapie befanden. In einer eigenen größeren Untersuchung bei 40 Patienten mit klinisch aktiver schubförmiger und sekundär chronisch progredienter MS (definiert als das Auftreten von mehr als zwei Schüben in den vergangenen zwei Jahren oder bestätigte Progression um einen Punkt auf der EDSS), die in eine von zwei Therapiestudien mit Interferon-β eingeschlossen wurden und somit gut bezüglich ihrer Erkrankung charakterisiert und standardisiert waren, wiesen 40% zumindest einen pathologischen Test auf, wobei die Herzfrequenzvariabilität bei tiefer Atmung und das Blutdruckverhalten bei anhaltendem Faustschluss am häufigsten abnorm waren (Flachenecker et al. 1999). Mit Hilfe eines zusammengesetzten Bewertungsmaßes ließ sich zeigen, dass überwiegend die sympathische vasomotorische Funktion betroffen war, während sich die parasympathische Funktionseinschränkung nicht von der gesunder Kontrollpersonen unterschied (Flachenecker et al. 1999). Die Spektralanalyse kurzer EKG-Segmente (256 R-Intervalle bzw. 5 min) wies bei MS-Patienten eine Verringerung der gesamten Herzfrequenzvariabilität, sowohl im LF- als auch im HF-Bereich nach (Frontoni et al. 1996; Linden et al. 1997; vgl. auch Abb. 1c), während sich bei Analyse des 24-Stunden-Elektrokardiogramms eine erhöhte sympathische Aktivität fand (Monge-Argiles et al. 1998). Die frequenzkorrigierte QT-Zeit als Maß der ventrikulären Repolarisation war bei 13 von 48 MS-Patienten (27%) verlängert (Drouin et al. 1998), ohne dass darauf jedoch Rückschlüsse auf die Bedeutung für die Auslösung von Synkopen oder des Risikos eines plötzlichen Herztodes gezogen werden können.

Läsionsort und Korrelation zu klinischen Parametern

Die für die kardiovaskulären Funktionsstörungen verantwortlichen Läsionsorte sind nicht gut definiert. Bei verschiedenen Patienten wurden verschiedenartige Muster autonomer Dysfunktion gefunden, sodass diese MS-Plaques zugeordnet wurden, die in anatomisch weit auseinander liegenden Kreislaufregulationszentren innerhalb des kaudalen Hirnstamms und des oberen Spinalmarks liegen sollen (Pentland u. Ewing 1987; Sterman et al. 1985). Nachdem diese Zentren in der periventrikulären Substanz um den 4. Ventrikel liegen, erscheint es zumindest plausibel, dass diese Strukturen im Rahmen der MS betroffen sein könnten. Allerdings konnte nur in wenigen Untersuchungen eine Korrelation zu klinisch und kernspintomografisch nachgewiesener Hirnstammbeteiligung gefunden werden (Acevedo et al. 2000; Vita et al. 1993); alle übrigen Untersuchungen fanden keine derartige Assoziation (Anema et al. 1991; Flachenecker et al. 1999; Frontoni et al. 1996; Nordenbo et al. 1989). Thomaides et al. (1995) konnten zeigen, dass bei 5 von 10 Patienten ohne orthostatische Hypotonie der zu erwartende Blutdruckabfall nach Gabe von Clonidin ausblieb, was die subklinische Beteiligung autonomer Zentren und zentraler Bahnsysteme nahe legt.

Die kardiovaskuläre Dysfunktion ist nicht mit dem Verlaufstyp, Schweregrad oder Dauer der Erkrankung und bestimmten neurologischen Zeichen oder dem Ausmaß der Behinderung korreliert (Anema et al. 1991; Flachenecker et al. 1999; Frontoni et al. 1996; Nordenbo et al. 1989). Dies verwundert nicht, da die EDSS als Maß der neurologischen Behinderung stark von der Einschränkung des Gehvermögens abhängig ist, die Maßzahl für das Funktionssystem Hirnstamm überwiegend Okulomotorikstörungen misst, die im oberen und mittleren Hirnstamm lokalisiert sind und sowohl EDSS als auch die Funktionssysteme nicht geeignet sind, kleine Läsionen darzustellen (Flachenecker et al. 1999). Zwischen schubförmiger MS und sekundär chronisch progredienter MS besteht kein Unterschied bezüglich Häufigkeit und Art der autonomen Funktionsstörung (eigene Beobachtungen). Allerdings konnten wir bei schubförmigen MS-Patienten zeigen, dass klinisch aktive Patienten, d. h. solche, die mehr als zwei Schübe in den letzten 2 Jahren erlitten hatten, häufiger abnorme Ergebnisse der sympathischen Funktionstests aufwiesen als solche, die klinisch stabil waren, also keinen Schub in den letzten 2 Jahren hatten und in diesem Zeitraum auch keine Progression auf der EDSS aufwiesen, was die Vermutung nahe legt, dass die sympathische Dysfunktion möglicherweise auch im Zusammenhang mit der Ätiopathogenese der MS betrachtet werden muss (Flachenecker et al. 2000).

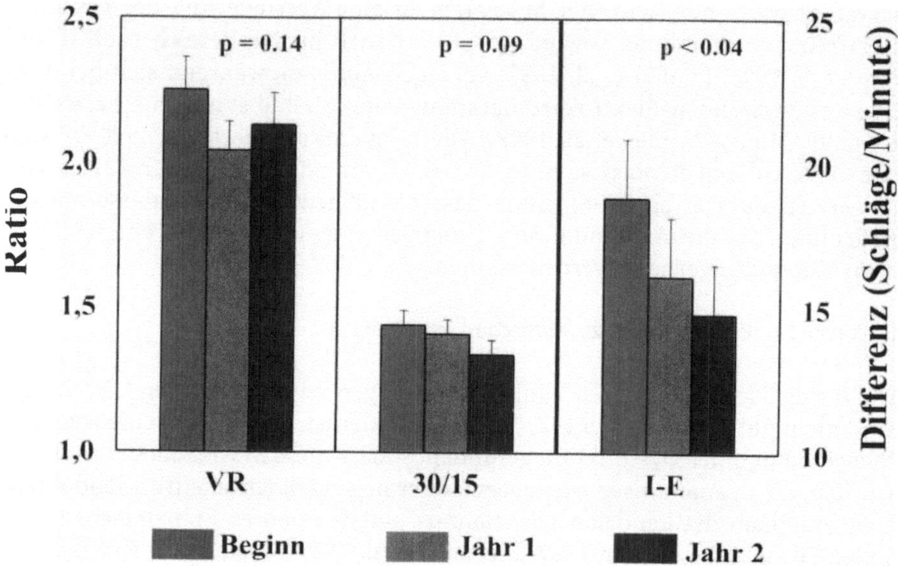

Abb. 2. Zeitlicher Verlauf kardiovagaler Reflextests bei MS-Patienten. Die Herzfrequenzvariabilität beim Valsalva-Manöver (*VR*), aktivem Aufstehen (30/15) und tiefer Atmung (*I-E*) bei 18 Patienten mit klinisch aktiver, schubförmiger MS nimmt im Beobachtungszeitraum von 2 Jahren kontinuierlich ab

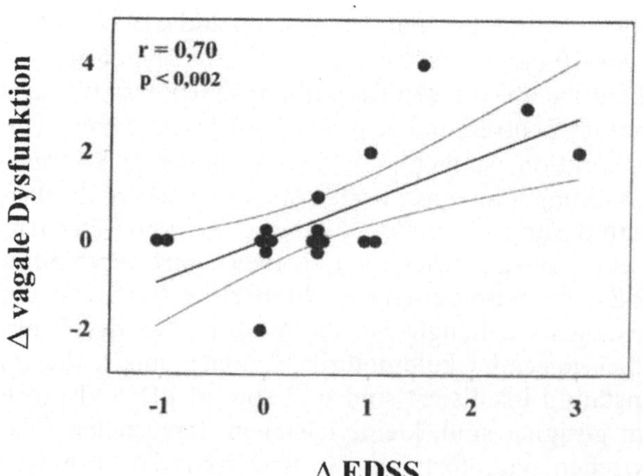

Abb. 3. Korrelation zwischen autonomer Dysfunktion und EDSS. Die Zunahme der parasympathischen Dysfunktion (kombiniertes Bewertungsmaß aus Herzfrequenzvariabilität beim Valsalva-Manöver, aktivem Aufstehen und tiefer Atmung) bei 18 Patienten mit klinisch aktiver, schubförmiger MS ist signifikant mit der Zunahme der EDSS über den Beobachtungszeitraum von 2 Jahren korreliert. *r* Spearman-Korrelationskoeffizient

Zeitlicher Verlauf

Zum zeitlichen Verlauf der kardiovaskulären Regulationsstörungen ist wenig bekannt. Bei 46 Patienten mit schubförmiger und sekundär chronisch-progredienter MS, bei der über einen Zeitraum von einem Jahr kardiovagale Reflextests (Herzfrequenzvariabilität beim Valsalva-Manöver, tiefer Atmung und aktivem Aufstehen) durchgeführt wurden, nahm die Herzfrequenzvariation nach Aufstehen im Beobachtungszeitraum signifikant ab; die übrigen Tests blieben unverändert (Nasseri et al. 1998). Die Progression der autonomen Dysfunktion nahm bei 20 der schubförmigen Patienten weiter zu und war mit der Progression neurologischer Behinderung korreliert (Nasseri et al. 1999). In einer eigenen Untersuchung bei 18 Patienten mit klinisch aktiver, schubförmiger MS nahm die Herzfrequenzvariation bei tiefer Atmung über 2 Jahre kontinuierlich und signifikant ab (Abb. 2). Die übrigen kardiovagalen Reflextests verschlechterten sich ebenfalls leichtgradig, während die sympathischen vasomotorischen Funktionstests während des gesamten 2-Jahres-Verlaufs weitgehend stabil blieben. Die Progression der kardiovagalen Dysfunktion war signifikant zur Progression der EDSS korreliert (Abb. 3), während die sympathischen Funktionstests keine Assoziation zur Zunahme der neurologischen Behinderung aufwiesen (Flachenecker et al. 2000).

Orthostatische Intoleranz

Häufigkeit und Schweregrad

Das häufigste und die Patienten am meisten belastende Symptom der kardiovaskulären autonomen Dysregulation ist die orthostatische Hypotonie. Wie bei den kardiovaskulären Reflextests, divergieren auch hier die Ergebnisse verschiedener Untersuchungen bezüglich Häufigkeit und Schweregrad der Beschwerden. Während keiner der Patienten von Sterman et al. (1985) über spezifische orthostatische Intoleranz klagte, berichteten in anderen Untersuchungen zwischen 24 und 63% der Patienten über derartige Beschwerden (Anema et al. 1991; Flachenecker et al. 1999; Linden et al. 1995; Nordenbo et al. 1989; Pentland u. Ewing 1987; Vita et al. 1993). Im Allgemeinen sind die Patienten hiervon jedoch nur leicht betroffen: So wies keiner der 9 Patienten, die orthostatische Probleme angaben, eine posturale Hypotension auf (Vita et al. 1993). In der Studie von Anema et al. (1991) beklagten 16 von 34 Patienten Beschwerden beim schnellen Aufstehen, während nur 4 Patienten tatsächlich einen signifikanten Blutdruckabfall hatten. In unserer Untersuchung gaben MS-Patienten signifikant häufiger an, unter orthostatischen Beschwerden zu leiden, als eine gesunde Kontrollgruppe (50% vs. 14%, p < 0,006; Abb. 4). Bei der Mehrzahl dieser Patienten traten die Symptome nur gelegentlich auf, und nur zwei der 40 Patienten erlebten derartige Episoden fast immer beim Aufstehen und waren hierdurch beeinträchtigt (Flachenecker et al. 1999). Allerdings wurde kürzlich auch ein Patient beschrieben, der bereits im Sitzen durch rezidivierende Synkopen beeinträchtigt war und neben einer ausgeprägten orthostatischen Hypotonie Hirnstammzeichen aufwies; kernspinto-

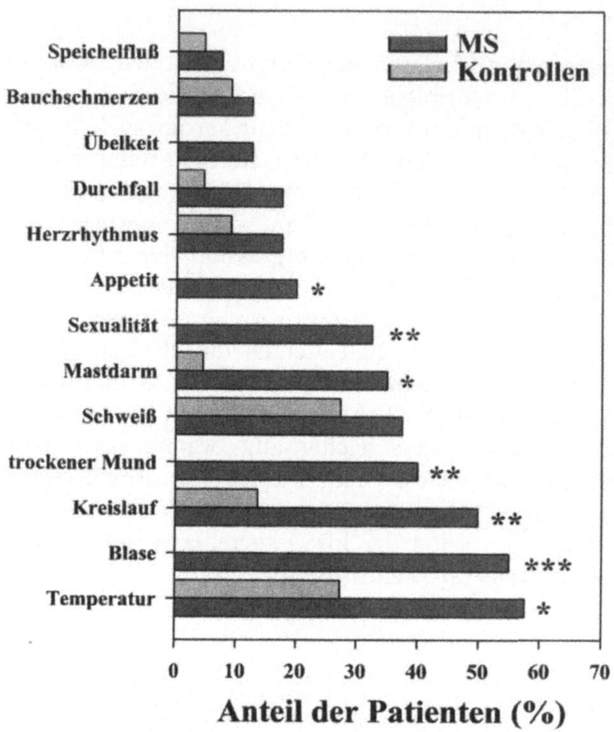

Abb. 4. Symptome autonomer Funktionsstörungen bei MS-Patienten. In einer eigenen Untersuchung wurden 40 MS-Patienten mit Hilfe eines standardisierten Fragebogens in 13 Kategorien nach Symptomen autonomer Funktionsstörungen befragt und mit 22 gesunden Kontrollpersonen verglichen. Die Häufigkeit orthostatischer Beschwerden („Kreislauf") ist derjenigen der Blasen- und Sexualitätsstörungen vergleichbar. *** $p < 0,0001$, ** $p < 0,01$, * $p < 0,05$, MS-Patienten vs. gesunde Kontrollen (Fisher's Test)

mografisch fanden sich Herde im paramedianen Tegmentum und in der basalen Medulla oblongata. Nach einer Kortikosteroidpulstherapie waren sowohl die Hirnstammherde als auch die orthostatischen Beschwerden gebessert, was dafür spricht, dass die orthostatische Intoleranz als Folge der MS anzusehen ist (Sakakibara et al. 1997).

Pathophysiologische Mechanismen

Die zugrunde liegenden Mechanismen sind nur wenig bekannt. Die kardiovaskulären Reflextests bei den Patienten, die an orthostatischen Beschwerden litten, wiesen in mehreren Untersuchungen kein einheitliches Schädigungsmuster auf (Linden et al. 1995; Nordenbo et al. 1989; Pentland u. Ewing 1987; Vita et al. 1993). Als Ursache einer orthostatischen Dysregulation kommen im Wesentlichen drei Mechanismen in Frage:
• eine periphere oder zentrale Sympathikusstörung (hypoadrenerge orthostatische Hypotension), die sich durch einen rasch einsetzenden Blut-

Tabelle 2. Differentialdiagnose und Therapie der orthostatischen Dysregulation. (Nach Diehl u. Linden 1999)

Kreislaufdysregulation	Diagnosekriterien	Therapie
Hypoadrenerge orthostatische Hypotension	Blutdruckabfall systolisch ≥20 mmHg mit raschem bzw. mit fehlendem oder nur sehr langsamen Pulsanstieg	Physikalische Maßnahmen: Schlafen mit erhöhtem Oberkörper Kochsalz- und Flüssigkeitszufuhr Beinekreuzen beim Stehen Stützstrümpfe Mineralokortikoide (z. B. Fludrocortison) α-Sympathomimetika (z. B. Midodrin)
Posturales Tachykardie-Syndrom (POTS)	Pulsanstieg ≥30 Schläge/Minute ohne pathologische Blutdruckänderung	Physikalische Maßnahmen (s. oben) α-Sympathomimetika β-Blocker (z. B. Propranolol) Mineralokortikoide
Neurokardiogene Synkope (vasovagale Synkope)	Plötzlich einsetzender Blutdruckabfall (systolisch ≥50 mmHg) nach längerem Stehen ohne kompensatorische Tachykardie (oft mit Bradykardie oder Asystolie)	β-Blocker Theophyllin Anticholinergika Serotonin-Wiederaufnahmehemmer

druckabfall von mehr als 20 mmHg systolisch innerhalb von 3 min auszeichnet,

- ein übermäßiges venöses Pooling, das ein posturales Tachykardiesyndrom mit deutlichem Anstieg der Herzfrequenz (mehr als 30 Schläge pro Minute innerhalb von 10 min) ohne signifikanten Blutdruckabfall bedingen kann und
- ein Reflexmechanismus (orthostatische neurokardiogene Synkope), der nach längerem Stehen zur Sympathikusinhibition und vagalen Aktivierung und damit zur Bradykardie und zum Blutdruckabfall führt (Tabelle 2; Diehl u. Linden 1999).

Bei individuellen MS-Patienten mit orthostatischer Intoleranz konnten tatsächlich verschiedene Muster autonomer Dysregulation gefunden werden (z. B. vermehrte vagale Aktivität in Ruhe und verminderte sympathische Aktivierbarkeit im Stehen wie in Abb. 1b und deutliche Verminderung der Herzfrequenzvariabilität bereits in Ruhe als Ausdruck einer kombinierten sympathischen und parasympathischen Schädigung wie in Abb. 1c). Im Gruppenvergleich ließen sich zwischen Patienten mit und ohne orthostatischen Beschwerden diskrete Veränderungen sowohl bei den autonomen Funktionstests als auch bei der Spektralanalyse der Herzfrequenzvariabilität nachweisen, die in der Zusammenschau auf einen Defekt der sympathischen vasokonstriktorischen Efferenz als Ursache der orthostatischen Intoleranz bei Patienten mit MS hindeuten (Flachenecker et al. 1999).

Therapie der kardiovaskulären Regulationsstörung

Eine spezifische Therapie der kardiovaskulären autonomen Dysfunktion ist in den meisten Fällen nicht erforderlich. Die Behandlung der orthostatischen Intoleranz ist nur dann notwendig, wenn sie symptomatisch ist und den Patienten stark belastet oder beeinträchtigt und erfolgt nach den allgemeinen Prinzipien der Therapie der orthostatischen Dysregulation (Diehl u. Linden 1999). Dafür ist zunächst eine genaue differentialdiagnostische Abklärung mit Messung von Herzfrequenz und Blutdruck im Liegen und Stehen erforderlich, gegebenenfalls unter Einsatz eines Kipptisches. Bei leichter Symptomatik empfehlen sich physikalische Maßnahmen wie reichliche Kochsalz- und Flüssigkeitszufuhr, Schlafen in Kopfhochlage, Stehen mit gekreuzten Beinen oder Einnahme einer hockenden Position und Tragen einer Stützstrumpfhose (Diehl u. Linden 1999). Alle diese Maßnahmen zielen auf eine Verringerung des venösen Poolings. Pharmakologisch kommen bei hypoadrenerger orthostatischer Hypotonie und bei posturalem Tachykardiesyndrom in erster Linie das Mineralokortikoid Fludrocortison (0,1–0,3 mg/die) in Frage. Alternativ steht mit dem α-adrenergen Agonisten Midodrin ein wirksamer Vasokonstriktor zur Verfügung, der allerdings aufgrund seiner kurzen Halbwertszeit mehrmals täglich eingenommen werden muss (2,5–5 mg alle 3–4 Stunden bis maximal 40 mg/die) (Fealey u. Robertson 1997). Demgegenüber konnte die Wirksamkeit der in der Praxis häufig eingesetzten Ergotamin- oder Dihydroergotaminpräparaten in klinischen Studien nicht belegt werden. Als Therapie der Wahl bei Patienten mit nachgewiesener neurokardiogener Synkope gelten β-Blocker, da sie wahrscheinlich über eine verminderte Ventrikelkontraktibilität eine Überstimulation der Mechanorezeptoren verhindern (Sra et al. 1993).

Schlafstörungen bei multipler Sklerose

Ein hochqualitativer, erholsamer Schlaf zeigt eine ausbalancierte, rhythmische zerebrale Leistungsfähigkeit an (Culebras 1992). Entgegen der weit verbreiteten Vorstellung eines rein passiven Vorganges ist der Schlaf ein neuronal und humoral organisierter Vorgang mit wechselnder Aktivierung verschiedener Systeme bei gleichzeitiger Deaktivierung anderer. Störungen des Schlafes kommen bei verschiedenen neurologischen Erkrankungen vor und werden häufig auch von MS-Patienten berichtet, werden im klinischen Alltag jedoch nur wenig beachtet und sind daher auch nicht gut untersucht (Compston et al. 1998). Die Häufigkeit schwankt zwischen 25 und 54% und ist damit etwa dreimal so hoch wie bei der Normalbevölkerung (Clark et al. 1992; Tachibana et al. 1994). Die Symptome äußern sich in Schwierigkeiten beim Einschlafen, häufigem nächtlichen Erwachen, frühmorgendlichem Erwachen, vermehrter Tagesschläfrigkeit, habituellem Schnarchen und Nykturie (Clark et al. 1992; Leo et al. 1991; Saunders et al. 1991; Tachibana et al. 1994). Ursächlich kann eine Vielzahl von Ursachen zu einem gestörten Schlaf beitragen (s. folgende Übersicht). Die bei der MS häufige spastische Tonuserhöhung kann nächtliche Krämpfe und Flexorspasmen verursachen, die mit nächtlichem Erwachen assoziiert sind (Leo et al. 1991; Saunders et al. 1991). Periodische Beinbewegungen ließen sich ebenfalls häufig bei MS-Patienten nachweisen und können zu „Mikroarousal" mit darauf folgender erhöhter Erschöpfbarkeit und Tagesschläfrigkeit führen (Potolicchio et al. 1991). Blasen- und Mastdarmstörungen mit häufiger Nykturie sind mit verlängerter Einschlaflatenz sowie nächtlichem und frühmorgendlichem Erwachen korreliert (Leo et al. 1991; Saunders et al. 1991). In einer größeren Serie von 143 Patienten und 70 Kontrollpersonen konnte mit Hilfe einer psychologischen Testbatterie gezeigt werden, dass die Depressionswerte in der Patientengruppe mit Schlafstörungen signifikant erhöht waren (Clark et al. 1992). Zu ähnlichen Ergebnissen kam eine andere Untersuchung, in der der Gebrauch von Schlafmedikation mit Depression und erhöhter Erschöpfbarkeit korrelierte (Saunders et al. 1991). Daneben kann auch die medikamentöse Therapie der MS mit Amantadinen oder Steroiden nächtliche Schlafstörungen mit erhöhter Tagesschläfrigkeit oder hypnagoge Halluzinationen verursachen (Tachibana et al. 1994). Eine wesentliche nächtliche Sauerstoffentsättigung fand sich nur bei 3 von 28 Patienten (11%); damit ist die Prävalenz eines Schlafapnoe-Syndroms nur unwesentlich höher als in der Normalbevölkerung (Tachibana et al. 1994).

Ursachen von Schlafstörungen bei der Multiplen Sklerose

- Spastizität
- Blasen- und Mastdarmstörungen
- Depression
- Periodische Beinbewegungen
- Medikamentöse Therapie der MS
- Narkolepsie (?)

Klinische Parameter wie Krankheitsverlauf, Krankheitsdauer oder Schweregrad der neurologischen Behinderung sind nicht mit den verschiedenen Schlafparametern korreliert, ebenso wenig wie kognitive Beeinträchtigungen (Leo et al. 1991; Saunders et al. 1991). Kernspintomografische Untersuchungen lieferten widersprüchliche Ergebnisse: Während in einer Studie drei Läsionsorte signifikant mit Schlafstörungen assoziiert waren (rechtes und linkes frontales Marklager sowie rechte Inselregion; Clark et al. 1992), konnte von anderen Autoren keine Assoziation zwischen Größe und Verteilung der kernspintomografischen Läsionen gefunden werden (Leo et al. 1991; Tachibana et al. 1994).

Polysomnografische Untersuchungen

Zur genaueren Charakterisierung der Schlafstörung ist die Durchführung einer Polysomnografie oft hilfreich. In der Literatur gibt es bei MS-Patienten nur wenige Daten. In einer größeren Serie von 25 Patienten und 25 gematchten Kontrollpersonen war der Schlaf stärker fragmentiert, gemessen an einer reduzierten Schlafeffizienz und an häufigerem Erwachen, während die Schlafarchitektur, insbesondere der Anteil des REM-Schlafes und die Häufigkeit des Schlafstadienwechsels, nicht beeinträchtigt war (Ferini-Strambi et al.

1994). Da die Axone der Regionen, die mit Schlafstörungen assoziiert waren, zur supplementär-motorischen Area projizieren, war spekuliert worden, dass Läsionen in diesen Bereichen periodische Beinbewegungen als Ursache der Schlafstörungen verursachen könnten (Clark et al. 1992). Diese wurden zwar tatsächlich häufiger bei MS-Patienten als bei Gesunden registriert, können jedoch alleine nicht die stärkere Schlaffragmentation erklären (Ferini-Strambi et al. 1994; Potolicchio et al. 1991). Hinweise für eine generalisierte Störung der zirkadianen Rhythmik gibt es nicht (Taphoorn et al. 1993).

Narkolepsie und multiple Sklerose

Die Narkolepsie ist ein Syndrom, das sich durch exzessive Tagesschläfrigkeit mit Schlafattacken und Kataplexie (plötzlicher, durch emotionale Stimuli getriggerter Tonusverlust) auszeichnet. Damit assoziierte Symptome sind Schlaflähmungen, hypnagoge Halluzinationen und nächtliche Schlafstörungen. Es gibt mehrere Hinweise darauf, dass ein Zusammenhang zwischen Narkolepsie und MS besteht: So sind Familien, in denen beide Erkrankungen nebeneinander vorkamen, und Patienten, die an beiden Erkrankungen litten, beschrieben worden (Culebras 1992; Younger et al. 1991). Ob die Narkolepsie Folge des demyelinisierenden Prozesses bestimmter dienzephaler oder Hirnstammstrukturen ist oder eine unabhängige Zweiterkrankung darstellt, ist ungeklärt (Culebras 1992). Immungenetisch interessant ist, dass das HLA-DR2-Antigen bei nahezu allen Patienten mit Narkolepsie gefunden werden kann und dass dieses HLA-Molekül überzufällig häufig bei MS-Patienten zu finden ist. Obwohl Schlafattacken, Kataplexie, Schlaflähmungen und hypnagoge Halluzinationen signifikant häufiger von MS-Patienten angegeben wurden, fand sich kein Unterschied bezüglich der narkoleptischen Symptome zwischen HLA-DR2-positiven und -negativen Patienten (Poirier et al. 1987). Im multiplen Schlaflatenztest war die mittlere Einschlaflatenz bei 21 von 37 Patienten reduziert, die Häufigkeitsverteilung der HLA-Antigene jedoch unabhängig von der Einschlaflatenz, sodass die bei der Narkolepsie vorhandenen Gene nicht alleine für das verfrühte Einschlafen verantwortlich sein können. Unterstützt wird diese Annahme von einer weiteren Untersuchung, in der keiner von 16 Patienten mit Schlafstörungen und/oder erhöhter Erschöpfbarkeit über narkoleptische Symptome berichtete und die mittlere Einschlaflatenz im multiplen Schlaflatenztest sogar eher erhöht war (Taphoorn et al. 1993). Insgesamt muss wohl von einer multifaktoriellen Ätiologie der Schlafstörungen ausgegangen werden, die sowohl physische als auch psychische Faktoren einschließt.

Therapie von Schlafstörungen bei der multiplen Sklerose

Zur zielgerichteten Therapie ist zunächst die genaue Abklärung der Schlafstörungen und die Ermittlung einer möglichen, behandelbaren Ursache notwendig (s. Übersicht oben), gegebenenfalls unter Zuhilfenahme einer polysomnografischen Untersuchung. Blasenstörungen mit Nykturie und die Spastizität mit einschießenden Flexorspasmen oder schmerzhaften Verkrampfungen werden nach den entsprechenden Prinzipien (Oxybutynin bzw. Baclofen zur Nacht) behandelt. Antidepressiva können sinnvoll eingesetzt werden, insbesondere, wenn eine Depression für die Schlafstörung verantwortlich sein könnte (Saunders et al. 1991). Stimulierende und den Nachtschlaf störende Medikamente sollten entweder abgesetzt oder spätestens zuletzt am frühen Nachmittag eingenommen werden. Bei periodischen Beinbewegungen kann ein Therapieversuch mit Clonazepam zur Nacht unternommen werden; dies war bei drei von sechs Patienten mit polysomnografisch nachgewiesenen periodischen Beinbewegungen erfolgreich (Potolicchio et al. 1991). Alternativ kommt die Gabe von L-Dopa in Frage. Sind narkoleptische Symptome führend, kann zur Vigilanzsteigerung Methylphenidat 10–60 mg in 2–3 Tagesdosen, die letzte nicht später als 16 Uhr, eingesetzt werden (Klockgether 1998). Neuerdings steht mit Modafinil 200–400 mg täglich eine effektive und besser verträgliche Substanz mit anderem Wirkprofil zur Verfügung (Fry 1998). Bei kataplektischen Attacken und Schlafparalyse mit schwerer Beeinträchtigung können Clomipramin 10–150 mg/die sowie die neueren selektiven Substanzen wie Fluoxetin 20 mg/die versucht werden (Klockgether 1998). Die Therapie der Wahl bei einem Schlafapnoe-Syndrom stellt die kontinuierliche nasale Beatmung mit positivem Druck (CPAP) dar, falls allgemeine Maßnahmen wie Gewichtsreduktion, Schlafen auf dem Bauch, Alkoholkarenz und Absetzen atemdepressiver Substanzen keinen oder nur einen unzureichenden Effekt zeigen.

Nach erfolgter Klärung der Ursache und gegebenenfalls Therapie ist bei fortbestehenden Schlafstörungen die Behandlung zumeist eine Kombination aus Schlafhygiene, psychotherapeutischen – insbesondere verhaltenstherapeutischen – und schließlich medikamentösen Maßnahmen. Schlafhygiene bedeutet Vermeiden von Tagesschlaf und Wachzeiten im Bett, Einhalten regelmäßiger Schlaf- und Wachzeiten, regelmäßige körperliche Aktivität, nicht zu warmes Schlafzimmer, Lärmvermeidung und Alkohol- und Koffeinkarenz. Sind schlafbahnende Medikamente notwendig, sollten bei den zumeist jungen Patienten zunächst pflanzliche Stoffe wie Baldrian bevorzugt werden. Die Indikation zum Einsatz von Benzodiazepinen sollte streng gestellt und diese Präparate nur kurz und in niedriger Dosierung verordnet werden. Nach einer 4–6 Wochen dauernden Behandlung sollten diese Präparate ausgeschlichen und eine erneute Behandlung erst nach einem 2-wöchigen schlafmittelfreien Intervall wieder aufgenommen werden (Klockgether 1998). Alternativ stehen tri- und tetrazyklische Antidepressiva mit sedierender Komponente (Amitryptilin, Trimipramin und Trazodon) sowie niederpotente Neuroleptika (Levomepromazin, Thioridazin oder Melperon) zur Verfügung.

Literatur

Acevedo AR, Nava C, Arriada N, Violante A, Corona T (2000) Cardiovascular dysfunction in multiple sclerosis. Acta Neurol Scand 101:85–88

Akselrod S, Gordon D, Madwed JB, Snidman NC, Shannon DC, Cohen RJ (1985) Hemodynamic regulation: investigation by spectral analysis. Am J Physiol 249:H867–875

Akselrod S, Gordon D, Ubel FA, Shannon DC, Berger AC, Cohen RJ (1981) Power spectrum analysis of heart rate fluctuation: a quantitative probe of beat-to-beat cardiovascular control. Science 213:220–222

Anema JR, Heijenbrok MW, Faes TJ, Heimans JJ, Lanting P, Polman CH (1991) Cardiovascular autonomic function in multiple sclerosis. J Neurol Sci 104:129–134

Bannister R, Mathias CJ (1999) Introduction and classification of autonomic disorders. In: Mathias CJ, Bannister R (eds) Autonomic failure. A textbook of clinical disorders of the autonomic nervous system. Oxford University Press, New York, pp XVII–XXII

Benarroch EE (1993) The central autonomic network: functional organization, dysfunction, and perspective. Mayo Clin Proc 68:988–1001

Brinar V, Brzovic Z, Papa J, Malojcic B, Dawidowsky K (1997) Autonomic dysfunction in patients with multiple sclerosis. Coll Anthropol 21:493–497

Chagnac Y, Martinovitis G, Tadmor R, Goldhammer Y (1986) Paroxysmal atrial fibrillation associated with an attack of multiple sclerosis. Postgrad Med J 62:385–387

Clark CM, Fleming JA, Li D, Oger J, Klonoff H, Paty D (1992) Sleep disturbance, depression, and lesion site in patients with multiple sclerosis. Arch Neurol 49:641–643

Compston A, Ebers G, Lassmann H, McDonald WI, Matthews B, Wekerle H (1998) McAlpine's multiple sclerosis. London, Churchill Livingstone

Culebras A (1992) Neuroanatomic and neurologic correlates of sleep disturbances. Neurology 42:19–27

Diehl RR, Linden D (1999) Differentialdiagnose der orthostatischen Dysregulationen. Nervenarzt 70:1044–1051

Drouin E, Nataf S, Lande G, Louboutin JP (1998) Abnormalities of cardiac repolarization in multiple sclerosis: relationship with a model of allergic encephalomyelitis in rat. Muscle Nerve 21:940–942

Ewing DJ (1992) Analysis of heart rate variability and other non-invasive test with special reference to diabetes mellitus. In: Bannister R, Mathias CJ (eds) Autonomic failure. A textbook of clinical disorders of the autonomic nervous system. Oxford University Press, New York, pp 312–333

Ewing DJ, Campbell IW, Murray H, Neilson JM, Clarke BF (1978) Immediate heart-rate response to standing: simple test for autonomic neuropathy in diabetes. Br Med J 1:145–147

Ewing DJ, Hume L, Campbell IW, Murray H, Neilson JM, Clarke BF (1980) Autonomic mechanisms in the initial heart rate response to standing. J Appl Physiol 49:809–814

Fealey RD, Robertson D (1997) Management of orthostatic hypotension. In: Low PA (ed) Clinical autonomic disorders. Lippincott-Raven, Philadelphia, pp 763–775

Ferini-Strambi L, Filippi M, Martinelli V, Oldani A, Rovaris M, Zucconi M, Comi G, Smirne S (1994) Nocturnal sleep study in multiple sclerosis: correlations with clinical and brain magnetic resonance imaging findings. J Neurol Sci 125:194–197

Ferini-Strambi L, Rovaris M, Oldani A, Martinelli V, Filippi M, Smirne S, Zucconi M, Comi G (1995) Cardiac autonomic function during sleep and wakefulness in multiple sclerosis. J Neurol 242:639–643

Flachenecker P (2001) Klinische Standarduntersuchungen autonomer Funktionen: Parasympathikus-Funktionen. In: Jörg J (ed) Autonome Diagnostik und Schlafpolygraphie in Klinik und Praxis. Steinkopff, Darmstadt, pp 3–22

Flachenecker P, Hartung HP, Reiners K (1997) Power spectrum analysis of heart rate variability in Guillain-Barré syndrome. A longitudinal study. Brain 120:1885–1894

Flachenecker P, Krauser M, Wolf A, Reiners K (2000) Kardiovaskuläre autonome Dysfunktion bei multipler Sklerose. Akt Neurol 27 [Suppl 2]:S223

Flachenecker P, Wermuth P, Hartung HP, Reiners K (1997) Quantitative assessment of cardiovascular autonomic function in Guillain-Barré syndrome. Ann Neurol 42:171–179

Flachenecker P, Wolf A, Krauser M, Hartung HP, Reiners K (1999) Cardiovascular autonomic dysfunction in multiple sclerosis: correlation with orthostatic intolerance. J Neurol 246:578–586

Frontoni M, Fiorini M, Strano S, Cerutti S, Giubilei F, Urani C, Bastianello S, Pozzilli C (1996) Power spectrum analysis contribution to the detection of cardiovascular dysautonomia in multiple sclerosis. Acta Neurol Scand 93:241–245

Frontoni M, Giubilei F (1999) Autonomic dysfunction in MS. Int MS J 6:79–87

Fry JM (1998) Treatment modalities for narcolepsy. Neurology 50 [Suppl 1]:S43–S48

Gallai V, Sarchielli P, Firenze C, Trequattrini A, Paciaroni M, Usai F, Franceschini M, Palumbo R (1994) Neuropeptide Y plasma levels and serum dopamine-beta-hydroxylase activity in MS patients with and without abnormal cardiovascular reflexes. Acta Neurol Belg 94:44–52

Gentiloni N, Schiavone D, Della Corte F, Ricci E, Colosimo C (1992) Neurogenic pulmonary edema: a presenting symptom in multiple sclerosis. Ital J Neurol Sci 13:435–438

Julu PO, Hondo RG (1992) Effects of atropine on autonomic indices based on electrocardiographic R-R intervals in healthy volunteers. J Neurol Neurosurg Psychiatry 55:31–35

Karemaker JM (1993) Analysis of blood pressure and heart rate variability: theoretical considerations and clinical applicability. In: Low PA (ed) Clinical autonomic disorders. Little, Brown & Company, Boston, pp 315–330

Klockgether T (1998) Schlafstörungen. In: Brandt T, Dichgans J, Diener HC (eds) Therapie und Verlauf neurologischer Erkrankungen. Kohlhammer, Stuttgart, pp 169–178

Leo GJ, Rao SM, Bernardin L (1991) Sleep disturbance in multiple sclerosis. Neurology 41 [Suppl 1]:320

Linden D, Diehl RR (1996) Comparison of standard autonomic tests and power spectral analysis in normal adults. Muscle Nerve 19:556–562

Linden D, Diehl RR, Berlit P (1995) Subclinical autonomic disturbances in multiple sclerosis. J Neurol 242:374–378

Linden D, Diehl RR, Kretzschmar A, Berlit P (1997) Autonomic evaluation by means of standard tests and power spectral analysis in multiple sclerosis. Muscle Nerve 20:809–814

Low PA (1993) Composite autonomic scoring scale for laboratory quantification of generalized autonomic failure. Mayo Clin Proc 68:748–752

Low PA (1997) Laboratory evaluation of autonomic function. In: Low PA (ed) Clinical autonomic disorders. Lippincott-Raven, Philadelphia, pp 179–208

Mathias CJ, Bannister R (1999) Investigation of autonomic disorders. In: Mathias CJ, Bannister R (eds) Autonomic failure. A textbook of clinical disorders of the autonomic nervous system. Oxford University Press, New York, pp 169–195

McLeod JG (1992) Invited review: autonomic dysfunction in peripheral nerve disease. Muscle Nerve 15:3–13

McLeod JG, Tuck RR (1987) Disorders of the autonomic nervous system: Part Investigation and treatment. Ann Neurol 21:519–529

Meesmann M, Boese J, Scharf R (1994) Vergleich der Methoden zur Bestimmung der Herzfrequenzvariabilität. Herzschr Elektrophys 5 [Suppl 2]:25–29

Monge-Argiles JA, Palacios-Ortega F, Vila-Sobrino JA, Matias-Guiu J (1998) Heart rate variability in multiple sclerosis during a stable phase. Acta Neurol Scand 97:86–92

Mutani R, Clemente S, Lamberti A, Monaco F (1982) Assessment of autonomic disturbances in multiple sclerosis by measurement of heart rate responses to deep breathing and to standing. Ital J Neurol Sci 2:111–114

Nasseri K, TenVoorde BJ, Ader HJ, Uitdehaag BM, Polman CH (1998) Longitudinal follow-up of cardiovascular reflex tests in multiple sclerosis. J Neurol Sci 155:50–54

Nasseri K, Uitdehaag BM, van Walderveen MA, Ader HJ, Polman CH (1999) Cardiovascular autonomic function in patients with relapsing remitting multiple sclerosis: a new surrogate marker of disease evolution? Eur J Neurol 6:29–33

Nordenbo AM, Boesen F, Andersen EB (1989) Cardiovascular autonomic function in multiple sclerosis. J Auton Nerv Syst 26:77–84

Olindo S, Guillon B, Hélias J, Philibert B, Magne C, Fève JR (2000) Heart ventrikular ejection fractions decrease in multiple sclerosis. Neurology 54 [Suppl 3]:A349(Abstract)

Pagani M, Lombardi F, Guzzetti S, Rimoldi O, Furlan R, Pizzinelli P, Sandrone G, Malfatto G, Dell'Orto S, Piccaluga E et al (1986) Power spectral analysis of heart rate and arterial pressure variabilities as a marker of sympatho-vagal interaction in man and conscious dog. Circ Res 59:178–193

Pentland B, Ewing DJ (1987) Cardiovascular reflexes in multiple sclerosis. Eur Neurol 26:46–50

Pepin EB, Hicks RW, Spencer MK, Tran ZV, Jackson CGR (1996) Pressor response to isometric exercise in patients with multiple sclerosis. Med Sci Sports Exerc 28:656–660

Piha SJ, Puukka P, Seppanen A (1991) Short- and long-term reproducibility of cardiovascular tests of autonomic function in normal subjects. Clin Auton Res 1:115–118

Poirier G, Montplaisir J, Dumont M, Duquette P, Decary F, Pleines J, Lamoureux G (1987) Clinical and sleep laboratory study of narcoleptic symptoms in multiple sclerosis. Neurology 37:693–695

Pomeranz B, Macaulay RJ, Caudill MA, Kutz I, Adam D, Gordon D, Kilborn KM, Barger AC, Shannon DC, Cohen RJ et al (1985) Assessment of autonomic function in humans by heart rate spectral analysis. Am J Physiol 248:H151–153

Potolicchio SJ, Calderon TM, Richert J (1991) Periodic limb movements of sleep and chronic fatigue in multiple sclerosis: correlations between diagnosis and treatment. Neurology 41 [Suppl 1]:320–321

Ravits JM (1997) Autonomic nervous system testing. Muscle Nerve 20:919-937

Sakakibara R, Mori M, Fukutake T, Kita K, Hattori T (1997) Orthostatic hypotension in a case with multiple sclerosis. Clin Auton Res 7:163–165

Sandroni P, Benarroch EE, Low PA (1991) Pharmacological dissection of components of the Valsalva maneuver in adrenergic failure. J Appl Physiol 71:1563–1567

Saunders J, Whitham R, Schaumann B (1991) Sleep disturbance, fatigue, and depression in multiple sclerosis. Neurology 41 [Suppl 1]:320

Schroth WS, Tenner SM, Rappaport BA, Mani R (1992) Multiple sclerosis as a cause of atrial fibrillation and electrocardiographic changes. Arch Neurol 49:422–424

Senaratne MP, Carroll D, Warren KG, Kappagoda T (1984) Evidence for cardiovascular autonomic nerve dysfunction in multiple sclerosis. J Neurol Neurosurg Psychiatry 47:947–952

Shields RW (1993) Functional anatomy of the autonomic nervous system. J Clin Neurophysiol 10:2–13

Sra JS, Jazayeri MR, Avitall B, Dhala A, Deshpande S, Blanck Z, Akhtar M (1993) Comparison of cardiac pacing with drug therapy in the treatment of neurocardiogenic (vasovagal) syncope with bradycardia or asystole. N Engl J Med 328:1085–1090

Sterman AB, Coyle PK, Panasci DJ, Grimson R (1985) Disseminated abnormalities of cardiovascular autonomic function in multiple sclerosis. Neurology 35:1665–1668

Tachibana N, Howard RS, Hirsch NP, Miller DH, Moseley IF, Fish D (1994) Sleep problems in multiple sclerosis. Eur Neurol 34:320–323

Taphoorn MJ, van Someren E, Snoek FJ, Strijers RL, Swaab DF, Visscher F, de Waal LP, Polman CH (1993) Fatigue, sleep disturbances and circadian rhythm in multiple sclerosis. J Neurol 240:446–448

Therapeutics and Technology Assessment Subcommittee (1996) Clinical autonomic testing report of the therapeutics and technology assessment subcommittee of the American Academy of Neurology. Neurology 46:873–880

Thomaides TN, Zoukos Y, Chaudhuri KR, Mathias CJ (1993) Physiological assessment of aspects of autonomic function in patients with secondary progressive multiple sclerosis. J Neurol 240:139–143

Thomaides TN, Zoukos Y, Chaudhuri KR, Watson L, Mathias CJ (1995) Central defects of autonomic function in secondary progressive multiple sclerosis: observations based on cardiovascular and growth hormone responses to clonidine. Eur J Neurol 2:163–169

van Ravenswaaij Arts CM, Kollee LA, Hopman JC, Stoelinga GB, van Geijn HP (1993) Heart rate variability. Ann Intern Med 118:436–447

Vita G, Fazio MC, Milone S, Blandino A, Salvi L, Messina C (1993) Cardiovascular autonomic dysfunction in multiple sclerosis is likely related to brainstem lesions. J Neurol Sci 120:82–86

Wheeler T, Watkins PJ (1973) Cardiac denervation in diabetes. Br Med J 4:584–586

Wieling W, Karemaker JM (1999) Measurement of heart rate and blood pressure to evaluate disturbances in neurocardiovascular control. In: Mathias CJ, Bannister R (eds) Autonomic failure. A textbook of clinical disorders of the autonomic nervous system. Oxford University Press, New York, pp 196–210

Younger DS, Pedley TA, Thorpy MJ (1991) Multiple sclerosis and narcolepsy: possible similar genetic susceptibility. Neurology 41:447–448

Störungen der Blasen-, Darm-, Haut- und Sexualfunktion bei der Multiplen Sklerose

N.H. KÖNIG

EINLEITUNG

Urogenitale-, gastrointestinale und Hauttrophikstörungen werden im Verhältnis zur Häufigkeit ihres Auftretens von MS-Patienten nur selten spontan berichtet, u. a. wegen einer Tabuisierung der Thematik, einer geringen subjektiven Wertigkeit oder auch einer Fehleinschätzung der Problematik. Blasenstörungen, die mit einer Häufigkeit von bis zu 90% auftreten, werden bis zu 63% spontan angegeben, die Einschätzung als „wichtiges Symptom" liegt bei 12%. Darmentleerungsstörungen, die in bis zu 54% auftreten, werden nur von ca. einem Drittel aller Patienten angegeben und nur von 3% als wichtig eingeschätzt (Valleroy u. Kraft 1984). Angaben über trophische Störungen der Haut fehlen in der Literatur weitgehend, kommen aber bei ca. 30% aller MS-Patienten vor (Albrecht et al. 1999). Nicht einmal Dekubitalulzera werden immer spontan angegeben, während Sexualitätsstörungen, die bei einer geschlechtsdifferenten Häufigkeit bei bis zu 90% vorkommen, nur in ca. 4% mit einer ganz hohen Priorität spontan eingestanden werden.

Pathophysiologisch liegt den urogenitalen und gastrointestinalen Syndromen eine Schädigung der zentralen vegetativen und sensomotorischen Bahnen zugrunde.

Während der Gastrointestinaltrakt parasympathisch bis zum mittleren Drittel des Colon transversum vom N. vagus versorgt wird, innervieren die Nn. splanchnici pelvini (S 2–4) über den Plexus hypogastricus superior die distalen Abschnitte des Kolons und das Sigmoid und über den Plexus hypogastricus inferior den Urogenitaltrakt. Die sympathische Versorgung erfolgt über den Grenzstrang aus den Segmenten Th12–L3. Die sensomotorische Versorgung erfolgt über den N. pudendus aus den Segmenten S3/S4. Die Häufigkeit der intestinalen und urogenitalen Störungen erklärt sich durch die MS-typische Häufung kaudaler Symptome wegen zunehmender Demyelinisierungen im Verlauf des Rückenmarkes. Die sudorisekretorische und vasoregulatorische Innervation der Haut erfolgt durch die sympathische Innervation via Spinalnerven. Eine Besonderheit der Kolonfunktion liegt darin, dass nach Durchtrennung der peripheren Nerven die intramuralen Ganglien die Darmfunktion aufrecht erhalten können.

Störungen der Blasenfunktion

Die *Häufigkeit der Blasenstörungen* (Anderson u. Bradley 1976; Mayo u. Chetner 1992) liegt im Krankheitsverlauf bei 60 bis über 90%, als isoliertes Initialsymptom bei 2–7% und in Kombination mit anderen neurologischen Symptomen bei 10–18%. Auch subjektiv beschwerdefreie MS-Betroffene zeigen urodynamisch in 50% bereits pathologische Befunde (Bemelmans et al. 1991).

Die *klinischen Angaben* (Anderson u. Bradley 1976; Bemelmans et al. 1991; König 1997; Mayo u. Chetner 1992) der Patienten mit neurogenen Blasenstörungen lassen sich auf der einen Seite als irritative Symptome mit Pollakisurie, Nykturie, imperativem Harndrang und Inkontinenz erfassen und andererseits als obstruktive Blasenstörungen mit verzögertem Miktionsbeginn, erschwerter Miktion, Harnflussunterbrechung, mehrzeitiger Miktion, Restharnbildung, akutem Harnverhalt und rezidivierenden Harnwegsinfektionen. Der Leidensdruck durch die irritativen Syndrome ist wegen der sozialen Beeinträchtigung bzw. Diskriminierung viel größer als bei den obstruktiven, die subjektiv weniger wahrgenommen werden, aber aufgrund der resultierenden potenziellen Nierenfunktionsstörung objektiv riskanter sind. Aufgrund des disseminierten Befalls des ZNS bei der MS sind allerdings Kombinationen aus obstruktiven und irritativen Syndromen häufiger als die jeweils reinen Formen.

Differentialdiagnostisch müssen zunächst primäre Blasenstörungen ausgeschlossen werden. Die *Diagnostik neurogener Blasenstörungen* reicht vom einfachen Miktionsfrequenzprotokoll bis zur urodynamischen Untersuchung. Im Miktionsfrequenzprotokoll differenziert der Patient zwischen Blasenentleerungen während des Tages und während der Nacht und führt parallel ein „Trinkprotokoll". Urinstatus und ggf. bakteriologische Urinuntersuchung sind obligat. MS-Patienten mit Blasenstörungen leiden in ca. 70% unter rezidivierenden Harnwegsinfektionen, was im Umkehrschluss auf eine zugrunde liegende neurogene Blasenstörung hinweisen kann. Eine testgerechte Antibiotikatherapie ist wegen gehäufter atypischer Keime zwingend.

Wiederholte Ultraschallrestharnbestimmungen dienen auch der Therapieüberwachung. Die suprapubische Ultraschalluntersuchung der vollen Blase ist hinsichtlich Sekundärveränderungen und Reflux in die oberen Harnwege wenig sensitiv. Die rektale Untersuchung führt hier offensichtlich zu besseren Ergebnissen. Der Uroflow kann Hinweise auf einen erhöhten Blasenauslasswiderstand liefern.

Goldstandard ist die urodynamische Untersuchung, insbesondere die Zystomanometrie in Ruhe und unter Provokation (Eiswassertest), kombiniert mit einer Röntgendarstellung. Nur sie erlaubt die Feststellung der intravesikalen Druckverhältnisse und der Compliance – der Dehnbarkeit der Blasenwand – sowie sichere Aussagen über Sekundärveränderungen der unteren und oberen Harnwege.

Die hyperreflexive Blase mit pathologischen Drucksteigerungen ist der häufigste urodynamische Befund bei MS-Patienten. Zusammen mit einem erhöhten Blasenauslasswiderstand ergibt sich dann die Diagnose einer Detrusor-Sphinkter-Dyssynergie (Anderson u. Bradley 1976; Becker et al. 1982; Blaivas et al. 1979; Bradley 1978; Stöhrer et al. 1994). Ein Reflux in die oberen Harnwege kommt bei ca. 10% vor.

Bei Patienten mit hohem Restharn finden wir sehr häufig hohe intravesikale Drücke. Bei gleicher klinischer Symptomatik, also imperativem Harndrang mit oder ohne Inkontinenz, findet sich bei einem kleinen Prozentsatz auch eine areflexive Blase. Die richtigen therapeutischen Konsequenzen basieren also auf der urodynamischen Untersuchung.

Ziele der *Therapie neurogener Blasenstörungen* bestehen in der Vermeidung hoher Detrusordrücke, im Erreichen einer suffizienten Speicherphase und einer ausreichenden Entleerung der Blase mit resultierendem Rückgang der Infektionsrate, einer Rückbildung anatomischer Strukturveränderungen und einer Minderung subjektiver Beschwerden (Hofreiter et al. 1995).

- Die Trinkmenge beträgt mindestens 2 Liter pro Tag, die zur Vermeidung einer abrupten Detrusordehnung möglichst gleichmäßig verteilt über den Tag zugeführt werden sollten. Diuretische Substanzen sollten aus dem gleichen Grund vermieden werden. In Einzelfällen kann ein gezieltes Toilettentraining ohne eigentlichen Harndrang in 2- bis 3-stündlichen Abständen helfen, eine Inkontinenz zu vermeiden. Durch Triggern soll die Blase zu einer reflektorischen Detrusorkontraktion angeregt werden. Die Anwendung eines Credé-Handgriffs, der selbst zu einer intravesikalen Drucksteigerung führen kann, muss vermieden werden.
Die Beckenbodengymnastik dient meistens der bewussten Entspannung, gelegentlich auch der Tonisierung der Beckenbodenmuskulatur und sehr oft auch dem erstmaligen Vertrautwerden mit dem eigenen Körper.
- Zur Infektionsprophylaxe kann eine Urinansäuerung, z. B. mit L-Methionin oder auch Grapefruit- oder Apfelsaft durchgeführt werden. Eine Blasendesinfektion mit Methenaminmandelat ist nur im sauren Milieu sinnvoll.
- Medikamentös steht eine Reihe von detrusordämpfenden Medikamenten zur Verfügung [Oxybutynin (Dridase) 10 bis maximal 30 mg, Tolterodin (Detrusitol) bis 4 mg, Trospiumchlorid (Spasmex) bis maximal 135 mg, Propiverin (Mictonorm) bis 45 mg]. Die Nebenwirkungen insbesondere die Obstipation bis hin zum paralytischen Ileus müssen ebenso bedacht werden wie die anticholinerge Wirkung anderer Substanzen, insbesondere der trizyklischen Antidepressiva, die evtl. gezielt mit eingesetzt werden können. Die unter pathologischen Bedingungen aktivierten, nichtmyelinisierten C-Fasern, die eine Hyperreflexie bedingen, können durch die Instillation einer alkoholischen 1- bis 2-mmol-haltigen Capsaicin-Lösung bis zu 5 Monate ausgeschaltet werden. Das bis zu 1000-mal wirksamere Resiniferotoxin befindet sich ebenso wie der selektive M3-Muskarinrezeptorantagonist Darifenacin in Testung. Durch Inhibierung der Urinproduktion mittels Desmopressin kann eine tageszeitlich begrenzte Reduktion der Miktionsfrequenz erreicht werden. Eine Erweiterung des inneren Sphinkters durch Alpha-Rezeptorenblocker [Tamsulosin (Alna, OMNIC) bis 0,4 mg, Alfuzosin (Urion, Uroxatral) bis 10 mg, Doxazosin (Diblocin) 4 bis maximal 8 mg, Phenoxybenzamin, (Dibenzyran) bis 30 mg] ist möglich. Die blutdrucksenkenden Eigenschaften müssen bedacht werden. Eine Kombination mit Antihypertensiva muss vermieden werden. Auch eine

Öffnung des äußeren Sphinkters, insbesondere durch Baclofen, Dantrolen oder Memantine sollte versucht werden. Der Einsatz von Botulinum-Toxin durch EMG-getriggerte Injektionen hat sich als durchaus sinnvoller Weg erwiesen.

- An Hilfsmitteln für den Mann stehen urinableitende Kondomurinale zur Verfügung. Urinaufsaugende Vorlagen, Windeln oder Tropfenfänger sind manchmal nicht zu vermeiden, ebenso wie intern urinableitende Systeme, insbesondere der suprapubische oder transurethrale Katheter, neuerdings ergänzt durch einen verschließbaren Katheter für Frauen (Inflow). Die Infektionsrate bei diesen Systemen ist sehr hoch und direkte Katheterfolgen, insbesondere beim transurethralen Dauerkatheter mit dem Spätrisiko eines Blasenkarzinom, lassen diese Formen nur als Ultima Ratio einer Blasenentleerung erscheinen.

- Dem intermittierenden Katheterisieren ist der Vorzug zu geben, wenn medikamentöse Maßnahmen nicht ausreichen, um eine sinnvolle Drucksenkung bzw. Restharnreduzierung zu erreichen. Eine Kombination mit detrusordämpfenden Medikamenten ist erforderlich.

- Operative Maßnahmen sind wegen der Dynamik der Grundkrankheit gerade in der Frühphase der Erkrankung zu vermeiden. In Frage kommen Sphincter-externus-Inzisionen und in seltenen Ausnahmefällen Autoaugmentationen und andere Verfahren.

Störungen der Darmfunktion

Zu den gastrointestinalen Störungen bei der MS gehören Magenentleerungs-, Kolonmotilitäts- und anorektale Entleerungsstörungen und die fäkale Inkontinenz.

Magenentleerungsstörungen mit postprandialem gastroösophagealem Reflux, gelegentlichem Erbrechen, wiederholtem Singultus und Gewichtsverlust sind bisher nur in Einzelfällen beschrieben und damit wahrscheinlich deutlich unterschätzt worden. Eine Reduktion der Magenclearance auf 19% nach 2 h (normal 50–80%) konnte nachgewiesen werden (Read et al. 1995).

Kolonmotilitätsstörungen, Obstipation, Volvolus, Ileus und Megakolon kommen bei der MS viermal häufiger vor als in der Normalbevölkerung.

Die Obstipation wird auch bei einer strengen Definition mit weniger als 3 Entleerungen pro Woche (normal 3/Tag bis 3/Woche) und rektalen Manipulationen und/oder dem regelmäßige Gebrauch von Laxantien, Klistieren oder Einläufen bis zu 53% am häufigsten beklagt (aber auch in der Normalbevölkerung bis zu 20%; Hinds et al. 1990). Zugrunde liegen können Verlängerungen der Kolontransitzeit bis 120 h und länger (normal 40–70 h) mit Minderung oder Verlust des gastrokolischen Reflexes (die Kolonaktivität ist nach den Mahlzeiten, aber auch morgens besonders hoch) oder eine anorektale Entleerungsstörung wegen einer Beckenbodenspastik mit mangelnder Erschlaffung des M. puborectalis (als Teil des M. levator ani) und/oder des Analsphinkters (Chia et al. 1996; Nordenbo 1994).

Die fäkale Inkontinenz ist so hoch tabuisiert, dass sie auch bei gezielter Nachfrage nicht immer angegeben wird, obwohl die Prävalenz für eine gelegentliche Stuhlinkontinenz bei 29–51% liegt und sie bei 5–13% sogar häufig auftritt (Nordenbo et al. 1996; Pehl et al. 2000).

Defäkografische Untersuchungen bei schwerer Obstipation zeigten eine Erhöhung des rektalen Auslasswiderstandes und eine mangelnde Erschlaffung des M. puborectalis und der Sphinktermuskulatur.

Bei stuhlinkontinenten MS-Patienten ergab sich:

- Die Schwelle für die bewusste rektale Empfindung ist heraufgesetzt;
- die Schwelle für die phasische Kontraktion des externen Sphinkters nach rektaler Dehnung ist erhöht;
- dessen Druck ist insgesamt vermindert;
- allerdings ist der Ruhedruck des Analsphinkters (mit 80% vom internen und mit 20% von externen), der die Stuhlkontinenz aufrecht erhält, normal;
- das Dehnungsvolumen, das erforderlich ist, den rektoanalen inhibitorischen Reflex auszulösen, ist herabgesetzt.

Die N.-pudendus-Latenzen sind normal, allerdings gibt es Hinweise, dass Frauen nach Geburten durch N.-pudendus-Schädigungen einen zusätzlichen Risikofaktor für eine Stuhlinkontinenz haben (Caruana et al. 1991).

Die therapeutischen Empfehlungen basieren mehr auf allgemeinen denn MS-spezifischen Erkenntnissen. So empfehlen sich die Vermeidung anticholinerger Medikamente, ausreichende Flüssigkeit, volumenreiche Nahrung, Bewegung im Rahmen der Möglichkeiten – weshalb sich bei stehunfähigen Patienten auch aus diesem Grunde ein Stehständer empfiehlt – und Kolonmassagen, ggf. auch Selbstmassagen oder Vibrationsmassagen (Nordenbo u. Beneton 1997).

Die anorektale Obstruktion bleibt eine therapeutische Crux, da Myotomie und Botulinumtoxin enttäuschende Ergebnisse ergaben. Biofeedback war bei anderen Grundkrankheiten erfolgreich (Pehl et al. 2000).

Störungen der Hautfunktion

Vaso- und sudorimotorische Störungen der Haut sind entsprechend den Untersuchungen der sympathischen Hautreaktion bei bis zu 92% sehr häufig, von den klinisch relevanten Symptomen sind in der Literatur lediglich die Dekubitalulzera mit einer Prävalenz von 1,4–30,3% bei hospitalisierten Patienten beschrieben. Bei eigenen Untersuchungen (Albrecht et al. 1999) zeigten von 307 konsekutiv untersuchten Patienten 37 leichte, 19 mäßige und 37 schwere trophische Hautstörungen, unabhängig von der EDSS.

Bei gestörtem Schmerz- und Berührungsempfinden sind Immobilität, Feuchtigkeit, bakterielle Superinfektion und als größter Risikofaktor die fäkale Inkontinenz mit einer Zunahme um den Faktor 22 Ursache für die Entstehung eines Dekubitalulkus. Hinzu kommen Scherkräfte bei der Lagerung, zu seltene Umlagerung, schlecht angepasste Hilfsmittel, Skelettdeformitäten sowie stoffwechsel- und medikamentenbedingte Risikofaktoren.

Die pflegerischen Aufgaben der Prophylaxe bestehen in Druckentlastung, Spastikhemmung, Vermeidung von Bagatellverletzungen sowie zu starker

Wärme- und Kältereize. Auf eine eiweißreiche Ernährung und eine optimierte Atem- und Kreislaufsituation sollte geachtet werden (Maklebust u. Magnan 1994; Raney 1989).

Als offensichtliche Rarität seien noch Einzelfallbeschreibungen eines zentralen Pruritus erwähnt, wobei dieser wegen des beschriebenen attackenförmigen Auftretens und guten Ansprechens auf Carbamazepin eher als paroxysmales denn trophisches Phänomen einzuordnen ist (Yamamoto et al. 1981).

Störungen der Sexualfunktion

Gegenüber den anderen vegetativen Symptomen nimmt die Sexualität eine besondere Stellung ein, da sie über die physiologischen Funktionen hinaus eine besondere Form partnerschaftlicher Kommunikation darstellt. Die Beschwerden sind teils geschlechtsspezifisch, und nichtorganische Einflüsse bestimmen wesentlich die Störbarkeit. Allerdings sind die Ergebnisse einiger Untersuchungen zu diesem Thema dadurch beeinflusst, dass ein wesentlicher Prozentsatz der Befragten die Teilnahme verweigert.

Von den 50–70% betroffenen Frauen klagen die meisten über Libido- und Erregbarkeitsverminderung, Lubrifikations- und Sensibilitätsstörungen, während 60–90% der Männer besonders über Erektions-, Ejakulations- und Orgasmusstörungen klagen. Traditionelles Rollenverständnis mit dem Wunsch nach Maskulinität bzw. nach Attraktivität und Begehrtsein bei Frauen beeinflussen die sexuelle Dysfunktion. So leiden arbeitslose Männer sechsmal häufiger unter Impotenz, und sexuelle Störungen werden auch von 71% derjenigen Männer angegeben, die über eine erhaltene Spontanerektion berichten. 10% aller Betroffenen sehen vorwiegend im Verhalten des Partners ihr Problem mit der Sexualität. Frauen (68%) klagen deutlich häufiger als Männer (51%) in diesem Zusammenhang über Müdigkeit (Dauphin et al. 1996). Eine strenge Korrelation besteht zu Blasenstörungen und Spastik.

Die medikamentöse Beeinflussung durch Antihypertensiva, anticholinerg wirkende Antidepressiva, Urologika und Parkinsonmedikamente, aber auch andere Medikamente wie Neuroleptika u. a. sollte bedacht werden.

Therapeutisch stehen aufklärende und Paargespräche an erster Stelle. Gegebenenfalls können Hilfsmittel, veränderte Praktiken, nichtgenitale Stimulationen u. a. die Beziehung wesentlich verbessern. Für die Erektionsstörungen stehen Vakuumpumpe, SKAT und in seltenen Fällen Penisprothesen mit begrenzter Akzeptanz zur Verfügung (Dauphin et al. 1997).

Medikamentös ist Cantharidin („Spanische Fliege") als wirkungslos anzusehen, Testosteron allenfalls bei Hormonmangel sinnvoll und Yohimbin wahrscheinlich nicht wirksamer als Plazebo. Eine wesentliche Verbesserung stellt Sildenafil (Viagra) dar, das als Phosphodiesterasehemmer die Wirkung von zyklischem Guanosinmonophosphat auf die Relaxation der Arteriolen und der glatten Muskulatur der Corpora cavernosa verlängert. Nach sexueller Stimulation führt es bei 89% gegenüber 24% unter Plazebo zu einer Erektion und zu einer Verbesserung der generellen und krankheitsspezifischen Lebensqualität. 23% der Patienten klagten über Kopfschmerzen, 13% über einen

Flush und 5% über eine Rhinitis. Es gab keine Abbrecher. Erhöhte Spiegel kommen bei renalen und hepatischen Erkrankungen vor (Fowler et al. 1999; Miller et al. 1999).

Literatur

Albrecht H, Meister H, Königbauer V, Erasmus LP, König N (1999) Trophic disturbances in multiple sclerosis: Severity is not only related to disability. J Neurol 246 [Suppl 1]:I/91

Anderson JT, Bradley WE (1976) Abnormalities of detrusor and spincter function in multiple sclerosis. Br J Urol 48:193–198

Becker F, Becker R, Valencic M, Broda M (1982) Diagnostic and therapeutic aspects of multiple sclerosis in urology: Use of urodynamic methods of investigation. Intern Urol Nephrol 14:387–392

Bemelmans BLH, Hommes OR, Van Kerrebroek PE et al. (1991) Evidence for early lower urinary tract dysfunction in clinically silent MS. J Urol 145:1219–1224

Betts CD, D'Mellow MT, Fowler CJ (1993) Urinary symptoms and the neurological features of bladder dysfunction in multiple sclerosis. J Neurol Neurosurg Psychiatry 56:245–250

Blaivas JG, Bhimani G, Labib KB (1979) Vesicourethral dysfunction in multiple sclerosis. J Urol 122:342–347

Bradley WE (1986) Physiology of the urinary bladder. In: Walsh PC, Gittes RF, Perlmutter AD, Stamey TA (eds) Campbell's Urology, 5th edn. W.B. Saunders, Philadelphia, pp 129–185

Bradley WE (1978) Urinary bladder dysfunction in multiple sclerosis. Neurology 28:52–58

Caruana BJ, Wald A, Hinds JP, Eidelman BH (1991) Anorectal sensory and motor function in neurogenic fecal incontinence. Gastroenterology 100:465–470

Chia YW, Gill KP, Jameson JS, Forti AD, Henry MM, Swash M, Shorvon PJ (1996) Paradoxical puborectalis contraction is a feature of constipation in patients with multiple sclerosis. J Neurol Neurosurg Psychiatry 60:31–35

Dauphin M, Schrank B, Toyka K (1996) Sexual disorders in MS patients: epidemiological data advocate a broad approach to management. In: Castro D, Ketelaer P (eds) Symposium on bladder sexual and bowel disorders. A.I.S.M., Genova, pp 93–102

Dauphin M, Nordenbo A, De Ridder D, Vermote R, Opsomer R, Fowler CJ, Goodwin RJ (1997) Management of sexual dysfunction in multiple sclerosis. In: Ketelaer P, Prosiegel M, Battaglia M (eds) A problem-oriented approach to multiple sclerosis. Acco, Leuven, pp 259–268

Dykstra DD, Sidi AA (1990) Treatment of detrusor-spincter dyssynergie with botulinum A toxin: A double-blind study. Arch Phys Med Rehab 71:24–26

Fowler C, Miller J, Sharief M (1999) Viagra (Sildenafil citrate) for the treatment of erectile dysfunction in men with multiple sclerosis. Annals of Neurology 46:497

Gonor SE, Carroll DJ, Metcalfe JB (1985) Vesical dysfunction in multiple sclerosis. Urology 25:429–431

Hinds JP, Eidelman BH, Wald A (1990) Prevalence of bowel dysfunction in multiple sclerosis: A population survey. Gastroenterology 98:1538–1542

Hofreiter R, Albrecht H, König N (1995) Intermittierender Selbstkatheterismus bei multipler Sklerose. Neurol Rehabil 2 [Suppl 1]:11

Hoverd PA, Fowler CJ (1998) Desmopressin in the treatment of daytime urinary frequenz in patients with multiple sclerosis. J Neurol Neurosurg Psychiatry 65:778–780

König N (1997) Blasenstörungen bei multipler Sklerose. In: Jost WH (Hrsg) Neurologie des Beckenbodens. Chapman & Hall, London, S 265–278

Maklebust J, Magnan MA (1994) Risk factors associated with having a pressure ulcer: A secondary data analysis. Adv Wound Care 7:25, 27–28, 31–34

Mayo ME, Chetner MP (1992) Lower urinary tract dysfunction in multiple sclerosis. Urology 39:67–70

Miller J, Fowler C, Mohammed S (1999) Effect of sildenafil citrate (Viagra) on quality of life in men with erectile dysfunction and multiple sclerosis. Annals of Neurology 46:496–497

Nordenbo AM (1994) Bowel dysfunction in MS patients. In: Castro D, Ketelaer P (eds) Symposium on bladder sexual and bowel disorders. A.I.S.M., Genova, pp 61–63

Nordenbo A, Beneton C (1997) Management of bowel dysfunction in multiple sclerosis. In: Ketelaer P, Prosiegel M, Battaglia M (eds) A problem-oriented approach to multiple sclerosis. Acco, Leuven, pp 252–258

Nordenbo AM, Andersen JR, Andersen JT (1996) Disturbances of ano-rectal function in multiple sclerosis. J Neurol 243:445–451

Pehl C, Cluss B, Birkner B et al. (2000) Stuhlinkontinenz: Diagnostisches und therapeutisches Stufenschema. Deutsches Ärzteblatt 97:A-1302–1308

Raney JP (1989) A comparison of the prevalence of pressure sores in hospitalized ALS and MS patients. Decubitus 2:48–49

Read SJ, Leggett BA, Pender MP (1995) Gastroparesis with multiple sclerosis. The Lancet 346:1228

Samellas W, Rubin B (1965) Management of upper urinary tract complications in multiple sclerosis by means of urinary diversion to an ideal conduit. J Urol 93:548–552

Sirls LT, Zimmern PE, Leach GE (1994) Role of limited evaluation and aggressive medical management in multiple sclerosis: A review of 113 patients. J Urol 151: 946–950

Stöhrer M, Löchner-Ernst D, Goepel M, Mandalka BS, Noll R, Rübben H (1994) Neurogene Blasenfunktionsstörungen aus urologischer Sicht. Deutsches Ärzteblatt 31/32:A-2102

Yamamoto M, Yabuki S, Hayabara T, Otsuki S (1981) Paroxysmal itching in multiple sclerosis: A report of three cases. J Neurol Neurosurg Psych 44:19–22

Valleroy ML, Kraft GH (1984) Sexual dysfunction in multiple sclerosis. Arch Phys Med Rehabil 65:125–128

Vermote R (1997) Sexual problems in multiple sclerosis. In: Ketelaer P, Prosiegel M, Battaglia M (eds) A problem-oriented approach to multiple sclerosis. Acco, Leuven, pp 47–48

Pharmakotherapie psychopathologischer Veränderungen im Rahmen der Multiplen Sklerose

N. DAHMEN

EINLEITUNG

Die Multiple Sklerose wird im Allgemeinen als eine körperlich behindernde, neurologische Erkrankung betrachtet, die in vielen Fällen schicksalhaft bis hin zur völligen Invalidität verläuft. Als Zielsymptome der Behandlung und Gegenstand wissenschaftlicher Evaluation werden zumeist u.a. Gesichts- und Koordinationsstörungen, Muskelschwäche, Spastiken, Blasenstörungen und (seltener) sexuelle Störungen betrachtet. Psychopathologische Symptome, d.h. Änderungen in Stimmung, Persönlichkeitsmerkmalen und im psychosozialen Funktionsniveau werden zumeist erst in zweiter Linie betrachtet (Rodgers u. Bland 1996), obwohl sie Anlass zu erheblichem Leidensdruck sowohl auf Seiten der Betroffenen als auch bei Familienangehörigen und Helfern geben können.

Die Prävalenz affektiver Störungen ist bei MS-Patienten erhöht

1926 untersuchten Cottrell u. Wilson 100 konsekutive MS-Patienten und beschrieben bei 100% der Patienten affektive Symptome im Verlaufe der Erkrankung. Sie schlussfolgerten, dass affektive Symptome ein „basales" Zeichen der Erkrankung seien. Spätere Studien bestätigten die erhöhte Prävalenz affektiver Störungen, insbesondere depressiver Störungen, sodass dieser Befund heute weithin unstrittig ist. Einzelstudien, mit unterschiedlichen klinischen und nichtklinischen Kontrollgruppen, ebenso wie mehrere Metaanalysen aus den letzten Jahren (z.B. Patten u. Metz 1997; Schubert u. Foliart 1993) zeigen, dass die Lebenszeitprävalenzen für depressive Störungen bei MS-Patienten im Bereich um 50% liegen (Allgemeinbevölkerung um 10–20%; Sadovnick et al. 1996; Joffe et al. 1987). Auch liegt die Punktprävalenz depressiver Symptome höher als die Punktprävalenz stationärer Krankenhauspatienten allgemein.

Ähnliche Ergebnisse lassen sich für das mit Depressivität hoch korrelierende Suizidrisiko von MS-Patienten finden. Sadovnick et al. (1991) verfolgten 3126 kanadische MS-Patienten über einen Zeitraum von 16 Jahren und berichteten eine Suizidrate von 15,1% an allen Todesfällen in diesem Zeitraum. Von den Patienten, die nicht an den direkten Folgen ihrer Grunderkrankung verstarben, verstarben rund 30% durch Suizid. Die hier berichteten Werte entsprechen denen einer Studie von Kahan et al. (1971), in der 17% der Todesfälle einer MS-Population auf Suizid zurückzuführen waren. Auf die so genannte Suizidziffer umgerechnet, d.h. Suizide pro 100 000 pro Jahr, ergibt sich ein Wert von rund 400, das ist ein Mehrfaches der bundesdeutschen Suizidziffer. Besonders gefährdet waren jüngere Männer, deren Krankheit kürzer bestand und noch nicht sehr weit vorangeschritten war.

Ob und inwieweit sich die depressive Störung MS-erkrankter Patienten von der depressiven Störung anderer Patienten psychopathologisch unterscheidet, ist nicht ausreichend bekannt, bislang ließen sich keine Kriterien finden, die eine klinische Unterscheidung zwischen MS-assoziierter Depression und anderen Depressionsformen ermöglicht hätten. Auch fehlen Angaben zu Spontanverlauf und Prognose, sodass hier Erkenntnisse aus der allgemeinen Depressionsforschung übertragen werden müssen.

Neben der Depression scheint auch das Risiko von MS-Patienten an einer bipolaren (manisch-depressiven) Störung zu erkranken, erhöht zu sein. Schiffer et al. (1986) versuchten, alle Einwohner von Monroe County, N.Y., (Bevölkerung: 702 238) zu kontaktieren, die an MS und einer bipolaren Störung litten. Es fanden sich 10 Patienten, verglichen mit dem statistischen Erwartungswert von 5,4, woraus sich rechnerisch eine Verdoppelung des Risikos ergab.

Die Ätiologie der Depression bei MS-Patienten ist nicht gut verstanden

Krankheitsunabhängiger und krankheitsabhängiger psychosozialer Stress kann vorhandene depressive Symptome verstärken oder eine depressive Episode präzipitieren, ein Zusammenhang, der auch bei depressiven MS-Patienten beobachtet wurde. Die depressive Symptomatik kann sich insbesondere in Zeiten akuter Exazerbation der MS verstärken. Auch sind Patienten, die schon vor Diagnosestellung der MS unter depressiven Phasen gelitten haben, besonders gefährdet, im weiteren Verlauf wieder depressiv zu werden (Minden et al. 1987). Nach einem integrativen Modell stellt die Depression eine „psychobiologische gemeinsame Endstrecke" dar, in die verschiedene psychologische und neurobiologische Faktoren einmünden (Rodin u. Voshart 1986).

Zu diesen gehören möglicherweise Bewältigungsstrategien und Adaptationen, die eine wesentliche Rolle bei der Symptomausprägung und dem Schweregrad affektiver Erkrankungen bei MS spielen könnten. Inwieweit verschiedene Bewältigungsstile Risikofaktoren für die Entwicklung einer MS-assoziierten Depression darstellen, ist nicht ausreichend bekannt. Hier besteht sicherlich Forschungsbedarf, insbesondere auch in der Frage, ob bestimmte psychotherapeutische Interventionen einen präventiven Charakter haben. Dabei muss beachtet werden, dass Psychotherapien, wie andere Therapieverfahren, Nebenwirkungen haben können, im Kontext mancher psychiatrischer Störungen z.B. Symptomverschlechterung oder das Auslösen von Suizidalität.

Eine mögliche Einflussgröße stellen auch die durchgeführten medikamentösen Therapien dar, insbesondere wenn Steroide, Interferone oder andere Immunmodulatoren eingesetzt werden. Obwohl diese Zusammenhänge speziell für die MS nicht gut untersucht sind, wurden doch in mehreren Studien Beziehungen gesehen zwischen medizinisch indizierten Kortisongaben und Entwicklung von depressiver Symptomatik. Während für Interferon-α, das z. B. in der Hepatitistherapie eingesetzt wird, sowohl in präklinischen Tierversuchen als auch bei der Anwendung am Menschen eine depressiogene Wirkung belegt ist, ist die Datenlage für das in der MS-Therapie eingesetzte Interferon-β weniger klar. Möglicherweise ist ein depressiogener Effekt schwächer ausgeprägt. Nach einer neueren Hypothese von Mohr et al. (1999) ist die depressive Symptomatik, die gelegentlich nach Initiation einer Interferon-β-Therapie beobachtet wird, als Rückkehr einer schon zuvor bestehenden Depression zu werten, die durch die Vorbereitungen zur Therapie oder andere Faktoren nur kurzzeitig verdeckt war. Zur möglichen depressiogenen Wirkung des Copolymer 1 liegen keine sicheren Daten vor, ein ausgeprägter Effekt ist jedoch nicht wahrscheinlich.

Während in der Allgemeinbevölkerung das Geschlechtsverhältnis bei unipolarer Depression ca. 2:1 (Frauen:Männer) beträgt, ist dieser Zusammenhang bei depressiven MS-Patienten weniger gut belegt, obwohl auch hier die Frauen überwiegen. Dies könnte mit dem generell ungünstigeren Verlauf der MS bei Männern zusammenhängen oder auch damit, dass bei Männern die primär progressive Verlaufsform häufiger ist und möglicherweise eine eigene ätiologische Entität darstellt.

Die bildgebende Diagnostik kann zurzeit noch keinen wesentlichen Beitrag zum Verständnis der Ätiologie der MS-assoziierten Depression leisten. Es finden sich weder konsistente Korrelationen affektiver Symptomatik zur Größe von Läsionen noch zu Läsionsorten. Auch andere morphometrische Daten, z. B. Ventrikelgröße, korrelieren nicht mit der Psychopathologie (Patten u. Metz 1997). Hier ist die Situation ähnlich wie bei der nach Schlaganfällen häufiger zu sehenden sog. „Post-stroke-Depression", bei der sich ebenfalls keine überzeugenden Korrelate zwischen Läsionsorten und Größen zum Ausmaß der affektiven Symptomatik finden lassen. Die wissenschaftliche Hoffnung, Schlaganfälle oder MS-Läsionen als (tragische) Experimente der Natur zur Aufklärung von depressionsrelevanten Hirnarealen heranzuziehen, hat sich also bislang nicht erfüllt, obwohl die Entwicklung neuer bildgebender Verfahren, insbesondere funktioneller Verfahren, Anlass zur weiteren Forschung gibt.

Zur Aufhellung möglicher genetischer Belastungen bei depressiven MS-Patienten führten Sadovnick et al. (1996) eine umfangreiche Familienstudie durch. Untersucht wurden 221 MS-Indexpatienten (158 Frauen, 63 Männer), deren 1207 Erstrangverwandte (Geschwister, Eltern < Kinder) sowie 2840 Erstrangverwandte einer unipolar depressiven Stichprobe. 76 MS-Patienten hatten eine Depressionsdiagnose (102 Frauen, 43 Männer), entsprechend 34,4%. Alterskorrigiert ergab sich damit ein Lebenszeiterkrankungsrisiko von 50,3%. Das Depressionsrisiko der Erstrangverwandten von depressiven MS-Patienten betrug nur ein Viertel des Risikos der Erstrangverwandten von nicht an MS erkrankten depressiven Patienten und war überdies nicht signifikant verschieden vom Risiko der Verwandten der nichtdepressiven MS-Patienten. In der Studie konnten also Hinweise für einen starken Einfluss genetischer Faktoren bei der Entstehung der MS-Depression nicht gefunden werden bzw. wenn es welche gäbe, müssten sie andere sein, als die bei typischen Depressionsformen. Dies war zunächst ein überraschendes Ergebnis, denn man hätte erwarten können, dass die MS einen Belastungsfaktor darstellt, der bevorzugt bei jenen Patienten zur Entstehung einer Depression beiträgt, die aufgrund einer familiären Disposition am ehesten gefährdet oder „suszeptibel" sind, ein Zusammenhang, der für andere allgemeine Belastungsfaktoren belegt ist. Mit der nötigen Vorsicht, kann also vermutet werden, dass die Mechanismen, die bei MS-Patienten die Entstehung einer Depression begünstigen, zumindest teilweise andere sind, als die, die bei anderen Belastungsfaktoren wirksam sind. Die genannte Studie könnte, zusammen mit ähnlichen Daten von Joffe et al. (1987), ein Hinweis auf die Existenz bislang im Wesentlichen unerforschter MS-spezifischer Depressionsmechanismen sein.

Wenn diese Annahme zuträfe, müsste man erwarten, dass die Depressionsrate unter den MS-Patienten höher ist als unter Patienten anderer schwerer chronischer Erkrankungen, bei denen spezifische zusätzliche Depressionsfaktoren möglicherweise nicht wirksam sind. Wells et al. (1988) untersuchten psychiatrische Störungen in einer allgemeinen Bevölkerungsstichprobe und stellten Probanden mit und ohne chronische Erkrankungen gegenüber. In einer Zufallsstichprobe von 2554 Personen aus einer Normalpopulation litten 9,7% an einer affektiven Erkrankung (Lebenszeitprävalenz), 31,9% litten an einer chronischen „somatischen" Erkrankung, 21,4% befanden sich deswegen in ärztlicher Behandlung. Der Anteil der affektiv Erkrankten (Lebenszeitprävalenz) unter den chronisch-somatischen Kranken betrug 12,9% bzw. 14,7% (behandelte Gruppe).

Demgegenüber liegt das Lebenszeitrisiko eines MS-Patienten an einer Depression zu erkranken in der Größenordnung von 30–60%, also 2- bis 4-mal höher als das Risiko eines „beliebigen" chronisch Kranken. Diese Ergebnisse werden zusätzlich durch einige frühere Arbeiten zur Häufigkeit der Depression bei MS-Patienten gestützt, in denen MS-Patienten nicht mit gesunden Kontrollen, sondern mit Patienten anderer Diagnosen verglichen wurden, darunter amyotrophische Lateralsklerose, Temporallappenepilepsie, Muskeldystrophie und Rückenmarksverletzungen (Schubert u. Foliart 1993).

Pharmakotherapie ist bei MS-assoziierter Depression wirksam

Aus dem Vorangestellten wird deutlich, dass Ergebnisse aus allgemeinen Depressionsstudien nicht ungeprüft und vorbehaltlos auf die Situation bei MS-Patienten übertragen werden dürfen. Glücklicherweise zeigen aber entsprechende Studien ebenso wie retrospektiv untersuchte Fallserien, dass Maßnahmen, die bei nichtneurologisch erkrankten depressiven Patienten zur Remission beitragen, auch bei MS-Patienten wirksam sind (Scott et al. 1996). Eine Wirksamkeit bezüglich neurologischer Symptome bei nichtdepressiven MS-Patienten ist in entsprechenden Studien nicht belegt worden (Dean 1968).

Schiffer u. Wineman (1990) unternahmen die erste plazebokontrollierte, randomisierte Studie zur Therapie der MS-assoziierten Depression und verglichen 14 Patienten, die Plazebo und Individualpsychotherapie erhielten, mit

14 Patienten, die Desipramin in einer Dosis von 75–200 mg/d in Kombination mit Psychotherapie bekamen. Nach fünf Wochen wurden 12/14 Patienten der Desipramingruppe als gebessert eingestuft, aber nur 6/14 der Plazebogruppe. Knapp die Hälfte der Patienten konnte aufgrund von Nebenwirkungen nicht über 125 mg/d dosiert werden. Therapeutisch schnitten diese Patienten jedoch nicht schlechter ab als die höherdosierte Gruppe. Aufgrund der zentralnervösen Schädigung, z. B. Schrankenstörung, benötigten diese Patienten möglicherweise nur geringere Dosen, waren aber empfindlicher.

Scott et al. (1995) behandelten in einer offenen Studie 11 Patienten mit dem selektiven Serotoninwiederaufnahmehemmer Sertralin in der mittelhohen Dosis von 100 mg/d und berichteten über eine erhebliche Symptomreduktion bei 10 der 11 Patienten. Ein Patient brach die dreimonatige Studie wegen subjektiver Wirkungslosigkeit ab, keiner der Teilnehmer litt unter relevanten Nebenwirkungen. Barrak et al. (1999) führten eine ähnliche Studie an 10 Patienten durch, die offen mit dem reversiblen Monoaminooxidasehemmer Moclobemid in einer Dosis von 150–400 mg/d über drei Monate behandelt wurden. Neun Patienten erreichten eine komplette Remission, vier Patienten erlebten transiente Nebenwirkungen, darunter Übelkeit und Schlafstörungen, die aber nicht zum Therapieabbruch führten.

Der Vollständigkeit halber sei erwähnt, dass es auch für verschiedene Formen von Psychotherapie Wirksamkeitshinweise gibt, die aber nicht Gegenstand dieser Darstellung sind.

Indikation zur Pharmakotherapie der MS-assoziierten Depression

Depressionen stellen für sich genommen eine Behandlungsindikation dar. Bei MS-Patienten vermindern sie zusätzlich die Durchführbarkeit neurologischer Therapien (Mohr et al. 1997).

Pharmakotherapie und Psychotherapie stellen keine gegenseitigen Kontraindikationen dar. Jede antidepressive Therapie wird psychotherapeutische Elemente beinhalten, ein reines pharmokologisches Management ist in der Regel inadäquat und wird darüber hinaus u. U. in Streitfällen, z. B. bei Suizidversuchsfolgekosten, als unzureichend betrachtet. Bei Patienten, die an schweren und sehr schweren Depressionen leiden, ist eine Pharmakotherapie zumeist unverzichtbar. Bei diesen Patienten ist eine psychiatrische Mitbehandlung sinnvoll. Weniger schwere Depressionen werden in der Praxis häufig mit gutem Erfolg auch von Nichtfachärzten behandelt. Auch bei den „leichtesten" Depressionsformen ist eine Pharmakotherapie grundsätzlich wirksam, sodass sich hier eine relative Indikation ergibt. Akute Suizidalität stellt einen Notfall dar und erfordert u. U. die sofortige stationäre Einweisung auch entgegen einer aktuellen anders lautenden Willensäußerung des Patienten. Etwa 15% aller depressiven Patienten suizidieren sich im Verlauf ihrer Erkrankung, viele möglicherweise wegen unzureichender Therapien.

Auswahl des Präparates

Die Bevorzugung eines bestimmten Präparates oder einer Präparategruppe lässt sich derzeit nicht durch Wirksamkeitsstudien begründen. Vergleichende Studien bei depressiven MS-Patienten liegen nicht vor.

Die Auswahl richtet sich daher vor allem nach den potenziellen Nebenwirkungen in Abhängigkeit von der individuellen Behandlungssituation.

Wirkprinzip der meisten Antidepressiva ist die Steigerung der zentralnervösen Verfügbarkeit von Serotonin und/der Noradrenalin zumeist durch Hemmung entsprechender Wiederaufnahmetransporter. Zu den überwiegend „serotonergen Nebenwirkungen" gehören Appetitstörung, Übelkeit, Kopfschmerzen, Schlafstörungen, innere Unruhe, Agitiertheit und sexuelle Funktionsstörungen, zu den „noradrenergen Nebenwirkungen" Zittern, Herzrasen, Unruhe und Kopfschmerzen. Viele Antidepressiva wirken zusätzlich auf bestimmte Rezeptorsysteme. Zu den anticholinergen Nebenwirkungen gehören Akkomodationsstörungen, Mundtrockenheit, Obstipation, Tachykardie, Miktionsstörungen, Gedächtnisstörungen und Delir (cave u.a. bei Harnverhalt, Engwinkelglaukom, Pylorusstenose, Prostatahypertrophie). Eine Blockade histaminerger Rezeptoren kann einhergehen mit Müdigkeit, Gewichtszunahme und Verwirrtheit. Bei Blockade von Serotonin-2-Rezeptoren kann es zu z.T. ausgeprägter Gewichtszunahme kommen sowie zu Sedation. Minderfunktion dopaminerger Rezeptoren wird mit Prolaktinanstieg, Libidoveränderungen und der Gefahr extra-pyramidal-motorischer Störungen in Verbindung gebracht. Schließlich führt die Antagonisierung adrenerger Rezeptoren durch Antidepressiva zu (orthostatischen) Hypotonien (cave Stürze), Schwindel, Tachykardien und Müdigkeit.

Die wichtigste kardiale Nebenwirkung von trizyklischen Antidepressiva ist die Verlangsamung der Erregungsleitung im Herzen. Weitere Nebenwirkungen sind mögliche Herabsetzung der Krampfschwelle, allergische Exantheme, Agranulozytose (Blutbild!) und das Syndrom der inadäquaten ADH-Sekretion (SIADH).

Zu den psychopathologischen Nebenwirkungen können zählen, Antriebssteigerung, Sedation, Verwirrtheit, Delir (Intoxikation), Auslösen einer hypomanen oder manischen Episode sowie nicht zuletzt bei anfangs gehemmt-depressiven Patienten die Förderung eines enthemmt-depressiven Bildes mit verstärkter Suizidalität.

Wegen der generell stärkeren Nebenwirkungen wird man speziell bei MS-Patienten auf eine Neueinstellung mit Trizyklika verzichten zugunsten neuerer Präparate, z.B. selektive Serotoninwiederaufnahmehemmer (SSRI) und neuerer andere Wiederaufnahmehemmer, wie Venlafaxin, oder nichtirreversibler MAO-Hemmer (z.B. Moclobemid). Unter den pflanzlichen Präparaten kann das Johanniskraut bei leichteren und mittleren Depressionen eine Plazeboüberlegenheit ins Feld führen. Wahrscheinlich ist die Gesamtwirksamkeit jedoch geringer als bei den synthetischen Präparaten.

Zu Beginn der Therapie kann vorübergehend die Gabe eines Sedativums sinnvoll sein. Generell ist eine Monotherapie anzustreben, u.a. wegen der Zuordbarkeit von gewünschten und unerwünschten Wirkungen.

Dauer der Therapie

Bewährt hat sich eine Einteilung in Akuttherapie (einige Wochen bis zur Remission), Erhaltungstherapie (6–12 Monate im Anschluss) und Rezidivprophylaxe (Jahre bis Jahrzehnte). Nach der im Rahmen der Akuttherapie erzielten Remission wird in der Regel eine Erhaltungstherapie sinnvoll sein. Absetzen des Antidepressivums unmittelbar im Anschluss an die Remission ist ein häufiger Mitauslöser von Rückfällen. Eine anschließende mehrjährige oder längere Rezidivprophylaxe ist indiziert, wenn im bisherigen Verlauf schon mehrere depressive Episoden auftraten. Die optimale Dosis für die Rückfallprophylaxe ist die Dosis, die während der Akuttherapie erfolgreich war.

Diese Empfehlungen stützen sich auf Erkenntnisse aus Studien an nichtneurologischen depressiven Patienten, da Langzeittherapiestudien oder auch nur Verlaufsstudien mit depressiven MS-Patienten nicht zur Verfügung stehen.

Dosis

Es gibt Hinweise darauf, dass bei Patienten mit zentralnervösen Vorschäden das Risiko von Antidepressiva-bedingten Nebenwirkungen höher ist. Daher sollte die Dosis zunächst im unteren wirksamen Bereich liegen, eine Steigerung, ggf. unter Plasmaspiegelkontrolle (insbesondere bei trizyklischen Antidepressiva), kann dann immer noch vorgenommen werden.

Schlussfolgerungen

Das Risiko eines MS-Patienten, im Laufe seiner Erkrankung eine klinisch relevante Depression zu erleiden, wird auf ca. 50% geschätzt. Epidemiologische Arbeiten zeigen, dass die hohe Inzidenz affektiver Störungen möglicherweise nicht vollständig durch die Annahme einer reaktiven Genese aufgrund der allgemeinen Belastung durch eine chronische Erkrankung erklärbar ist und legen die zusätzliche Annahme spezifischer Suszebtibilitätsmechanismen nahe.

Antidepressive Pharmakotherapie ist bei depressiven MS-Patienten wirksam bezüglich der depressiven Symptomatik und kann die Compliance hinsichtlich neurologischer und rehabilitativer Therapien verbessern. Empfehlungen zur Therapie der MS-assoziierten Depression müssen sich an die allgemeinen Empfehlungen zur Depressionsbehandlung anlehnen. Eine Überlegenheit bestimmter Antidepressiva oder bestimmter Gruppen von Antipressiva wurde bislang nicht erforscht und somit nicht belegt. Die Auswahl des geeigneten Präparates wird sich also wesentlich am psychiatrischen und sonstigen Nebenwirkungsprofil orientieren.

Trotz der z.T. erheblichen Nebenwirkungen mancher Antidepressiva gelingt es bei Kenntnis der verschiedenen Nebenwirkunsprofile im konkreten Fall fast immer, ein Präparat zu finden, das, in geeigneter Dosis, entweder keine spürbaren oder nur tolerable Nebenwirkungen aufweist. Die sorgfältige

Abwägung der Beeinträchtigung durch eine unbehandelte Depression zu den potenziellen Nebenwirkungen einer Therapie wird in schwereren Fällen fast immer für die Durchführung einer pharmakologischen Therapie im Rahmen eines Gesamtbehandlungsplanes sprechen.

Literatur

Barak Y, Ur E, Achiron A (1999) Moclobemide treatment in multiple sclerosis patients with comorbid depression: an open-label safety trial. J Neuropsychiatry Clin Neurosci 11(2):271–273

Cottrell SS, Wilson SAK (1926) The affective symptomatology of disseminated scerosis: a study of 100 cases. J Neurol Psychopathol 7:1–30

Dean G (1969) A double-blind trial with an antidepressant drug, imipramine, in multiple sclerosis. S Afr Med J 43(4):86–87

Joffe RT, Lippert GP, Gray TA, Sawa G, Horvath Z (1987) Personal and family history of affective illness in patients with multiple sclerosis. J Affect Disord 12(1):63–65

Kahen E, Leibowitz U, Alter M (1971) Cerebral multiple sclerosis. Neurology 21:1179–1185

Minden SL, Orav J, Reich P (1987) Depression in multiple sclerosis. Gen Hosp Psychiatry 9(6):426–434

Mohr DC, Goodkin DE, Likosky W, Gatto N, Baumann KA, Rudick RA (1997) Treatment of depression improves adherence to interferon beta-1b therapy for multiple sclerosis. Arch Neurol 54(5):531–533

Mohr DC, Likosky W, Dwyer P, Van Der Wende J, Boudewyn AC, Goodkin DE (1999) Course of depression during the initiation of interferon beta-1a treatment for multiple sclerosis. Arch Neurol 56(10):1263–1265

Patten SB, Metz LM (1997) Depression in multiple sclerosis. Psychother Psychosom 66:286–292

Rodgers J, Bland R (1996) Psychiatric manifestations of multiple sclerosis: a review [see comments]. Can J Psychiatry 41(7):441–445

Rodin G, Voshart K (1986) Depression in the medically ill: an overview. Am J Psychiatry 143(6):696–705

Sadovnick AD, Eisen K, Ebers GC et al. (1991) Cause of death in patients attending multiple sclerosis clinics. Neurology 41:1193–1196

Sadovnick AD, Remick RA, Allen J et al. (1996) Depression and multiple Sclerosis. Neurology 46:628–632

Schiffer RB, Wineman NM (1990) Antidepressant pharmacotherapy of depression associated with multiple sclerosis. Am J Psychiatry 147(11):1493–1497

Schiffer RB, Wineman M, Weitkamp LR (1986) Association between bipolar affective Disorder and multiple sclerosis. Am J Psychiatry 143:94–95

Schubert DSB, Foliart RH (1993) Increased depression in MS patients: a meta-analysis. Psychosomatics 34:124–130

Scott TF, Allen D, Price TR, McConnell H, Lang D (1996) Characterization of major depression symptoms in multiple sclerosis patients. J Neuropsychiatry Clin Neurosci 8(3):318–323

Scott TF, Nussbaum P, McConnel H, Brill P (1995) Measurement of treatment response to sertraline in depressed multiple sclerosis using the Carroll scale. Neurol Res 17:421–422

Welles KB, Golding JM, Burnam MA (1988) Psychiatric Disorder in a sample of the general population with and without chronic medical conditions. Am J Psychiatry 145:976–981

Neuropsychologische Befunde und Therapieoptionen bei Multipler Sklerose

M. Haupts, P. Calabrese, B. Greim, U. K. Zettl

EINLEITUNG

Sind die in der Kernspintomografie in vivo darstellbaren multiplen zerebralen Läsionen der Multiplen Sklerose (MS) funktionell relevant? Statistische Korrelationen zur *neurologischen Symptomatik* verliefen in zahlreichen Untersuchungen der letzten anderthalb Jahrzehnte eher enttäuschend. Untersuchungen dieser neurologisch „stumm" erscheinenden Hirnläsionen bezüglich *Störungen der höheren Hirnleistungen* waren jedoch sehr aufschlussreich (Beatty et al. 1989; Rao et al. 1989a; Ron et al. 1991). Hinsichtlich neuropsychologischer Störungen hatte viele Jahre lang als neurologische Lehrmeinung gegolten, dass eine MS-Erkrankung höhere Hirnleistungen durchweg intakt belasse und etwa Demenz nur vereinzelt in Spätstadien auftrete. Allerdings hatte bereits Charcot wesentliche klinische Charakteristika der Multiplen Sklerose unter Einschluss neuropsychologischer Beobachtungen beschrieben (Charcot 1877). Bei subtiler Untersuchung werden zerebral bedingte, neuropsychologische Störungen mit Schwerpunkt in attentionalen und mnestischen Funktionsbereichen bei MS in fast gleicher Häufigkeit wie einige andere neurologische Symptome berichtet. So geben Rao et al. (1991a) 42% mnestische Defizite bei einem repräsentativen Querschnitt chronisch-progredient Kranker an, Prosiegel u. Michael (1993) resümieren im Literaturüberblick Zahlen bis zu 72%. Während die international verbreitete „Expanded Disability Status Scale" (EDSS nach Kurtzke 1983) neuropsychologische Phänomene nur marginal mit Begriffen wie „organische Wesensänderung" abbilden kann, umfasst ein neuerer Ansatz zur Verlaufsbeurteilung der Krankheit, der MS Functional Composite (MSFC), einen quantifizierbaren kognitiven Messparameter, den auditorischen Serienadditionstest „PASAT" (Grønwall 1977).

Der Ansatz der Neuropsychologie

Die Neuropsychologie steht als interdisziplinäres Fach in der Beschäftigung mit Zusammenhängen zwischen ZNS-Strukturen und Phänomenen auf der Ebene von Erleben und Verhalten in der Tradition der früheren „Hirnpathologie". Dabei geht die Forschungsthematik weit über den „klassischen" Rahmen von Aphasien, Apraxien und Agnosien hinaus. Interdisziplinäre Bezüge bestehen zu bildgebenden Verfahren, Neuroanatomie und psychologischen Basisfächern. Die Methodik berücksichtigt Tierexperimente und Untersuchungen an Gesunden.

Kennzeichnend für moderne Konzepte ist die Abkehr von globalen Modellen zerebraler Schädigung wie dem „Psychosyndrom". Poeck hebt auf den wichtigen konzeptionellen Unterschied zwischen der Annahme „diffuser" bzw. „multifokaler" Hirnsyndrome ab (Poeck 1989). Kognitive Leistungen sind offensichtlich auf der Ebene des zentralen Nervensystems komplex vernetzt, wie bildgebende Befunde nahe legen. Moderne Konzepte zur Repräsentation höherer Hirnleistungen im Gehirn sprechen dem Frontalhirn eine entscheidende Rolle bei Planung und Kontrolle kognitiver Abläufe zu; dienzephale Strukturen wie Thalamus und Hippokampus sind demnach für die Verarbeitung sensorischen Einstroms und die Auswahl von Inhalten („Arbeitsgedächtnis") bzw. Verknüpfung und Speicherung in kortikalen Strukturen („Lernen") zuständig. Störungen dieser diffizilen Mechanismen können auch durch Läsion entfernter Hirnareale und Leitungsbahnen erklärt werden, wie durch frontolimbische „Diskonnektionen". Gerade bei MS sind Diskonnektionsschädigungen anzunehmen.

„Gedächtnis" wird in der Neuropsychologie nicht als eine einheitliche Funktion gesehen; es werden verschiedene Ebenen des Gedächtnisses unterschieden. Auf der *zeitlichen Ebene* wird zwischen Kurzzeit- und Langzeitgedächtnis differenziert. Im *Kurzzeitgedächtnis* können Informationen kurzzeitig (Sekunden) und im Umfang limitiert (7 ± 2 Items) gehalten und ggf. gleichzeitig in spezialisierten Subsystemen (verbal und visuell-räumlich) verarbeitet werden („Arbeitsgedächtnis"). Wesentliche Informationen können in das stabile *Langzeitgedächtnis* überführt werden. Vergessensprozesse können in Abhängigkeit von der Länge der Zeit im Speicher und der Tiefe der Enkodierung einsetzen. Einspeichern, Enkodierung und Abruf werden als unterscheidbare Abläufe auf der Ebene der Gedächtnisverarbeitung angesehen. Auf *inhaltlicher Ebene* werden das *explizite Gedächtnis* (darunter werden das episodische Gedächtnis für bestimmte situative Kontexte und das semantische Gedächtnis für Faktenwissen subsumiert) und das *implizite Gedächtnis* (prozedurales Gedächtnis, „Priming" und Konditionieren) unterschieden. Typische prozedurale Fertigkeiten sind z.B. automatisierte Tätigkeiten wie Auto und Fahrrad fahren, Maschineschreiben, Schwimmen. „Priming" existiert bereits bei einfachen Lebewesen im Sinne erhöhter Reaktionswahrscheinlichkeit nach früherem Stimuluskontakt.

Neuere neuropsychologische Theorien zur *Aufmerksamkeit* unterscheiden vier Aufmerksamkeitskomponenten:

1. *Aufmerksamkeitsaktivierung (*„alertness"*;* typische Tests sind einfache visuelle oder auditive Reaktionsaufgaben mit oder ohne Vorgabe eines Warntones),
2. *selektive* oder *fokussierte Aufmerksamkeit* (die Fähigkeit, irrelevante Reize zu ignorieren; typischerweise mittels Wahl-Reaktions-Aufgaben am Bildschirm geprüft, oder nicht-computergebundenen in der Interferenzform des Stroop-Tests),
3. *geteilte Aufmerksamkeit* (die Fähigkeit, parallel ablaufende Prozesse kontrolliert zu bearbeiten; computerisierte Tests beinhalten so genannte Dual-

Task-Aufgaben; mit Merkmalen von supervisory attentional control, d.h. die Fähigkeit, flexibel und umsichtig mit konkurrierenden Informationen umzugehen und die richtige Antwort auszuwählen. Andere Verfahren sind z. B. der Trail-Making-Test B von Reitan oder der auditorische Serienadditionstest „PASAT"),

4. *längerfristige Aufmerksamkeitszuwendung* (Daueraufmerksamkeitaufgaben und Vigilanztests).

Zu den *exekutiven Funktionsstörungen* zählen Störungen des Planens, des Problemlösens, der Initiierung und Inhibition von Handlungen sowie die Handlungskontrolle. Exekutive Dysfunktionen finden sich vor allem nach Läsionen des präfrontalen Kortex, aber auch nach Schädigung des medialen Thalamus und anderer dienzephaler Strukturen. Die Diagnostik exekutiver Funktionen wird erschwert durch die große Variationsbreite entsprechender Störungen: Auch Patienten mit manifesten Frontalhirnschäden können in etablierten Tests wie dem Wisconsin Card Sorting Test (WCST; Lezak 1983), dem „Turm von Hanoi" oder dem Halstead Category Test (HCT; Halstead 1947) unauffällige Ergebnisse zeigen. Klassische Intelligenztests erfassen exekutive Störungen nicht.

Bei der Konzeption neuropsychologischer Untersuchungen bei MS ist zu beachten, dass sensomotorische Behinderungen vielfältiger Art die Ergebnisse beeinflussen können. Sehbehinderungen bis hin zu selektiven oder komplexen Wahrnehmungsstörungen können die Perzeption dargebotenen Materials erschweren, motorische Paresen oder Koordinationsstörungen umgekehrt mit den Antwortleistungen besonders bei zeitabhängigen Messungen erheblich interferieren. In fortgeschrittenen Phasen der Erkrankung oder bei akuten Schüben ist darüber hinaus mit Interferenz ZNS-wirksamer Pharmaka zu rechnen, die im Interesse der Patienten auch nicht einfach weggelassen werden können. Studien zur Neuropsychologie bei MS sind daher methodisch sehr aufwendig und erfordern große Patientenzahlen.

Neuropsychologische Befunde bei MS-Patienten

Intelligenz

Querschnittsuntersuchungen der intellektuellen Leistungsfähigkeit haben geringfügige, aber konsistente Unterschiede zwischen MS-Patienten und gesunden Kontrollpersonen ergeben (Rao 1990). Dabei sind die verbalen Leistungen gewöhnlich nicht oder kaum beeinträchtigt, während die Leistungen der handlungspraktischen Intelligenz in stärkerem Umfang beeinträchtigt sind. In Längsschnittuntersuchungen wurde ein geringer, aber signifikanter Rückgang der intellektuellen Leistungen deutlich. Interessant ist ein Befund von Clark et al. (1997), die an 196 MS-Patienten das Ausbildungsniveau kontrollierten. Sie fanden, dass ein höherer prämorbider Ausbildungsstand nicht nur den Rückgang der verbalen Intelligenz relativierte, sondern auch den der handlungspraktischen. Die Autoren folgerten aus ihren Ergebnissen, dass ein besserer Ausbildungsstand zumindest zu Beginn der Erkrankung eine Pufferwirkung hat.

„Demenz", wie sie in den Definitionen von ICD oder DSM operationalisiert wird, ist in der Mehrzahl der Fälle für MS untypisch. Rodriguez et al. (1994) berichten aus einer US-Populationsuntersuchung eine Häufigkeit von 3,7%. Auch eine gemeinsame Zuordnung von MS mit Systemerkrankungen wie M. Huntington oder M. Parkinson zu einer Gruppe von „subkortikalen" Demenzen ist fragwürdig: implizites Lernen als typische „subkortikale" Leistung scheint bei MS weitgehend unbeeinträchtigt (vgl. Goldstein et al. 1992; Grafman et al. 1991; Beatty et al. 1990).

Exekutive Funktionen

Die Häufigkeit von Störungen des Planens und Problemlösens bei MS-Patienten wird mit 11–19% angegeben (Rao et al. 1991a). MS-Patientenkollektive zeigen in diesen Tests zu Kategoriebildung und Problemlösen signifikant schlechtere Leistungen als gesunde Personen, so etwa im Wisconsin Card Sorting Test (Heaton et al. 1985; Beatty et al. 1989; Rao 1990; Rao et al. 1991a; Arnett et al. 1994) Für den Category Test berichteten Heaton (1985) und für den „Turm von Hanoi" Goel u. Grafmann (1995) sowie Arnett et al. (1997) gleiche Ergebnisse. Mahler (1992) fand, dass MS-Patienten mit chronisch progredientem Verlauf größere Probleme im WCST hatten als die mit schubförmigem Verlauf.

Arnett et al. (1994) beschreiben sehr anschaulich die Auswirkungen von exekutiven Störungen am Fallbeispiel eines 48-jährigen MS-Patienten. Dieser MS-Patient wurde mit 45 Jahren erstmals neurologisch, neuropsychologisch und bildgebend (MRT) untersucht. Er litt zu diesem Zeitpunkt u.a. unter einer spastischen Paraparese, Taubheitsgefühlen an den Armen, einer dysarthrischen Sprache sowie unter einer Blasenstörung. Der EDSS-Score lag bei 3,5. Trotz der Störungen arbeitete er vollschichtig als Computertechniker. Auf Befragen verneinte er Gedächtnisstörungen, aber seine Frau gab an, dass ihr Gedächtnisstörungen bei ihm aufgefallen seien. 3 Jahre später wurde er nachuntersucht. Er war inzwischen auf den Rollstuhl angewiesen und hatte stärkere Sprachstörungen. Der EDSS-Score hatte sich auf 6,5 erhöht. Seine berufliche Tätigkeit hatte er aufgegeben. Seine Frau berichtete von kognitiven Störungen und von Veränderungen seiner Persönlichkeit, die sich in einer Störung des Urteils- und Kritikvermögens, in Ärgerausbrüchen, Gedächtnisstörungen, Wortfindungsstörungen und einem herabgesetzten Störungsbewusstsein äußerten. Einmal sei er fast ertrunken, als er in den Swimmingpool ohne Schwimmweste gestiegen sei. Außerdem habe er sich zweimal einen schlimmen Sonnenbrand geholt, da er sich trotz Ermahnung ungeschützt der Sonne ausgesetzt hatte. Im MRT zeigte sich zu diesem Zeitpunkt eine Ausweitung der frontalen Läsionen in der weißen Substanz (links stärker als rechts). Die bei der Untersuchung 3 Jahre zuvor noch normgerechte Leistung im Wisconsin Card Sorting Test hatte sich erheblich verschlechtert. Er machte 57 perseverative Fehler und konnte keine einzige Kategorie bilden. 18 Monate nach dieser zweiten Untersuchung wurde der Patient neben seinem Swimmingpool gefunden; Stunden später verstarb er an den Folgen eines Hitzschlages.

Gedächtnis und Lernfähigkeit

Gedächtnisstörungen gehören zu den am häufigsten berichteten kognitiven Störungen bei MS-Patienten. Rao et al. gehen von einer Häufigkeit von 40–60% aus (Rao 1990; Rao et al. 1993), wobei Patienten mit einer chronisch-progressiven Verlaufsform deutlichere Gedächtnisstörungen als Patienten mit einem schubförmigen Verlauf aufweisen (Mahler 1992).

Einfache Kurzzeitgedächtnisspannen, wie sie mittels Zahlennachsprechen (WMS-R, Wechsler 1987) verbal-auditiv oder mit dem Corsi-Block-Tapping-Test (Schellig u. Hättig 1993) visuell-räumlich geprüft werden, sind bei MS-Patienten gewöhnlich nicht oder nur leicht beeinträchtigt.

Arbeitsgedächtnisstörungen werden dagegen von verschiedenen Untersuchern berichtet (Rao et al. 1989 b). Übereinstimmend werden Defizite des expliziten (deklarativen) Langzeitgedächtnisses beschrieben, während implizite Gedächtnisleistungen erhalten bleiben (Grafman et al. 1991; Rao et al. 1991 a; Rao et al. 1993). Beim expliziten deklarativen Gedächtnis gelten insbesondere der verzögerte Abruf („delayed free recall"), der mit Tests wie dem Auditory Verbal Learning Test (AVLT) von Rey (vgl. Lezak 1983) oder dem California Verbal Learning Test (CVLT) von Delis et al. (1987) geprüft wird, aber auch die verzögerte Wiedererkennensleistung („delayed recognition") als beeinträchtigt. Die unmittelbare (nicht verzögerte) Wiedererkennensleistung wird als unbeeinträchtigt angesehen (Rao et al. 1993).

Ob gestörtes Speichern der Merkinhalte als Ursache der deklarativen Langzeitgedächtnisstörungen anzusehen ist oder ob Abrufprobleme im Vordergrund stehen, wird kontrovers diskutiert. Während ältere Untersuchungen wie die von Rao et al. (1989 b) den Zugang zu den Gedächtnisspeichern bei MS-Patienten als gestört ansehen, gehen andere und z. T. neuere von Einspeicherungsstörungen aus (Litvan et al. 1988; Beatty et al. 1989; DeLuca et al. 1994; Arnett et al. 1997).

Untersuchungsergebnisse zu (autobiografischen) Altgedächtnisstörungen bei MS werden seltener berichtet. Die wenigen Untersuchungsergebnisse weisen jedoch auch auf Störungen in diesem Bereich hin (Rao et al. 1991 a; Paul et al. 1997). Die Patienten zeigten schlechtere Leistungen beim Identifizieren bekannter Gesichter und bei der Nennung semantischer Gedächtnisinhalte aus ihrer Biografie, während sie keine Störungen des episodischen Gedächtnisses aufwiesen.

Neuere Studien zur Natur der Gedächtnisstörungen relativieren die oben beschriebenen Ergebnisse (Kujala et al. 1995; Thornton et al. 1997). Thornton et al. prüften 1997 in einer Metaanalyse 36 empirische Gedächtnisstudien von MS-Patienten und gesunden Kontrollpersonen, die jeweils Verfahren zur Überprüfung von Merkspanne, Arbeitsgedächtnis und Langzeitgedächtnis verwendet hatten. Nach diesen Autoren gibt es bei der MS keine (einzige) Gedächtniskomponente, die im Erkrankungsverlauf dem fortschreitenden Fähigkeitsabbau zu trotzen vermag, d. h. weder die einfachen Merkspannen, das Wiedererkennen noch die Einspeicherung bleiben vom fortschreitenden Fähigkeitsverlust ausgespart, sondern weisen im Krankheitsverlauf zunehmende, wenngleich geringfügige Beeinträchtigungen auf. Die Autoren machen die im Vergleich zum heterogenen Krankheitsbild zu kleinen Untersuchungsgruppen der früheren Untersuchungen für die Unterschätzung oben genannter Gedächtniskomponenten verantwortlich.

Beachtenswert ist eine Untersuchung von Beatty u. Monson (1991) zur Selbstwahrnehmung der Gedächtnisstörungen. Die Autoren fanden bei 45 MS-Patienten, dass besonders Patienten mit Defiziten im Wisconsin Card Sorting Test zur deutlichen Überschätzung ihrer Gedächtnisleistungen neigten: Die Selbsteinschätzung bezüglich kognitiver Störungen kann schwerwiegend gestört sein.

In einer eigenen Untersuchung (Haupts et al. 1996) wurden 70 MS-Patienten mit gemäß „New Diagnostic Criteria" nach Poser et al. (1983) labormäßig gesicherter Diagnose untersucht. Es handelte sich um 24 Männer und 46 Frauen im Alter von 19–64 Jahren mit einer mittleren Erkrankungsdauer von 6,2 ($\pm$6,5) Jahren, davon 36 mit schubförmigen Verläufen, 15 mit Erstmanifestationen, 19 im chronisch-progredienten Stadium. Die Behinderungsgrade nach der zehnstufigen EDSS nach Kurtzke (1993) reichten von 1,0 bis 8,5 (Mittelwert 3,7; SD 1,8).

Standard-IQ-Werte wurden mittels der Kurzform des Hamburg-Wechsler-Intelligenz-Tests WIP nach Dahl (1986) bestimmt. Die Merkspannen wurden über die akustische Zahlenspanne und die visuell dargebotenen Corsiblocks geprüft. Der verzögerte Gedächtnisabruf wurde unter dem Gesichtspunkt der Alltagsrelevanz und Rehabilitationsplanung mit einer deutschen Adaptation des „Rivermead Behavioural Memory Tests" (Wilson et al. 1987), dem Alltagsgedächtnistest „AGT", untersucht. Dieser Test prüft in 12 Subtests mit Testmaterial wie Porträtfotos, Taschenrechner oder Wecker unter anderem freie Reproduktion von Text- und prozeduralen Aufgaben ebenso wie „cued recall" und Wiedererkennen („Rekognition"), aber auch Leistungen des prospektiven Gedächtnisses wie etwa Einhalten einer Verabredung. Alltagshandicaps wurden mit der „Environmental Status Scale" (ESS) im halbstandardisierten Interview „Minimal Record of Disability" (MRD, IFMSS 1985) bestimmt. Visuelle Defizite, sensomotorische Behinderungen, Depressivität und Daten über relevante Medikation wurden protokolliert (vgl. Haupts et al. 1996).

Die Kernspintomogramme (MRT) der Patienten wurden mittels eines eigenen semiquantitativen Scores hinsichtlich Läsionsbelastung und -muster beurteilt (0: keine zerebralen Läsionen sichtbar, I und II: supratentorielle Einzelherde in zunehmender Quantität und Größe von bis zu bzw. mehr als 12 erkennbaren Läsionen, III: ausgedehnte, konfluente Läsionen und Zeichen der zerebralen Atrophie). Dieses Klassifikationsinstrument hat sich als trennscharf bezüglich MS-assoziierter Veränderungen erwiesen (Haupts et al. 1994 a).

Der IQ-Mittelwert der Patienten lag mit 100,2 $\pm$ 11,2 im normalen Bereich. Zahlenspannen (5,7 $\pm$ 0,9) und Blockspannen (4,8 $\pm$ 0,7) der Patienten waren im Vergleich zu gesunden Kontrollpersonen ebenfalls unauffällig. Demgegenüber war das Alltagsgedächtnistestergebnis in der Patientengruppe mit durchschnittlich 102$\pm$16 Punkten von dem einer alters- und bildungsmäßig vergleichbaren Kontrollgruppe (123,7$\pm$8,2) signifikant verschieden. Bereits Resultate bei Erstmanifestationen (111,8$\pm$9,9) wie auch bei schubförmigen

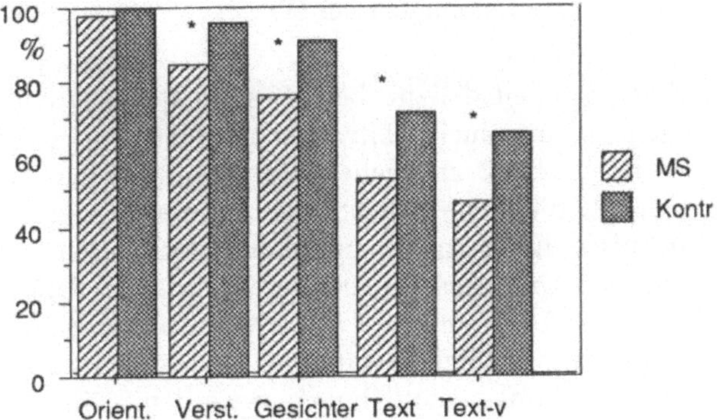

Abb. 1. Testleistungen von MS-Patienten und gleichaltrigen gesunden Kontrollpersonen in AGT-Subtests. (Orientierungsaufgaben, prospektive Versteckaufgabe, Gesichterrekognition, Textreproduktion unmittelbar/verzögert; signifikante Differenzen zwischen den Gruppen * markiert)

Verläufen (104,4±14,7) lagen unter denen gesunder Kontrollen. Noch deutlicher fielen die Ergebnisse der chronisch-progredient Kranken aus (90,1±15,4; ANOVA p=0,0001). AGT-Ergebnisse lagen bei 19 MS-Patienten (3 = 20% der Erstmanifestationen, 25% der schubförmigen sowie 37% der chronisch-progredient Kranken) unter dem alterskorrigierten Normbereich des AGT. Dies entspricht für die MS-Erkrankten insgesamt einer Rate von 27% weiterreichender mnestischer Defizite. Fast genau die Hälfte dieser Patienten (9/19) zeigte das MRT-Muster III mit konfluenten Läsionen.

Zwar ließen sich zwischen den MS-Verlaufstypen Unterschiede kognitiver Leistungen auf *Gruppenniveau* statistisch verifizieren, viele schubförmig Kranke zeigten jedoch ebenso wie einzelne chronisch-progredient Kranke normale Ergebnisse. Im Einzelfall ist daher keine verlässliche Vorhersage mnestischer Defizite aus dem Verlaufstyp der Erkrankung möglich.

Bei inhaltlicher Analyse gestörter Gedächtnisbereiche zeigten sich Störungen bei den Patienten besonders bei Subtests mit verzögertem Gedächtnisabruf in verschiedenen Modalitäten, aber auch in Rekognitionsaufgaben mit Gesichtern und auch prospektiven Gedächtnisaufgaben (Abb. 1). Über einen mittleren Zeitraum von 2,5 Jahren (15–44 Monate) nachuntersuchte Patienten ließen bei unverändertem IQ-Niveau deutliche Reduktionen in ihren Gedächtnisleistungen erkennen.

Angaben der Patienten über Hilfsbedürftigkeit im Alltag, wie sie im MRD skaliert wurden, korrelierten deutlich auch mit AGT-Ergebnissen (r = –0,56). Auch die Ausprägung von Handicaps in der ESS wie etwa von „Hilfsbedürftigkeit" war in einer multiplen Regression durch EDSS ($r^2 = 0,52$) und AGT ($r^2 = 0,58$) zu erklären, nicht dagegen durch Alter, Verlaufsdauer der Erkrankung, MR-Score oder IQ.

Aufmerksamkeitsstörungen bei MS

Aufmerksamkeitsdefizite bei MS-Patienten werden seit Mitte der 80er Jahre eingehend untersucht (Litvan et al. 1988; Rao et al. 1991a). Ihre Häufigkeit wird mit 22–25% angegeben. Dabei kommt Rao et al. (1991a) der Verdienst zu, unterschiedliche Aspekte der Aufmerksamkeit differenziert zu haben. Die Ergebnisse dieser an 100 ambulanten MS-Patienten und 100 Kontrollpersonen erhobenen Untersuchungen zeigten, dass MS-Patienten bei Aufmerksamkeitsteilung (PASAT) und bei selektiver Aufmerksamkeit (Stroop-Test) deutlich schlechtere Leistungen zeigten als Kontrollpersonen.

Aufmerksamkeitsauffälligkeiten werden insbesondere bei kontrollierten Informationsverarbeitungsprozessen und deutlichen kognitiven Anforderungen beschrieben (Dujardin et al. 1998; Paul et al. 1998). Daneben finden sich Untersuchungen, die auf Abhängigkeiten der Aufmerksamkeitsleistung von der Erkrankungsdauer und vom Schweregrad aufmerksam machen. Während leicht und kurzzeitig erkrankte MS-Patienten (in der Regel Patienten mit schubförmigem Verlauf) keine oder nur geringfügige Aufmerksamkeitsdefizite aufweisen (Dujardin et al. 1998) bzw. in der Remissionsphase wieder normalisierte Aufmerksamkeitsleistungen erbringen (Foong et al. 1998), lassen sich bei stärker betroffenen MS-Patienten deutliche und bleibende Defizite nachweisen (Behmenburg 1993; Camp et al. 1999; Foong et al. 2000).

Behmenburg (1993) analysierte verschiedene Aufmerksamkeitsaspekte bei 60 MS-Patienten mit unterschiedlichem Schweregrad der MS (leicht, mittelschwer und schwer betroffene Patienten, differenziert nach dem EDSS-Score) und 40 Kontrollpersonen mittels der computerisierten Testbatterie zur Aufmerksamkeitsprüfung (TAP) von Zimmermann u. Fimm (1993). In sämtlichen Untertests der Batterie waren die MS-Patienten im Vergleich zu den gesunden Kontrollpersonen verlangsamt. Nach Korrektur der motorischen Komponente blieben signifikante Differenzen in den Untertests „Geteilte Aufmerksamkeit" und „Vigilanz" bei den mittelschwer und schwer betroffenen MS-Patienten bestehen, sowohl in Form verlängerter Reaktionszeiten als auch vermehrter Auslassfehler.

Kujala et al. (1995) untersuchten die Aufmerksamkeitsleistungen in Abhängigkeit vom übrigen kognitiven Status an 2 klinisch und demografisch vergleichbaren MS-Gruppen mit und ohne kognitive Störungen. Dabei zeigten sich bei den MS-Patienten mit kognitiven Störungen deutliche Aufmerksamkeitsstörungen, während die MS-Patienten ohne kognitive Störungen lediglich leichte Reaktionszeitverlängerungen gegen Ende einer Vigilanzaufgabe hatten. Sie interpretierten das Ergebnis dahingehend, dass die kognitiv unbeeinträchtigte Gruppe lediglich Zeichen einer motorisch oder ermüdungsbedingten Verlangsamung zeige, während die kognitiv beeinträchtigte Gruppe allgemein kognitiv verlangsamt sei.

Entwicklung kognitiver Probleme im Krankheitsverlauf der MS

Gerade die erfolgreichen immunologischen Therapieentwicklungen der letzten Jahre und die breitere Etablierung rehabilitativer Konzepte bei MS werfen Fragen nach der Veränderung kognitiver Befunde im natürlichen Verlauf der Erkrankung auf, zumal Multiple Sklerose eine grundsätzlich fortschreitende, bislang nicht heilbare Erkrankung ist. Allerdings sind die methodischen Ansprüche an valide wiederholbare Testverfahren besonders sorgfältig anzusetzen, da von ausgeprägten Retesteffekten in vielen Untersuchungen auszugehen ist. Kujala et al. (1997) beschrieben differenzierbare Subgruppen mit einerseits längerfristig erhaltenen gegenüber andererseits zunehmend pathologisch gestörten neuropsychologischen Leistungen. Amato et al. (1995) fanden in der Brief Repeatable Neuropsychological Battery (BRNB) keine durchgehende Verschlechterung ihrer 50 Patienten über 4 Jahre, ebenso wenig Hohol et al. (1997) bei 44 Patienten nach 1 Jahr. Letztere betonen allerdings die parallele Entwicklung von kognitiven und MRT-Befunden (7 Patienten „verschlechtert"). In der eigenen Untersuchung zeigten sich Intelligenzquotienten bei Verlaufsuntersuchungen stabil, während Maße des expliziten Gedächtnisses sich im Krankheitsverlauf verschlechterten (Haupts et al. 1996).

Die Welt der Affekte: Depressionen und Euphorie

Unkritische Euphorie galt lange Zeit als typische psychische Veränderung bei MS. Allerdings belegte schon in den 70er Jahren des 20. Jahrhunderts Payk den erheblichen Stellenwert depressiver Störungen bei MS-Patienten im Vergleich zu der eher als Spätsymptom vorkommenden „Euphorie". Diese entspricht demzufolge mehr einer unkritischen Verflachung (einem „Frontalhirnsyndrom"?) als etwa einer manischen Störung (Payk 1973).

Depressionen sind bei MS nicht selten. Dabei sollten depressive Stimmungsschwankungen, die in der Bewältigung der Erstdiagnose oder situativer Probleme bei MS häufig auftreten können, von ausgeprägten *major depressive disorder"-Erkrankungen* abgegrenzt werden. Problematisch ist es in diesem Zusammenhang, „Depression" bei MS lediglich aufgrund von Punktescores in Fragebogen zu bestimmen, die nicht für MS-Patienten konstruiert wurden: Leicht werden erkrankungsbedingte Gefühls- oder Sexualstörungen als Belege für Depressionen missinterpretiert (Mohr et al. 1997).

Depressive Störungen bei MS wurden von verschiedenen Arbeitsgruppen untersucht; mit der angewandten Methodik variiert auch die Befundrate, so etwa die Angaben von 5,5% „major depressive disorder" unter MS-Patienten (Krupp al. 1994), von 8,6% bzw. 9,5% bei Archivfällen von Schifferdecker et al. (1996) oder vergleichsweise eine Rate von bis zu 50% „lifetime prevalence" von „major depression" MS-Kranker bei Joffe et al. (1987) sowie Minden u. Schiffer (1990). Fisk et al. nehmen eine gegenüber der allgemeinen Bevölkerung 2-fach erhöhte Depressionsrate und ein verdreifachtes Suizidrisiko für MS-Patienten an (Fisk 1997). Möller et al. fanden in ihrer Untersuchung 24% „major depression" und „Dysthymie" (Möller et al. 1994);

ebenso wie andere Autoren (Ron et al. 1991) bewerten sie einen direkten Zusammenhang von Depression bei MS zu kernspintomografisch darstellbaren Hirnläsionen im Sinne „organischer" Genese als statistisch nicht belegbar. Dementsprechend wurden in mehreren Untersuchungen engere Korrelationen von Depressionen und kognitiver Leistungsfähigkeit bei MS nicht bestätigt (Schiffer u. Caine 1991; Krupp et al. 1994; auch Möller et al. 1994). Auch kausale Zusammenhänge mit der bei MS häufigen abnormen Ermüdbarkeit („Fatigue", s. unten) wurden bisher nicht nachgewiesen (Krupp et al. 1994).

In der klinischen Praxis der Betreuung MS-Kranker verdient gerade die erste Phase nach Diagnosestellung Beachtung hinsichtlich situativ-reaktiv vermittelter Depressionen: Besonders die Männer einer Untersuchung von Haupts u. Mitarbeitern (1991) stellten sich in ihrer depressiven Selbstdarstellung gegenüber den Frauen deutlich schwerer betroffen dar, was entsprechende Probleme bei der initialen Bewältigung einer lebensbegleitenden Erkrankung widerspiegeln mag.

Abnorme Ermüdbarkeit „Fatigue"

53–90% der MS-Patienten klagen über vermehrte, vorzeitige Ermüdbarkeit. 40% beurteilen sie als das sie am stärksten belastende Symptom (Colosimo et al. 1995; Ford et al. 1998; Krupp et al. 1994; Rolak 1993). Diese so genannte „Fatigue" umfasst ein breites Spektrum an Erscheinungen. Ermüdung ist ein komplexes Phänomen, bei dem vereinfachend zwischen körperlicher und psychischer Ermüdung unterschieden wird. Oft verschlechtert Wärme die Beschwerden und umgekehrt bringt Kühle Erleichterung. Diese Ermüdbarkeit kann ein Hauptsymptom der Erkrankung und eine wesentliche Behinderung der Lebensqualität sein.

Pathogenetische Modellvorstellungen hinsichtlich einer beeinträchtigten Muskelfunktion und Defekten im zweiten motorischen Neuron bzw. einer Störung in der neuromuskulären Übertragung ähnlich der bei der Myasthenia gravis scheinen als Ursache der „Fatigue" bei MS nicht zuzutreffen. Einige Autoren wie z.B. Rolak (1993) sehen die Ursache der Müdigkeit in der verlangsamten Erregungsleitung infolge der diffusen Myelinschädigung. Andere vermuten, dass eine lokale Demyelinisierung und axonale Schädigung im Bereich des aufsteigenden retikulären aktivierenden Systems (ARAS) der Formatio reticularis zu Störungen des Schlaf-Wach-Rhythmus und zu vermehrter Müdigkeit führt. Zimmermann u. Hohlfeld (1999) diskutieren neuroendokrine Störungen durch Entzündungsmediatoren und inflammatorische Zytokine. Neben diesen organpathologisch orientierten Untersuchungen gibt es auch solche, die die Rolle von Persönlichkeitsmerkmalen beleuchten. Zu nennen sind hier Vercoulen et al. (1996), die Aufmerksamkeitsfokussierung auf Körperfunktionen und das Gefühl verminderter subjektiver Kontrolle über Körperfunktionen mit erhöhter (subjektiver) Müdigkeit vergesellschaftet fanden.

Objektive Messparameter (beispielsweise Reaktionszeiten oder Fehler bei geistiger Ermüdung; Kraft, Geschwindigkeit oder Erholungszeit bei körperlicher Anforderung) und subjektives Erleben können oft nur unbefriedigend korreliert werden. Skalen und Fragebogen zur subjektiven Müdigkeit sind in den vergangenen Jahren infolge des gestiegenen Interesses am Chronic Fatigue Syndrom (CFS) vermehrt entwickelt worden. Zu nennen sind hier z.B. die „Fatigue Severity Scale" von Krupp (1989), die „Fatigue Rating Scale" von Chalder et al. (1993) oder die „Fatigue Impact Scale" von Fisk et al. (1994). Von der Arbeitsgruppe des Amerikanischen Multiple Sklerose Councils ist eine modifizierte Fatigue Impact Scale (MFIS) entworfen worden, die eine physische, eine kognitive und eine psychosoziale Subskala differenziert.

Untersuchungsergebnisse zur Abhängigkeit der Ermüdbarkeit von der Schwere der Erkrankung (nach EDSS) und vom Verlaufstyp der MS sind differierend und widersprüchlich. Während in einigen Untersuchungen ein gehäuftes Auftreten von Müdigkeit bei weniger stark betroffenen MS-Patienten berichtet wird (Rolak 1993) und andere beschreiben, dass bei einem Drittel ihrer MS-Gruppe Abgeschlagenheit und Müdigkeit als erstes Symptom überhaupt auftrat (Krupp et al. 1988), fanden Colosimo et al. (1995), dass gerade die neurologisch stärker beeinträchtigten MS-Patienten (mit einem hohen EDSS-Score) sowie die MS-Patienten mit primär oder chronisch progredientem Verlauf verstärkt unter Müdigkeit litten. Nicht einheitlich sind auch die bisherigen Ergebnisse zur Koinzidenz zu neurologischen, neuropsychologischen oder affektiven Störungen. In der Mehrzahl der Studien wird die Müdigkeit bei der MS als isoliertes und unabhängig von anderen neurologischen oder neuropsychologischen Beeinträchtigungen variierendes Syndrom beschrieben (Colosimo et al. 1995; Geisler et al. 1996; Vercoulen et al. 1998).

Da die Pathogenese der Müdigkeit unklar ist, sind auch Therapieansätze bisher nicht kausal. In Einzelfällen wurde Amantadin mit Erfolg eingesetzt. Seine potenzielle Wirksamkeit wurde zufällig entdeckt, als MS-Patienten, die eine prophylaktische Grippeschutzimpfung erhielten, von einem Rückgang ihrer Müdigkeit berichteten. Polman et al. (1994a) berichten über Erfolge mit 4-Aminopyridin, die allerdings mit störenden Nebenwirkungen erkauft wurden. Als nichtmedikamentöse Strategie wendeten Svensson et al. (1994) Ausdauertraining an. Neuere Untersuchungsergebnisse weisen auf eine günstige Beeinflussung der Müdigkeit durch die neuen immunmodulierenden Medikamente, wie Beta-Interferone oder Glatirameracetat hin (IFNB Study Group 1993). Bei den mit Beta-Interferon-1a i.m. behandelten Patienten sank die Zahl der über Asthenie klagenden Patienten von 15% zu Beginn der Behandlung auf 3% nach 2 Jahren. Gute Erfahrungen werden auch mit physikalischer Kühlung berichtet, in den USA empfiehlt die MS-Gesellschaft ihren Mitgliedern Kühlwesten.

Korrelation neuropsychologischer Befunde zu ZNS-Läsionen

Mit der Einführung der Magnetresonanztomografie (MRT) sind lokalisatorische Vergleiche gestörter Funktionen möglich geworden. Viele Untersuchungen waren von der Annahme geleitet, dass umschriebene Hirnregionen für bestimmte kognitive Untersuchungsausfälle verantwortlich sein müssten. Weder für bitemporale Läsionsschwerpunkte noch für globale frontale Hirnläsionen waren jedoch sichere Korrelationen bisher widerspruchsfrei festzulegen (vgl. Arnett et al. 1994; Foong et al. 1997; Rovaris, Filippi et al. 1998).

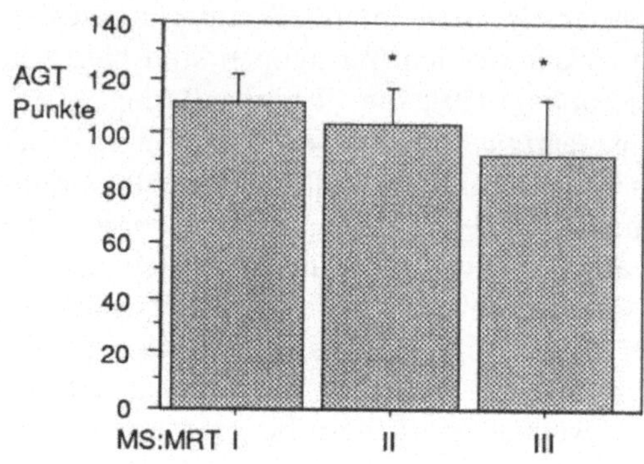

Abb. 2. AGT-Ergebnisverteilung zwischen den MRT-Scores (MW±1 SD)

Arnett et al. (1994) verglichen die WCST-Leistung von 43 MS-Patienten, bei denen sich im MRT in unterschiedlichem Ausmaß Läsionen darstellten. Besonders interessierte sie das Verhältnis von Läsionen im gesamten Kortex zu Läsionen im frontalen Kortex. Sie fanden, dass MS-Patienten mit frontal betonten Läsionen bei hohem Läsionsausmaß im gesamten Kortex (MS-F; n = 7) im WCST schlechtere Leistungen erbrachten als die MS-Patienten mit nicht frontalbetonten Läsionen (MS-NF; n = 7), jedoch vergleichbar hohem Läsionsausmaß im gesamten Kortex sowie MS-Patienten mit insgesamt wenig Läsionen (3. Gruppe n = 29). Die 3 Subgruppen wiesen keine wesentlichen Unterschiede in der globalen verbalen Intelligenz auf. Foong et al. (1997) wiesen demgegenüber darauf hin, dass Korrelationen mit Frontalhirnläsionen nur solange hervorträten, wie nicht für das Gesamtausmaß der zerebralen Läsionslast statistisch korrigiert werde.

Auch der Balken fand bei MS sehr rasch Aufmerksamkeit. Bereits aus der Zeit vor Einführung moderner bildgebender Verfahren wurden Postmortem-Befunde mit Häufung von Balkenatrophie bei anamnestischen Angaben über mentalen Abbau in der Krankengeschichte von MS-Patienten beschrieben (Barnard u. Triggs 1974). Dies ließ sich in späteren Studien in vivo mittels der Kernspintomografie replizieren (Huber et al. 1987), auch in Korrelationen zu Informationsverarbeitungsgeschwindigkeit und interhemispherischem Transfer (Rao et al. 1989 a, b; Pelletier et al. 1992, 1993; Comi et al. 1993; Schnider et al. 1993).

Ron u. Feinstein (1992) schätzten die Zusammenhänge zwischen MRT-Läsion und neuropsychiatrischem Befund als eher „elusive" (unzuverlässig) ein. Auch moderne Untersuchungen wie die von Camp et al. (1999) konstatieren die lediglich „moderaten" Korrelationsbeträge. Rao et al. (1989 a) fassten ebenso wie Möller et al. (1994) das totale Läsionsvolumen als relevanten Prädiktor neuropsychologischer Testleistungen mit besserer Aussage als z. B. Balkenbefunde auf. Die globale Hirnläsionsbelastung bei MS, gemessen durch Planimetrie oder Volumetrie, zeigte in zahlreichen Studien reproduzierbare statistische Zusammenhänge zu kognitiven Parametern. Auch von den 21 eigenen Patienten, die im oben beschriebenen Gesamtkollektiv das ausgedehnte MRT- Läsionsmuster III aufwiesen, hatten 43% globale mnestische Störungen mit Unterschreiten des „cutoff"-Wertes im AGT (Haupts et al. 1996). Für diesen Gedächtnistest fanden sich Korrelationen von rho = –0,25 zum MRT-

Score, dagegen jeweils nur geringe Beziehungen (rho = -0,11 bis -0,13) zu EDSS, MS-Verlaufsdauer und Alter (Abb. 2). Lokal umschriebene, z. B. bitemporale Veränderungen zeigten keine Zusammenhänge zum kognitiven Leistungsniveau.

Die „ökologische" Perspektive: Kognitive Störungen und Lebensqualität

Auch wenn z. B. Gedächtnisprobleme nicht unmittelbar körperlich wahrnehmbar oder „störend" sein müssen, können sie den Alltag erheblich belasten. Zusammenhänge zwischen kognitivem Status und beruflichen sowie Alltagshandicaps sind auch bei MS nachzuvollziehen (Rao et al. 1991 b). Langdon u. Thompson (1996) referierten aus Daten der Britischen Gesellschaft für Rehabilitationsmedizin, dass kognitive Störungen zahlenmäßig nach Problemen der Mobilität, der Inkontinenz und emotionalen Belastungen wesentlich zum Ausmaß der Beeinträchtigung MS-Kranker beitragen.

„Lebensqualität" ist in physischer, psychischer wie sozialer Hinsicht zu beschreiben. Nicht zuletzt durch die Tatsache, dass die klinische Erstmanifestation einer Multiplen Sklerose meist zwischen das 20.–40. Lebensjahr in die Phase von Berufs- und Familienetablierung fällt, sind mögliche Einschränkungen von Lebensqualität für MS-Erkrankte von großer Relevanz.

Derartige Erwägungen geben Anlass zu Untersuchungen, die den Vorgaben „ökologischer Validität", also Adaptation von Tests und deren Ergebnissen an die Alltagsituation betroffener Patienten, genügen sollten. Entsprechend ausgerichtete Untersuchungen sollten sowohl die subjektiven Bewertungen der Betroffenen erheben, als auch z. B. erhaltene kognitive Leistungsbereiche im Sinne rekrutierbarer Ressourcen (statt bloßer „Defizitbeschreibungen") berücksichtigen (vgl. Schuri 1988; Calabrese et al. 1993 b).

Therapieoptionen

Mit Einführung moderner Immuntherapika in die MS-Therapie ergibt sich die Hoffnung, in Zukunft unter derartiger Medikation neben neurologischer Symptomprogredienz auch kognitive Störungen prophylaktisch angehen zu können. Entsprechende Untersuchungen mit Glatirameractat, Mitoxantron und 3-4-Di-Aminopyridin zeigten keine unmittelbaren Erfolge. Pliskin et al. (1996) konnten bei einem kleinen Kollektiv unter Beta-Interferon stabile visuospatiale Testbefunde im Vergleich zu Verschlechterungen bei unbehandelten Patienten nachweisen. Selby et al. (1998) gelang ein entsprechender Nachweis bezüglich verbaler Gedächtnisleistungen unter dem gleichen Beta-Interferon nicht. Fisher et al. (1998) fassen in einer Sekundärauswertung einer Beta-Interferon-1-a-Studie neuropsychologische Parameter zu „SET A" („information-processing" + „memory" p = 0,038, „SET B" p = 0,043 („visuospatial abilities" + „executive functions") und „SET C" („verbal" + „auditory abilities" n.s. p = 0,6) zusammen, um signifikante Verbesserungen gegenüber der Plazebogruppe unter Therapie nachweisen zu können (Fisher et al. 1998).

Plohmann et al. stellten 1998 ein erfolgreiches computerisiertes Trainingsprogramm für Aufmerksamkeitsstörungen bei MS vor, dessen Effekte über die Trainingssitzungen hinaus nachweisbar blieben.

Weitere nichtmedikamentöse neuropsychologische Rehabilitationsansätze, die sich gezielt mit den neuropsychologischen Problemen der MS befassen, sind bisher selten berichtet worden (Jønsson et al. 1993; Horton u. Siegel 1990). Dazu mögen sowohl das bis vor wenigen Jahren sehr begrenzte Methodenrepertoire wie auch die Eigenheiten einer schubförmig oder chronisch-progredienten Grunderkrankung mit den entsprechenden Problemen für Erfolgsbeurteilungen beigetragen haben.

Ergebnisse eines eigenen Rehabilitationsprogramms (Haupts 1996) zeigen deutliche mnestische Leistungsverbesserungen, im Einzelfall auch trotz progredienter physischer Behinderung im MS-Kollektiv. Über einen Zeitraum von 4 Monaten wurden in Einzeltherapie, auch unter Verwendung computergestützter Verfahren, aufgedeckte Störungen und Alltagshandicaps bei 6 Patienten therapiert. Verfolgt wurde dabei ein individuell ausgerichteter, multimodaler Ansatz, der Elemente der Wissensvermittlung und Metakognition – auch unter Einbezug von Angehörigen –, gestufte Übungen und ggf. Mnemotechniken, externe Hilfen, verhaltenstherapeutische Elemente und Entspannungsverfahren kombinierte (Calabrese 1993a). Erfolg und erzielte Veränderungen wurden zum einen begleitend zum Programm, darüber hinaus zum Abschluss der Behandlungsphase und nach einer Nachbeobachtungsphase von durchschnittlich 18 Monaten überprüft. Ergänzend wurde der Fragebogen zum Alltagsgedächtnis FAG nach Holzapfel (1990) angewandt. Zum Vergleich wurden alters-, geschlechts- und behinderungsparallelisierte MS-Kranke ohne systematische neuropsychologische Intervention herangezogen. Während sich in der Rehabilitationsgruppe von 6 Patienten der Mittelwert des EDSS-Behinderungsgrades gering (von 4,2 auf 4,4) verschlechterte, verbesserte sich das AGT-Ergebnis (von 86 auf 98,5). Im unbehandelten Vergleichskollektiv von 6 alters-, geschlechts- und behinderungsparallelisierten Patienten verschlechterten sich körperliche Behinderung (von EDSS 4,0 auf 4,4) und Gedächtnisleistungen (von AGT 105 auf 92) dementgegen parallel. Wenn auch die prozentualen Veränderungen moderat sind, so ist doch die Umkehrung des Verlaufstrends unter Rehabilitation im Gruppenvergleich festzustellen.

Bemerkenswerterweise zeigten auch die strukturierten Befragungsdaten der Patienten aus dem FAG gleichsinnige positive Veränderungen in der Behandlungsgruppe. Dies kann als Ausdruck einer subjektiven Entlastung und Verbesserung für die Patienten in problematischen Alltagsbereichen gewertet werden.

Darüber hinaus waren selektive Leistungsverbesserungen in individuell trainierten Rehabilitationsbereichen belegbar. Diese sind naturgemäß nicht in Gruppenstatistiken darstellbar. Anhand eines Multiple-baseline-Ansatzes (vgl. Brooks et al. 1984) sind diese Veränderungen jedoch nachvollziehbar. Abbildung 3 gibt ein Beispiel.

Dass Statistiken kleiner Gruppen keine herkömmlichen Signifikanzniveaus erreichen, ist angesichts der Heterogenität der bei MS vorgegebenen Probleme leicht verständlich. Der Fokus der rehabilitativen Betrachtung hat je-

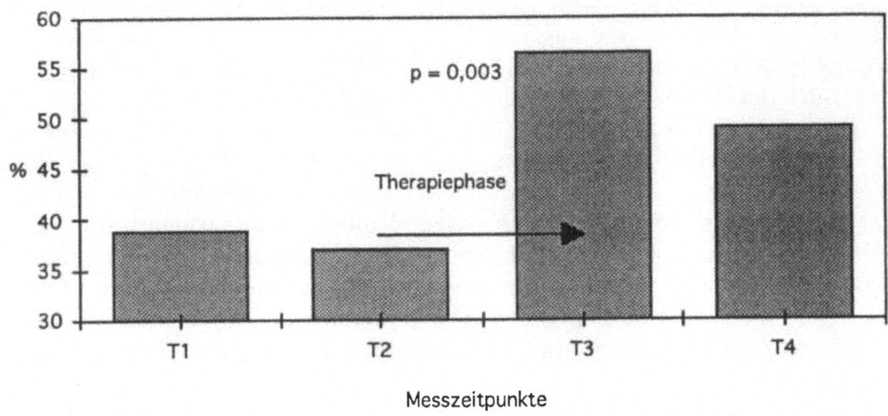

Abb. 3. Einzelfallverlauf, Aufgabe „logisches Gedächtnis": Richtige Lösungen (in %). Therapiephase durch Pfeil markiert (45-jährige Frau, seit 31 Jahren MS-krank, EDSS-Behinderungsgrad 6,0; IQ: 100, AGT: 78)

doch zweifelsohne auf dem Einzelfall zu liegen. Allerdings ist die Umkehr eines bei MS im Spontanverlauf sich verschlechternden Trends nachweisbar. Kognitive Rehabilitationsstrategien bei MS können erfolgreich sein, wenn sie individuell maßgeschneidert werden, Begleitprobleme berücksichtigen, multimodale Ansätze mit ökologischer Ausrichtung verfolgen und von spezialisierten Therapeuten durchgeführt werden.

Zusammenfassung

Fragen an neuropsychologische Untersuchungen bei MS können sein:
- Welche Art von Störung (Aufmerksamkeit, Lernen und Gedächtnis, Affekte usw.)?
- Wie häufig?
- Welche Korrelationen bestehen zu demografischen/krankheitsbezogenen Maßen? Gibt es verlässliche Prädiktoren neuropsychologischer Störungen bei MS?
- Welche Korrelationen bestehen zu kernspintomografischen ZNS-Parametern?
- Veränderungen im Krankheitsverlauf/unter Therapie?

Neuropsychologische Störungen bei MS als Ausdruck zerebraler Beteiligung sind nicht selten. Sie sind in vielen Fällen nicht im herkömmlichen neurologischen Untersuchungsgang erkennbar: Sprachliche Leistungen sind meist ungestört, die Orientierung intakt und Merkspannen normal. Auch neurologischer Behinderungsgrad oder Verlaufsdauer der Erkrankung sind schlechte Prädiktoren. Dies macht neuropsychologische Einzelfalldiagnostik zur Abklärung entsprechender Fragestellungen unumgänglich. Kurztests wie der verbreitete Mini-Mental-State-Test sind wenig sensitiv; auch sind wesentlich differenziertere Befunde als lediglich „organische Wesensänderung" oder „Demenz" zu erheben. Ein Schwerpunkt von Störungen ist übereinstimmend im Bereich des deklarativen Gedächtnisses bei verzögerten Abruf- und Rekognitionsaufgaben zu finden; die z. T. nur partiellen bzw. graduellen Befunde treten unter Interferenzbedingungen typischerweise verstärkt zutage.

Das zerebrale Läsionsmuster ist ein möglicher, wenn auch nicht zwingender Hinweis auf kognitive Störungen: Wir konnten vermehrt globale Einbrüche mnestischer Leistungen bei MS bei Auftreten konfluenter Läsionsmuster im Kernspintomogramm nachweisen. Multiple Leitungsunterbrechungen sind auch als pathologisches Substrat gestörter Leistungen in Aufmerksamkeit und exekutiven Funktionen anzusehen. Dagegen sind für andere bei MS häufige Probleme wie Depressionen und abnorme Ermüdbarkeit derartig deutliche Zusammenhänge mit der hirnorganischen Ebene bisher nicht belegt.

Erfolgreiche immunologische Therapieansätze der letzten Jahre bei MS gehen in einigen Untersuchungen auch mit Vorteilen im Bereich kognitiver Störungen für die Behandelten einher. Wenn auch kein direkter Zusammenhang von Immunsystem und Kognition anzunehmen ist, so erlaubt doch offensichtlich die Reduktion der Krankheitsaktivität eine erfolgreiche Restitution neuropsychologischer Leistungen. Gezielte neuropsychologische, nichtmedikamentöse Interventionen wie etwa in der Untersuchung von Plohmann et al. (1998) scheinen diesbezüglich mindestens ebenso erfolgreich. Das vorgestellte ambulante, wohnortnahe neuropsychologische Rehabilitationsprogramm für MS-Kranke in Bochum, das auf alltagsnahe Messinstrumente und multimodale Interventionen zurückgreift, zeigte ebenfalls im Vergleich zu MS-Kranken ohne neuropsychologische Intervention eine Umkehrung der krankheitskorrelierten Verschlechterungstendenz sowohl auf Individual- wie auf Gruppenniveau.

Eine neuropsychologische Subtypisierung der Multiplen Sklerose kann sowohl auf den Ebenen von Prognose als auch Therapieevaluation und besonders auch Handicaps im Alltag bedeutungsvoll sein. Einflüsse kognitiver Einbußen auf Alltagsleben, Berufsfähigkeit und Lebensqualität sind für Betroffene wichtig. Diagnostische Fortschritte bezüglich zerebral bedingter neuropsychologischer Störungen bei MS stellen auch therapeutische Optionen für die Zukunft in Aussicht. Inwieweit sich kognitive Parameter in der zukünftigen Betrachtung der MS weiter etablieren werden, wird nicht zuletzt von der breiten Verfügbarkeit fachlicher Kompetenz und valider Methoden abhängen.[1]

Literatur

Amato MP, Ponziani G, Pracucci G, Bracco L, Siracusa G (1995) Cognitive impairment in early-onset multiple sclerosis. Pattern, predictors, and impact on everyday life in a 4-year follow-up. Arch Neurol 52(2):742–747

Arnett PA, Rao SM, Bernardin L, Grafman J, Yetkin FZ, Lobeck L (1994) Relationship between frontal lobe lesions and Wisconsin Card Sorting Test performance in patients with multiple sclerosis. Neurology 44:420–425

[1] Das Rehabilitationsprojekt wurde mit freundlicher Förderung der gemeinnützigen Hertie-Stiftung GHS 231/91 durchgeführt.

Arnett PA, Grafman J, Rao SM (1997) Exekutive functions in multiple sclerosis: an analysis of temporal ordering, semantic encoding, and planning abilities. Neuropsych 11:535–544

Beatty WW, Goodkin DE, Beatty PA, Monson N (1998) Frontal lobe dysfunction and memory impairment in patients with chronic progressive multiple sclerosis. Brain Cogn 11:73–86

Beatty WW, Goodkin D, Monson N, Beatty P (1990) Implicit learning in patients with chronic progressive multiple sclerosis. Int J Clin Neuropsychol 12:166–172

Beatty WW, Monson N (1991) Metamemory in multiple sclerosis. J Clin Exp Neuropsychology 13:309–327

Beatty WW, Monson N (1991) Memory for temporal order in multiple sclerosis. Bull Psychonomic Society 29:10–12

Behmenburg C (1993) Aufmerksamkeitsstörungen bei Patienten mit Multipler Sklerose. Dissertation, Med. Fakultät Düsseldorf

Brooks DN, Deelman BG, van Zomeren AH, van Dongen H, van Harskamp F, Aughton ME (1984) Problems in measuring cognitive recovery after acute brain injury. J Clin Neuropsych 6:71–85

Calabrese P (1993a) Gedächtnistraining als Therapiemaßnahme. Die Schwester/Der Pfleger 32:1069–1074

Calabrese P, Haupts M, Babinsky R, Markowitsch H, Gehlen W (1993b) Alltagsgedächtnisstörungen bei MS-Patienten. Z Neuropsychol 2:4–16

Calabrese P, Haupts M, Gehlen W (2000) Verlaufsabhängige Gedächtnisstörungen und Läsionsmuster bei Multipler Sklerose. Neurologie & Rehabil 6:184–188

Clark CM, Jacova C, Klonoff H, Kremer B, Hayden M, Paty D (1997) Pathological association and dissociation of functional systems in multiple sclerosis and Huntington's disease. J Clin Exper Neuropsych 19:63–74

Charcot JM (1877) Lectures on the diseases of the nervous system delivered at La Salpetriere. New Sydenham Society, London

Colosimo C, Millefiorini E, Grasso MG, Vinci F, Fiorelli M, Koudriavtseva, T, Pozilli C (1995) Fatigue in MS is associated with specific clinical features. Acta Neurol Scand 92: 353–355

Cramon von DY, Mai N, Ziegler W (1993) Neuropsychologische Diagnostik. Belz, Weinheim Basel Cambridge New York Tokyo

Dahl G (1986) WIP – Reduzierter Wechsler-Intelligenztest, 2. Aufl. Hain, Königstein

Delis DC, Kramer JH, Kaplan E, Ober BA (1987) California Verbal Learning Test (Manual). Psychological Corporation, New York

DeLuca J, Barbieri Berger S, Johnson SK (1994) The nature of memory impairments in multiple sclerosis: acquisition versus retrieval. J Clin Exp Neuropsychol 16:183–89

Dujardin K, Donze AC, Hautecoeur P (1998) Attention impairment in recently diagnosed multiple sclerosis. Eur J Neurol 5:61–66

Fisher JS, Priore R, Jacobs L et al. (1998) Neuropsychological effects of Avonex® (interferon beta 1a) in relapsing multiple sclerosis. Neurology 50:A32–33.

Fisk JD, Morehouse SA, Brown MG, Skedgel C, Murray TJ (1998) Hospital-based psychiatric service utilization and morbidity in multiple sclerosis. Can J Neurol Sci 25(3):230–235

Fisk JD, Pontefract A, Ritvo PG (1994) Fatigue Impact Scale: The impact of fatigue on patients with Multiple sclerosis. Can J Neurol Sci 21:9–14

Foong J, Rozewicz L, Quaghebeur G, Kartsounis LD, Thompson AJ, Miller DH, Ron MA (1997) Executive function in multiple sclerosis: the role of frontal lobe pathology. Brain 120:15–26

Foong J, Rozewicz L, Quahebeur G, Thompson AJ, Miller DH, Ron MA (1998) Neuropsychological deficits in multiple sclerosis after acute relapse. J Neurol Neurosurg 64 (4):529–532

Foong J, Rozewicz I, Chang WK, Thompson AJ, Miller DH, Ron MA (2000) A comparison of neuropsychological deficits in primary and secondary progressive multiple sclerosis. J Neurol 247:96–101

Ford H, Trigwell P, Johnsom M (1998) The nature of fatigue in multiple sclerosis. J Psychosom Res 45:33–38

Geisler MW, Sliwinski M, Coyle PK (1996) The effects of amantadine and pemoline on cognitive functioning in MS. Arch Neurol 53:185–188

Goel V, Grafman J (1995) Are the frontal lobes implicated in „planning" functions? Interpreting data from the Tower of Hanoi. Neuropsychologia 5:623–642

Goldstein FC, McKendall RR, Haut MW (1992) Gist recall in multiple sclerosis. Arch Neurol 49:1060–1064

Grafman J, Rao S, Bernardin L, Leo GJ (1991) Automatic memory processes in patients with multiple sclerosis. Arch Neurol 48:1072–1075

Grønwall D (1977) Paced Auditory Serial addition Task: A measure of recovery from concussion. Percept Mot Skills 44:367–373

Halstead WC (1947) Brain and intelligence. University of Chicago Press, Chicago

Haupts M, Geisel H, Janßen S, Ließ J, Calabrese P (1991) Geschlechtsdifferente Krankheitsbewältigung und psychosomatische Störungen bei MS-Patienten. Akt Neurologie 18:S13

Haupts M, Calabrese P, Ließ J, Tröndlin P, Riepe R, Gajsar H, Gehlen W (1994a) CNS lesion analysis in vivo: comparison of planimetry, anatomical analysis and a semiquantitative lesion score in MRI of multiple sclerosis patients. Eur J Neurosci 7 [Suppl]:169

Haupts M, Calabrese P (1994b) Alltagsgedächtnisstörungen bei Multipler Sklerose. In: Haupts M, Durwen HF, Gehlen W, Markowitsch HJ (Hrsg) Neurologie und Gedächtnis. Huber, Bern Göttingen Toronto, S 68–75

Haupts M, Schejbal P, Pöhlau D, Malin JP, Przuntek H, Gehlen W (1994c) Epidemiological data on multiple sclerosis from an industrial area in North-West Germany. In: Lauer K, Firnhaber W (eds) Multiple Sclerosis in Europe: an epidemiological update. Alsbach, LTV Press, pp 143–146

Haupts M, Calabrese P, Ließ J, Markowitsch HJ, Gehlen W (1996) Zerebrale Läsionen bei Enzephalomyelitis disseminata: Neuropsychologische Befunde und rehabilitative Ansätze. In: Huffmann G, Braune HJ (Hrsg) Zerebrale und spinale Prozesse. Einhorn Presse Verlag, Reinbek, S 155–160

Heaton RK, Nelson LM, Thompson DS, Borks JS, Franklin GM (1985) Neurological findings in relapsing-remitting and chronic-progressive multiple sclerosis. J Consult Clinic Psychol 53:103–110

Hohol MJ, Guttmann CR, Orav J, Mackin GA, Kikinis R, Khoury SJ, Jolesz FA, Weiner HL (1997) Serial neuropsychological assessment and magnetic resonance imaging analysis in multiple sclerosis. Arch Neurol 54(8):1018–1025

Holzapfel H (1990) Fragebogen zur Erhebung alltäglicher Gedächtniserfahrungen. Verlag Modernes Lernen, Dortmund

Horton A Jr, Siegel E (1990) Comparison of multiple sclerosis and head trauma patients: a neuropsychological pilot study. Int J Neurosci 53:213–215

Huber SJ, Paulson G, Shuttleworth EC, Chakeres D, Clapp LE, Pakalnis A, Weiß K, Rammohan K (1987) Magnetic resonance imaging correlates of dementia in MS. Arch Neurol 44(7):732–736

IFNB Multiple Sclerosis Study Group (1993) Interferon beta-1b is effective in relapsing-remitting multiple sclerosis: I. Clinical results of a multicenter, randomized, double blind, placebo-controlled trial. Neurol 43:655–661

Joffe R, Lippert G, Gray T, Sawa G, Horvath Z (1987) Mood disorder and multiple sclerosis. Arch Neurol 44: 376–378

Jønsson A, Korfitzen EM, Heltberg A, Ravnborg MH, Byskov-Ottosen E (1993) Effects of neuropsychological treatment in patients with multiple sclerosis. Acta Neurol Scand 88: 394–400

Krupp LB, Alvarez LA, LaRocca NG, Scheinberg LC (1988) Fatigue in multiple sclerosis. Arch Neurol 45:435–441

Krupp LB, LaRocca NG, Muir-Nash J, Steinberg AD (1989) The fatigue severity scale. Application to patients with multiple sclerosis and systemic lupus erythematosus. Arch Neurol 46(10):1121–1123

Krupp LB, Sliwinski M, Masur DM, Friedberg F, Coyle PK (1994) Cognitive functioning and depression in patients with chronic fatigue syndrome and multiple sclerosis. Arch Neurol 51:705–710

Kujala P, Portin R, Revonsuo A, Ruutianinen J (1995) Attention related performance in two cognitively different subgroups of patients with multiple sclerosis. J Neurol Neurosurg Psychiatry 59:77–82

Kujala P, Portin R, Ruutiainen J (1997) The progress of cognitive decline in multiple sclerosis. Brain 120:289–297

Kurtzke JF (1983) Rating neurologic impairment in multiple sclerosis: an expandend disability status scale (EDSS). Neurology 33:1444–1452

Langdon DW, Thompson AJ (1996) Cognitive problems in multiple sclerosis. MS Management 3:1–9

Lezak MD (1983) Neuropsychological Assessment, 2nd edn. Oxford University Press, New York Oxford

Litvan I, Grafman J, Vendrell P, Martinez J, Junque C, Vendrell J, Barraquer-Bordas J (1988) Multiple memory deficits in patients with multiple sclerosis. Arch Neurol 45:607–610

Mahler ME (1992) Behavioral manifestations associated with multiple sclerosis. Psychiatric Clinics of North Amerika 15:427–438

Minden SL, Moes EJ, Orav J, Kaplan E, Reich P (1990) Memory impairment in multiple sclerosis. J Clin Exp Neuropsychol 12(4):566–586

Möller A, Wiedemann G, Rohde U, Backmund H, Sonntag A (1994) Correlates of cognitive impairment and depressive mood disorder in multiple sclerosis. Acta Psychiatr Scand 89(2):117–121

Mohr DC, Goodkin DE, Likosky W, Beutler L, Gatto N, Langan MK (1997) Identification of Beck Depression Inventory items related to multiple sclerosis. J Behav Med 20(4):407–414

Paul, RH, Blanco CR, Hames KA, Beatty WW (1997) Autobiographical memory in multiple sclerosis. J Int Neuropsych Soc 3(3):246–251

Paul RH, Beatty WW, Schneider R, Blanco C, Hames C (1998) Impairments of attention in individuals with multiple sclerosis. Multiple Sclerosis 4:433–439

Payk T (1973) Psychopathologische Besonderheiten bei Kranken mit Enzephalomyelitis disseminata („Multiple Sklerose"). Nervenarzt 44:378–380

Pliskin NH, Hamer DP, Goldstein DS, Towle VL, Reder AT, Noronha A, Arnason BG (1996) Improved delayed visual reproduction test performance in multiple sclerosis patients receiving interferon beta-1b. Neurology 47:1463–1468

Plohmann AM, Kappos L, Ammann W, Thordai A, Wittwer A, Huber S, Bellaiche Y, Lechner-Scott L (1998) Computer assisted retraining of attentional impairments in patients with multiple sclerosis. JNNP 64(4):455–462

Poeck K (Hrsg) (1989) Klinische Neuropsychologie, 2. Aufl. Thieme, Stuttgart New York

Polman CH, Bertelsmann FW, van Loenen AC, Koetsier JC (1994) 4-aminopyridine in the treatment of patients with multiple sclerosis. Arch Neurol 51(3):292–296

Poser CM, Paty D, Scheinberg L, McDonald W, Davis F, Ebers G, Johnson K, Sibley W, Silberberg D, Tourtellotte W (1983) New diagnostic criteria for multiple sclerosis. Ann Neurol 13:227–231

Prosiegel M, Michael C (1993) Neuropsychology and multiple sclerosis: diagnostic and rehabilitative approaches. J Neurol Sci 115:51–54

Rao SM, Aubin-Faubert P, Leo G (1989) Information processing speed in patients with multiple sclerosis. J Clin Exp Neuropsychol 11:471–477

Rao SM, Leo GJ, Haughton VM, St Aubin-Faubert P, Bernardin L (1989a) Correlation of magnetic resonance imaging with neuropsychological testing in multiple sclerosis. Neurology 39:161–66

Rao SM, Leo GJ, St Aubin-Faubert P (1989b) On the nature of memory disturbance in multiple sclerosis. J Clin Exp Neuropsychol 11:699–712

Rao SM (1990) Neurobehavioral Aspects of Multiple Sclerosis. Oxford University Press, New York Oxford

Rao SM, Leo GJ, Bernardin L, Unverzagt F (1991a) Cognitive dysfunction in multiple sclerosis. I. Frequency, pattern and prediction. Neurology 41:685–691

Rao SM, Leo GJ (1991b) Cognitive dysfunction in multiple sclerosis. II. Impact on employment and social functioning. Neurology 41:692–696

Rao SM, Grafman J, Di Giulio D, Mittenberg W, Bernardin L, Leo GJ, Luchetta T, Unverzagt F (1993) Memory dysfunction in multiple sclerosis. Its relation to working memory, semantic encoding, and implicit learning. Neuropsychol 7:364–374

Rodriguez M, Siva A, Ward J, Stolp-Smith K, O'Brien P, Kurland L (1994) Impairment, disability, and handicap in multiple sclerosis: a population-based study in Olmsted County, Minnesota. Neurology 44:28–33

Rolak LA (1993) Fatigue and Multiple Sclerosis. In: Dawson DM, Sabin TD (eds) Chronic Fatigue Syndrom. Little, Brown and Co., Boston Toronto London

Ron MA, Callanan M, Warrington E (1991) Cognitive abnormalities in multiple sclerosis: a psychometric and MRI study. Psychol Med 21:59–68

Ron MA, Feinstein A (1992) Multiple sclerosis and the mind. JNNP 55:1–3

Ruchkin DS, Grafman J, Krauss GL, Johnson R Jr, Canoune H, Ritter W (1994) Event-related brain potential evidence for a verbal working memory deficit in multiple sclerosis. Brain 117:289–305

Schellig D, Hättig H (1993) Die Bestimmung der visuellen Merkspanne mit dem Block-Board. Z Neuropsychol 4:104–112

Schiffer RB, Caine ED (1991) The interaction between depressive affective disorder and neuropsychological test performance in multiple sclerosis patients. J Neuropsychiatry Clin Neurosci 3:28–32

Schifferdecker M, Krahl A, Krekel NO (1996) Psychische Störungen bei der Multiplen Sklerose. Nervenheilkunde 15:340–345

Schuri J (1988) Lernen und Gedächtnis. In: Zihl J, Cramon D v (Hrsg) Neuropsychologische Rehabilitation. Springer Verlag, Berlin, S 215–247

Svensson B, Gerdle B, Elert J (1994) Endurance training in patients with multiple sclerosis: five case studies. Phys Ther 74(11):1017–1026

Thornton AE, Raz N (1997) Memory impairment in multiple sclerosis: a quantitative review. Neuropsychol 11:357–366

Vercoulen JHMM, Hommes OH, Swanink CMA, Jongen PJH, Fennis JFM, Galama JMD, van der Meer JWM, Bleijenberg G (1996) The measurement of fatigue in patients with multiple sclerosis: a multidimensional comparison with patients with chronic fatigue syndrome and healthy subjects. Arch Neurol 53:642–649

Vercoulen JHMM, Swanink CMA, Galama JMD, Fennis JFM, Jongen PJH, Hommes OR, van der Meer JWM, Bleijenberg G (1998) The persistence of fatigue in multiple sclerosis: Development of a model. J Psychos Res 45:507–517

Wechsler D (1987) WMS-R: Wechsler Memory Scale-Revised (Manual). The Psychological Corporation, San Antonio

Wilson B, Cockburn J, Baddeley A (1985) The Rivermead behavioural memory test. Thames Valley Test Company, Reading

Zimmermann P, Fimm B (1993) Testbatterie zur Aufmerksamkeitsprüfung (TAP) Psychologische Testsysteme. V. Fimm, Würselen

Zimmermann C, Hohlfeld R (1999) „Fatigue" bei Multipler Sklerose. Nervenarzt 70:566–574

Psychologische Intervention bei Multipler Sklerose

T. KLAUER, H. PATHENHEIMER, U. K. ZETTL, W. SCHNEIDER

EINLEITUNG

Die unter Umständen vielfältigen funktionalen und psychosozialen Beeinträchtigungen durch eine Multiple-Sklerose-(MS-)Erkrankung (z. B. sensorisch-taktile und motorische Beeinträchtigungen, Verlust von Blasen- und Darmfunktionen, Einbußen in der kognitiven Leistungsfähigkeit) überfordern die Anpassungsfähigkeit der Patienten häufig und können zu verbreiteten psychischen Belastungen bis hin zu sekundären psychischen Erkrankungen etwa des depressiven Formenkreises führen. Dass diese Beeinträchtigungen eine psychologische Betreuung der Kranken wünschenswert, wenn nicht gar notwendig machen, ist eine in der Medizin seit längerem anerkannte Forderung (Caliezi 1981). Gleichwohl kommen Übersichtsarbeiten zu dem Ergebnis, dass die professionelle psychologische Betreuung von MS-Patienten in der klinischen Praxis eine ausgesprochene Rarität darstellt (Kiessling et al. 1990).

Nach einem Überblick über vorhandene Ansätze und Ergebnisse ihrer Evaluation sollen im Folgenden Möglichkeiten standardisierter psychologischer Interventionsmaßnahmen ausgelotet und Anforderungen an die zukünftige Programmentwicklung herausgearbeitet werden.

Allgemeine Zielrichtungen der Intervention

Psychologische Interventionsmaßnahmen bei MS richten sich im Wesentlichen an drei Zielsetzungen aus. Zum Ersten werden psychotherapeutische Behandlungsansätze im engeren Sinne (u. U. in Kombination mit pharmakologischer Behandlung) dort erforderlich, wo eine sekundäre somatopsychische Störung (z. B. eine depressive Erkrankung) bereits eingetreten ist. Dies gilt in ähnlicher Weise für die Behandlung bereits prämorbid bestehender und in Folge der MS-Diagnose dekompensierter psychischer Störungen. Eine zweite und keineswegs weniger bedeutsame Zielrichtung besteht darin, u. U. in Verbindung mit diagnostischen Maßnahmen zur Früherkennung von Risikopatienten sekundärpräventive Interventionen vorzuhalten, die sich im Falle anderer somatischer Grunderkrankungen als vergleichsweise effektiver und ökonomischer erwiesen haben. Schließlich sind Maßnahmen der Krisenintervention dort angezeigt, wo psychische Belastungen in einem akuten psychischen Zusammenbruch kulminieren. Psychologische Interventionen zielen nicht explizit darauf ab, auf direktem Wege erwünschte Veränderungen in krankheitskorrelierten somatischen Parametern (z. B. Immunkompetenz) herbeizuführen; inwiefern solche Veränderungen aber als erwünschte Seiteneffekte psychologischer Intervention auftreten, kann durchaus als sinnvolle Forschungsfrage aufgefasst werden. Im Folgenden sollen die beiden erstgenannten Zielrichtungen psychologischer Intervention im Mittelpunkt stehen.

Psychotherapie somatopsychischer Folgeerkrankungen

Psychotherapie im engeren Sinne kam als begleitende Behandlungsmaßnahme bislang vor allem bei psychischen Folgestörungen zur Anwendung, die im Krankheitskontext der Multiplen Sklerose gehäuft auftreten. Besonders deutlich zeigt sich eine erhöhte Prävalenz depressiver Störungen, die jene bei gesunden Personen, Patienten mit Verletzungen der Wirbelsäule oder Patienten mit anderen neurologischen Grunderkrankungen statistisch signifikant übertrifft (Schubert u. Foliart 1993). Schätzungen der Punktprävalenz der majoren Depression bei MS-Patienten rangieren zwischen 14 und 57%, die Lebenszeitprävalenz wird zwischen 37 und 54% eingeschätzt.

Die große Schwankungsbreite dieser Schätzungen resultiert vor allem aus Überlappungen in der Symptomatologie der beiden Störungsbilder. Insbesondere chronische Fatigue und verminderte Denk- und Konzentrationsfähigkeit gehören zu den Kernsymptomen beider Erkrankungen. Für das mit MS-Erkrankungen einhergehende erhöhte Depressionsrisiko werden gleichermaßen psychophysiologische Effekte der Demyelinisierung und Seiteneffekte der Behandlung (insbesondere mit Interferon-β), aber auch die enorme Belastung der Patienten durch Verluste (kognitiver Funktionen, interpersonaler Kontakte und sozialer Rollen) verantwortlich gemacht (Schubert u. Foliart 1993). Bislang konnte allerdings kein spezifischer Zusammenhang zwischen neurologischen Parametern (z. B. Lokalisation von Läsionen) und einem erhöhten Depressionsrisiko bei MS-Kranken identifiziert werden (Patten u. Metz 1997). Was in vielen Fällen zunächst als somatopsychische Folgeerkrankung erscheinen mag, kann sich auf den zweiten Blick oft als Manifestation einer prämorbid durch entsprechende Abwehr- und Bewältigungsvorgänge kompensierten psychischen Störung darstellen (Döring 1993). Die Hypothese psychologischer Risikofaktoren in der Ätiologie der Multiplen Sklerose (z. B. „frühe" Störungen; vgl. Kütemeyer u. Schultz 1990) ist jedoch durch keinerlei systematische Daten belegt.

Mit einer manifesten depressiven Störung gehen in jedem Fall dann nicht nur weitere und beschleunigte Verluste und erhöhte Suizidrisiken, sondern u. U. auch somatische Risiken etwa auf immunologischer Ebene einher. Insgesamt ist aber festzuhalten, dass die jeweiligen Anteile zerebraler Schädigung, prämorbider Disposition und psychosozialer Belastung durch die MS-Erkrankung in der Ätiologie depressiver Folgestörungen bislang nicht valide abgeschätzt werden können; die Manifestation einer solchen Störung kann aber wohl nicht allein durch somatische Prozesse erklärt werden (VanderPlate 1984). Im Hinblick auf deren Behandlung würde allerdings auch ein beträchtliches Gewicht neurologischer Faktoren nicht prinzipiell gegen eine psychotherapeutische Intervention sprechen (Foley et al. 1987).

Die psychotherapeutische Behandlung der Depression bei MS-Patienten kann grundsätzlich über jene wissenschaftlich begründeten Techniken erfolgen, die sich auch in der Psychotherapie bei körperlich gesunden Personen bewährt haben. Neben tiefenpsychologisch-psychodynamischen Techniken, die eine Linderung der Depression über eine gelingende Übertragungsbeziehung zwischen Therapeut und Patient anstreben, sind hier vor allem kognitiv-verhaltenstherapeutische Techniken zu erwähnen, die momentan die effektivste Methode der Behandlung vor allem leichterer depressiver Störungsbilder darstellen (Margraf 1996). Beispiele solcher Techniken sind die Verdeutlichung katastrophisierender und übergeneralisierender negativer Gedanken durch Gedankenprotokolle, die gezielte Veränderung „innerer Dialoge", das „Reframing" von Selbstvorwürfen oder die Tonbandkonfrontation mit eigenen obsessiv-zwanghaften Gedanken (Beck et al. 1979).

Die Ergebnisse einer der ersten randomisierten Studien (Larcombe u. Wilson 1984) belegen die Wirksamkeit dieser Techniken auch bei MS-Patienten. In dieser Studie wurden 19 depressive MS-Patienten per Zufall einer Wartekontrollgruppe bzw. einer Behandlungsgruppe zugeordnet, in der eine kognitive Einzelverhaltenstherapie durchgeführt wurde. In der Behandlungsgruppe zeigten sich deutlich stärkere Besserungen der depressiven Symptomatik als in der Kontrollgruppe, und zwar sowohl in der Patienten-Selbsteinschätzung und ärztlichen Fremdeinschätzungen als auch durch Einschätzungen wichtiger Bezugspersonen der Patienten. Die Verbesserungen in der behandelten Gruppe waren auch über einen Follow-up-Zeitraum von vier Wochen stabil.

Mohr u. Goodkin (1999) haben die bis dahin vorliegenden Studien zur Behandlung depressiver Störungen bei MS einer Metaanalyse unterzogen. Haupteinschlusskriterium war dabei u.a., dass in den berücksichtigten Studien neben der Behandlungsgruppe eine unbehandelte oder mit einem psychotherapeutischen Minimalprogramm behandelte Kontrollgruppe im Versuchsplan verankert war und dass ein standardisiertes Fragebogenverfahren zur Messung der Behandlungseffekte verwendet wurde. In den meisten Studien war dies das Beck-Depressions-Inventar (BDI; Beck et al. 1979). Diese Kriterien erfüllte im Übrigen auch eine pharmakotherapeutische Studie (Schiffer u. Wineman 1990), die so zum Vergleich mit herangezogen werden konnte. Die Ergebnisse dieser Analyse zeigen, dass psychotherapeutische und pharmakotherapeutische Ansätze, gemessen zum Zeitpunkt der Therapiebeendigung, in etwa gleichermaßen wirksam sind und dass gängige psychotherapeutische Behandlungsansätze bei MS-Patienten in etwa die gleiche Effektivität wie bei körperlich gesunden Personen erreichen. Unter den psychotherapeutischen Ansätzen waren die kognitiv-verhaltenstherapeutischen Verfahren dabei Techniken überlegen, die auf eine Heilung durch Einsicht (etwa in eigene neurotische Abwehrstrategien) abzielen.

Kognitive und verhaltenstherapeutische Behandlungsansätze haben sich im Übrigen auch bei anderen psychischen und psychosomatischen Störungsbildern als wirksam erwiesen, die in Folge der MS-Erkrankung gehäuft auftreten (z.B. Angststörungen, sexuelle Funktionsstörungen).

Sekundärpräventive Interventionsprogramme

Den zweiten Schwerpunkt psychologischer Intervention bei MS-Patienten stellen sekundärpräventive Techniken zur Prophylaxe psychischer Störungen dar, die aufgrund des geringeren Grades der Ausbildung und Chronifizierung schneller und kostengünstiger als Psychotherapie im engeren Sinne durchgeführt werden können. Zumeist wird in entsprechenden Behandlungsprogrammen im Unterschied zur ambulanten Psychotherapie etwa depressiver Folgeerkrankungen ein Gruppensetting verwendet, da weniger die Aufarbeitung individueller Defizite, sondern die Vermittlung von Strategien eines günstigeren Umgangs mit den psychischen und sozialen Krankheitsfolgen angestrebt wird. Dabei bietet sich ein breites Spektrum präventiver Interventionsmaßnahmen zur Einbindung in das Gesamtbehandlungsprogramm an (z. B. Autogenes Training, Stressbewältigungstraining, Familienberatung, Training sozialer Kompetenz).

In einer Essener Studie (Busch-Bast et al. 1991) wurden 28 Patienten in psychotherapeutischer Betreuung mit einer unbehandelten Kontrollgruppe von 18 Patienten verglichen, die hinsichtlich verschiedener Krankheitsmerkmale und sozioökonomischer Daten parallelisiert worden waren. Die psychotherapeutische Intervention basierte auf einem gesprächspsychotherapeutischen Vorgehen mit Elementen des katathymen Bildererlebens und des Psychodramas unter psychoanalytischer Supervision über den Zeitraum eines Jahres (Gergaut-Rösch et al. 1990). In der Therapiegruppe zeigten sich eineinhalb Jahre nach Ende der psychotherapeutischen Behandlung deutlich stärker ausgeprägte positive Veränderungen sowohl in psychischen Zielkriterien (erfasst über den Veränderungsfragebogen des Verhaltens und Erlebens, VEV; Zielke u. Knopf-Mehnert 1978) als auch in subjektiven Angaben zum körperlichen Befinden. Leider kamen im Rahmen dieser Interventionsstudie nahezu ausschließlich Verfahren der so genannten „direkten Veränderungsmessung" zum Einsatz, die auf eine Erhebung des Ausgangszustandes vor Intervention verzichten und die für eine erhöhte Anfälligkeit für validitätsmindernde Antworttendenzen (z. B. „Nostalgie-Effekte") kritisiert werden (Baumann et al. 1980). Aus dieser und ähnlichen Studien lassen sich zudem zwar Hinweise auf die Wirksamkeit sekundärpräventiver psychotherapeutischer Intervention im Allgemeinen ableiten; Rückschlüsse auf die differentielle Wirksamkeit einzelner Komponenten derartiger Breitbandmaßnahmen sind allerdings kaum möglich.

Einzelne spezifische Techniken, die begleitend in der MS-Behandlung eingesetzt wurden, sind u. a. Autogenes Training, Training sozialer Fertigkeiten (Gordon et al. 1997), Familienberatung (Long et al. 1998) und Gruppenmusiktherapie (z. B. Lengdobler u. Kiessling 1989). Mit wenigen Ausnahmen (z. B. Crawford u. McIvor 1985; Foley et al. 1987; Larcombe u. Wilson 1984) wurden diese Interventionsmaßnahmen kasuistisch oder mit Hilfe von Designs ohne Kontrollgruppen evaluiert. Wo Kontrollgruppen in Untersuchungspläne eingeschlossen waren, handelte es sich in den meisten Fällen um Kontrollgruppen ohne spezifische psychologische Behandlung (z. B. Wartelisten-Kontrollgruppen). Auch aus diesen Studien lassen sich damit keine

Rückschlüsse auf Effekte spezieller Interventionstechniken ziehen (Schwartz et al. 1997).

Zudem fehlt vielen dieser Behandlungsansätze auch eine homogene theoretische Grundlage, aus der sich angemessene Behandlungsziele ableiten ließen. Beispielsweise sollte ein Training sozialer Fertigkeiten bei MS-Patienten nur dann eine sinnvolle präventive Intervention darstellen, wenn einsichtig begründet werden kann, dass (mangelnde) soziale Kompetenz der wichtigste „Schlüssel" zur Depressionsprophylaxe bei MS-Patienten ist. Im Folgenden sollen kurz Modelle der *Krankheitsbewältigung* skizziert werden, die zunehmend als ein angemessener theoretischer Rahmen zur Beschreibung der krankheitsbedingten psychischen Dynamiken und zur Ableitung von Interventionszielen angesehen werden.

Modelle der Krankheitsbewältigung als Ausgangspunkt der Entwicklung spezifischer Behandlungsprogramme

Modelle der Krankheitsbewältigung wurden seit Beginn der achtziger Jahre im Anschluss an stresstheoretische Vorstellungen entwickelt, wobei das transaktionale Stresskonzept der Gruppe um Lazarus (z.B. Lazarus u. Folkman 1984) prägend für die Konzeptbildung war. Chronisch-progrediente und möglicherweise lebensbedrohliche Erkrankungen werden hier als *Stressoren* angesehen, die die Patienten mit psychischen Anforderungen oder „Bewältigungsaufgaben" konfrontieren. Auf diese Anforderungen reagieren Patienten mit Versuchen problemlösenden Handelns (z.B. wiederholtes Aufsuchen ärztlicher Hilfe) oder auch mit selbstberuhigenden, eher auf die Dämpfung der stressbedingten emotionalen Reaktionen zielenden Strategien (z.B. Verleugnung, optimistische Vergleiche), Versuchen der Selbstregulation also, die jeweils anpassungsförderliche wie auch -hinderliche Folgen nach sich ziehen können. Dieses „Bewältigungsverhalten" („coping") bildet den zentralen Ansatzpunkt psychologischer Interventionsmaßnahmen.

Forschung zu Formen der Krankheitsbewältigung ist im Wesentlichen auf vier Fragestellungen ausgerichtet (Klauer u. Filipp 1993a), nämlich
1) vergleichende Beschreibung und Systematisierung von Formen der Krankheitsbewältigung,
2) Erklärung interindividueller Unterschiede im Bewältigungsverhalten,
3) Analyse der Effekte von Bewältigungsverhalten und
4) Entwicklung und Überprüfung von Interventionsmaßnahmen.

Theorien der Krankheitsbewältigung beschreiben mehr oder minder krankheitsspezifische Bewältigungsaufgaben und bei Patienten häufig zu beobachtende Versuche zu ihrer Lösung. Moos u. Schaefer (1984) nennen etwa
- die Aufrechterhaltung des emotionalen Gleichgewichts,
- die Aufrechterhaltung von befriedigenden Selbstbildern und Überzeugungen eigener Kompetenz,
- die Bewahrung der Beziehungen zu Familie und Freunden sowie
- die Vorbereitung auf eine unsichere Zukunft

als allgemeine Bewältigungsaufgaben, die mit jeder schweren chronischen Erkrankung verbunden seien. Spezifischere Bewältigungsaufgaben bilden

- der Umgang mit Schmerzen, funktionalen Beeinträchtigungen und Behinderungen,
- der Umgang mit der Krankenhausumgebung und bestimmten Behandlungsmaßnahmen sowie
- die Entwicklung und Aufrechterhaltung angemessener Beziehungen zu dem behandelnden Personal.

Ein anderes Beispiel für derartige Modellannahmen stellt die Theorie kognitiver Adaptation nach Taylor (1983) dar. Dieser Theorie zufolge bringt jede schwere somatische Erkrankung für die Patienten drei Hauptaufgaben mit sich, nämlich

1) das eigene Selbstwertgefühl aufrechtzuerhalten,
2) Sinn und Bedeutung in der Erkrankung zu finden (z.B. Krankheit als Hinweis auf die Notwendigkeit einer Änderung des eigenen Lebensstils) und
3) ein (subjektives) Gefühl der Kontrolle über den Krankheitsverlauf zu erlangen.

Patienten versuchen nun auf verschiedenem Wege, diese Aufgaben zu lösen. Einer *Aufrechterhaltung des Selbstwertgefühls* sind beispielsweise Bewältigungsstrategien dienlich, die den sozialen Vergleich mit schlechter gestellten anderen Patienten oder den Vergleich mit hypothetischen schlechteren Krankheitsverläufen beinhalten. Solche Bewältigungsversuche führen bei Patienten häufig sogar zu der Überzeugung, die Krankheit habe aufgrund der damit verbundenen bewussteren und stärker an der Gegenwart orientierten Lebensführung besondere „positive Seiten". Um einen *Sinn* oder eine *Bedeutung* in der Erkrankung zu finden und damit die so genannte „Why-me"-Frage („Warum gerade ich?") beantworten zu können, grübeln viele Patienten über mögliche Ursachen der Erkrankung nach. Bisweilen ist dieses Sinnbedürfnis so stark, dass MS-Patienten sich insgeheim selbst eine Schuld daran zuschreiben, die dann die Erkrankung als (gerechte) Strafe erscheinen lässt. Zugleich erhöht diese Schuldzuschreibung auch das Gefühl der *Kontrolle* über den weiteren Krankheitsverlauf, das auch durch verstärkte Suche nach krankheitsbezogener Information gestützt wird.

Einige der beschriebenen Bewältigungsversuche wie vor allem Grübelei (Rumination) und Selbstbeschuldigung sind in der psychologischen Forschung als potenzielle Vorläufer depressiver Reaktionen beschrieben worden. Erfasst man Bewältigungsverhalten über eines der mittlerweile gängigen Fragebogenverfahren (Klauer u. Filipp 1993b; Muthny 1989), so treten deutliche Unterschiede in den „Coping-Profilen" zwischen verschiedenen diagnostischen Gruppen auf, die auf spezifische Formen der Krankheitsbewältigung bei Patienten mit MS schließen lassen. Im Freiburger Fragebogen zur Krankheitsverarbeitung wiesen MS-Kranke etwa höhere Werte auf der Skala „depressive Verarbeitung" auf als Patienten mit neoplastischen Erkrankungen, koronaren Herzerkrankungen nach Infarkt oder chronischer Niereninsuffizienz (Muthny et al. 1992). Auf den Trierer Skalen zur Krankheitsbewältigung können MS-Patienten im Vergleich zu fünf anderen Diagnosegruppen (koronare Herzerkrankungen, Krebserkrankungen, chronische Niereninsuffizienz, HIV-Infektion, rheumatoide Arthritis) durch besonders hohe Werte auf den Skalen „Rumination", „Suche nach Information" sowie „Suche nach Halt in der Religion" und durch eher niedrige Werte auf den Skalen „Bedrohungsabwehr" und „Suche nach sozialer Einbindung" charakterisiert werden (Klauer u. Filipp 1993 b). Diese Befunde aus vergleichenden Studien konvergieren insofern, als eine MS-Erkrankung mit ihren psychologisch bedeutsamen Merkmalen (u. U. starke funktionale Beeinträchtigungen, geringe wissenschaftliche Durchdrungenheit der Genese, geringe Vorhersagbarkeit des Verlaufs) eine im Hinblick auf Depressionsrisiken „riskante" Form der Krankheitsbewältigung hervorzurufen scheint, die durch vigilante Ursachen- und Informationssuche bei gleichzeitigem sozialem Rückzug gekennzeichnet ist.

Auch innerhalb der Gruppe der MS-Kranken können Unterschiede in der Adaptivität von Bewältigungsversuchen mit Hilfe der erwähnten Fragebogenverfahren aufgezeigt werden, die im Übrigen auch zur Früherkennung von Risikopatienten verwendet werden können. Pakenham (1999) untersuchte 96 MS-Kranke mit chronisch-progredientem oder schubförmigem Verlauf zu zwei Zeitpunkten mit einem vergleichbaren Fragebogenverfahren. Nicht nur im Hinblick auf Depression, sondern auch hinsichtlich der sozialen Anpassung (in der Einschätzung der Patienten selbst und ihrer wichtigsten Bezugspersonen) wurde deutlich, dass ein problemorientierter Bewältigungsstil bei statistischer Kontrolle der Ausgangswerte und des Grades der Behinderung mit einer deutlich besseren Befindlichkeit zum zweiten Erhebungszeitpunkt einherging. Demgegenüber wiesen Patienten, die zum ersten Erhebungszeitpunkt hohe Präferenzen für „emotionszentrierte" Bewältigungsformen (wunschgeleitetes Denken, Vermeidung, Selbstbeschuldigung) gezeigt hatten, zum zweiten Zeitpunkt deutlich höhere Depressionswerte auf als Patienten mit niedrigerer Präferenz für die Bewältigungsstrategien. Problemzentrierte Bewältigung, aber auch soziale Unterstützung durch Familie und Freunde wirkten sich besonders bei den Patienten günstig aus, die ihre Erkrankung zum ersten Messzeitpunkt als besonders bedrohlich im Hinblick auf Lebensplanung und ökonomische Sicherheit bewertet hatten.

Die Befunde der beschriebenen Studie unterstreichen die Nützlichkeit eines theoretischen Bezugsrahmens, der sich am Modell der Stress- und Krankheitsbewältigung anlehnt. Der Autor (Pakenham 1999) schlägt im Hinblick auf die Gestaltung von Interventionsmaßnahmen Trainings zur Krankheitsbewältigung vor, die vor allem die Förderung aktiven Problemlösens zur Überwindung funktionaler Beeinträchtigungen umfassen sollen.

Umsetzung in und Wirksamkeit von sekundärpräventiven Interventionsmaßnahmen

Wesentliche Zielrichtungen von Programmen zur Krankheitsbewältigung sind damit bereits skizziert. Im Sinne eines „Hilfe-zur-Selbsthilfe-Prinzips" sollten diese zum einen den Aufbau von Bewältigungsstrategien umfassen, denen aufgrund von Forschungsbefunden ein förderlicher Effekt im Hinblick auf

Wohlbefinden und seelische Gesundheit und eine protektive Wirkung im Hinblick auf Depressionsrisiken zugeschrieben werden kann. Zu diesen Strategien zählen vor allem problemzentrierte, instrumentelle Bewältigungsversuche, aber auch Strategien der Mobilisierung und Stabilisierung sozialer Stützsysteme.

Zum anderen sollten Interventionsmaßnahmen auf die Reduktion solcher Bewältigungsformen abzielen, die depressive Verstimmungen aufrechterhalten (z. B. ruminative Grübeleien und übermäßige Informationssuche), aber auch zu einer Selbstüberforderung der Patienten führen können. Im Hinblick auf den letztgenannten Punkt ist vor allem eine starke Verleugnungstendenz und damit eine fehlende Akzeptanz der eigenen Erkrankung und ihrer Folgen für die Funktionstüchtigkeit im Alltag zu nennen. Übergreifende Zielsetzungen von Interventionsmaßnahmen zur Krankheitsbewältigung stellen u. a. eine Vergrößerung des Bewältigungsrepertoires der Patienten (Kaluza 1999) und die Förderung einer flexiblen Abstimmung des Bewältigungsverhaltens auf die im Einzelfall auftretenden funktionalen und psychosozialen Belastungen (Schwartz u. Rogers 1994) dar.

Am Coping-Konzept orientierte Interventionsmaßnahmen bei MS-Kranken wurden bislang in nur sehr wenigen Studien erprobt und evaluiert. Foley et al. (1987) adaptierten Meichenbaums (1986) Stressimpfungstraining (SIT) für die Bedürfnisse von MS-Patienten. Das SIT ist eine kognitiv-behaviorale Interventionstechnik, die in spezifischer Weise auf individuelle Strategien der Verarbeitung oder Bewältigung von psychosozialen Belastungssituationen abzielt und häufig mit Entspannungstechniken wie der progressiven Muskelrelaxation verknüpft wird. In der erwähnten Studie führten die Patienten der SIT-Gruppe eine sechswöchige Einzelkurztherapie (Frequenz: eine Sitzung/ Woche) durch, Patienten der Vergleichsgruppe erhielten neben supportiver Psychotherapie z. T. antidepressive Medikation, Familien- oder Einzelberatung. Zudem wurde den Patienten der Kontrollgruppe die Information gegeben, mit einer Verzögerung von fünf Wochen ebenfalls am SIT teilnehmen zu können. Beide Vergleichsgruppen (jeweils n = 18) unterschieden sich vor Behandlung nicht im Hinblick auf Belastung durch psychische Beschwerden, Alltagsschwierigkeiten („daily hassles") und instrumentelle Bewältigungsaktivitäten. Während auch die Behandlungsmaßnahmen der Kontrollgruppe zu Fortschritten führten, verbesserten sich die Patienten der SIT-Gruppe im Hinblick auf Zustandsangst, Depression, Alltagswidrigkeiten und instrumentelle Bewältigung signifikant stärker. Wie erwartet, zeigte die Kurztherapie keine Effekte im Hinblick auf Persönlichkeitsmerkmale (Ängstlichkeit und Kontrollüberzeugungen). Diese differentiellen Veränderungen waren unabhängig von neurologischem Status und aktueller Krankheitsaktivität. Followup-Daten von 10 Patienten der SIT-Gruppe sechs Monate nach Ende der Behandlung zeigten, dass die symptomatischen Verbesserungen über diesen Zeitraum stabil waren.

Ein besonders enger Bezug zu Konzepten der Krankheitsbewältigung liegt dem von Schwartz u. Rogers (1994) entwickelten Gruppenprogramm zugrunde, das acht Einheiten mit einer Frequenz von einer wöchentlichen Sitzung umfasst. Das Konzept basiert auf der Annahme, dass wirksames oder effektives Bewältigungsverhalten sich vor allem durch *Flexibilität* auszeichnet. Flexible Bewältigung soll insbesondere die Fähigkeit umfassen, Versuche des Problemlösens in solchen Lebensbereichen aufzugeben, die sich der individuellen Kontrolle entziehen, und diese stattdessen auf andere Lebensbereiche zu richten. Versuche der Selbstkontrolle des eigenen Krankheitsverlaufs etwa durch Ernährungsumstellungen etc. sollten nach Ansicht dieser Autoren zum Scheitern verurteilt sein und in Hilflosigkeit münden, während andere Lebensbereiche wie das soziale Umfeld oder die Freizeitgestaltung durchaus von den Patienten selbst gestaltet werden könnten (Schwartz u. Rogers 1994). Flexibilität meint damit gerade auch die Fähigkeit zur flexiblen Anpassung von Lebenszielen, die auch von anderen Autoren (Brandtstädter u. Renner 1990) als Merkmal effektiver Bewältigung hervorgehoben wurde. Die Vermittlung flexiblen Bewältigungsverhaltens umfasst in diesem Sinne Unterstützung der Patienten in der Differenzierung kontrollierbarer und unkontrollierbarer Lebensbereiche, der Analyse ineffektiver Bewältigungsversuche und des Erkennens neuer Perspektiven und Optionen. Die dabei möglicherweise hinderlichen kognitiven Beeinträchtigungen sollen durch verbliebene und speziell geförderte Stärken und Ressourcen der Patienten kompensiert werden.

Jede der acht zweistündigen Sitzungen des Programms ist auf eine spezifische Zielsetzung (z.B. Akzeptanz von Verlusten, effektive Zielsetzung, Umgang mit kognitiven Defiziten und Problemen, Verbesserung des Umgangs mit Pflegenden und Helfern) ausgerichtet und umfasst spezifische Interventionstechniken. Im Rahmen von „Fish-bowl-Gesprächen" (bei denen jeweils eine der beiden beteiligten Gruppen einer offenen Diskussion der anderen Gruppe zuhört, ohne sich daran beteiligen zu können) werden etwa Angehörige oder andere Helfer direkt in das Gruppenprogramm einbezogen und haben die Gelegenheit, eigene Probleme und Bedürfnisse im Verhältnis zum MS-Patienten darzulegen. Neben derartigen kommunikationsfördernden Techniken kommen auch die klassischen Maßnahmen der kognitiven Verhaltensmodifikation (z.B. Problemlösetraining) zum Einsatz. Nach Ende des Programms hielten die Teilnehmenden einen monatlichen Telefonkontakt mit einem anderen Gruppenmitglied aufrecht.

Die Wirksamkeit dieses Programms wurde im Rahmen einer sorgfältig kontrollierten Studie (Schwartz 1999) überprüft, in der ein von der amerikanischen National Multiple Sclerosis Society angebotener telefonischer Selbsthilfe-Service („peer telefone support") als Vergleichsintervention diente. Insgesamt 132 MS-Kranke mit chronisch-progredientem oder schubförmigem Verlaufsbild wurden per Zufall dem Bewältigungstraining (n=64) oder der Vergleichsgruppe (n=68) zugewiesen. In beiden Gruppen kam eine umfangreiche Batterie von Fragebogenverfahren zur Erfassung von Merkmalen der Lebensqualität und des Bewältigungsverhaltens zum Einsatz; die Wirksamkeit der Interventionsmaßnahmen wurde im Rahmen einer „Intention-to-treat-Analyse" zwei Jahre nach Behandlungsbeginn überprüft. Trotz neurologischer Verschlechterungen zeigten sich positive Effekte des Bewältigungstrainings auf soziale Funktionstüchtigkeit, problemorientiertes Bewältigungsverhalten und verschiedene Aspekte des emotionalen Wohlbefindens. In der Telefonselbsthilfegruppe fanden sich diese Effekte nicht; indes wurde eine Zunahme externaler Kontrollüberzeugungen beobachtet. Allerdings zeigte sich in Subgruppenanalysen, dass Patienten mit manifesten depressiven Symptomen von der Telefonintervention stärker als vom Bewältigungstraining im Hinblick auf selbstberichtete Depression, Angst und Vermeidungsverhalten und einige Aspekte des Wohlbefindens profitierten.

Insgesamt unterstützen die Befunde dieser Studie die Hypothese, dass effektives Bewältigungsverhalten, soziale Funktionstüchtigkeit und emotionales Wohlbefinden bei MS-Kranken durch geeignete psychologische Interventionsmaßnahmen trotz eines neurologisch fortschreitenden Krankheitsverlaufs aufrechterhalten werden können. Dies scheint sogar für einen vergleichsweise langen Zeitraum zu gelten. Von Kurzzeitprogrammen wie dem oben beschriebenen scheinen allerdings in der Hauptsache Patienten ohne bereits manifeste depressive Symptome zu profitieren, ein Befundmuster, das für möglichst frühzeitige und niedrigschwellige psychologische Behandlungsangebote spricht. Bei Patienten mit bereits manifesten depressiven Symptomen sollte das Behandlungsangebot zum einen in höherer Dosierung und zum anderen unter Einschluss in der Depressionsbehandlung bewährter Techniken erfolgen.

Schlussfolgerungen

Obwohl eine professionelle psychologische Betreuung von Patienten mit MS sowohl aus präventiver als auch aus psychotherapeutischer Sicht (insbesondere bei sekundären affektiven Störungen) vielfach für notwendig erklärt wurde, existieren keine standardisierten Behandlungsprogramme. Kontrollierte Studien zur Wirksamkeit psychologischer Interventionsmaßnahmen sind selten; insbesondere fehlen Studien mit Kontrollgruppen, die Rückschlüsse über spezifische Interventionseffekte bei gruppenpsychotherapeutischen Behandlungsmaßnahmen erlauben. Ferner sind kognitive und verhaltenstherapeutische Kurzinterventionen deutlich häufiger untersucht worden als psychodynamisch fundierte Langzeitmaßnahmen. Die vorliegenden Befunde aus methodisch adäquat kontrollierten Studien (Foley et al. 1987; Schwartz 1999) zeigen, dass schon kurzfristig angelegte Interventionsprogramme zur Krankheitsbewältigung, die sich über Zeiträume von einigen Wochen erstrecken, deutliche und positive spezifische Effekte auf Funktionsfähigkeit und Wohlbefinden nach sich ziehen. Allerdings deutet sich in den Befundmustern an, dass derartige Kurzprogramme bei Patienten mit bereits ausgeprägten depressiven Symptomen nur sehr begrenzt wirksam sind. Für die Entwicklung zunehmend enger an die psychischen Bedürfnisse von MS-Kranken gekoppelter psychologischer Interventionsmaßnahmen ergibt sich damit zum einen die Frage einer adäquaten Dosierung, um eine Effektoptimierung auch für die Subgruppe von Patienten mit depressiven Symptomen zu erreichen; insbesondere eine stärkere Berücksichtigung antidepressiv wirksamer verhaltenstherapeutischer Techniken etwa des Aufbaus sozialer Aktivität in Gruppenprogrammen längerer Dauer scheint hier Erfolg versprechend. Zum anderen deutet die Befundlage darauf hin, dass die ambulante Einzelpsychotherapie (u. U. in Kombination mit antidepressiver Medikation) die Methode der Wahl bei voll ausgebildeten depressiven Störungen bei MS-Kranken bleibt.

Abschließend kann festgehalten werden, dass psychologische Interventionsmaßnahmen im Kontext der MS-Erkrankung bisher nur in Ansätzen entwickelt und überprüft sind. Die Wirksamkeit dieser Maßnahmen ist bislang nur für die klassische psychotherapeutische Behandlung der sekundären Depression im ambulanten Einzelsetting gesichert. Allerdings bestehen auch erste Hinweise auf positive Effekte von Kurzzeitgruppenprogrammen zur Krankheitsbewältigung. Theorien und Modelle der Krankheitsbewältigung liefern unseres Erachtens geeignete Ansatzpunkte für problem- und krankheitsspezifische Veränderungsstrategien wie etwa den Abbau maladaptiver Bewältigungsformen, Mobilisierung und Stabilisierung sozialer Unterstützung durch Pflegende und andere Helfer sowie den Aufbau eines breiten und flexiblen Bewältigungsrepertoires.

Literatur

Baumann U, Sodemann U, Tobien H (1980) Direkte versus indirekte Veränderungsdiagnostik. Z Differ Diag Pychol 1:201–216

Beck AT, Rush AJ, Shaw BF, Emery G (1979) Cognitive therapy of depression. Guilford Press, New York

Brandtstädter J, Renner G (1990) Tenacious Goal Pursuit and Flexible Goal Adjustment: Explication and age-related analysis of assimilative and accomodative strategies of coping. Psychol Aging 5:58–67

Busch-Bast B, Langenmayr A, Schulz B (1991) Gruppenpsychotherapie mit Multiple Sklerose-Kranken: Nachuntersuchung. Gruppenpsychotherapie und Gruppendynamik 27:368–376

Caliezi JM (1981) Multiple Sklerose – ein depressives Krankheitssyndrom? Bericht über den Verlauf einer Psychotherapie. Z Psychosom Med Psychoanal 27:168–179

Crawford JD, McIvor GP (1985) Group psychotherapy: benefits in multiple sclerosis. Arch Physical Med Rehab 66:810–813

Döring J (1993) Aspekte einer differentiellen Psychodiagnostik und psychotherapeutischen Behandlung von Multiple-Sklerose-Kranken. Praxis der Klinischen Verhaltensmedizin und Rehabilitation 6:56–63

Foley FW, Bedell JR, LaRoccca NG, Scheinberg LC, Reznikoff M (1987) Efficacy of stress-inoculation training in coping with multiple sclerosis. J Consulting Clin Psychol 55:919–922

Gergaut-Rösch C, Langenmayr A, Schuch-Minssen A, Waxweiler EM (1990) Psychotherapeutische Betreuung Multiple-Sklerose-Kranker. Z Individualpsychol 15:204–222

Gordon PA, Lam CS, Winter R (1997) Interaction strain and persons with multiple sclerosis: Effectiveness of a social skills program. J Appl Rehab Counseling 28:5–11

Kaluza G (1999) Mehr desselben oder Neues gelernt? Differentielle Veränderungen von Coping-Profilen nach einem primär-präventiven Stressbewältigungstraining. Z Med Psychol 8:73–84

Kiessling WR, Weiß A, Raudies G (1990) Zum Stand der professionellen psychischen Betreuung Multiple-Sklerose-Kranker. Rehabilitation 29:201–203

Klauer T, Filipp SH (1993a) Krankheitsbewältigung. In: Schorr A (Hrsg) Handwörterbuch der Angewandten Psychologie. Deutscher Psychologen Verlag, Bonn, S 420-422

Klauer T, Filipp SH (1993b) Trierer Skalen zur Krankheitsbewältigung (TSK). Hogrefe, Göttingen

Kütemeyer M, Schultz U (1990) Neurologie. In: Adler R, Herrmann JM, Köhle K, Schonecke OW, von Uexküll T, Wesiack W (Hrsg) Psychosomatische Medizin. Urban & Schwarzenberg, München, S 975–999

Larcombe NA, Wilson PH (1984) An evaluation of cognitive behavior therapy for depression in patients with multiple sclerosis. Brit J Psychiat 145:366–371

Lazarus RS, Folkman S (1984) Stress, appraisal, and coping. Springer, New York

Lengdobler H, Kiessling WR (1989) Gruppenmusiktherapie bei multipler Sklerose: Ein erster Erfahrungsbericht. Psychotherapie, Psychosomatik, Medizinische Psychologie 39:369–373

Long MP, Glueckauf RL, Rasmussen JL (1998) Developing family counseling interventions for adults with episodic neurological disabilities: Presenting problems, persons involved, and problem severity. Rehab Psychol 43:101–117

Margraf J (1996) Lehrbuch der Verhaltenstherapie. Springer, Berlin

Meichenbaum D (1986) Stress inoculation training. Pergamon Press, New York

Mohr DC, Goodkin DE (1999) Treatment of depression in multiple sclerosis: Review and meta-analysis. Clin Psychol: Science and Practice 6:1–9

Moos RH, Schaefer JA (1984) The crisis of physical illness. In Moos RH (Hrsg) Coping with physical illness. Wiley, New York, pp 3–25

Muthny FA (1989) Freiburger Fragebogen zur Krankheitsverarbeitung (FKV). Beltz, Weinheim

Muthny FA, Bechtel M, Spaete M (1992) Laienätiologien und Krankheitsverarbeitung bei schweren körperlichen Erkrankungen. Eine empirische Vergleichsstudie mit Herzinfarkt-, Krebs-, Dialyse- und MS-Patientinnen. Psychotherapie, Psychosomatik, Medizinische Psychologie 42:41–53

Pakenham KI (1999) Adjustment to multiple sclerosis: Application of a stress and coping model. Health Psychology 18:383–392

Patten SB, Metz LM (1997) Depression in multiple sclerosis. Psychother Psychosom 66:286–292

Schiffer RB, Wineman NM (1990) Antidepressant pharmacotherapy of depression associated with multiple sclerosis. Am J Psychiat 147:1493–1497

Schubert DSP, Foliart RH (1993) Increased depression in multiple sclerosis: A meta-analysis. Psychosomatics 34:124–130

Schwartz CE (1999) Teaching coping skills enhances quality of life more than peer support: Results of a randomized trial with multiple sclerosis patients. Health Psychology 18:211–220

Schwartz CE, Chesney MA, Irvine MJ, Keefe FJ (1997) The control group dilemma in clinical research: Applications for psychosocial and behavioral medicine trials. Psychosom Med 59:362–371

Schwartz CE, Rogers M (1994) Designing a psychosocial intervention to teach coping flexibility. Rehab Psychol 39:57–72

Taylor SE (1983) Adjustment to threatening events: A theory of cognitive adaptation. Am Psychol 38:1161–1173

VanderPlate C (1984) Psychological aspects of multiple sclerosis and its treatment: toward a biopsychosocial perspective. Health Psychology 3:253–272

Zielke M, Knopf-Mehnert C (1978) Veränderungsfragebogen des Erlebens und Verhaltens (VEV). Beltz, Weinheim

V Rehabilitation
Rechtliche Aspekte und spezielle Fragen

Neurorehabilitation – eine Brücke zwischen Grundlagenwissenschaften und klinischer Praxis

J. KESSELRING

In der Neurologie findet ein eigentlicher Paradigmenwechsel statt: Früher galt sie als die Lehre für die exakte Diagnostik unheilbarer Krankheiten nach dem resignierenden Dogma, dass Schäden des zentralen Nervensystems nicht repariert werden könnten:

> *Wenn die Entwicklung einmal abgeschlossen ist, sind die Quellen für Wachstum und Regeneration von Axonen und Dendriten unwiderruflich verloren. Im erwachsenen Gehirn sind die Nervenbahnen fixiert und unveränderlich – alles kann sterben, aber nichts kann regeneriert werden. (Cajal 1928)*

Schon damals hätte man dem entgegenhalten können, was heute auch gilt: „Die Rehabilitation findet nicht im Reagenzglas statt!" und man wäre nur kurze Zeit später von kompetentester Seite unterstützt worden, wenn man gelesen und zitiert hätte, was der Ordinarius für Neurologie und Neurochirurgie in Breslau, Otfried Foerster im Handbuch der Neurologie in einem 100-seitigen Artikel über „Übungstherapie" schreibt. Aus dessen Einleitung seien nur drei Sätze zitiert, die seine Auffassung über die Bedeutung der Übungstherapie belegen und unseren heutigen Ansichten viel eher entsprechen (Foerster 1936):

> *Es unterliegt keinem Zweifel, dass die meisten motorischen Störungen, welche durch Läsionen des Nervensystems bedingt werden, schon spontan, infolge einer dem Organismus immanenten Tendenz die Leistungen, zu denen er unter normalen Verhältnissen fähig ist, auch bei Schädigung seiner Substanz mit den verbliebenen unbeschädigten Teilen des Nervensystems, überhaupt mit allen ihm noch zur Verfügung stehenden Kräften gleichwohl möglichst zweckmäßig zu erfüllen, einen mehr oder weniger weitgehenden Ausgleich auch dann erfahren, wenn weder eine Reversion der Noxe noch eine Regeneration des zugrunde gegangenen Gewebes in Betracht kommt, lediglich auf dem Wege der Reorganisation der verbliebenen Anteile des Nervensystems, das nicht eine aus einzelnen Teilen zusammengesetzte Maschine darstellt, die stillsteht, wenn ein Teil seinen Dienst versagt, sondern eine bewunderungswürdige Plastizität besitzt und eine erstaunlich weitgehende Anpassungsfähigkeit nicht nur an veränderte äußere Bedingungen, sondern auch an Eingriffe in seine eigene Substanz aufweist. Die Übungs-*

therapie greift in den Gang der Spontanrestitution ein, fördert dieselbe, baut sie aus. Gar nicht selten bringt sie diese überhaupt erst in Gang, wenn die der Spontanrestitution zugrunde liegenden Kräfte brach liegen und vom Organismus nicht entfaltet werden, wie etwa bei... .

Unter dem Eindruck neuer Erkenntnisse über die hier angesprochene Plastizität des Nervensystems (Stein et al. 2000) und auch dank neuer pharmakologischer Möglichkeiten, v. a. aber in der systematischen Anwendung der Neurorehabilitation ist die Neurologie zu einem eigentlichen therapeutischen Fach geworden (Kesselring 1997). Untersuchungen auf dem Niveau von Zellen und ihren Verbindungen sowie von Neurotransmittersystemen, die Darstellung von Funktionsveränderungen mittels bildgebender Verfahren (Frackowiak et al. 1997) und die (allerdings schwierige) Messung von Rehabilitationseffekten belegen, dass auch das zentrale Nervensystem des erwachsenen Menschen ein erstaunliches Potenzial zur Regeneration und Anpassung aufweist, das sich gezielt fördern lässt. Dieses kann, auf die Ebene der Physiologie des Gesamtorganismus und der Psychologie übertragen, als die Grundlage des Lernens aufgefasst werden. War es früher ein Hauptanliegen der Neurologie, die Defizite und ihre Pathogenese nach Schädigungen möglichst genau zu beschreiben, so verlagert sich das Interesse heute mehr dahin, das noch vorhandene Potenzial zu erfassen und in einem Lernprozess zu fördern.

Bis vor kurzem war das Gebiet der Neurorehabilitation eine medizinische Außenseiterdisziplin. Neurologen, die sich ihr dennoch verschreiben wollten (meist in einem abgelegenen Etablissement, das vielleicht früher einmal eine romantische Bedeutung als Lungensanatorium gehabt hatte), wurden von ihren Kollegen an der Universität, die eine akademische Karriere verfolgten, mit mitleidigem Lächeln sozusagen in die Wüste entlassen oder zumindest in eine Richtung, die ihnen nur als Sackgasse erscheinen konnte. Denn abgesehen von ganz wenigen Ausnahmen war Rehabilitation damals kein Fach für die Universität und wurde dort auch nicht gelehrt und nicht erforscht. Aber gerade unter der selbstbewussten Anleitung erfahrener und didaktisch versierter Therapeuten (Davies 2000) ließen sich besondere Aspekte des Verhaltens nach Hirnfunktionsstörungen studieren, die das Gebiet der Klinischen Neurologie erst umfassend erfahren lassen. Sie erlauben eine weitergehende Anleitung zur Funktionsverbesserung, eine umfassendere Begleitung und Betreuung von Patienten mit chronischen Folgezuständen nach Erkrankungen und Verletzungen des Nervensystems in der Bewältigung von Problemen des Alltags. Und diese sind doch von eigentlicher Relevanz.

Die Neurorehabilitation kann zu einem Paradebeispiel werden für den (dringend notwendigen) Versuch, die zwei Kulturen, in denen sich unsere Medizin entwickelt, unter einem Dach zu vereinigen (einem Einzelnen wird es kaum noch gelingen, die beiden auf Dauer und gleichberechtigt unter seinen einen Hut zu bringen): einerseits die wissenschaftliche Seite und anderseits die praktische Tätigkeit (oder was gelegentlich als der „humanistische Aspekt" bezeichnet wird (Wulff 1999). Der berühmte englische Hämatologe Sir David Weatherall gibt seinem lesenswerten Buch dieses Dilemma als Titel: *Wissenschaft und die stille Kunst – Medizinische Forschung und Patientenbehandlung* (Weatherall 1997). Als Wissenschafter sucht er zu seiner eigenen

Tätigkeit, die er beim allem Erfolg doch auch als einseitig empfindet, die Ergänzung und findet sie in einem Zitat aus Vergils Aeneis, in der von dieser „stillen Kunst" die Rede ist, die man „ohne Sorge um Ruhm" ausüben soll. Was aber die besondere Bedeutung dieses Buches und seiner Grundhaltung ausmacht, sind die Achtung und der Respekt, die vom berühmten Wissenschafter und Direktor eines Institutes für Molekulare Medizin denjenigen entgegengebracht werden, welche die stille Kunst in der täglichen praktischen Arbeit ausüben.

Die grundlegenden menschlichen Erkenntnisinteressen gehen hauptsächlich in zwei Richtungen: Auf der einen Seite die technischen Interessen, die sich zur modernen wissenschaftlichen Medizin entwickelt haben, mit der objektive Fakten gesammelt, beschrieben und geprüft werden, so wie früher gelernt werden musste, Essbares zu jagen und zu sammeln und von Giftigem zu unterscheiden, Schutz zu suchen und sich zu wärmen. Wir sind aber auf der anderen Seite auch soziale Wesen und müssen, um zu überleben, imstande sein, miteinander zu kommunizieren. Wir müssen lernen zu verstehen, was andere sagen und wie sie sich verhalten. Dies ist das hermeneutische Interesse. Dieses hat sowohl eine gleichsam horizontale Orientierung (indem wir verstehen und interpretieren müssen, was andere sagen hier und jetzt und wie sie sich verhalten in Bezug auf die aktuelle Situation), als auch eine vertikale Orientierung des Lernens von früheren Erfahrungen und Erfahrungen früherer Generationen (Geschichte).

Karl Popper (Popper u. Eccles 1982) geht noch radikaler vor und bezeichnet und nummeriert gleich verschiedene Welten, in denen wir uns bewegen: Die „Welt 1" ist die objektive Welt, das Spielfeld der Naturwissenschaften und allzu oft das einzige Interessensgebiet einseitiger Ärzte. „Welt 2" ist die subjektive Welt unserer Gefühle, Erinnerungen, Gedanken. Jeder von uns ist Teil von „Welt 1", aber in sich auch immer eine kleine, subjektive „Welt 2", zu der niemand anders direkten Zugang hat: Hier spielen Stimmungen, die Befindlichkeit, das Leiden und Kranksein, Zukunftsängste mit uns oder wir mit ihnen. Die medizinische Wissenschaft gehört zu „Welt 1", aber das Ziel jeder ärztlichen und therapeutischen Kunst liegt in „Welt 2". Popper unterscheidet noch eine „Welt 3": die eigentlichen Kulturleistungen, die über Generationen geschaffen werden. Beispiele dafür sind die Sprache, Kunstwerke, wissenschaftliche Theorien, „Zeitgeist" und, in diesem Zusammenhang von besonderer Bedeutung: ethische Werte, Normen und Verhaltensregeln.

Klinische Überlegungen beginnen meist in „Welt 1", wenn wir von theoretischem Wissen ausgehen und zunächst den Patienten als biologischen Organismus betrachten, als ein Naturphänomen mit seinen gesunden oder eingeschränkten Funktionen. Immer spielen hier auch Überlegungen aus „Welt 3", aus dem kulturellen Kontext mit hinein, in dem diese Aspekte der Medizin gelernt und praktiziert werden. Wir müssen aber besonders auch lernen, die „Welt-2-Aspekte" einer Krankheit zu berücksichtigen: die Art und Weise, wie der Patient sein Kranksein oder seine Behinderung, die subjektiven Symptome im Zusammenspiel seiner eigenen Lebenserfahrung erlebt und deutet und was er selbst dazu beitragen kann, Veränderungen vorzunehmen.

Es gehört zu den bemerkenswerten Vorgängen unserer Gegenwart, dass die frühere Fortschrittszuversicht in eine Fortschrittsangst umkippt. Die dankbare Anerkennung des Medizinerfolgs wird abgelöst von einer misstrauisch radikalen Medizinkritik: Die dramatisch gewachsene Fähigkeit, Krankheiten zu besiegen, wird als wachsende Entmenschlichung der Medizin und Verdinglichung der Patienten verdammt („Apparatemedizin"). Was vormals als Chance für Heilungen begrüßt und gefeiert wurde, gilt jetzt als Instrumentarium der Inhumanität. Diese große Umwertung des Fortschritts zum Agenten der Zerstörung lebt vom Vergessen. Sie vergisst die frühere Gefangenschaft der Menschen in Krankheit, Schmerz und Leiden, die durch den medizinischen Fortschritt gemildert und gemindert wurde. Fortschritte haben zu Lebensvorteilen geführt, auf die zu verzichten nicht nur unangenehm, sondern unmenschlich wäre. Warum verfällt die Medizin umso mehr der Kritik, je mehr Erfolge sie aufzuweisen hat? Viel wird vom Janus-Charakter des Fortschritts gesprochen (Condrau 1976): Er beseitigt nicht nur Übel, sondern erzeugt auch solche. Warum aber interessieren wir uns nur noch für den letzteren Aspekt des Doppelgesichtes? Die gesteigerte rationale Kontrolle unserer Wirklichkeit verlangt eine vermehrte Arbeitsteilung und damit die Ausbildung von mehr Vertrauen. Aber gerade dieses wird heute in Frage gestellt oder unbesehen in Misstrauen umgemünzt. Wo Fortschritte wirklich erfolgreich sind und Übel wirklich abschaffen, wird der neu erreichte Zustand sehr rasch zur Selbstverständlichkeit, und das verbleibende Negative erhält eine zunehmende Penetranz: So wie knapper werdende Güter immer kostbarer werden, so werden Restübel immer plagender und schließlich unerträglich, bis die Menschen schließlich halt an dem leiden, was ihnen die sonstigen Leidensmöglichkeiten erspart. Die gegenwärtige Medizinkritik spricht nicht für das Versagen der Medizin, sondern gerade für ihr Gelingen, auch wenn freilich noch vieles besser gemacht werden kann – sofern weitere Fortschritte zugelassen werden. Das Ungenügen der Medizin kann ebenso gut wie durch einen Mangel an Erfüllung auch durch ein Übermaß an Erwartung und Anspruch erklärt werden. Weil absolute Ansprüche immer enttäuscht werden, sollten wir lernen, auf sie zu verzichten.

Vielleicht ist schon der Anspruch, dass es sich bei unserer Medizin überhaupt um eine Wissenschaft handle, zu hoch gestellt. Sie kann auch heute erst teilweise die Anforderungen erfüllen, welche die Reife einer wissenschaftlichen Disziplin ausmachen, wie sie z. B. der Mathematik und der Biologie attestiert wird (Kuhn 1965): Sie ist z. T. noch im Stadium von „Beschreibungslisten", z. T. in demjenigen von sich gegenseitig konkurrierenden Theorien, nur weniges in der täglichen Praxis ist tatsächlich „evidence-based". Ein Grund für die Krise der modernen westlichen Medizin dürfte darin liegen, dass gleich mehrere Paradigmata, die ihr lange Zeit zugrunde lagen und als unverrückbar galten, ins Wanken geraten sind und auseinander driften, ohne dass eine Kraft sichtbar wäre, die sie zusammenhalten könnte: Einerseits ist es der reduktionistische Weg der molekularen Medizin und Genetik. Auf diesem Weg sind unbestreitbar große Erfolge erzielt worden v. a. im Bereich der Erklärung von Krankheitsmechanismen und der Pathogenese, und es werden weitere in rasendem Tempo erzielt. Manche wertvollen ärztlichen Qualitäten aber gehen verloren im Versuch, Mechanismen von Krankheiten, statt Sorgen und Nöte von kranken Menschen zu verstehen. Ein Problem dieses Reduktionismus auf das Molekulare im Bereich der Medizin liegt darin, dass auf diesem Weg sich die Persönlichkeit, wie wir sie unmittelbar als „Ich" und als „Du" erleben, sozusagen auflöst, „abhanden" kommt. Gleich wie in Bezug auf astronomische Dimensionen haben wir kein Organ, das Wahrnehmungen im molekularen Bereich ohne Hilfsmittel erlaubt. Eine Brille, ein Handstock oder vielleicht sogar ein Rollstuhl als persönliche Hilfsmittel werden mit sofort ersichtlichem Vorteil akzeptiert, und die Erweiterung der zugrunde liegenden Technik auf astronomische Raum- und Zeitdimensionen wird schon deshalb eher toleriert, weil es um Bereiche weit außerhalb der eigenen Zeit- und Raumhorizonte geht. Die Hilfsmittel aber, die im molekularen Bereich eine indirekte Wahrnehmung ermöglichen, sind kompliziert und eher unanschaulich, sodass sie nur von wenigen, aufwendig ausgebildeten Spezialisten beherrscht werden. Dennoch besteht – soweit es den medizinischen Bereich betrifft – das Gefühl und die Vermutung, der Untersuchungsgegenstand sei man doch irgendwie selbst, eben die eigene oder eine nahe stehende Person. Unvertrautheit im Wahrnehmungsbereich löst immer Angst aus. Daher stammt wohl ein Teil der Skepsis vieler Leute gegenüber wissenschaftlichen Erkenntnissen, die aus Bereichen gewonnen werden, die der direkten Anschauung und unmittelbaren Untersuchung nicht zugänglich sind. Im Philosophischen und damit im Empfinden der Betroffenen führt dieser Reduktionismus der Interpretation auf das Molekulare und Genetische, bei aller Verwendung modernster Techniken, zu einem Rückfall oder zumindest zu einer Rückkehr in angstbestimmte Zeiten, da alles Lebendige als (damals vom Schicksal oder von Gott) vorbestimmt gedeutet wurde.

Ein zweiter Paradigmenwechsel in der Medizin zeigt sich im Aufschwung der sog. Alternativmedizin, die gerade auch von ihrer Oppositionshaltung zur wissenschaftlichen Medizin profitiert. Hier wird ein „holistisches" Menschenbild vertreten, dessen erkenntnismäßige Basis freilich oft nur eingeweihten Adepten zugänglich ist. Diese Art von Medizin begnügt sich nicht damit, auf das Selbstheilungsvermögen des Körpers zu vertrauen und eine gesunde Lebensführung und körperliche Betätigung zu empfehlen, sondern sie hat aufwandmäßig mit der Schulmedizin mittlerweile etwa gleichgezogen. Ein wesentlicher Gegensatz zur wissenschaftlichen Medizin besteht darin, dass in der Alternativszene eine Besserung in der subjektiven Bewertung in einem Einzelfall als Ausweis für den Erfolg einer Therapie gewertet wird. In der wissenschaftlichen Medizin, die sich zur Absicherung auch mit Elementen aus „Welt 3" und dabei eben auch mit Krankheiten als Abstrakta befasst, wird eine statistische Sicherung anhand von vorgegebenen Messparametern an genügend großen Zahlen von untersuchten Patienten über einen genügend langen Zeitraum verlangt, bis eine Therapie als nützlich gelten darf. Im Bereich der „Hands-on-Therapien", die in der Neurorehabilitation die größte Bedeutung haben, sind allerdings andere Maßstäbe zur Beurteilung der Wirksamkeit anzulegen als etwa bei wissenschaftlichen Studien zur Medikamentenwirksamkeit. Wenn diese Therapien einen Lerneffekt induzieren wollen, so müssen sie eher mit pädagogischen oder Trainingswirkungen verglichen werden. Es käme ja auch niemand auf die Idee, die Wirksamkeit der Schulbildung oder eines sportlichen Trainingslagers in einem Doppelblindversuch zu kontrollieren. Allerdings haben zu allen Zeiten Vorurteile, fehlende Bereitschaft zu Veränderungen und Autoritätsgläubigkeit Fortschritte verzögert. Die Medizin ist immer noch (auch) eine Kunst, aber es ist schwieriger geworden, sie auszuüben, weil das Wissen um unser Unwissen und unsere Unkenntnis zunimmt.

Ein weiterer Paradigmawechsel in unserer Gesellschaft wirkt sich auch in der Medizin aus: Plötzlich sind die Kassen leer, aus denen man doch über so lange Zeit alle Wünsche für Entwicklungen und Neuerungen speisen konnte; die Ansprüche aber, dass alles getan werden muss, was getan werden kann, sind zumindest im Bereich der Medizin noch nicht verstummt, nicht einmal leiser oder bescheidener geworden. Gerade auch unter diesem Aspekt soll die Neurorehabilitation weniger mit anderen therapeutischen Verfahren in der Medizin, als vielmehr mit anderen Kulturleistungen und pädagogischen Aufgaben verglichen (und entsprechend finanziert) werden. Ein viertes Problem der modernen Medizin, das nur ganz ungern angesprochen wird, liegt in der Erkenntnis, dass sich die im Individualfall an sich segensreiche Tätigkeit zur Lebenserhaltung und Lebensverlängerung unter dem übergeordneten allgemeineren (und politisch relevanten) Aspekt der Bevölkerungsentwicklung, katastrophal auswirkt. Neurorehabilitation befasst sich aber nicht mit Lebensverlängerung, sondern mit Verbesserung der Lebensqualität und diese hat auch unter dem genannten Aspekt immer ihre Berechtigung.

Die klinische (praktisch-humanistische) Grundhaltung die in der Neurorehabilitation unabdingbar ist, kann als Beispiel dafür dienen, wie dem hier in Stichworten aufgezeigten Unbehagen an der modernen Medizin (Kesselring 1998) begegnet werden kann. Neben originellen, praktisch relevanten Ansichten zur Physiologie des Nervensystems, wie sie sich im klinischen Alltag als Verhaltensweisen manifestiert, verhindert die Anleitung zur unmittelbaren praktischen Behandlung der Patienten die Gefahr, sich nur auf Krankheiten als Abstrakta zu konzentrieren, statt auf die Menschen, die an ihnen leiden.

Es besteht kein grundsätzlicher Widerspruch zwischen einem wissenschaftlichen Verständnis von Krankheitsmechanismen und ihrer Beeinflussung einerseits und guter Sorge und Pflege der kranken oder behinderten Menschen anderseits. Allerdings sind die Voraussetzungen für die Tätigkeiten in Klinik und Forschung nicht die gleichen, ja sie sind sogar z. T. konträr: Die klinisch Tätigen sollen Selbstvertrauen und Zuversicht ausstrahlen, Vertrauen und Hoffnung vermitteln, die den Heilungsprozess fördern, den Umgang mit Krankheit und Behinderung erleichtern. Sie werden manches tun, ohne eine exakte wissenschaftliche Grundlage dafür zu kennen, notwendigerweise Beurteilungen und Behandlungen aufgrund beschränkter Informationen vornehmen müssen, was dann gerne Intuition genannt wird. Diskussionen über das Ausmaß unseres Unwissens und unserer Unkenntnis können nicht am Krankenbett geführt werden. Die Ungewissheit und Unsicherheit zu ertragen und doch Zuversicht zu vermitteln und zu handeln, ist eine der schwierigsten Aufgaben des Klinikers, die nie „endgültig" gelöst werden kann. Auf der anderen Seite ist eine skeptische Grundhaltung des immer wieder In-Frage-Stellens und Antwort-Suchens für die Forscher charakteristisch, weil nur eine solche Einstellung zu weiteren Untersuchungen und kritischer Würdigung der Ergebnisse Anlass geben kann. Allerdings dient auch in der Wissenschaft manches eher der Selbstglorifizierung der Forscher als einem praktikablen Weg oder Ziel. Personen sind selten, die gleichzeitig durch ihre klinische Tätigkeit weit Anerkennung finden, immer wieder kreative Lösungsmöglichkeiten von alltagsrelevanten Problemen präsentieren und außerdem didaktisch geschickte und charismatische Lehrer sind. Klinische Forscher und akademische Lehrer müssen sich v. a. durch die Eigenschaft der Kommunikationsfähigkeit auszeichnen, die Fähigkeit, die Probleme und ihre Lösungsvorschläge auch von Personen, die nicht unmittelbar ihrem Arbeitsgebiet entstammen, zu verstehen und theoretische Erkenntnisse in den praktischen Alltag zu übertragen. Die Führung eines Teams, wie es für die komplexe Arbeit in der Neurorehabilitation unverzichtbar ist, in dem Angehörige verschiedener Ausbildungsrichtungen zusammenarbeiten, wird nur dann gelingen, wenn ein Ausweis für erfolgreiche Tätigkeit sowohl in der wissenschaftlichen Medizin als auch in der praktischen ärztlichen Tätigkeit und insbesondere der Kooperationsbereitschaft vorgelegt werden kann. Anders als zu Zeiten von George Bernard Shaw besteht heute „Doctor's Dilemma" darin, die Widersprüche zwischen wissenschaftlicher Medizin und praktischer ärztlicher und therapeutischer Tätigkeit in sich aufzulösen und zu einer Synthese zu bringen. Dafür braucht es neue Ausbildungscurricula und praktische Anleitungen aus kritisch überprüfter Erfahrung sowie später immer wieder die Bereitschaft, selbst in beiden Kulturen unserer Medizin aktiv tätig zu sein und die Kommunikation zwischen den Mitarbeiterinnen und Mitarbeitern beider Seiten zu fördern.

Literatur

Cajal R (1928) Degeneration and regeneration of the nervous system. Oxford University Press, p 750

Condrau G (1976) Vom Januskopf des Fortschritts. Benteli, Bern

Davies PM (2000) Steps to follow. The comprehensive treatment of patients with hemiplegia, 2nd edn. Springer, Berlin Heidelberg New York Tokyo

Foerster O (1936) Übungstherapie. In: Bumke O, Foerster O (Hrsg) Handbuch der Neurologie, Bd VIII: Allgemeine Neurologie. Springer, Berlin, S 316–414

Frackowiak RSJ, Friston KJ, Frith CD, Dolan RJ, Mazziotta JC (1997) Human brain function. Academic Press, San Diego

Kesselring J (1997) Neurologie – ein therapeutisches Fach. Schweiz Med Wschr 127:2140–2142

Kesselring J (1998) Warum dieses Unbehagen an der Modernen Medizin? Schweiz Ärztezeitung 79:1552–1554

Kesselring J (1999) Kontroversen der neurologischen und neuropsychologischen Begutachtung – vom objektiven Befund zum Versuch, Befindlichkeit zu objektivieren. Schweiz Ärztezeitung 80:1439–1442

Kuhn TS (1965) The structure of scientific revolutions. University of Chicago Press

Marquard O (1993) Medizinerfolg und Medizinkritik: Die modernen Menschen als Prinzessinnen auf der Erbse. Vortragsmanuskript Mai 1993

Popper KR, Eccles JR (1982) Das Ich und sein Gehirn, 2. Aufl. Piper, München

Stein DG, Brailowsky S, Will B (2000) Brain-Repair. Das Selbstheilungspotential des Gehirns oder wie das Gehirn sich selbst hilft. Thieme, Stuttgart

Wulff H (1999) The two cultures of medicine: objective facts versus subjectivity and values. J Royal Soc Med 92:549–552

Wheatherall D (1997) Science and the quiet art. Medical research and patient care. Oxford University Press

Physiotherapie bei der Multiplen Sklerose

W. Pöllmann, H. Albrecht, C. Wötzel, N. H. König

EINLEITUNG

Die Physiotherapie spielt eine fundamentale Rolle in der ambulanten wie
stationären Basistherapie der Multiplen Sklerose (MS) neben Ergotherapie, physikalischer Therapie, Logopädie sowie klinischer und Neuropsychologie. Hier wird oft der Begriff der Neurorehabilitation angewandt
(Aisen 1999), obwohl der Rehabilitationsbegriff (Mauritz 1996) bei einer
prozesshaften Erkrankung wie der MS mit zum Teil parallelen Phasen
von Krankheitsaktivität und Symptomrückbildung nur bedingt gültig sein
kann. Der Wert eines stationären integrativen Behandlungskonzeptes bei
der MS in einem interdisziplinären Team (Kesselring u. Mertin 1991;
Mertin 1994; Thompson 1999) ist inzwischen durch wissenschaftliche Untersuchungen abgesichert: Ein stationäres physiotherapeutisches 3-wöchi-
ges Intensivprogramm erbrachte gegenüber ambulanter Therapie Verbesserungen im Bereich Disability (Solari et al. 1999). Sogar über 6 Monate
hielten nach stationärer Rehabilitationsbehandlung erreichte Verbesserungen von Disability und Handicap an (Freemann et al. 1997, 1999). Die
Aufgaben der Physiotherapie sind bei der MS besonders vielfältig und
bedürfen einer engmaschigen Zusammenarbeit zwischen Patient, seinen
Angehörigen, dem behandelnden Neurologen und Hausarzt und den anderen genannten Disziplinen.

Im Hinblick auf eine Physiotherapie sind beim MS-Patienten eine ganze Reihe von Besonderheiten zu beachten:
- Bei MS-Patienten kommen Leistungsschwankungen häufig vor. Sie können
  sich in einer „Fatigue" mit abnormer physischer und/oder psychischer
  Erschöpfbarkeit und/oder Ermüdbarkeit äußern (Kraft 1986; Schapiro u.
  Langer 1994). Aber auch unabhängig davon kann die individuelle Belas-
  tungsgrenze von Tag zu Tag oder auch innerhalb eines Tages erheblich variieren, was die Selbsteinschätzung des Betroffenen erschwert und zu relativer Über- oder Unterforderung führen kann. Beide Extreme, sowohl die
  allzu große „Schonung" als auch eine permanente Überforderung, sollten
  vermieden werden. Die Therapie muss daher den aktuellen Möglichkeiten
  flexibel angepasst werden (Petajan u. White 1999). Der Patient selbst sollte
  im Sinne eines „Energiemanagements" seinen Tagesrhythmus seiner Leistungsfähigkeit anpassen und nötige Ruhephasen einhalten.

- Therapieziele sollten sich am Alltag des Patienten orientieren und größtmögliche Selbständigkeit erhalten und fördern. Der Umgang mit vorhandenen Defiziten sollte für den Patienten erleichtert werden, am besten auch durch Abstimmung der Behandlungsziele.
- Durch Beratung des Patienten sollten in Therapien bewährte Konzepte, ggf. über eine Verhaltensänderung, in den Alltag im Sinne eines „24-Stunden-Heimprogramms" einfließen (Hausaufgabenprogramm; Wötzel et al. 2000).
- Während eines Schubes – mit oder ohne einer Kortisonpulstherapie – sollten alle Therapieformen unter reduzierten Anforderungen beibehalten werden. Nach unseren Erfahrungen, die durchaus nicht allgemein geteilt werden (Petajan u. White 1999), können in dieser Phase sogar besonders frühzeitig negative Entwicklungen und Kompensationen vermieden und eine raschere Symptomrückbildung begünstigt werden.
- Viele MS-Betroffene leiden unter einer erhöhten Temperaturempfindlichkeit (Guthrie u. Nelson 1995). Im Zusammenhang mit externer (Sommerhitze, Sauna) oder interner Temperaturerhöhung (Fieber), bei manchen Patienten sogar durch Einnahme einer warmen Mahlzeit bedingt, können vorhandene Defizite vorübergehend verstärkt werden (z. B. Uhthoff-Phänomen). Dies kann Therapien mit potenzieller Wärmezufuhr (z. B. Wassertemperatur eines Bewegungsbades) problematisch machen. Bei besonders thermosensiblen Patienten sollen mitunter Kühlwesten zur Linderung der Symptomatik beitragen.

Im Folgenden wird über wesentliche Anwendungsbereiche von Physiotherapie ein Überblick gegeben.

Erstkontakt mit dem Patienten – Befunddokumentation – Entwicklung von Behandlungsstrategien und Zielen

Der Physiotherapie kommt bei Erstvorstellung eines Patienten ambulant, besonders aber bei der Aufnahme in der Klinik, die Analyse des funktionellen Zustandes zu. Er stellt somit die Ergänzung des eher statischen neurologischen Befundes im dynamischen Verlauf auch unter Belastungsbedingungen dar und liefert die Basis wesentlicher Elemente der Funktionsbeschreibung und des Behinderungsgrades eines MS-Betroffenen. So orientieren sich die Expanded Disability Status Scale, EDSS (Kurtzke 1983), im Bereich 4,0 bis 5,5 an der maximalen freien Gehstrecke, der Ambulation-Index (Hauser et al. 1983) und der neu geschaffene MS Functional Composite, MSFC (Cutter et al. 1999), an der Zeiterfordernis für eine Gehstrecke von ca. 8 Metern. Die Physiotherapie kann dabei neben den quantitativen Messwerten jedoch vor allem qualitative Gesichtspunkte erkennen, die letztlich die Grundlage für die Entwicklung des Therapiekonzepts bilden. Die genaue Dokumentation des Befundes nach standardisierten Kriterien kann wesentliche Grundlagen auch für ärztliche Therapieentscheidungen liefern, sei es z. B. zu einer Kortisonpulstherapie oder auch im Verlauf bei der Indikationsstellung zu einer Immunprophylaxe bei Krankheitsprogredienz.

Wichtige Elemente von Befundaufnahme und Verlaufskontrolle:

- *Transfer in alltagsrelevanten Situationen*: Drehen im Bett, Aufsetzen, Aufstehen. Umsetzen z.B. Toilette – Rollstuhl und zurück (selbständig, mit Mühe, Hilfsperson?);
- *Kopf und Rumpf im Sitzen und Liegen*: Atmung, Kopfstellung, Rumpfstabilität auch bei Armaktivität, Asymmetrien, Aufrichtung, Kompensationen;
- *obere Extremitäten und Schultergürtel*: Tonus, Gelenkbeweglichkeit, selektive Funktionen inkl. Grob- und Feinmotorik, Koordination (Zeige- und Folgeversuche);
- *untere Extremitäten und Beckengürtel*: Tonus, Gelenkbeweglichkeit, selektive Funktionen, Placing, Koordination;
- *Sensibilität*: Oberflächensensibilität, Tiefensensibilität (Lagesinn, Mirroring), Missempfindungen; Störung des Schmerz- und Temperaturempfindens? (Verletzungsgefahr!);
- *Stand*: sicher/unsicher, enge/breite Basis, Gewichtsverteilung, Balance, monopedales Stehen und Hüpfen mit Stell- und Schutzreaktionen;
- *Gehen*: mit/ohne Hilfsmittel, Rhythmus, Schrittlänge, Qualität und Quantität (Meter, Zeit, Pausen). Die Verwendung der Rivermead-Visual-Gait-Assessment-Skala (Lord et al. 1998), die eine gute Interraterreliabilität aufweist, kann hier vor allem für Verlaufsbeobachtungen nützlich sein;
- *Stufen/Treppe*: aufwärts/abwärts, Anzahl Stufen, mit/ohne Geländer oder Hilfsperson;
- *Hilfsmittel*: vorhandene sichten und auf Tauglichkeit prüfen. Sind sie gut adaptiert und ausreichend?
- *Informationen zu Zusatzerkrankungen* (kardiovaskuläre Risiken, Belastbarkeit) und *aktueller Medikation* (Antispastika, Antikoagulantien) sowie eventuellen *neuropsychologischen Einschränkungen* (Verhaltensbeobachtung, Fremdanamnese).

Bei den ersten Kontakten mit einem Patienten wird ein Therapeut aufbauend auf den ärztlichen Informationen das aktuelle Beschwerdebild und damit zusammenhängende Beeinträchtigungen herausarbeiten. Neben der persönlichen familiären Situation des Patienten mit Hilfestellungen durch Angehörige oder professionelle Helfer sind Wohnsituation und vorhandene Hilfsmittel zu erfragen. Die Zielvorstellungen eines Patienten werden oft Wünsche beinhalten, deren Realisierbarkeit erst kritisch zu prüfen sein wird. Als *Nahziele* sollten daher möglichst konkrete umschriebene Problemfelder angegangen werden, z.B. die Linderung vorhandener Kreuz- und Schulterschmerzen bei stark asymmetrischem Gangbild mit einseitiger Tonuserhöhung (Pöllmann u. Feneberg 1999). *Mittelfristige Ziele* wären eine Verbesserung der Gangqualität und eine Modifizierung bzw. Optimierung von Hilfsmitteln, während *Fernziele* („Ich möchte wieder gehen können") in ihrer Realisierbarkeit stark von der Krankheitsentwicklung abhängen (Wötzel et al. 2000). Zwischen den subjektiven Wünschen des Patienten und den objektiven therapeutischen Erfordernissen können Diskrepanzen bestehen, sodass in solchen Situationen ein Kompromiss gefunden werden muss.

Welche Behandlungstechniken kommen zum Einsatz?

Die neurophysiologischen Behandlungstechniken (Mauritz et al. 1995) nach Bobath, Vojta, Brunkow oder PNF (propriozeptive neuromuskuläre Fazilitation) müssen an die Besonderheiten einer neurologischen Multisystemerkrankung wie der MS adaptiert werden (Laufens et al. 1996; Mertin u. Paeth 1994). Die ausschließliche Beschränkung der Physiotherapie auf lediglich eine bestimmte Technik darf inzwischen als überholt angesehen werden, da oft nur die sinnvolle Kombination verschiedener Verfahren individuell zum Erfolg führt (Wötzel et al. 2000). In einer randomisierten kontrollierten Studie an ambulanten MS-Patienten ergaben sich hinsichtlich einer Gehverbesserung keine Unterschiede zwischen 2 unterschiedlichen physiotherapeutischen Konzepten: Sowohl die impairmentorientierte Strategie mit Fazilitationen als auch die aufgabenorientierte ohne striktes Vermeiden von Kompensationsmechanismen führten zur funktionellen Besserung während einer 5- bis 7-wöchigen Behandlung (Lord et al. 1998). Frühzeitig wird ein Therapeut auch mit einbeziehen müssen, welche Therapieformen und Anleitungen der Patient selbst in seinen Alltag einzubauen vermag.

Therapieprinzipien bei Störungen der zentralen Motorik

Ausgehend von pathophysiologischen Modellen bei Läsionen der zentralen motorischen Bahnen trägt die Enthemmung spinaler Interneurone zu Streck- und Beugesynergien bei, die teilweise gezielt therapeutisch zur antagonistischen Hemmung genutzt werden können. Ferner kann durch Reduktion einer Streck- oder Beugespastik die antagonistische Funktion erleichtert werden. Aus dieser Dysbalanz der Tonusverteilung ergeben sich folgende Behandlungsprinzipien:

- Selektive Funktionen in einer „spastischen" Extremität können erst nach Tonussenkung beurteilt werden: So kann eine „Fußheberschwäche" durch erhöhten Wadentonus vorgetäuscht werden, eine Extensorenparese des Armes bei Beugespastik.
- Oft liegen innerhalb einer Extremität hohe und niedrige Tonusverhältnisse nebeneinander vor, sodass detonisierende und aktivierende Maßnahmen parallel erforderlich sind.
- Die Ausgangsstellung muss nach den individuellen Therapiezielen gewählt werden: Mit großer Unterstützungsfläche kann z. B. im Sitz tonussenkend, mit kleiner Unterstützungsfläche tonusaufbauend gearbeitet werden (Abb. 1).
- Langsam geführte Bewegungen führen innerhalb der Unterstützungsfläche zu einer Tonussenkung, schnell geführte zu Tonusaufbau.
- Schmerzen oder vegetative Reize (z. B. volle Blase oder Darm) können eine vorhandene Spastik erhöhen, worauf bei der Behandlung immer zu achten ist.

Therapeutisch können *bei erhöhtem Tonus* Eisabreibungen tonussenkend eingesetzt werden, besonders sinnvoll ist dies unmittelbar vor einer weiteren

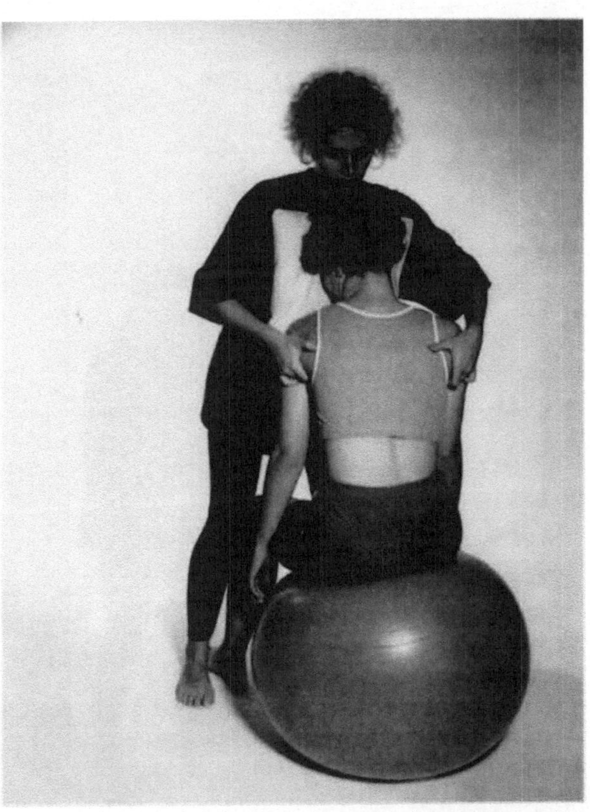

Abb. 1. („II14") Labiler Sitz
auf Pezziball. Tonisierung
des Rumpfes

Physiotherapie. Eine Spastiksenkung der LWS-Extensoren und Beine kann *in Rückenlage* durch Beckenrotation (gegen einen stabilisierten oberen Rumpf) oder durch Lagern der angewinkelten Beine auf einem Würfel erzielt werden. Dieses Prinzip kann auch beim Patienten mit morgendlicher intensiver Streckspastik durch eine 90-Grad-Stufenbettlagerung genutzt werden (evtl. Hilfsmittelverordnung als elektrisch verstellbarer Betteinsatz). Durch Bauchlage kann eine Beugespastik teilweise günstig beeinflusst werden. Zur Detonisierung des Rumpfes und der Beine *beim sitzenden Patienten* führt der Therapeut den Rumpf des Behandelten langsam in alle 3 Bewegungsebenen unter steter Beobachtung der Fuß- und Beinposition. Ein spastischer Muskel wird durch eine Kombination von manueller Querdehnung mit Rotation und einer Längsdehnung beim Bewegen angrenzender Gelenke desensibilisiert und detonisiert. Je nach Behinderung eines MS-Betroffenen kann *im Stand* einbeinig gearbeitet werden, bzw. im Stehständer, wo auch eine bessere Rumpfaufrichtung erreicht werden kann. Beim *Gehen* ist besonders auf ein Genu recurvatum zu achten, wie es z.B. bei tonusbedingter Hüftretraktion, Hüftflexion bei zu geringer Streckeraktivität oder Spastik in Wade und Fuß vorkommen kann. Ziel ist hier eine möglichst physiologische Kniekontrolle, ggf. können leichte Knieschienen über den taktilen Reiz einen unterstützenden Ansatz zur Korrektur geben. Die Zirkumduktion eines Beines aufgrund von hohem

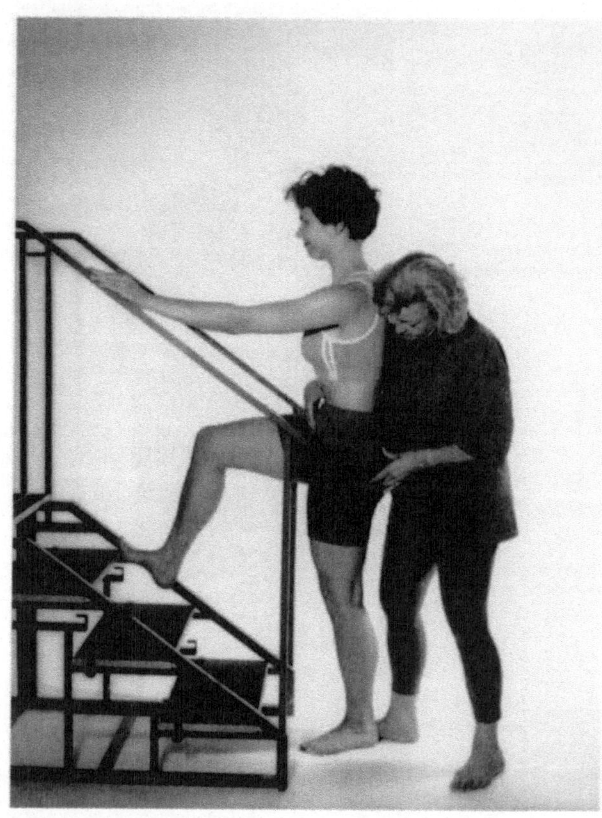

Abb. 2. („802") Fazilitation
der Extensionsaktivität in
der Standbeinphase

Strecktonus, zu geringem Tonus oder einer Imbalanz zwischen proximalem und distalem Tonus führt häufig zu einer fixierten Rumpfverkürzung mit der Konsequenz einer starken Asymmetrie, die das Auftreten von Schmerzen in LWS und Hüfte begünstigen kann. Eine Gangfazilitation (Abb. 2) kann z.B. über das Anbahnen einer Hüftextension bei gleichzeitiger Rumpfstabilisation auf dem Laufband erzielt werden. Die Transfers sollten unter Beachtung tonussenkender Techniken angebahnt und immer wieder durchgeführt werden mit dem Ziel einer „Automatisierung" der Bewegungsabläufe (Wötzel et al. 2000). Die Effekte der Spastiksenkung durch Physiotherapie lassen sich sogar neurophysiologisch anhand der Abnahme der F-Wellen-Amplituden objektivieren (Rösche et al. 1996).

Bei *niedrigem Tonus,* der bei Schädigung afferenter und efferenter Bahnen im zentralen Nervensystem oder auch bei Spastik der antagonistischen Muskelgruppen vorkommt, können in Rückenlage die Bauchmuskeln aktiviert werden. An den Beinen kommen Druck-/Stauchimpulse mit Anbahnung des Stemmens zum Einsatz, an den Armen ebenfalls die Stemmführung nach Brunkow oder geführte PNF-Armpattern (Wötzel et al. 2000).

Durch enge Zusammenarbeit zwischen Patient und Physiotherapeut sollten die erlernten spastikhemmenden bzw. tonusfördernden Maßnahmen auch in den Alltag integriert werden.

In enger Kooperation mit den behandelnden Ärzten ist auch eine eventuelle medikamentöse antispastische Therapie zu optimieren, die zeitgerecht und dosisadaptiert erfolgen muss. So kann z. B. die Ersteinnahme eines Antispastikums bereits im Bett ca. 45 min vor dem Aufstehen sinnvoll sein, um den Transfer bei ausgeprägter Spastik zu erleichtern. Die Kombination von Physiotherapie und – falls nötig – ergänzender Antispastikabehandlung ist dabei sinnvoll (Brar et al. 1991). Eine Rückkopplung über gemachte Beobachtungen und Veränderungen ist zwischen allen Beteiligten nötig.

Therapieprinzipien bei Ataxien

Koordinationsstörungen basieren entweder auf Läsionen von Kleinhirn und zerebellären Bahnsystemen im Hirnstamm (zerebelläre Ataxie) oder auf Tiefensensibilitätsstörungen (spinale Ataxie). Erstere kann als sog. archizerebelläre Rumpf-, Stand- und Gangataxie oder als gliedkinetische Extremitätenataxie bei ipsilateralen Störungen des Neozerebellums imponieren. Bei MS-Patienten mit Ataxien findet sich häufig eine Kombination aus hohem und niedrigem Tonus, Fixationen, gestörter Koordination und zusätzlichen Sensibilitätsstörungen. Eine enge Kooperation zwischen Physiotherapie und Ergotherapie mit zeitlicher und inhaltlicher Abstimmung der Konzepte ist sinnvoll. Ziel der Therapie ist eine Besserung des Zusammenspiels zwischen „Halten" und „Bewegen":

- Je nach im Vordergrund stehender Symptomatik ist das Ziel eine Beeinflussung von Stütz- und/oder Zielmotorik und/oder Tiefensensibilität.
- Die anfangs für den Patienten scheinbar hilfreiche Kompensationsstrategie von muskulären Fixationen verstärkt mittelfristig eher die Behinderung und sollte daher abgebaut werden.
- Auch die Verwendung von Gewichtsmanschetten ist nach eigenen Erfahrungen längerfristig kein hilfreiches Konzept, da hierdurch eher eine Tonuserhöhung induziert und zudem die „Kraftentfaltung" behindert wird. Auch isometrische Muskelarbeit dient nicht den Behandlungszielen.
- Entspannung führt zum Abbau unerwünschter Kompensationsmechanismen.
- Fragmentierung komplexer Bewegungsabläufe in einzelne Bewegungssequenzen erleichtert, selektiv Muskelgruppen zu aktivieren (Wötzel et al. 2000).
- Lokale Eisapplikation kann das Ausmaß einer gliedkinetischen Ataxie reduzieren und kurzfristig die Selbständigkeit verbessern (Albrecht et al. 1998; Quintern et al. 1999).

Therapiemöglichkeiten bei Blasenstörungen

Bei den häufigen Blasenentleerungsstörungen bei MS, die als irritativ, obstruktiv oder kombiniert imponieren, kann Beckenbodengymnastik hilfreich sein. Dabei geht es zunächst um ein Vertrautmachen mit der Anatomie des Beckenbodens und der Blase. „Spürübungen" schließen sich an. Je nach der im Vordergrund stehenden Symptomatik wird in der „Inkontinenzgruppe" geübt, während des Harndrangs die Spannung im Beckenboden aufzubauen, in der „Harnverhaltgruppe" aktives Entspannen (Wötzel et al. 2000). In einer offenen kontrollierten Studie erwies sich das Beckenbodentraining in Kombination mit Elektrostimulation einer Nichtbehandlung eindeutig überlegen (Vahtera et al. 1997).

Therapieprinzipien bei Schmerzen

Schmerzen werden von bis zu 86% aller MS-Patienten im Verlauf ihrer Erkrankung berichtet. Neben den durch MS-Läsionen „direkt" verursachten Schmerzen (Trigeminusneuralgie, Hirnstammanfälle, schmerzhafte Missempfindungen) sind für die Physiotherapie vor allem die „indirekten" Schmerzen als Folge von MS-Symptomen von Bedeutung. Im günstigsten Fall kann hier bei rechtzeitigem Erkennen von Gefährdungsmustern präventiv behandelt werden. Hierzu gehören Schmerzen bei:

- *Spastik*: einschießende Streck-, Beuge-, Adduktorenspastik, Kontrakturen;
- *fehlhaltungsbedingte Überlastung von Gelenken und Muskeln*: bei starker Asymmetrie von Gehen und Haltung Kreuz- und Hüftschmerzen, Knieschmerzen beim „Durchschlagen" ins Genu recurvatum, Schulterschmerzen bei spastischer Tonuserhöhung;
- *Druckläsionen*: Peronäusdruckläsion als Folge von Stabilisierungsversuchen durch Anpressen des Fibulaköpfchens an den Rollstuhl (Albrecht et al. 1996);
- *periphere Nervenläsionen* bei Fehlhaltung oder nicht angepasstem Hilfsmittel: Karpaltunnelsyndrom bei massivem Aufstützen auf die Unterarmstützen (anatomische Handgriffe ggf. sinnvoll!). Sulcus-ulnaris-Kompressionssyndrom bei Anpressen der Arme auf Unterlage bei starker gliedkinetischer Ataxie.

Bei den fehlhaltungsbedingten Beschwerden ist Aufklärung des Patienten über die Zusammenhänge notwendig. Dabei ist zu bedenken, dass die Chancen einer Schmerzbeseitigung bei chronifiziertem Schmerz meist begrenzt sind, sodass ein Gegensteuern bereits bei den ersten Anhaltspunkten sinnvoll ist. Bei einseitig betonten zentralen Paresen mit kompensatorisch „schiefem" Gangbild kann durch Verwendung beidseitiger Unterstützung (Rollator, Unterarmgehstützen) anstelle eines einseitigen Hilfsmittels eine größere Haltungs- und Gangsymmetrie erzielt werden, die der einseitigen Überlastung von Knie und Hüfte und dem artifiziellen Beckenschiefstand mit kompensatorischer Wirbelsäulenskoliose entgegenwirkt. Die physiotherapeutische Konzeption einer „Symmetrie" ist hier nicht Selbstzweck, sondern dient auch der Schmerzlinderung bzw. im Idealfall der Schmerzprävention (Pöllmann u. Feneberg 1999).

Physiotherapie bei gestörter Atmung (Atemhilfsmuskulatur)

Respiratorische Komplikationen zählen zu den schwerwiegendsten Ursachen von Morbidität und Mortalität bei MS-Patienten. Systematische Untersuchungen zeigen, dass durch gezieltes Expirationstraining die respiratorische Muskelstärke gegenüber einer Kontrollgruppe signifikant gesteigert werden kann (Smeltzer et al. 1996). Ferner kann ein respiratorisches Muskeltraining gegen expiratorischen Widerstand die forcierte Vitalkapazität und den Hustenstoß gegenüber einer Kontrollgruppe anhaltend verbessern (Gosselink et al. 2000).

Physiotherapie bei gering behinderten MS-Patienten mit Ausdauerdefiziten

Die Problemsituation vor allem neu erkrankter Patienten mit zunächst kaum oder gar nicht erkennbaren Defiziten, die aber unter Belastung das Nachziehen eines Beines, verspannte Wadenmuskeln oder eine reduzierte Ausdauer bei Wanderungen beklagen, wurde lange Zeit völlig verkannt. Da bei diesen Patienten unter Ruhebedingungen oft ein unauffälliger Neurostatus erhoben wird und auch auf kurzer Gehstrecke keine fassbaren Auffälligkeiten zu erkennen sind, fühlen sich manche dieser Betroffenen nicht ernst genommen oder mit ihren Problemen alleine gelassen. Für diese Patienten entwickelten wir ein spezielles Programm, das unter fachkundiger physiotherapeutischer Beobachtung durchgeführt wird. So wird beim Terratraining mit einer 1- bis 2-stündigen Wanderung ggf. die belastungsabhängige Funktionsbeeinträchtigung sichtbar. Durch gezielte Beratung bezüglich Ausdauerbelastung und sportlicher Aktivitäten kann der Patient lernen, sein vorhandenes Leistungspotenzial mit gezielten Pausen zu ökonomisieren. Oft kann hierdurch der Aktionsradius deutlich ausgeweitet werden, während eine ständige körperliche Überforderung und falscher Ehrgeiz eher zum Gegenteil führen. Weitere Aktivitäten zur Ausdauertestung sind Tischtennis, Federball, Schwimmen, Tanz, Radfahren oder Jazzgymnastik. Entscheidend für die Effizienz einer solchen, möglichst kleinen Gruppe ist ein erfahrener Physiotherapeut, der Defizite erkennen und analysieren kann und den Patienten schließlich für seinen Alltag berät. Petajan et al. (1996) konnten zeigen, dass ein aerobes Training über 15 Wochen die Fitness erhöht und zu einer Verbesserung der Lebensqualität beitragen kann. Dezente Auffälligkeiten des Gangbildes lassen sich auch durch Geräte zur Bewegungsanalyse verifizieren (Benedetti et al. 1999).

Hilfsmittelversorgung

Eine Hilfsmittelversorgung nach dem Motto „so viel wie nötig und so wenig wie möglich" ist bei der MS nicht als ausreichend zu betrachten, da bei vielen Entscheidungen die krankheitsspezifischen Schwankungen der Leistungsfähigkeit berücksichtigt werden müssen. Im Vordergrund sollte stets die Erhaltung und Förderung einer größtmöglichen Selbstständigkeit stehen. Therapeutische Ziele können letztendlich nur erreicht werden, wenn auch die

Hilfsmittelversorgung optimal gelingt und eine möglichst gute Körpersymmetrie physiologische Bewegungsmuster erlaubt (Wötzel et al. 2000).

Beispiele für Hilfsmittel:

- *Schuhzurichtung aus Leder* („Zehenrolle"): Eine an der Schuhspitze angebrachte Ledersohle reduziert die Gefahr eines Stolperns bei z.B. unter Belastung zunehmender Fußheberschwäche;
- *Peronäusschienen* in Dorsalextension und Pronation (wegen des Gewichts möglichst aus Kohlefaser): vor Verordnung Erproben des erhofften Effektes mittels eines therapeutischen Fußwickels;
- *Gehstock, Unterarmgehstützen*: Sie sollen die Balance beim Gehen erleichtern und zur Gangsymmetrie beitragen. Damit Erhöhung der Gangsicherheit. Massives Aufstützen ist wegen der Gefahr von Druckschädigungen zu vermeiden!
- *Rollator*: sichert Gehbalance vor allem bei ataktischen Patienten (sicherer als 3-rädriges Deltarad). Mit Sitz ist im Außenbereich ein Pausieren an Ort und Stelle möglich, ggf. Einkäufe mit Transportkorb;
- *mechanischer Rollstuhl*: günstig sind Adaptivrollstühle im Baukastensystem, wo Veränderungen leichter vorgenommen werden können. Rollstuhlanpassung nach Körpermaßen und Behinderung zwingend!
- *Elektrorollstühle*: im Innenbereich Zusatzantrieb. Im Außenbereich ist darauf zu achten, dass motorische, koordinative, visuelle und neuropsychologische Fähigkeiten zur sicheren Teilnahme am Straßenverkehr ausreichen. Wir haben dazu einen „Rollstuhlparcours" entwickelt mit alltagsrelevanten Aufgaben (Wenden, notfallmäßiges Stoppen, Rückwärtsfahren, etc.), den jeder Patient vor Verordnung durchlaufen muss;
- *Multifunktionsrollstuhl* („Pflegerollstuhl") mit verschiedenen Verstellmöglichkeiten bis zur Liegeposition: bei sog. „bettlägerigen" Patienten, sodass diese wieder mehr am Alltagsleben teilnehmen können; ggf. zusätzliche Dekubitusvorsorge;
- *elektrisch verstellbares Bett*: erlaubt dem Patienten mehr Selbstständigkeit, kann den Transfer bei Streckspastik erleichtern mittels vorheriger Lagerung in 90°-Hüft- und Knieflexion (Antispastiklagerung).

Eine Hilfsmittelversorgung setzt die Akzeptanz durch den Patienten voraus: Dieser sollte den Nutzen im Idealfall während einer kontrollierten Erprobungsphase unter physiotherapeutischer Kontrolle selbst herauszufinden. Meist ist ein Erproben mehrerer Modelle oder Variationen nötig. Für viele MS-Betroffene stellt die Entscheidung für ein Hilfsmittel eine große Hürde dar, da hiermit auch nach außen eine Behinderung scheinbar deutlicher sichtbar wird. In den Köpfen vieler Patienten und auch Laien besteht oft noch die Vorstellung, dass bereits die Entscheidung für eine Unterarmgehstütze der erste Schritt zur Schreckensvorstellung „Rollstuhl" ist. Dies kann heute angesichts einer häufig sinnvollerweise praktizierten „Mehrfachversorgung" mit verschiedenen, je nach Erfordernis eingesetzten Hilfsmitteln als überholt angesehen werden. So kann ein gehbehinderter Patient mit einer maximalen Gehstrecke von 150 m z.B. in seiner Wohnung mit einer Unterarmstütze ausreichend versorgt sein, für außer Haus benötigt er auf kürzere Distanzen wegen seiner Ataxie einen Rollator, weitere Strecken können nur im mechanischen Rollstuhl zurückgelegt werden.

Zusammenfassung

Die Physiotherapie ist ein entscheidender Eckpfeiler der heutigen ambulanten wie stationären Basisversorgung von MS-Betroffenen (La Ban et al. 1998; Petajan u. White 1999). Sie bietet die größte Chance zu einer Funktionsverbesserung (Kraft 1999). Inwieweit hier die in der funktionellen Kernspintomografie nachgewiesenen Veränderungen des Aktivierungsmusters im Motorkortex von MS-Patienten eine Rolle spielen könnten (Lee et al. 2000), ist gegenwärtig noch spekulativ. Der Nutzen von Physiotherapie, Ergotherapie und der anderen begleitenden Behandlungen im Rahmen des Gesamtkonzeptes einer stationären „Neurorehabilitation" ist wissenschaftlich belegt (Freeman et al. 1997, 1999; Kidd et al. 1995; Solari et al. 1999), eine enge Verknüpfung zwischen stationärer und ambulanter Therapie sinnvoll und notwendig (De Souza 1983; Francabandera et al. 1988). Eine zusätzliche symptomatische medikamentöse Therapie ist sinnvollerweise in enger Zusammenarbeit und Absprache zwischen Arzt, Patient, Physiotherapeut und evtl. Pflegepersonen zu planen und ggf. auch an sich ändernde Verhältnisse anzupassen (Schapiro u. Langer 1994; Stolp-Smith et al. 1997; Thompson 1998).

Dem physiotherapeutischen Befund kommt auch eine große Bedeutung bei der Beurteilung des Krankheitsverlaufes zu. Daher ist eine genaue Dokumentation nach einem festgelegten Schema zwingend (Wötzel et al. 2000). Gerade die Entscheidung für eine Kortisonpulstherapie oder die Einleitung einer immunmodulatorischen oder immunsuppressiven Therapie kann durch die Einbeziehung des physiotherapeutischen Verlaufsbefundes maßgeblich unterstützt werden.

Gelingt es beispielsweise bei einem MS-Patienten, nach einer Zustandsverschlechterung den Transfer zwischen Bett und Rollstuhl bzw. von und zur Toilette wieder zu ermöglichen, so kann davon existentiell die Selbstversorgung des Betroffenen in seiner Wohnung abhängen. Durch eine optimale Hilfsmittelversorgung kann aber oft auch die Teilnahme am öffentlichen Leben erleichtert oder überhaupt wieder ermöglicht werden. An diesen Beispielen lässt sich auch deutlich machen, wie Physiotherapie sich positiv auf Verbesserungen in den Kategorien „Activity" (früher: Disability) und „Participation" (früher Handicap) der WHO-Klassifikation von Behinderungen (WHO 1997) auswirken kann und damit auch die Lebensqualität von MS-Betroffenen verbessern hilft (Thompson 1999).

Literatur

Albrecht H, Pöllmann W, König N (1996) Akute Fußheberparese bei multipler Sklerose. Nervenarzt 67:163–169

Albrecht H, Schwecht M, Pöllmann W, Parag D, Erasmus LP, König N (1998) Lokale Eisapplikation in der Therapie der gliedkinetischen Ataxie. Nervenarzt 69:1066–1073

Aisen ML (1999) Justifying neurorehabiltation. A few steps forward. Neurology 52:8–10

Benedetti MG, Piperno R, Simoncini L, Bonato P, Tonini A, Giannini S (1999) Gait abnormalities in minimally impaired multiple sclerosis patients. Multiple Sclerosis 5:363–368

Brar SP, Smith MB, Nelson LM, Franklin GM, Cobble ND (1991) Evaluation of treatment protocols on minimal to moderate spasticity in multiple sclerosis. Arch Phys Med Rehabil 72(3):186–189

Cutter GR, Baier ML, Rudick RA et al. (1999) Development of a Multiple Sclerosis functional composite as a clinical trial outcome measure. Brain 122:871–882

De Souza LH (1983) Physiotherapy for multiple sclerosis patients. Lancet 1(8339):1444

Francabandera FL, Holland NJ, Wiesel-Levison P, Scheinberg LC (1988) Multiple sclerosis rehabilitation: inpatient vs. outpatient. Rehabil Nurs 13:251–253

Freeman JA, Langdon DW, Hobart JC, Thompson AJ (1999) Inpatient rehabilitation in multiple sclerosis. Do the benefits carry over into the community? Neurology 52:50–56

Freeman JA, Langdon DW, Hobart JC, Thompson AJ (1997) The impact of inpatient rehabilitation on progressive multiple sclerosis. Ann Neurol 42:236–244

Gosselink R, Kovacs L, Ketelaer P, Carton H, Decramer M (2000) Respiratory muscle weakness and respiratory muscle training in severely disabled multiple sclerosis patients. Arch Phys Med Rehabil 81:747–51

Guthrie TC, Nelson DA (1995) Influence of temperature changes on multiple sclerosis: critical review of mechanisms and research potential. J Neurol Sci 129:1–8

Hauser SL, Dawson DM, Lehrich JR, Beal MF, Kevy SV, Propper RD, Mills JA, Weiner HL (1983) Intensive immunosuppression in progressive multiple sclerosis. N Engl J Med 308:173–180

Kesselring J, Mertin J (1991) Rehabilitation bei multipler Sklerose. Schweiz Rundsch Med Prax 80:1120–1123

Kidd D, Howard RS, Losseff NA, Thompson AJ (1995) The benefit of inpatient neurorehabilitation in multiple sclerosis. Clin Rehabil 9:198–203

Kraft GH (1999) Rehabilitation still the only way to improve function in multiple sclerosis. Lancet 354:2016–2017

Kraft GH (1986) Rehabilitation principles for patients with multiple sclerosis. J Spinal Cord Med 21(2):117–120

Kurtzke JF (1983) Rating neurologic impairment in multiple sclerosis: an expanded disability status scale (EDSS). Neurology 33:1444–1452

La Ban MM, Martin T, Pechur J, Sarnacki S (1998) Physical and occupational therapy in the treatment of patients with multiple sclerosis. Phys Med Rehabil Clin N Am 9:603–614

Laufens G, Reimann G, Poltz W, Schmiegelt (1996) Behandlungserfolge und Bedingungen der Vojta-Therapie bei MS-Patienten. Krankengymnastik 48:518–532

Lee M, Reddy H, Johansen-Berg H, Pendlebury S, Jenkinson M, Smith S, Palace J, Matthews PM (2000) The motor cortex shows adaptive functional changes to brain injury from multiple sclerosis. Ann Neurol 47:606–613

Lord SE, Halligan PW, Wade DT (1998) Visual gait analysis: the development of a clinical assessment and scale. Clin Rehabil 12:107–119

Lord SE, Wade DT, Halligan PW (1998) A comparison of two physiotherapy treatment approaches to improve walking in multiple sclerosis: a pilot randomized controlled study. Clin Rehabil 12:477–486

Mauritz KH (1996) Rehabilitation – Begriffsbestimmung. Nervenheilkunde 15:184–189

Mauritz KH, Hesse S, Hummelsheim H (1995) Effizienzkontrolle in der motorischen Rehabilitation hemiparetischer Patienten. Nervenheilkunde 14:342–347

Mertin J (1994) Rehabilitation in multiple sclerosis. Ann Neurol 36 (Suppl):130–133

Mertin J, Paeth B (1994) Physiotherapy and multiple sclerosis - application of the Bobath concept. MS Management 1:10–13

Petajan JH, Gappmaier E, White AT, Spencer MK, Mino L, Hicks RW (1996) Impact of aerobic training on fitness and quality of life in multiple sclerosis. Ann Neurol 39:432–441

Petajan JH, White AT (1999) Recommendations for physical activity in patients with multiple sclerosis. Sports Med 27:179–191

Pöllmann W, Feneberg W (1999) Schmerzen bei Multipler Sklerose – moderne Möglichkeiten der neurologischen Rehabilitation. Nervenheilkunde 18:526–531

Quintern J, Immisch I, Albrecht H, Pöllmann W, Glasauer S, Straube A (1999) Influence of visual and proprioceptive afferences on upper limb ataxia in patients with multiple sclerosis. J Neurol Sci 163:61–69

Rösche J, Rüb K, Niemann-Delius B, Mauch E, Kornhuber HH (1996) Effects of physiotherapy on F-wave-amplitudes in spasticity. Electromyogr Clin Neurophysiol 36:509–511

Schapiro RT, Langer SL (1994) Symptomatic therapy of multiple sclerosis. Curr Opin Neurol 7:229–233

Smeltzer SC, Lavietes MH, Cook SD (1996) Expiratory training in multiple sclerosis. Arch Phys Med Rehabil 77:909–912

Solari A, Filippini G, Gasco P et al. (1999) Physical rehabilitation has a positive effect on disability in multiple sclerosis patients. Neurology 52:57–62

Stolp-Smith KA, Carter JL, Rohe DE, Knowland DP (1997) Management of impairment, disability, and handicap due to multiple sclerosis. Mayo Clin Proc 72:1184–1196
Thompson AJ (1999) Measuring handicap in multiple sclerosis. Multiple Sclerosis 5:260–262
Thompson AJ (1998) Symptomatic treatment in multiple sclerosis. Curr Opin Neurol 11: 305–309
Thompson AJ (1999) Advances in multiple sclerosis rehabilitation. In: Fredrikson S, Link H (eds) Advances in Multiple Sclerosis. Martin Dunitz, London, pp 157–162
Vahtera T, Haaranen M, Viramo-Koskela AL, Ruutiainen J (1997) Pelvic floor rehabilitation is effective in patients with multiple sclerosis. Clin Rehabil 11:211–219
Westarp ME (2000) Medical rehabilitation of chronic progressive disseminated encephalomyelitis (MS). J Neurovirol 6 (Suppl 2):176–178
World Health Organisation WHO (1997) ICIDH-2: International classification of impairments, activities, and participation. World Health Organisation, Genf
Wötzel C, Wehner C, Pöllmann W, König N (2000) Therapie der Multiplen Sklerose. Ein interdisziplinäres Behandlungskonzept, 2. Aufl. Pflaum, München, S 1–230

Logopädie bei Multipler Sklerose

P. W. Schönle

EINLEITUNG

Die sprachliche Kommunikation ist für den Menschen – insbesondere in Anbetracht der Entwicklung der modernen Informationsgesellschaft mit ihren Kommunikationsmitteln und der Informationstechnologie – von grundlegender Bedeutung. Ein Verlust oder eine Einschränkung dieser Fähigkeit, z. B. durch eine Affektion der neuronalen Grundlagen der Sprache und des Sprechens hat für den Betroffenen und seine Mitmenschen tief greifende Folgen bis hin zur sozialen und informationellen Deprivation. Hinzu kommt, dass bei chronisch-progredienten Erkrankungen wie der MS die Kommunikation zwischen dem Patienten und den betreuenden Mitmenschen und Ärzten für die Behandlung selbst von großer Bedeutung ist. In Anbetracht der Vorkommenshäufigkeit ist der Untersuchung und Behandlung von kommunikativen Störungen bei der MS ein hoher Stellenwert zuzumessen. Im vorliegenden Beitrag werden einige wesentliche Aspekte der Untersuchung und Behandlung der sprachlichen (Aphasien) und sprechmotorischen Störungen (Dysarthrien) bei MS dargestellt, die Teil der neurologischen und logopädischen Versorgung der Patienten sind und die klinische Neurolinguistik und Neurophonetik mit einbeziehen.

Aphasien und Dysarthrien bei MS? – Pathophysiologische Überlegungen

Ausgehend von den neuropathologischen Veränderungen bei MS und den sich daraus ergebenden pathophysiologischen Konsequenzen ist zu erwarten, dass in erster Linie Bahnsysteme und Verbindungen zwischen neuronalen Einheiten betroffen sind und sich dies primär in koordinativen Störungen manifestiert. Bei ausgeprägten Schweregraden sind allerdings auch weitergehende Störungen bis hin zu kompletten Funktionsausfällen zu postulieren. Von diesen Überlegungen ist abzuleiten, dass Aphasien als fokale Rindenstörungen nicht vorkommen bzw. *die* Aphasien im Vordergrund stehen sollten, denen Leitungsstörungen zugrunde liegen. Zu diesen gehören die Leitungsaphasie, die transkortikal-motorische und die transkortikal-sensorische Aphasie (Schönle u. Stemmer 1999). Allerdings sind auch größere Plaquebildungen z. B. im Bereich des Broca-Areals vorstellbar, die das Rindengebiet unterschneiden und zu einer Herdstörung, in diesem Falle zu einer Broca-Aphasie führen. Im Gegensatz zu den Aphasien sind Dysarthrien Störungen der Sensomotorik und daher von der intakten räumlich zeitlichen Koordination der beteiligten neuronalen Strukturen im Millisekundenbereich abhängig. Beispielsweise sollten sich geringste Verzögerungen in der Leitungsgeschwindigkeit in Veränderungen der Sprechmotorik, an der über 100 Muskeln beteiligt sind, bemerkbar machen. Insgesamt ist auf Grund dieser pathophysiologischen Überlegungen anzunehmen, dass die Vorkommenshäufigkeit der Aphasien bei der MS geringer ist als die der Dysarthrien.

Vorkommenshäufigkeit von Aphasien und Dysarthrien bei MS

In einem Literaturüberblick über Aphasien berichten Olmos-Lau et al. (1977) von 16 Fallgeschichten von Patienten mit MS, die in der Literatur zwischen 1871 und 1972 beschrieben wurden. Insgesamt handelt es sich um 6 Patienten mit Broca-Aphasie und 10 Patienten mit anomischer (amnestischer) Aphasie und Jargon. Die Autoren präsentieren eine eigene Fallgeschichte einer 17-jährigen MS-Patientin mit Broca-Aphasie einschließlich Paraphasien, Agrammatismus, auditorischer Agnosie und Agrafie sowie Hypodensitäten im CT linksfrontal und links temporoparietal.

Tabelle 1 präsentiert die übrigen in der Literatur beschriebenen Aphasiesyndrome bei MS. Erwartungsgemäß fanden sich bei Leitungsaphasie große Läsionen der weißen Substanz unterhalb des linken Gyrus supramarginalis, bei den Broca-Aphasien linksfrontale Läsionen, bei der Wernicke-Aphasie eine Läsion des linken Centrum semiovale und bei der anomischen (amnestischen) Aphasien u.a. der weißen Substanz im linken Parietallappen. Die Befunde entsprechen den klassischen Lokalisationen und bestätigen die obigen theoretischen Überlegungen.

Insgesamt kommen Aphasien bei MS offenbar vor, aber relativ selten, wobei die Broca-Aphasie und die anomische (amnestische) Aphasie dominieren. Möglicherweise entgeht vor allem die anomische Aphasie der klinischen Untersuchung, da Wortfindungsstörungen klinisch nicht weitergehend überprüft werden. Wegen der modulären, multilokulären und distribuierten Repräsentationen der Wortbedeutungen und der Notwendigkeit, diese bei der Wort-

Tabelle 1. Vorkommen der verschiedenen Aphasie-Syndrome

Olmas-Lau (1977)	1 Broca-Aphasie
Olmas-Lau (review 1871–1972)	6 Broca-Aphasien, 10 anomische Aphasien u.a.
Arnett (1996)	1 Leitungsaphasie
Friedman (1983)	1 gobale Aphasie
Tezuka (1987)	1 Broca-Aphasie
Primavera (1996)	1 gemischt transkortikale Aphasie
Achiron (1992)	1 Broca-, 1 Wernicke-Aphasie
Hatakeyama (1991)	1 anomische Aphasie
Grossman (1995)	Satzverständnisdefizite
Sandyk (1995)	3 Alexien
Shiota (1989)	1 reine Alexie

produktion jeweils zu integrieren, müssten bei Patienten mit MS ausgeprägtere Wortfindungsstörungen häufiger vorkommen.

Möglicherweise werden auch die Leitungsaphasien bei der klinischen Untersuchung nicht so oft beobachtet, da das Nachsprechen, das als Leitsymptom bei der Leitungsaphasie gestört ist, kaum geprüft wird.[1]

Während Aphasien eher seltener bei Patienten mit MS vorkommen, finden sich dysarthrische Störungen bei 41% der Patienten (69 von 168; Darley et al. 1972). Davon wiesen 28% (48 von den 69) eine geringgradig ausgeprägte, 12% (21 von 69) eine mittel- bis hochgradig ausgeprägte Dysarthrie auf.

Nach Hartelius et al. (2000) hängt die Prävalenz der Dysarthrie bei der MS ganz entscheidend von den Untersuchungsverfahren ab, die jeweils angewandt werden. Bei klinisch-neurologischer Untersuchung lag die Prävalenz in einer Gruppe von 77 MS-Patienten bei 20%. Bei Anwendung eines Dysarthrietests fanden sich jedoch bei 62% der Patienten pathologische Sprechbefunde, dabei war es mit dem klinischen Dysarthrietest möglich, auch subklinische Sprechsymptome festzustellen.

Dysarthrische Symptome bei MS

In Abhängigkeit von den Bereichen, die vom Myelinuntergang und der Plaquebildung betroffen sind[2], kann es auch im sprechmotorischen System zu einer Vielzahl unterschiedlicher Symptome kommen, die bei progressiven Verlaufsformen in ihrer Ausprägung z. T. bis zur sprachlichen Unverständlichkeit zunehmen. Die allgemeinen pathophysiologischen Störungen, wie Ataxie, zentrale Paresen, Dyskoordination, Spastik, können sich parallel zu anderen funktionellen Systemen, z. B. der Lokomotion oder Greifbewegungen, auch auf das sprechmotorische System auswirken.

Bereits Charcot definierte 1877 die für die MS pathognomonische Symptomentrias: Nystagmus, Intentionstremor und Dysarthrie. Er beschrieb das Sprechen als langsam, schleppend, bisweilen unverständlich, die Worte wie skandierend gesprochen mit Pausen nach jedem Wort oder jeder Silbe. Die Silben werden langsam und zögerlich ausgesprochen.[3] Weiter wies er darauf hin, dass die Dysarthrie sich im Verlauf von anfänglich kaum wahrnehmbar bis hin zu voller Unverständlichkeit entwickelt. Er beschrieb auch bereits das paroxysmale Auftreten der Sprechstörungen, die später von verschiedenen Autoren detailliert wiedergegeben wurden (Arjona et al. 1999). Darley et al. (1972, 1975) korrigierten diese über 100 Jahre tradierte klinische Meinung

---

[1] In Anbetracht der zahlreichen Untersuchungen zu kognitiven Störungen bei MS und der Häufigkeit dieser Störungen ist das seltene Vorkommen der Aphasien möglicherweise auch ein Untersuchungsartefakt. Neurokognitive Störungen kommen in 50% der Fälle vor (Olmos-Lau et al. 1977).

[2] Die Demyelinisierung kann disseminiert (verstreut) in der weißen Substanz im Bereich der Hemisphären, des Hirnstamms, des Kleinhirns oder des Rückenmarks auftreten und hat dementsprechend unterschiedliche Konsequenzen auf das sprechmotorische System.

[3] Diese sprechmotorischen Störungsmerkmale kommen nur bei wenigen Patienten mit schweren Verlaufsformen oder bei Multisystemdemyelinisierung vor. In den meisten Fällen ist skandierendes Sprechen eine kompensatorische Sprechstrategie für eine verminderte Prosodie und die unregelmäßig auftretenden Artikulationszusammenbrüche.

durch die Ergebnisse einer Untersuchung an 168 MS-Patienten. Die häufigste sprechmotorische Abweichung war bei mehr als 70% der Patienten eine Störung der Steuerung der Lautstärke und eine Rauheit der Stimme. Die Artikulation war bei über 50% der Patienten betroffen.

Die Störung der *Präzision der Konsonantenproduktion* stellt das häufigste und am stärksten ausgeprägte Symptom bei den dysarthrischen Veränderungen dar. 92% der von Hartelius et al. (2000) perzeptuell untersuchten MS-Patienten wiesen eine ungenaue Konsonantenartikulation auf. Die *Phonemlänge* war bei den MS-Patienten die zweithäufigste *artikulatorische* Abweichung (57% der Patienten). Ansonsten standen *prosodische* Störungen im Vordergrund, wie verlängerte Intervalle (87%), Abweichungen der Betonungsmuster (83%) und der Sprechgeschwindigkeit (74%) neben Veränderungen der Lautstärke (Grad der Lautstärke, Variation der Lautstärke, Stabilität der Lautstärke) und der Tonhöhe. Die Tonhöhen- und Lautstärkevariation war in 69 bzw. 68% der Patienten gestört. Abweichungen der *Sprechatmung* kam bei 77% und Störungen der Stimmqualität (Rauheit) bei 86% der Patienten vor. Insgesamt werden der Eindruck vom Schweregrad der Dysarthrie und die Verstehbarkeit ganz wesentlich davon bestimmt, wie schwer die Präzision der Konsonantenartikulation gestört ist.

Klassifikation der Dysarthrien bei MS

Dysarthrien sind Störungen der Artikulation, der Phonation, der Sprechatmung oder der Resonanz (Abb. 1).

Je nach Schädigungsort können sie in zwei Kategorien unterteilt werden, in die pseudobulbäre Form bei einer Schädigung des ersten Motoneurons (pseudobulbäre Dysarthrie) oder in die bulbäre Form bei Schädigung des zweiten Motoneurons (bulbäre Dysarthrie). Anhand der wichtigsten Störungsmerkmale und der Neuopathophysiologie können die Dysarthriesyndrome weiter differenziert werden (Darley et al. 1972, 1975; Tabelle 2) in

- die spastische Dysarthrie (D. spastica),
- die schlaffe Dysarthrie (D. flaccida),
- die ataktische Dysarthrie (D. atactica),
- die hyperkinetische (D. hyperkinetica) und
- die hypokinetische Dysarthrie (D. hypokinetica).

Von diesen Dysarthriesyndromen ist bei der MS die gemischt spastisch-ataktische Dysarthrie vorherrschend, wobei folgende Sprechsymptome in der Reihenfolge ihres Vorkommens zu beobachten sind: gestörte Lautstärkesteuerung, Rauigkeit der Stimme, gestörte Artikulation, gestörte Betonung und gestörte Tonhöhensteuerung. Im Vergleich zu gesunden Sprechern finden sich bei MS-Patienten des weiteren eine phonatorische Instabilität über längere Sprechsegmente hinweg, Instabilität des Stimmtons und eine Variabilität der Sprechintensität (Hartelius et al. 1997). Insgesamt dominieren auch nach Hartelius et al. (2000) bei der MS die spastische und die ataktische Dysarthrie, wobei meist Symptome aus beiden Dysarthriesyndromen auftreten (gemischt spastisch-ataktische Dysarthrie). Dazu gehören

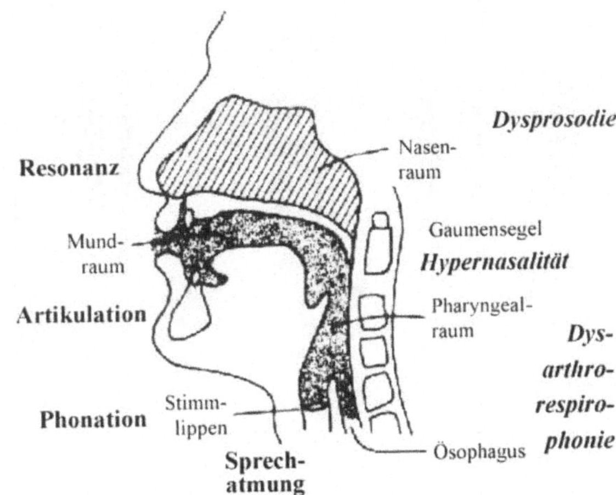

Abb. 1. Sprechmotorisches System mit den relevanten Strukturen und Prozessen und ihren Störungen

Tabelle 2. Klassifikation der Dysarthrien (nach Darleyet al. 1975)

Dysarthriesyndrom	Neuropathologie, -physiologie	Wichtigste Symptome
Spastische (pseudobulbäre) Dysarthrie	Bilaterale Läsion des ersten Motoneurons, Hypertonie, verminderte Bewegungsamplitude	Raue Stimme, niedriger Stimmton, ungenaue Artikulation, verlangsamte Sprechgeschwindigkeit
Schlaffe (bulbäre) Dysarthrie	Läsion des zweiten Motoneurons	Nasalität, verhauchte Stimme, schwache Konsonantenbildung
Ataktische Dysarthrie	Zerebelläre Läsionen (z. B. Wilson-Erkrankung), gestörte zeitliche und räumliche Koordination	Überschießende und gleichförmige Betonung, unregelmäßiger Zusammenbruch der Artikulation, Vokalentstellungen
Hypokinetische Dysarthrie	Extrapyramidalmotorische Störungen (z. B. M. Parkinson), Bradykinesie, reduzierte Bewegungsamplitude	Verminderter Stimmton, verminderte Lautheit und Intonation, kurze schnelle Sprechsegmente, unangemessene Sprechpausen
Hyperkinetische Dysarthrie	Extrapyramidalmotorische Störungen (z. B. Chorea Huntington), Dystonien, Dyskinesien, Athetose	Variable Sprechgeschwindigkeit, raue Stimme, verlängerte Sprechintervalle

- Störungen der Stimmintensität durch Verlust der Lautheitskontrolle,
- Störungen der Stimmqualität mit Stimmrauheit,
- Störungen der Artikulation mit ungenauer Produktion der Konsonanten und Vokale,
- Störungen der Intonation mit veränderter Betonung und Stimmtonsteuerung oder überschießendem oder gleichförmigem Sprechton.

Damit sind alle Komponenten der Sprechproduktion betroffen: Sprechatmung, Phonation, Artikulation, Prosodie/Intonation, Nasalität.

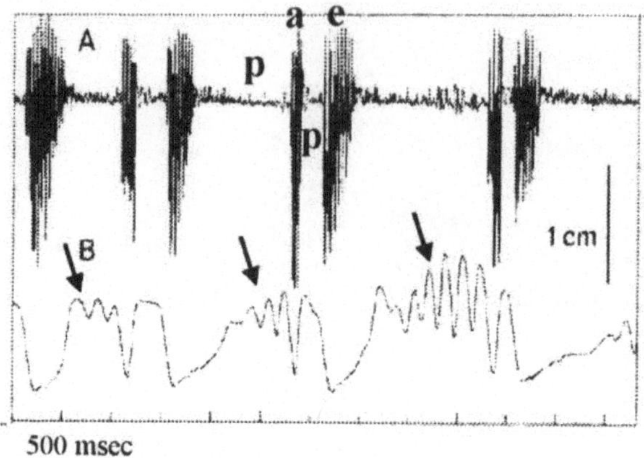

Abb. 2. Bewegung der Unterlippe in Superior-/inferior-Richtung (y(t), *untere Bildhälfte B*), *obere Bildhälfte A*: Sprachsignal; Produktion von „Pappe"-Bewegung der Unterlippe, *Pfeile*: Intentionstremor

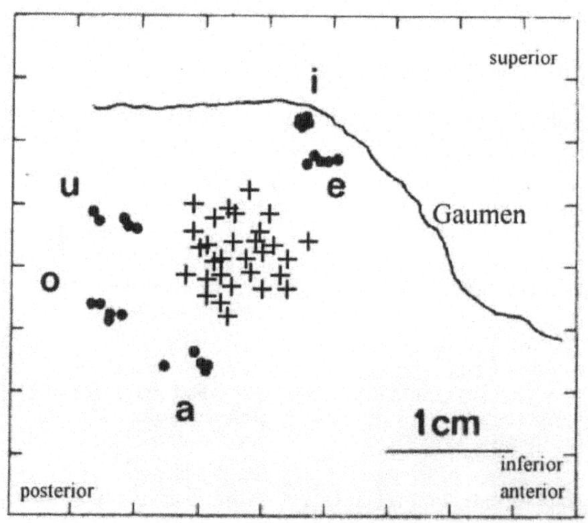

Abb. 3. Vokalproduktion (a, e, i, o, u) eines gesunden Sprechers (*Punkte*) und eines MS-Patienten (*Kreuze*). Weitere Details s. im Text

Neben der klinischen und der „ohren-phonetischen" Untersuchungsmöglichkeit bietet die direkte Registrierung der Bewegungsbahnen der Artikulatoren (der Lippen, der Zungenspitze, des Zungengrunds, des Unterkiefers, ggf. auch des Gaumensegels) die Möglichkeit, die Sprechmotorik mit Hilfe der elektromagnetischen Artikulografie (EMA) zu untersuchen und pathologische Veränderungen kinematischer Parameter, wie Bewegungstrajektorien, Bewegungsgeschwindigkeit und Bewegungsbeschleunigung, Bewegungsraum, interartikulatorisches Timing als Ursache und Ansatzpunkt für die Therapie zu identifizieren (Schönle 1988; Abb. 2). Abb. 3 zeigt bei einem gesunden Sprecher den Bewegungsraum der x/y-Zielkoordinaten für die Grundvokale des Deutschen, die als Minima der Bahngeschwindigkeiten des Zungengrundes definiert und als Punkte in Beziehung zur Gaumenkontur dargestellt sind. Die x/y-Zielkoordinaten eines dysarthrischen MS-Sprechers sind als Kreuze dargestellt.

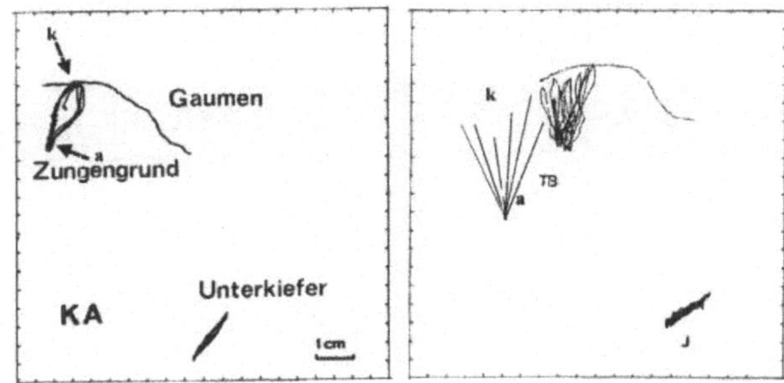

Abb. 4. a x/y-Plot: Trajektorien des Zungengrundes und des Unterkiefers während der fünffachen Produktion von /ka/. Oberer Umkehrpunkt mit Gaumenkontakt: Verschluss des Vokaltraktes während des /k/, unterer Umkehrpunkt: Zungenlage während des /a/. *b* Zungengrundtrajektorien (TB) bei der Produktion von /ka/; inkonstante fehlerhafte Realisierung der Richtung des Hauptvektors der Bewegung bei relativ intakter Amplitude; J Unterkieferbewegung

Der Bewegungszielraum zeigt deutlich, dass die vokalspezifischen Zielbereiche nicht mehr differenziert und selektiv angesteuert werden können. Dies führt akustisch zu einem Verlust der verschiedenen Vokale mit dem Höreindruck eines undifferenzierten Mittelvokals.[4] Therapeutisch steht dementsprechend die Zielpositionierung (Targeting) der Zunge unter Feedback Bedingungen im Vordergrund.

In Abb. 4a sind die Bewegungsbahnen des Zungengrundes und des Unterkiefers eines gesunden Sprechers bei der Produktion von /ka/ wiedergegeben. Der Zungengrund tritt für den k-Verschluss in Kontakt mit dem Gaumen und bewegt sich nach unten für die a-Vokalproduktion. Dem dysarthrischen MS-Sprecher in Abb. 4b gelingt der Verschluss nur selten, da ihm die Kontrolle über die Richtung und Amplitude der Bewegung (Bewegungsvektor) nicht mehr möglich ist. Akustisch resultiert meist ein ch-ähnlicher Laut (Schönle 1988).

Sprechtherapeutische Behandlungsstrategien bei MS

Das sprechtherapeutische Vorgehen richtet sich ganz nach der individuellen Ausprägung der der Dysarthrie zugrunde liegenden Funktionsstörungen, den individuellen Fähigkeiten des Patienten und der Bereitschaft und Motivation des Patienten, an der Therapie aktiv teilzunehmen. Eine wesentliche Aufgabe des Sprechtherapeuten (Logopäden/Neurophonetiker) besteht darin, die Folgen der pathophysiologischen Veränderungen auf die einzelnen sprechmotorischen Systeme zu identifizieren einschließlich der Phonation, Atmung, Artikulation, Resonanz und Prosodie und die motorischen Fertigkeiten zu stärken und aufrechtzuerhalten, die der sprachlichen Kommunikation zugrunde liegen. In Tabelle 3 sind wesentliche Behandlungsaspekte der spastisch-ataktischen Dysarthrie im Vergleich mit der spastischen Dysarthrie aufgelistet.

---

[4] Phonetisch entspricht dies dem Schwa-Vokalelement.

Tabelle 3. Sprechtherapeutische Behandlungsstrategien beim ischämischen Hirninfarkt und bei MS (nach Merson u. Rolnick 1998)

Spastische Dysarthrie (ischämischer Hirninfarkt)	Spastisch-ataktische Dysarthrie (MS)
Entspannung der Stimme (Phonation)	Steuerung/Kontrolle der Sprechgeschwindigkeit
Reduzierung des Muskeltonus	Steuerung/Kontrolle des Stimmtons
Verbinden der Phrasen	Steuerung/Kontrolle der Phrasenübergänge
Aufrechterhalten eines Sprechkontinuums	Reduktion der Phrasenlänge
Verbesserung der Zungengenauigkeit bei der Artikulation	Verstärkung der Stimmstärke

Ganz im Vordergrund steht die Verbesserung der Stimmsteuerung einschließlich der Stimmstärke, der Intonation, Prosodie und des Wortakzentes. Liegen sprechataktische Symptome vor mit Konsonanten- und Vokalverzerrungen, unregelmäßigen Artikulationszusammenbrüchen, sind u.a. die Kontrolle über die Sprechgeschwindigkeit, über die Phrasenlänge, die Phrasenübergänge und der Wortakzent zu stärken.

Wenn die sprechsprachliche Kommunikation auf mehr als 50% Verstehbarkeit vermindert ist, sollten Kommunikationshilfen, wie Buchstabentafeln bis hin zu Computern mit Sprachsynthese eingesetzt werden, die die sprachliche Kommunikation unterstützen oder auch ganz ersetzen können. Im Falle einer ausgeprägten Immobilität können auch moderne Kommunikationsmittel wie das Internet verwendet werden, die dem Patienten eine weltweite Kommunikationsmöglichkeit eröffnet.

Zusammenfassung

Dysarthrien kommen bei MS im Vergleich zu Aphasien wesentlich häufiger vor. Die Vorkommenshäufigkeit variiert zwischen 62% – bei Verwendung klinischer Testverfahren – und 20% – bei klinisch-neurologischer Untersuchung. Ganz überwiegend handelt es sich um eine spastisch-ataktische Dysarthrie mit Störungen der Phonation (der Stimmintensität, der Stimmqualität), der Artikulation (Präzision der Konsonantenproduktion) und der Prosodie. Die Behandlung der Dysarthrie ist effektiv und kann die Kommunikationsfähigkeit der Patienten verbessern. Allerdings sind die Art, der Schweregrad und der Verlauf bei der MS sehr variabel, weswegen eine völlige Wiederherstellung nicht immer erreicht werden kann. In diesen Fällen kommt der Verbesserung der Verständlichkeit und ggf. der Anpassung von Kommunikationshilfen eine wichtige Bedeutung zu, um die Kommunikation der MS-Patienten mit ihren Mitmenschen zu erhalten.

Literatur

Achiron A, Ziv I, Djaldetti R, Goldberg H, Kuritzky A, Melamed E (1992) Aphasia in multiple sclerosis: clinical and radiologic correlations. Neurology 42:2195–2197

Arjona A, Fernandez-Romero E, Espino R (1999) Paroxysmic anarthria in multiple sclerosis. Rev Neurol 28:248–250

Arnett PA, Rao SM, Hussain M, Swanson SJ, Hammeke TA (1996) Conduction aphasia in multiple sclerosis: a case report with MRI findings. Neurology 47:576–578

Charcot JM (1877) Lectures on the diseases of the nervous System, vol 1. New Sydenham Society, London

Darley FL, Brown JR, Goldstein NP (1972) Dysarthria in multiple sclerosis. J Speech Hear Res 15:229–245

Darley FL, Aronson AE, Brown JR (1975) Motor speech disorders. WB Saunders, Philadelphia

Day JT, Fisher AG, Mastaglia FL (1987) Alexia with agraphia in multiple sclerosis. J Neurol Sci 78:343–348

Friedman JH, Brem H, Mayeux R (1983) Global aphasia in multiple sclerosis. Ann Neurol 13:222–223

Grossman M, Robinson KM, Onishi K, Thompson H, Cohen J, D'Esposito M (1995) Sentence comprehension in multiple sclerosis. Acta Neurol Scand 92:324–331

Hartelius L, Runmarker B, Andersen O (2000) Prevalence and characteristics of dysarthria in a multiple-sclerosis incidence cohort: relation to neurological data. Folia Phoniatr Logop 52:160–177

Hartelius L, Buder Elf, Strand EA (1997) Long-terrn phonatory instability in individuals with multiple sclerosis. J Speech Hear Res 40:1056–1072

Hatakeyama K, Aihara M, Shimizu A, Uchida N, Inukai T (1991) Multiple sclerosis with higher cerebral dysfunction: a case report. No To Hattatsu 23:76–80

Herder'schee D, Stam J, Derix MM (1987) Aphemia as a first symptom of multiple sclerosis. J Neurol Neurosurg Psychiatry 50:499–500

Merson RM, Rolnick MI (1998) Speech-language pathology and dysphagia in multiple sclerosis. Phys Med Rehabil Clin N Am 9:631–641

Murdoch BE, Spencer TJ, Theodoros DG, Thompson EC (1998) Lip and tongue function in multiple sclerosis: A physiological analysis. Motor Control 2:148–160

Noda S, Umezaki H (1982) Dysarthria due to loss of voluntary respiration. Arch Neurol 39:132

Olmos-Lau N, Ginsberg MD, Geller JB (1977) Aphasia in multiple sclerosis. Neurology 27:623–626

Primavera A, Gianelli MV, Bandini F (1996) Aphasic status epilepticus in multiple sclerosis. Eur Neurol 36:374–377

Sandyk R (1995) Reversal of alexia in multiple sclerosis by weak electromagnetic fields. Int J Neurosci 83:69–79

Scheinberg L, Smith CR (1987) Rehabilitation of patients with multiple sclerosis. Neurol Clin 5:585–600

Schönle PW (1988) Elektromagnetische Artikulographie. Ein neues Verfahren zur klinischen Untersuchung der Sprechmotorik. Springer, Berlin Heidelberg New York

Schönle PW, Stemmer B (1999) Aphasie. In: Kukowski B (ed) Neurologische Differentialdiagnostik. Thieme, Stuttgart, S 313–325

Shiota J, Sugita K, Kikushima S, Maki T, Takeuchi T (1989) A case of multiple sclerosis with pure alexia. No To Shinkei 41:961–964

Smeltzer SC, Skurnick JH, Troiano R, Cook SD, Duran W, Lavietes MH (1992) Respiratory function in multiple sclerosis. Utility of clinical assessment of respiratory muscle function. Chest 101:479–484

Tezuka H, Tachibana Y, Kawabe M, Kashiwagi F, Terashi A (1987) A case of multiple sclerosis with Broca's aphasia. Rinsho Shinkeigaku 27:1043–1046

Vance JE (1994) Prosodic deviation in dysarthria: a case study. Eur J Disord Commun 29:61–76

Ergotherapie bei Multipler Sklerose

J. Netz, V. Hömberg

EINLEITUNG

Trotz aller Fortschritte in der immunmodulierenden Therapie der Multiplen Sklerose (MS) spielt die symptomatische Behandlung der MS nach wie vor eine herausragende Rolle. Die Ergotherapie hat sich dabei als ein wichtiger Behandlungszweig entwickelt, der aber im Laufe der Zeit so viele spezielle Behandlungsansätze übernommen oder entwickelt hat, dass es unmöglich ist, den Bereich der Ergotherapie im Rahmen dieses Beitrags vollständig zu beschreiben und alle speziellen Behandlungsansätze anzureißen. Es ist daher nur möglich, einige Schwerpunkte herauszugreifen.

Zunächst sollen einige allgemeine Gesichtspunkte zur Therapieplanung und -kontrolle im Rahmen der Ergotherapie von MS-Kranken dargestellt und dann einige spezielle Therapieaspekte herausgegriffen werden, von denen anzunehmen ist, dass sie von besonderer Bedeutung für die MS-Behandlung sein könnten.

Therapieplanung

Bei aller Vielfalt der in Tabelle 1 ausschnittsweise dargestellten Ansätze ist der gemeinsame Aspekt, dass es sich überwiegend um übende Verfahren oder die Einübung und Anwendung von Hilfsmitteln handelt. Das Einüben bestimmter Funktionen braucht aber ausreichend Zeit und Ausdauer. Einmal erreichte funktionelle Fortschritte halten sich nicht automatisch wie etwa eine strukturelle Verbesserung nach einer Operation, sondern nur dadurch, dass sie weiterhin regelmäßig eingesetzt werden und sich dadurch auf einem ausreichenden Niveau halten können. Daher wird ganz offensichtlich, dass in diesem Bereich nur ein ganz kleiner Anteil dessen, was machbar oder wünschenswert ist, auch tatsächlich durchgeführt werden kann und eine rationale, patienten- und zielorientierte Therapieplanung von besonderer Bedeutung ist (Götze u. Höfer 1999; McMillan et al. 1999).

Hierzu ist zunächst eine nicht nur qualitative, sondern auch quantitative Bestandsaufnahme der verschiedenen Funktionsstörungen des Patienten notwendig, d.h. in der Regel ist nicht weniger, sondern deutlich mehr Diagnostik erforderlich als in der Akutmedizin, in der es ja mehr um die Sicherung der Diagnose und therapeutische Konsequenzen geht als um eine genaue

Tabelle 1. Auswahl von Therapieansätzen in der Ergotherapie

Ankleiden	Hilfsmittel	PNF
Körperpflege	Orthesen	Vojta
Waschen	Lesehilfen	PMR
Baden	Mobilitätshilfen	Jacobsen
Essensaufnahme	Berufliche Eingliederung	Atemtherapie
Essenszubereitung	Alltagsstruktur	Esstherapie
Haushaltsführung	Freizeitgestaltung	Aufmerksamkeitstraining
Geldumgang	WfAA	Konzentrationstraining
Apraxiebehandlung	–	Gedächtnistraining
Schreibtraining	Bobath	Wahrnehmungstraining
Feinmotorik	FOT	Mobilitätstraining
Sensibilität	Perfetti	Lymphdrainage
Räumlich konstruktive Leistungen	Biofeedback	Blasentraining
Werkzeuggebrauch	Forced Use	Spastikbehandlung
Schmerzlinderung	Kreativität	–

quantitative Erfassung und Verlaufskontrolle des jeweiligen funktionellen Status. Zusätzlich werden häufig auch spezielle, nach Möglichkeit quantitativ fassbare Zusatzuntersuchungen notwendig sein. Ein weiterer wichtiger Schritt ist die Abschätzung der Prognose der Grunderkrankung und eventueller Interventionsmöglichkeiten. An diesem Punkt sei betont, dass eine fundierte Kenntnis und ausreichende Erfahrung in der Diagnostik und Behandlung der jeweiligen Grunderkrankungen eine wichtige Voraussetzung für die Supervision und Kontrolle der Planungsschritte ist. Es gibt eine Reihe von Funktions- und Aktivitätsscores, die ein Profil der funktionellen Einschränkungen des Betroffenen darstellen (FIM, Bathel, Pflegeassessmentscores). Man sollte jedoch nicht annehmen, dass die Therapieplanung einfach darin besteht, die in derartigen Scores sich darstellenden Auffälligkeiten schematisch therapieren zu wollen.

Von nicht zu unterschätzender Bedeutung ist eine genaue Abstimmung der geplanten Therapieziele mit den Bedürfnissen des Patienten. Häufig kann es notwendig sein, durch längere, eingehende und ausführliche Aufklärungs- und Überzeugungsarbeit bei dem Patienten unrealistische Therapieerwartungen, Ziele und unverarbeitete Zukunftsängste abzubauen. Nur wenn der Patient ausreichend genau über die jeweils angestrebten Therapieziele informiert ist und sie auch selbst aus Überzeugung mit trägt, sind eine optimale Mitarbeit des Patienten und ein längerer Therapieerfolg zu erwarten. Die angestrebten Übungsfortschritte sollten nach Möglichkeit zu direkt spürbaren Verbesserungen der Lebensqualität des Patienten führen. Abstrakte Übungen mit einem fernen – meist sekundär prophylaktischen – Ziel ohne erkennbaren Alltagsbezug erfordern von dem Patienten zur Durchhaltung häufig eine hohe Disziplin und werden in der Regel früher oder später verlassen. Sie stellen damit den Erfolg einer insgesamt sehr aufwendigen und teuren Behandlung in Frage. Die besten Garanten für einen dauerhaften Therapieerfolg und damit eine dauerhafte Verbesserung der Lebensqualität des Patienten sind ein spontaner und regelmäßiger Gebrauch der erworbenen Funktionsverbesserungen im Alltag des Patienten.

Weiterhin sollten Therapieziele so definiert werden, dass Erfolg oder Misserfolg einfach und klar auch für einen Laien erkennbar sind. Zum Beispiel ist der Erfolg eines Therapiezieles „der Patient soll etwas weniger Hilfe beim Anziehen im Bereich des Oberkörpers brauchen" nur sehr schwer zu überprüfen, während das Therapieziel „der Patient soll in der Lage sein, allein einen Pullover an- und auszuziehen" keinen Fachtherapeuten zur Überprüfung braucht. Hierdurch ist es relativ leicht möglich, frühzeitig zu entscheiden, ob derartig geplante Therapieziele erreichbar oder nicht erreichbar sind und eventuell im weiteren Therapieverlauf revidiert werden müssen. Auch das Nichterreichen eines klar definierten Therapiezieles ist im Allgemeinen für Patienten weniger nachteilig als eine längerfristige Behandlung ohne klare Zielgebung.

Im Folgenden sollen einige wichtige Therapieaspekte besprochen werden.

Sensorisches und Feinmotoriktraining

Ein überwiegend auf die sensorischen Qualitäten ausgerichtetes Training findet im Rahmen der ambulanten oder klinischen Rehabilitationsbehandlung recht selten statt. Tierexperimentelle Hinweise, dass ein intensives und regelmäßiges sensibles Diskriminationstraining nicht nur eine deutliche Verbesserung der Diskriminationsleistung, sondern auch der zugehörigen kortikalen Projektionsareale bewirkt, wurden schon von Recanzone und Mitarbeitern (1992) publiziert. Hierbei hatten Rhesus-Affen die Aufgabe, feine Erhöhungen auf einer sich langsam drehenden Scheibe taktil zu diskriminieren. Nach einem Training über mehrere Wochen von mehr als einer Stunde täglich erreichten die Tiere eine deutliche Besserung ihrer Diskriminationsleistung. Durch eine Mapping-Untersuchung der freigelegten sensomotorischen Kortexareale konnte nachgewiesen werden, dass die Größe der zugehörigen Hautareale der Fingerkuppen vom 2., 3. und 4. Finger, die bei dieser Diskriminationsaufgabe beteiligt waren, sich nach diesem Training deutlich vergrößert hatten.

Auch neurologisch unauffällige Erwachsene können vergleichbare Steigerungen in ihrer Diskriminationsleistung erreichen. Nach einem ein- oder mehrjährigen Training bzw. Gebrauch der Brailleschrift (Blindenschrift) erreichen Blinde häufig sehr erstaunliche Steigerungen des sensiblen Diskriminationsvermögens, insbesondere aber auch in ihrer Detektions- und sensiblen Verarbeitungsgeschwindigkeit. Eine dazu parallele Vergrößerung der kortikalen Projektionsareale konnten Pascual-Leone et al. (1993) mit Hilfe des transkraniellen Magnetstimulationsmappings nachweisen. Hier zeigte sich, dass das Projektionsareal des Musculus interosseus dorsalis I (ID1) bei professionellen Braillelesern deutlich größer war als das entsprechende Areal bei blinden Kontrollpersonen, die die Brailleschrift nicht beherrschten.

Zurzeit wird in unserer Einrichtung ein sensibles Training mit Hilfe einer computergesteuerten Braille-Ausgabeeinheit erprobt. Hierbei handelt es sich um eine 5×8-Matrix von kleinen Stempeln mit ca. 1 mm Durchmesser, die computergesteuert die Möglichkeit geben, verschiedenste taktile Reize zu erzeugen, in der Größe der Reizmuster, wie sie in der Brailleschrift verwendet werden. Das System wurde von einer Computerausgabeeinheit für Blinde abgeleitet. Die Aufgabe des Patienten besteht jeweils darin, den gegebenen Reiz taktil zu erfassen und mit drei Mustern auf dem Bildschirm zu vergleichen, um den richtigen zu identifizieren. Im Rahmen dieses Trainings kann die Schwierigkeit der Aufgabe von ganz einfachen zu recht schwierigen Reizmustern variiert werden.

In einer ersten Evaluation bei drei Patienten konnte festgestellt werden, dass durch ein regelmäßiges Training über zwei Wochen mit diesem System deutliche Verbesserungen der sensiblen Diskriminationsleistung in unterschiedlichen und unabhängigen Tests messbar waren. Auch verschiedene Feinmotoriktests zeigten eine verbesserte Leistung. Für eine endgültige Aussage ist die Stichprobe noch zu klein, zumindest handelt es sich aber um einen Ansatz, den es sich lohnt weiter zu verfolgen.

Zerebelläre Ataxie

Die Beeinflussung einer zerebellären Ataxie, gleich welcher Genese, stellt nach wie vor eine schwierige therapeutische Herausforderung dar. Erste Ansatzmöglichkeiten ergeben sich durch eine hochfrequente Tiefenstimulation des ventrointermedialen Thalamuskernes der kontralateralen Seite oder beidseits (s. Beitrag von Bötzel und Steude in diesem Band). Beeinflussungsmöglichkeiten mit physikalischen Mitteln und Medikamente sind sehr begrenzt, ebenso wie die Übungsversuche, die Ataxie durch Willkürmotorik oder Hilfsmittel zu kompensieren. Im Rahmen der symptomatischen und übenden Behandlung ist keine Behandlung der Ataxie, sondern nur die Erarbeitung und Restaurierung einzelner sensomotorischer Funktionen möglich.

Die folgenden Erfahrungen zum Umgang mit ataktischen Störungen im Bereich der oberen und unteren Extremitäten beruhen im Wesentlichen auf klinischen Erfahrungen. Kontrollierte Studien hierüber liegen so gut wie nicht vor.

Von besonderem Einfluss auf die Ataxie kann der Muskeltonus im Bereich des Schultergürtels sein, wobei zum einen eine Tonisierung, im anderen Fall eine Entspannung einen günstigen Effekt haben kann. Bei einer bestimmten Gruppe von Patienten kann es vorteilhaft sein, mit entsprechenden Übungen den Sitz zu straffen, den Schultergürtel anzuspannen, die Schulterblätter zu fixieren und dadurch eine deutliche Stabilisierung der oberen Extremitäten im Schultergelenk zu erreichen. Vermutlich liegt der Effekt dieser Maßnahme darin, dass leichte Ataxien der proximalen Schultergürtelmuskulatur durch den langen Hebelarm sich massiv bis in den Bereich der Hände verstärken.

Bei einer anderen Gruppe von Patienten kann es vorkommen, dass sie im Versuch, die Ataxie zu unterdrücken, eine massive Verspannung der Armmuskulatur, d.h. eine Kokontraktion, durchführen. Hierbei handelt es sich um einen Kompensationsmechanismus, den auch viele Gesunde in einer ungeübten und unsicheren motorischen Bewegungssituation anwenden (z.B. Anfänger im Skilaufen, Rollschuhfahren, Reiten). Durch Entspannungsübungen und dadurch bedingte Auflösung der Kokontraktion lässt sich in vielen Fällen eine deutliche Abnahme der Amplitude des Intentionstremors erreichen. Die größte Bedeutung zur Kompensation ataxiebedingter Störungen der oberen Extremitäten dürften Hilfsmittel haben, wie z.B. Tastaturabdeckungen bei PCs und Schreibmaschinen, Schnabeltassen, spezielle Griffvorrichtungen etc.

Versuche, die Amplitude des Intentionstremors durch Gewichte, die durch spezielle Armbänder an den Handgelenken befestigt wurden, zu dämpfen, haben nur in sehr ausgewählten Fällen einer Erfolg gebracht (Michaelis 1993). Um eine wirklich wirksame Dämpfung der Amplitude des Intentionstremors zu erreichen, müssen die Gewichte so schwer sein, dass sie auch die übrigen Funktionen der oberen Extremität wesentlich beeinträchtigen. Versuche, den Intentionstremor oder die Dysmetrie der oberen Extremität durch eine visköse Dämpfung zu reduzieren, ähnlich einem Stoßdämpfer im PKW auf einer Schlaglochstrecke, haben auch nur einen sehr begrenzten Anwendungsbereich gefunden (Michaelis 1993). Dazu gehören z.B. Steuerungsknüppel für Elektrorollstühle, die sonst bei einer ausgeprägten Ataxie nicht bedienbar wären. Versuche, den Intentionstremor der oberen Extremität durch am Arm befestigte Orthesen zu dämpfen, haben sich bisher nicht bewährt bzw. sind an erheblichen technischen Problemen gescheitert (Michaelis 1993). Im Bereich der unteren Extremität sind die Möglichkeiten, eine Ataxie bzw. einen Intentionstremor zu kompensieren, noch begrenzter. Zum Teil sind Patienten in der Lage, durch optische Kontrolle, durch Konzentration oder durch rasches Ergreifen von festen Stützen einen Ausgleich zu erreichen. In einer Studie (Balliet et al. 1987) wurde beschrieben, dass durch ein regelmäßiges Biofeedback-Training auf einer Posturografieplattform eine Verbesserung des Gleichgewichts erreicht werden konnte. Schwerpunkt aller kompensatorischer Maßnahmen sind auch hier Hilfsmittel wie Vierpunktstock, Rollator oder in schweren Fällen der Rollstuhl, wobei dieser in manchen Fällen auch als Therapiehilfe benutzt werden kann, wenn der Patient ihn über kurze Strecken selbst schiebt und dabei als Gleichgewichtsstütze verwendet.

Ermüdbarkeit (Fatigue)

Ein weiteres erhebliches Problem bei Patienten mit MS ist die rasche Ermüdbarkeit sowohl bei kognitiven als auch motorischen Aufgaben. Es gibt zwar Hinweise, dass ein körperliches Training für MS-Patienten günstig ist (Pepin et al. 1996; Petajan et al. 1996), jedoch ist eine Besserung der Ermüdung durch eine übende Behandlung nicht nur nicht möglich, sondern kann bei Überbelastung noch zu einer größeren Beeinträchtigung des Patienten führen. Daher ist in erster Linie eine gute Aufklärung des Patienten über die Tatsache notwendig, dass es nicht immer so ist und dass mehr Üben auch mehr Funktionsverbesserung bringt. Im Vordergrund müssen auch hier Kompensationsmöglichkeiten stehen, als Erstes durch Anpassung der Therapiedauer. Bei schwer betroffenen Patienten kann sonst eine ganz erhebliche weitere Einschränkung der Therapiemöglichkeiten bedingt sein. Weiterhin ist es wichtig, eine Anpassung der Tagesstruktur, der Hilfsmittel und der belastenden Aufgaben an die gegebenen Beschränkungen zu erarbeiten, die der Patient auch nach dem Klinikaufenthalt in den Alltag übernehmen kann.

Apraxie

Bei der Apraxie handelt es sich eigentlich um eine neuropsychologische Störung, die aber wegen ihres Alltagsbezuges bzw. ihrer Abhängigkeit von Instrumentengebrauch häufig im Bereich der Ergotherapie angesiedelt wird.

Die Apraxie ist sicherlich ein Paradebeispiel für Störungen, die optimal durch eine Kooperation von verschiedenen Fachtherapeuten, wie Neuropsychologen und Ergotherapeuten, behandelt werden können. Neben den hinlänglich bekannten Problemen, im Rahmen dieser Störung bekannte Handlungsabläufe durchzuführen, Handelsabläufe zu organisieren oder zu imitieren, ist ein in diagnostisch orientierten Lehrbüchern sehr viel seltener beschriebenes Problem die ebenfalls bestehende Schwierigkeit dieser Patienten, neue oder alte Handlungsabläufe zu erlernen. Durch übende Behandlungen lässt sich nicht die Apraxie als solche behandeln, sondern es können nur einzelne Handlungsabläufe erarbeitet werden. Hierbei ist es wichtig, wenige, in immer gleicher Form wiederkehrende Abläufe durch häufige Wiederholung zu trainieren (Goldenberg u. Hagmann 1998). Standardisierte Verfahren sind hierbei nicht bekannt. Wenn sich in der Eingangsdiagnostik und bei Rücksprache mit den Bezugspersonen ergeben hat, dass Probleme im Alltagsbereich bestehen und apraktische Störungen vorliegen, die für die Alltgsprobleme relevant sind, ist es am günstigsten, einzelne alltagsrelevante Aufgaben individuell auszusuchen, die Durchführung einfach zu quantifizieren (z. B. Anzahl der richtig durchgeführten Aufgabenelemente), sie dann regelmäßig unter Erfolgskontrolle zu üben und die Übertragung in den häuslichen Bereich zu überwachen.

Als Beispiel sei hier die Bedienung einer Kaffeemaschine zitiert. Die Bedienung einer Kaffeemaschine lässt sich in wenige, gut definierte Schritte aufteilen. Trotz verschiedener handelsüblicher Typen werden fast alle nach dem gleichen Prinzip bedient. Dieses Küchengerät ist den meisten Patienten gut bekannt. Der Erfolg bzw. Misserfolg bei der Bedienung der Küchenmaschine lässt sich recht gut quantifizieren. Es handelt sich um ein System, das im Allgemeinen eine unmittelbare Alltagsrelevanz besitzt, und schließlich ist ein erfolgreicher Handlungsdurchlauf durch ein unmittelbares Erfolgserlebnis gekrönt.

Zusammenfassung

Als wichtigste Erfahrung in der Anwendung der Ergotherapie in der MS ist hervorzuheben, dass man sie nicht schematisch wie ein Medikament einsetzt nach dem Muster „Man nehme dreimal pro Woche", sondern dass ein dauerhafter Erfolg sich nur nach einer genauen zielorientierten patienten- und alltagsbezogenen Planung und Durchführung erwarten lässt, die regelmäßig auch von einer Erfolgskontrolle begleitet werden sollte und ggf. in interdisziplinärer Zusammenarbeit mit benachbarten Disziplinen durchgeführt wird. Um diese Prinzipien optimal umzusetzen, ist eine Supervision oder Beratung durch einen im Rehabilitationsbereich erfahrenen Facharzt von besonderer Bedeutung.

Literatur

Balliet R, Harbst KB, Kim D, Steward RV (1987) Retraining of functional gait through the reduction of upper extremity weight baring in chronic cerebellar ataxia. Int Rehab Med 8:148–153

Goldenberg G, Hagmann S (1998) Therapy of activity of daily living in patients with apraxia. Neuropsychol Rehab 8:123–142

Götze R, Höfer B (1999) AOT – Alltagsorientierte Therapie bei Patienten mit erworbener Hirnschädigung. Thieme, Stuttgart New York

McMillan TM, Sparkes C (1999) Goal planning and neurorehabilitation: the Wolfeson neurorehabilitation centre approach. Neuropsychol Rehab 9:3-4, 241–252

Michaelis J (1993) Mechanical methods of controlling ataxia. In: Ward DD (ed) Rehabilitation of motor disorders. Baillière's Clinical Neurology 2, Baillière's Tindall, London

Pascual-Leone A, Cammarota A, Wassermann EM, Brasil-Neto JP, Cohen LG, Hallett M (1993) Modulation of motor cortical outputs to the reading hand of braille readers. Ann Neurol 34(1):33–37

Pepin EB, Hicks RW, Spencer MK, Tran ZV, Jackson KGR (1996) Pressor response in isometric exercise in Patients with Multiple Sclerosis. Med Sci Sport Exercise 28:656–660

Petajan HJ, Gappmaier E, White AT, Spencer MK, Mino L, Hicks RW (1996) Impact of aerobic training for fitness and quality of life in Multiple Sclerosis. Ann Neurol 39:432–441

Recanzone GH, Merzenich MM, Jenkins WM (1992) Frequency discrimination training engaging a restricted skin surface results in an emergence of a cutaneous response zone in cortical area 3a. J Neurophysiol 67(5):1057–1070

Wohnortnahe Rehabilitation bei Multipler Sklerose

Ch. Dettmers

EINLEITUNG

Wohnortnahe, ambulante/teilstationäre neurologische Rehabilitation stellt ein neues, zusätzliches Versorgungsangebot für Patienten mit Multipler Sklerose (MS) in städtischen Ballungszentren dar. Schwerpunkt ist die interdisziplinäre, neurologische Rehabilitation unter Einbeziehung von Neuropsychologen, Logopäden, Krankengymnasten, Ergotherapeuten, Sporttherapeuten und Sozialarbeitern mit dem Ziel der Verbesserung der physischen, psychischen und sozialen Funktion und Unabhängigkeit des Patienten. Familiäres und häusliches Milieu werden intensiv eingebunden, um den Transfer in den Alltag zu gewährleisten. Die Wohnortnähe bietet die Möglichkeit, die beruflichen Perspektiven zu planen und zu begleiten. Angesichts der Chronizität der Multiplen Sklerose und der Vielfalt ihres Schädigungsmusters bietet sich eine wohnortnahe und multiprofessionale, neurologische Rehabilitation an. Das Rehabilitationsziel muss *individuell* mit dem Patienten, den Angehörigen und dem behandelnden Neurologen identifiziert werden. Spezifische Eigenarten der Erkrankungen sprechen für das Favorisieren einer regelmäßigen, aber niederfrequenten und behutsamen Rehabilitation.

Stationäre Rehabilitation findet in Deutschland zum größten Teil auf dem Lande statt. Dies hat verschiedene historische Gründe. Unter anderem liegen die Ursachen für eine solche Lage darin, dass sich Rehabilitationskliniken an den Standorten der Heilanstalten und Kurkliniken entwickelt haben. Demgegenüber liegen in den Vereinigten Staaten große stationäre Rehabilitationseinrichtungen auch in den Metropolen. Die Großstädte bieten sich vor allem für ambulante und teilstationäre, wohnortnahe Rehabilitationskonzepte an (Fries u. Fahn 1999). Im Folgenden soll das Konzept der wohnortnahen Rehabilitation unter besonderer Berücksichtigung der Erfordernisse und Möglichkeiten der MS dargestellt werden.

Ambulante/teilstationäre Rehabilitation

Rehabilitation zielt auf die Verbesserung oder den Erhalt der physischen, psychischen und sozialen Kompetenzen des Patienten. Der Begriff der ambulanten Rehabilitation beinhaltet, dass die therapeutischen Leistungen erbracht werden, ohne dass der Patient in der Einrichtung untergebracht ist. Dies lässt erwarten, dass diese Form der Rehabilitation hinsichtlich der Kosten-Nutzen-Rechnung effizient ist, da die Einnahmen zum größten Teil in die Therapie gehen und Kosten für die Unterbringung, Verpflegung und Pflege wesentlich geringer ausfallen als im stationären Bereich.

Gleichzeitig setzt es voraus, dass die Patienten ausreichend mobil und motiviert sind, die Beschwernisse der regelmäßigen Anfahrt und Rückreise auf sich zu nehmen. Bei Patienten mit hochgradiger spastischer Paraparese kann die Anreise bereits so anstrengend sein, dass eine ambulante Rehabilitation nicht sinnvoll ist. Bei Rollstuhlfahrern muss der Transport gewährleistet werden. Zum Teil wird dies von motivierten Angehörigen geleistet, zum Teil ist eine Antragstellung auf Kostenübernahme an die Krankenkasse möglich. Die Rentenversicherungsträger zahlen üblicherweise nur den Betrag für die öffentlichen Verkehrsmittel.

Vorteilhaft für die Einrichtung ist, dass sie zentral liegt und an das Netz der öffentlichen Verkehrsmittel gut angeschlossen ist. Die Zeit für die An- und Abreise sollte jeweils üblicherweise 45–60 Minuten nicht übersteigen.

Der Begriff der teilstationären Rehabilitation beinhaltet, dass die Einrichtung über dieselbe Palette an therapeutischen Fachrichtungen verfügt wie im stationären Bereich. Im Gegensatz zur Tagesklinik tritt die betreuende Pflege in den Hintergrund. Der Patient erhält für jeden Tag einen individuellen Stundenplan und kommt ausschließlich für die Zeit der Rehabilitation in die Einrichtung. Meist hält er sich hier drei bis fünf Stunden auf.

Zum Teil sind die wohnortnahen Rehabilitationseinrichtungen wie eine Klinik aufgebaut (NTC in Düsseldorf, Hamburg, Köln; ZAR Berlin, Stuttgart; Neurologisches Therapiezentrum Essen) oder sie sind mit anderen Fachbereichen kombiniert (im NTC Hamburg zum Beispiel mit einer kardiologischen und orthopädischen Abteilung). Andere haben sich aus dem Zusammenschluss verschiedener niedergelassener ärztlicher und therapeutischer Praxen entwickelt (Ahrweiler) oder sind ähnlich wie eine Praxis geplant und organisiert (Prof. Fries, München). Entscheidend ist, dass sie über ein ausreichend großes, multiprofessionelles Team verfügen, um genügend Fach- bzw. Rehabilitationskompetenz zusammenzubringen.

Interdisziplinarität

Während in der Akutmedizin der Arzt für die Qualität der Behandlung entscheidend ist, ist es in der Rehabilitation das Team (Drechsler 1999). Zu den essentiellen Fachrichtungen gehören die Neuropsychologie, Logopädie, Krankengymnastik und Ergotherapie. Zu dem weiten Tätigkeitsspektrum der Neuropsychologen gehören die klassischen Aufgaben der Psychologen, wie Verhaltens-, Gesprächs- oder Familientherapie, aber vor allem auch die Überprüfung kognitiver Leistungen mit der Frage, welche kognitiven Defizite durch hirnorganische Läsionen verursacht und wie weit sie trainierbar oder kompensierbar sind. Diese sehr unterschiedlichen Aufgabenbereiche werden in einer holistischen Rehabilitation zusammengefasst (Prigatano 1999). Regelmäßige Teamsitzungen, an denen alle beteiligten Therapeuten teilnehmen, sind wichtig, um konkrete Nah- und Fernziele auf den Ebenen Impairment, Disability und Handicap gemeinsam zu identifizieren und um Vorgehens- und Verhaltensweisen unter den Teammitgliedern abzusprechen.

Wohnortnähe

Die Wohnortnähe bedingt, dass sich der Schwerpunkt der Therapie von der Ebene des Impairments mehr zum funktionellen und Alltagstraining hin verschiebt. Häufig lassen sich die Therapieziele erst dann gut identifizieren, wenn der Patient zuhause ist und realisiert, was er alles nicht kann und schafft. Dies ist eine gute Voraussetzung, um alltagsrelevante Ziele zu bestimmen. Die Wohnortnähe ermöglicht, dass der Patient neben den Erfahrungen in der Klinik zuhause das umzusetzen versucht, was er in der Klinik gelernt hat. Häufig wird ihm dies nicht gelingen. Er wird dies in der Klinik besprechen und es kann weiter daran gearbeitet werden, das Gelernte tatsächlich auch in den Alltag zu transferieren (Götze u. Höfer 1999).

Die Wohnortnähe bedingt, dass Therapeuten nach Hause gehen und dem Patienten helfen können, das in der Klinik Gelernte im Alltag umzusetzen. Sie können Beratungen vornehmen, was sich im Haushalt zur Ökonomisierung der verbliebenen Kräfte und Fähigkeiten verbessern lässt.

Schwerpunkte wohnortnaher Rehabilitation

Die wohnortnahe Rehabilitation beinhaltet, dass es sich um die Endphase in der institutionalisierten Rehabilitation handelt und um eine Phase, in der sich häusliche, familiäre und berufliche Aspekte gut einbeziehen lassen (s. Übersicht). Angehörige, vor allem die Lebenspartner, werden in die Zielbestimmung und teilweise auch in die Therapie mit eingebunden. Angehörige können in den Therapien realisieren, wie die Therapeuten mit einem bestimmten Störungsmuster umgehen, welche Hilfsmittel sie benutzen und vor allem, was der Patient in der Therapie wieder erlernt hat. Angehörige, die bei akuten Erkrankungen häufig doppelt und dreifach belastet sind (Geldverdiener der Familie, Pflegekraft, Sorge um den Erkrankten), können an psychologisch supervidierten Angehörigengruppen teilnehmen.

Vorteile wohnortnaher, neurologischer Rehabilitation

- Flexible, individuelle Zielbestimmung und Betreuung
- Identifikation von Therapiezielen im häuslichen/familiären Umfeld
- Integration zuhause, in der Familie, im Beruf als Hauptziel
- Training alltagsnaher Tätigkeiten (Haushalt/City-Training/öffentlicher Transport)
- Berufliche Wiedereingliederung
- Hausbesuche
- Einbeziehung von Familienangehörigen (Angehörigengruppen)
- Betreuung auch nach der Rehabilitation (Fortführung rehabilitativer Maßnahmen zur Sicherung des Rehabilitationserfolgs, Patientenseminare, Sportgruppen, Selbsthilfegruppen)
- Zeitlich effektiv

Eine andere Frage, die sich in der Rehabilitation häuft stellt, ist die der Fahrtauglichkeit. Diese Frage setzt meist eine augenärztliche, neurologische und neuropsychologische Begutachtung voraus. Liegen hier keine gravierenden Einwände vor, wird der Patient einer Fahrschule zugewiesen, die sich speziell mit Behinderten beschäftigt (z.B. T. Ciura, TEAM Fahrschule, Hamburg).

Berufliche Perspektiven: Wiedereingliederung/Belastungserprobung/Berufsfindung

Vorteil eines wohnortnahen Standpunktes ist, dass aus der Rehabilitation heraus die beruflichen Perspektiven geklärt werden können. Im günstigsten Fall kehrt der Patient im Anschluss an das Auftreten eines Schubes an seinen alten Arbeitsplatz zurück. Häufig ist die Belastungsfähigkeit reduziert, sodass Patienten entsprechend dem Hamburger Modell stufenweise wieder eingegliedert werden. Möglicherweise können auch ergonomische Anpassungen des Arbeitsplatzes veranlasst werden.

Bei anderen Patienten ist es manchmal nicht möglich, eine gestufte Wiedereingliederung zu vereinbaren, z.B. weil es sich bei dem Arbeitgeber um eine Arbeitszeitfirma handelt, die keine halben Kräfte beschäftigen kann oder weil der Patient vorher selbständig war etc. Manchmal ist es in der Rehabilitationsklinik schwierig einzuschätzen, *ob* ein Patient oder *wie lange* er in seinem vorher gehenden Beruf arbeiten kann. Das heißt, es lässt sich manchmal neuropsychologisch beschreiben, wie stark Aufmerksamkeit, Gedächtnis und Ausdauer eingeschränkt sind, aber es lässt sich schwer einschätzen, ob der Patient an seinem Arbeitsplatz mit diesen Einschränkungen zurecht kommt. Unter solchen Umständen kann es sich als sinnvoll erweisen, z.B. beim örtlichen Berufsförderungswerk eine Belastungserprobung zu vereinbaren. Im Rahmen einer solchen Belastungserprobung soll festgestellt werden, ob ein Wiedereinstieg in den alten Beruf realistisch erscheint. Ist dies nicht der Fall, kann mit dem Berufsförderungswerk geklärt werden, ob eine Berufsfindungsmaßnahme oder Umschulung möglich ist.

Rehabilitationsbedarf bei MS

Das „bunte Bild der Symptomatik" der MS bedingt, dass die zentralen Defizite meistens mehrere Teilbereiche betreffen (kognitive Störungen, Wesensänderung, Sprech- und Sprachstörungen, Paresen, autonome Störungen, Schmerzen). Dies macht in Zusammenarbeit mit dem niedergelassenen Neurologen einen Teamansatz sinnvoll.

Der Rehabilitationsbedarf ist abhängig von der Phase der Erkrankung. In einer initialen Phase sind Aufklärung und Sicherung der Diagnose häufig am wichtigsten. In einer weiteren Phase ist die Lebensberatung von großer Bedeutung. Erst wenn bleibende Defizite zurück bleiben, wird die symptomatische Rehabilitation wichtig. In einer Endphase können die häusliche Pflege und Behandlung im häuslichen Milieu vorrangig sein.

Die Rehabilitationsziele und das -potenzial sind sehr unterschiedlich und müssen *individuell* mit dem Patienten, den Angehörigen, dem behandelnden Neurologen und den Mitarbeitern des Teams ausgehandelt werden.

Ziel der Rehabilitation ist nicht, den Verlauf der Erkrankung zu beeinflussen, sondern symptomatisch die vorhandenen Ressourcen zu fördern, Kompensationsstrategien zu erlernen und mit den gegebenen Defiziten eine möglichst hohe Lebensqualität zu erreichen. Ferner ist bei einigen Patienten das Ziel der Rehabilitation nicht die Verbesserung, sondern der *Erhalt* des Leistungsvermögens. Dies muss auch gegenüber den Kostenträgern als ausreichendes Argument für eine Rehabilitation gewertet werden (Schapiro 1999). Andere Autoren sehen den Wert der Rehabilitation in der Prävention. Die Rehabilitation soll vor allem die körperlichen Reserven fördern und den Patienten Strategien vermitteln, die sie bei einer temporären Verschlechterung nutzen können (Kraft 1998).

Wirksamkeit von Rehabilitationsmaßnahmen

Früher spielte die Rehabilitation bei der MS nicht so eine wichtige Rolle wie z. B. beim Schlaganfall. Dies mag damit zusammenhängen, dass die Behandlung des akuten Schubes vor allem durch Kortison erfolgt und Kortison üblicherweise auch einen dramatischen oder zumindest deutlichen Effekt hat. Der langfristige Verlauf ist sehr unterschiedlich, hängt vermutlich auch von genetischen Faktoren ab, lässt sich aber nicht durch rehabilitative Maßnahmen beeinflussen. Ferner ist die Intensität der Rehabilitation häufig durch eine hochgradige Spastik oder Fatigue erheblich eingeschränkt. Auch versucht man, eine exzessive Anstrengung mit der Gefahr einer Schubprovokation zu vermeiden.

Die wissenschaftliche Evaluierung von Therapieeffekten bei der MS ist aus methodischen Gründen schwierig. Nur wenige Studien erfüllen die Kriterien, dass sie doppelblind und kontrolliert sind, ausreichend große Stichproben beobachten, einen ausreichend langen Beobachtungszeitraum einschließen und klinisch relevante Unterschiede erfassen. Trotzdem gehen die meisten Fachleute davon aus, dass sich Rehabilitationsmaßnahmen bei der MS als sinnvoll erweisen (Aisen 1999; Petajan et al. 1996; Solari et al. 1999; Thompson 1998).

Die meisten Studien gehen davon aus, dass sich auf der Ebene des Impairments nicht so viel ändert, d. h. Patienten mit einer spastischen Paraparese haben auch nach der Rehabilitation eine spastische Paraparese. Aber auf der Ebene der Disability kann sich etwas verbessern: Der Patient mit der spastischen Paraparese kann möglicherweise etwas sicherer, schneller und weiter gehen (Solari et al. 1999). Es konnte nachgewiesen werden, dass die Rehabilitationseffekte über den Zeitpunkt der Behandlung anhalten (Freeman et al. 1999) und in den Lebensalltag übertragbar sind (Petajan et al. 1996).

Dabei favorisieren die Autoren eine niederfrequente, regelmäßige, ambulante Behandlung, vorzugsweise „holistisch", d. h. unter Einschluss neuropsychologischer und sozialtherapeutischer Ansätze (Di Fabio et al. 1998). Petajan et al. (1996) untersuchten den Effekt von 15 Wochen mit jeweils 3-mal

40 Minuten aerobem Training pro Woche. Di Fabio et al. (1998) belegten den Effekt von einer einjährigen Behandlung einmal pro Woche über 5 Stunden in einem multiprofessionellen Team.

Behandlungsziele und Grundsätze

Behandlungsziele und Schwerpunkte müssen *individuell* festgelegt werden. Es muss zwischen Nahzielen und Fernzielen unterschieden werden (was will man in 4 Wochen erreichen, was in 6 oder 12 Monaten). Ziele müssen konkret formuliert sein (konkretes Ziel kann sein, eine Treppe selbständig gehen zu können, 200 m zum Kaufmann gehen zu können oder zuhause selbständig den Toilettengang zu schaffen). Nur so sind Therapieziele überprüfbar. Ziele müssen auf den Ebenen des Impairments (z. B. spastische Paraparese), der Disability (z. B. Gehen, Greifen) des Handicaps (Erhalt der Berufsfähigkeit, der Selbständigkeit etc.) definiert werden. Ein wesentlicher Grundsatz ist auch, dass die Patienten zum Eigentraining angeleitet werden, da sie aufgrund der Chronizität der Beschwerden die Übungen zuhause selbständig weiter durchführen müssen.

Innerhalb der einzelnen Fachbereiche muss wiederum unterschieden werden, wo die Schwerpunkte der Defizite liegen und welche von diesen behandelbar sind.

Auf der Ebene des Impairments muss definiert werden, was bei einem Patienten vorrangiges Behandlungsziel sein soll: z. B. Linderung der Spastik, Zunahme der Kraft, Ausdauer oder Geschicklichkeit. Auf der Ebene der Disability muss überlegt werden, was ein realistisches Behandlungsziel ist, z. B. Verbesserung der Sicherheit beim Gehen, die Erweiterung der Gehstrecke, Treppen steigen, Gehen im Gelände, Transfers vom Sitzen zum Stehen und Umsetzen etc.

Im ergotherapeutischen Bereich geht es meist um die Verbesserung von Alltagsfunktionen: Essen, Ankleiden, Körperhygiene und -pflege, Haushaltsführung, Einkaufen, Benutzung öffentlicher Transportmittel, Rollstuhltraining etc. Häufig bieten wir Patienten Hausbesuche an, um zu gewährleisten, dass die gelernten Fertigkeiten Zuhause auch umgesetzt werden. Ferner wird eine Hilfsmittelberatung im Wohnbereich durchgeführt. Auch können Anträge gestellt werden, Arbeitsplätze umzugestalten.

Im psychologischen Bereich kann es darum gehen, Patienten mit eigenen Verhaltensweisen zu konfrontieren, um ein Störungsbewusstsein zu entwickeln. Ziel kann es sein, bei verminderter Krankheitseinsicht diese durch Konfrontation mit eigenen Defiziten oder Verhaltensauffälligkeiten zu fördern. Die Intervention kann darauf gerichtet sein, dass ein Patient mit einer Störung adäquater umgeht. Die neuropsychologische Behandlung kann bezwecken, neuropsychologische Defizite festzustellen und dem Patienten zu helfen, diese durch externe Hilfen zu kompensieren oder – soweit dies möglich ist – durch kognitives Training zu versuchen, Fähigkeiten und Fertigkeiten zu verbessern (Beatty 1993; Brassington u. Marsh 1998). Weiter hilft der Neuropsychologe in Einzel- und Gruppentherapien bei der Krankheitsverarbeitung.

Schwierigkeiten bei Rehabilitation von Patienten mit MS

Es gibt spezifische Schwierigkeiten bei der MS, die eine Rehabilitation erschweren und beachtet werden müssen. Hierzu gehört die Fatigue. Sie ist dadurch charakterisiert, dass die Schwäche unverhältnismäßig früh und stark einsetzt. Sie tritt meist bei Hitze verstärkt auf. Es besteht keine Korrelation zum Schweregrad der Beeinträchtigung (EDSS). Auch kognitive Funktionen (Aufmerksamkeit, Gedächtnis) sind verschlechtert. Vermutlich ist eine verminderte neurale Transmission für ihr Erscheinen verantwortlich. Die Fatigue differentialdiagnostisch von unspezifischen Symptomen abzugrenzen, ist nicht immer leicht. Sie bedingt jedoch, dass die Zahl der Wiederholungen bei einer Behandlung häufig sehr niedrig liegt (2–3 Wiederholungen) und sehr viele, regelmäßige, kurze Pausen notwendig sind.

„Differentialdiagnosen" der Fatigue bei der MS

- Erhöhte Anstrengung bei hochgradigen Paresen
- Verminderte Ausdauer aufgrund des schlechten Trainingszustandes
- Depression
- „Normale Ermüdbarkeit" wird auf MS zurückgeführt
- Nebenwirkungen der Medikamente

Aufgrund der potenziellen Verschlechterung bei Erwärmung des Körpers ist eine ausreichende Kühlung zu gewährleisten. Dies kann im Sommer eine zusätzliche Ventilation oder kühlende Umschläge erforderlich machen (Ku et al. 1999). Beim Schwimmen ist eine ausreichend niedrige Wassertemperatur erforderlich.

Ferner ist eine übermäßige körperliche Belastung zu vermeiden (Petajan u. White 1999). Dies lässt sich am ehesten dadurch erreichen, dass die Belastbarkeit individuell nur langsam gesteigert wird in Rücksprache mit und unter Beobachtung des Patienten. Dieses Ziel kann es manchmal erforderlich machen, dass man nicht täglich, sondern nur dreimal pro Woche behandelt. Das Konzept einer niederfrequenten und weniger stark belastenden Rehabilitationsbehandlung hat sich als sinnvoll erwiesen (Di Fabio et al. 1998). Dies ist kein Problem, wenn die Patienten über Krankenkassen finanziert werden. Von den Rentenversicherungsträgern ist dieses Behandlungskonzept noch nicht vorgesehen.

Grundsätzliche Vorsichtsmaßnahmen bei der Rehabilitation von Patienten mit MS

- Überwärmung vermeiden (Ventilation, „cool packs")
- Überlastung vermeiden
- Intervalltraining mit wenig Wiederholungen und regelmäßigen Pausen
- Aerob
- Eher niederfrequent (2 oder 3/Woche)

Schlussfolgerung

Eine wohnortnahe Rehabilitation stellt in Ergänzung zur medikamentösen Behandlung der MS ein sinnvolles, symptomatisches Therapieangebot an die Patienten dar, vorhandene Ressourcen zu steigern und Kompensationsstrategien zu erlernen. Die Zielsetzung muss *individuell* erfolgen. Entsprechend dem individuellen Schädigungsmuster kann der Behandlungsschwerpunkt im Bereich kognitiver, affektiver oder von Verhaltensstörungen, im Bereich des Sprechens, Schluckens und (seltener) der Sprache, im Bereich von Gehen, Gleichgewicht, Greifen und Manipulation liegen oder auf die Linderung von Missempfindungen u. a. gerichtet sein. Bevorzugt werden sollte eine regelmäßig wiederholte, niederfrequente und Überlastung vermeidende Form der Rehabilitation.

Literatur

Aisen ML (1999) Justifying neurorehabilitation. A few steps forward. Editorial. Neurology 52:8–10

Beatty WW (1993) Cognitive and emotional disturbances in multiple sclerosis. Neurol Clin 11:189–204

Brassington JC, Marsh NV (1998) Neuropsychological aspects of multiple slerosis. Neuropsychol Rev 8:43–77

Di Fabio RP, Soderberg J, Choi T, Hansen CR, Schapiro RT (1998) Extended outpatient rehabilitation: its influence on symptom frequency, fatigue, and functional status for persons with progressive multiple sclerosis. Arch Phys Med Rehabil 79:141–146

Drechsler R (1999) Interdisziplinäre Teamarbeit in der Neurorehabilitation. In: Frommelt P, Grötzbach H (Hrsg) Neurorehabilitation. Grundlagen, Praxis, Dokumentation. Blackwell Wissenschaft, Berlin, S 54–64

Freeman JA, Langdon DW, Hobart JC, Thompson AJ (1999) Inpatient rehabilitation in multiple sclerosis. Neurology 52:50–56

Fries W, Fahn J (1999) Ambulante neurologische Rehabilitation. In: Frommelt P, Grötzbach H (Hrsg) Neurorehabilitation. Grundlagen, Praxis, Dokumentation. Blackwell Wissenschaft, Berlin, S 623–628

Götze R, Höfer B (1999) AOT – Alltagsorientierte Therapie bei Patienten mit erworbener Hirnschädigung. Thieme, Stuttgart

Kraft GH (1998) Rehabilitation principles for patients with multiple sclerosis. J Spinal Cord Med 21:117–120

Ku YT, Montgomery LD, Wenzel KC, Webbon BW, Burks JS (1999) Physiologic and thermal responses of male and female patients with multiple sclerosis to head and neck cooling. A J Phys Med Rehabil 78:447–456

Petajan JH, White AT (1998) Recommendations for physical activity in patients with multiple sclerosis. Sports Med 27:179–191

Petajan JH, Gappmaier E, White AT, Spencer MK, Mino L, Hicks RW (1996) Impact of aerobic training on fitness and quality of life in multiple sclerosis. Ann Neurol 39:432–441

Prigatano GP (1999) Principles of neuropsychological rehabilitation. Oxford University Press, New York

Schapiro RT (1999) Outpatient rehabilitation of MS – the American view. MS-Symposium: Stellenwert der neurologischen Rehabilitation. 10.11.99. DMSG Hamburg. CD, Media medica, Ottobrunn

Solari A, Filippini G, Gasco P, Colla L, Salmaggi A, La Mantia L, Farinotti M, Eoli M, Mendozzi L (1999) Physical rehabilitation has a positive effect on disability in multiple sclerosis patients. Neurology 52:57–62

Thompson AJ (1998) Multiple sclerosis: rehabilitation measures. Semin Neurol 18:397–403

Rehabilitation und symptomatische Therapie aus der Sicht des niedergelassenen Neurologen

W.-G. Elias

EINLEITUNG

Die Encephalomyelitis disseminata ist und bleibt als häufigste entzündliche Erkrankung des zentralen Nervensystems mit ca. 120 000 Patienten in Deutschland die größte diagnostische und therapeutische Herausforderung für den niedergelassenen Neurologen. Durch die Entwicklung neuartiger, vorwiegend immunmodulatorischer Therapien hat sich das therapeutische Szenario nachhaltig verändert, erstmals ist es möglich, auf den inflammatorischen Prozess direkt einzuwirken und den Krankheitsablauf nachweisbar zu beeinflussen. Dies hat aber auch eine bedeutsame Änderung in dem Anforderungsprofil des niedergelassenen Neurologen bewirkt, der sich erstmals in der Lage sieht, aktiv in den Krankheitsprozess einzugreifen. Der noch bis vor 5 Jahren geltende therapeutische Nihilismus scheint überwunden zu sein, dennoch zeigt sich auch im Vergleich mit den Ländern mit einem ähnlich entwickelten Gesundheitssystem ein nur zögerlicher Einsatz innovativer Medikamente. Der vorliegende Beitrag soll sich im Wesentlichen mit den spezifischen Schwierigkeiten beschäftigen, in Deutschland eine fortgeschrittene ambulante neurologische Medizin zu entwickeln, dargestellt am Beispiel der Multiplen Sklerose (MS).

Gegenwärtige Situation

Bei der angesprochenen Thematik geht es v.a. um die Umsetzbarkeit vorwiegend klinisch erhobener Studienergebnisse, um ein praktisches Handeln und um die Umsetzbarkeit des Wünschenswerten in das tatsächlich Machbare. Es versteht sich, dass es sich hierbei nicht nur um die Bereitschaft geht, sich mit den ökonomischen Rahmenbedingungen auseinanderzusetzen, sondern auch um die Flexibilität und Innovationsbereitschaft in der ambulanten Medizin.

Bei der Konfrontation mit den aktuellen Studienergebnissen ist es für den nicht aktiv in der Wissenschaft tätigen Nervenarzt schwierig, die Relevanz der klinischen Ergebnisse zu beurteilen. Zum einen handelt es sich häufig um eine weitgehend monomorphe, selektive Patientenpopulation, die mit der heterogenen Patientenstruktur der Praxis nur wenig gemein hat, zum anderen verfügen wir nicht über das Rüstzeug, die vielfältigen, zum Teil auch tendenziell wirkenden statistischen Relevanzen nachzuvollziehen. Zumindest fällt auf, dass die Bewertung von Studienergebnissen durch die interessierten Pharmafirmen häufig unterschiedlich ausfällt. Aber wir stehen nicht nur unter dem Einfluss der offensiven, unter Verkaufsdruck stehenden Pharmaindustrie, auch der inzwischen häufig aus den vielfältigen Medien wohl informierte Patient erwartet eine möglichst rasche Umsetzung therapeutischer Hoffnungen. Im Falle einer Entscheidung für eine spezifische Therapie schreckt als Nächstes eine zeitaufwendige Beantragung bei den Kostenträgern ab, über deren Notwendigkeit noch zu sprechen ist. In vielen Gesprächen mit Kollegen kristallisiert sich allerdings als größtes Hemmnis immer wieder die Angst zur Überschreitung des Medikamentenbudgets aus, da innovative Medikamente immer noch nicht aus dem allgemeinen Medikamentenbudget herausgenommen worden sind.

Zum Verständnis sollen zunächst die gesetzlichen Voraussetzungen und die zu erwartenden Rahmenbedingungen skizziert werden. In dem GKV-Solidaritätsstärkungsgesetz wurde das Arzneimittelbudget festgeschrieben; eine Neufassung der Arzneimittelrichtlinien wurde nach einer Verfügung des Landgerichtes Hamburg vom 31.03.99 zunächst aufgeschoben. Es steht der Entwurf eines Festbetrag-Neuordnungsgesetzes an, mit dem jedoch zunächst erst im Jahre 2000 gerechnet werden kann. Durch das Vorschaltgesetz der gegenwärtigen Regierungskoalition vom 01.01.99 wurde zwar das vorhandene, in seinen Auswirkungen jedoch nicht umgesetzte Arzneimittelbudget erneut reaktiviert. Als Budget 1999 wurde das Arzneimittelbudget 1996 plus einem Zuschlag von 7,5% festgelegt, was einem eigentlichen Arzneimittelbudget von ca. 33,6 Milliarden Mark entspricht, dies entspricht dem Ist-Verbrauch von 1998. Die in der Mehrzahl der KV-Bezirke eingetretene Überschreitung des Arzneimittelbudgets durch die Verordner bedeutet für jeden ambulanten Arzt eine Minderung seines Honorars um DM 12000 bis DM 20000 pro Jahr. Eine Überschreitung des Arzneimittelbudgets 2000 ist nach den jetzt vorliegenden Kennzahlen um mehrere 100 Millionen Mark zu erwarten. Die gesetzlichen Rahmenbedingungen gestatten zwar dem niedergelassenen Arzt, durch die Auflistung besonders teurer Patienten oder auch durch die Anerkennung eines Praxisschwerpunktes den Individualregress zu vermeiden, nicht vermeidbar ist allerdings der auf 5% der Überschreitungssumme festgelegte Pauschalregress, den die Krankenkassen vom Honorar einbehalten können. Inwieweit diese Regelung verfassungskonform ist, ist juristisch strittig, sodass die Hoffnung besteht, dass die Krankenkassen auf die Einbehaltung dieses Honoraranteils verzichten werden.

Beim Einsatz eines innovativen Medikamentes ist häufig zunächst die Frage der Verordnungsfähigkeit zu klären. Nach den bisherigen, jetzt noch gültigen Arzneimittelrichtlinien kann ein Medikament verordnet werden, sobald dieses „verkehrsfähig" ist, was im Allgemeinen der Fall ist, wenn ein Medikament in einem europäischen Land zugelassen worden ist. Dies wird zunehmend durch die Rechtsprechung des Bundessozialgerichtes in Frage gestellt, das als Voraussetzung zur Verordnung die Zulassung sowie die Registrierung für ein bestimmtes Krankheitsbild voraussetzt. Daher geschieht die Verordnung von Immunglobulin oder auch Copaxone bei dem Krankheitsbild der multiplen Sklerose in einem rechtsunsicheren Raum mit der entsprechenden

Verunsicherung des Verordners. Es ist zu erwarten, dass die künftigen Arzneimittelrichtlinien wieder eine Rechtssicherheit herstellen, wahrscheinlich aber in restriktiver Weise. Es bleibt zu fordern, dass bei ausgewählten Patienten zumindest die Möglichkeit eines Heilversuchs mit verkehrsfähigen Medikamenten weiterhin ermöglicht wird.

Bei dem Einsatz gerade eines innovativen Medikamentes sind wir in besonderer Weise wie bisher gezwungen, die Leistungen „ausreichend, zweckmäßig und wirtschaftlich" zu erbringen, sie dürfen das Maß des Notwendigen dabei nicht überschreiten.

Ausreichend ist eine Leistung, die nach Umfang und Qualität hinreichende Chancen für einen Heilerfolg bietet. Eine Behandlung ist *zweckmäßig*, wenn sie auf die Therapie einer Krankheit objektiv ausgerichtet und hinreichend wirksam ist, *notwendig* ist eine Leistung, wenn sie für die Erzielung eines Heilerfolges unentbehrlich und unvermeidbar ist. Eine Definition des Wirtschaftlichkeitsgebotes mit einer verbindlichen Festlegung lässt sich nirgends feststellen. Zur Beurteilung der Wirtschaftlichkeit einer Verordnungsweise werden stattdessen in Prüfungsverfahren Surrogatmarker eingeführt, wie beispielsweise die durchschnittliche Verordnungssumme einer eigentlich fiktiven Neurologen- oder Nervenarztpraxis, die sich aus dem statistischen Mittel aller halbwegs vergleichbaren Nervenarztpraxen ergibt. Hier hat es in den letzten Jahren von KV zu KV wechselnde unterschiedliche Zuordnungen gegeben.

Diese nicht näher definierte Wirtschaftlichkeit bietet in dem Bereich der innovativen High-Tech-Medikamente Sprengstoff, was sich bei einer Auflistung der ungefähren jährlichen Kosten der gerade bei MS in besonderer Weise zur Anwendung kommenden neueren Medikamente zeigt:

Polyglobin 0,4 g/kg Körpergewicht	DM 39 601,44
Betaferon	DM 28 545,60
Avonex	DM 26 728,44
Rebif 3-mal 44 µg/Woche	DM 38 960,24

Bei 3 derartig behandelten Patienten sind Medikamentenbudgets durchschnittlicher Nervenarztpraxen bereits erschöpft.

Zielsetzung

Die Zielsetzungen der ambulanten neurologischen Versorgung unterscheiden sich zunächst kaum von denen der stationären Institutionen. Primäres Ziel bleibt eine effiziente und dabei auch kostengünstige Versorgung der Patientenklientel, wobei die Erfahrungen in den letzten 10 Jahren lehren, dass Teile der früher stationären Einrichtungen vorbehaltenen Diagnostik allmählich vervollständigt in den ambulanten Bereich gewechselt sind. Dies gilt noch mehr für die therapeutischen Maßnahmen. Eine detaillierte, differenzierungsfähige Kernspintomografie und Liquoranalytik ist im ambulanten Rahmen genauso umsetzbar, zum Teil verfügen die ambulanten Radiologen über die moderneren Geräte, wobei diese Leistungen im ambulanten Bereich weitaus günstiger erbracht werden können. Der heutige Patient ist immer mehr ein informierter Patient, der auch die modernen Medien mit ihrer medizinischen Informationsflut zu nutzen weiß und aus diesem Grunde auch in der Lage ist, die qualitativ hochwertige diagnostische und therapeutische ambulante Versorgung als Erhöhung seiner persönlichen Lebensqualität zu begreifen. Die Fortentwicklung der diagnostischen und therapeutischen Standards bedeutet aber auch, dass sich der Gedanke einer „evidence-based medicine" ausbreitet und die Bereitschaft zu einem „quality management" zunimmt. Wer einsieht, dass es sich bei „quality management" nicht um eine zentral gesteuerte Überwachung handelt, sondern dass hier die Chance besteht, durch einen internen Vergleich spezialisierter Praxen den eigenen Standort zu bestimmen, wird in diesem Instrument die Möglichkeit entdecken, durch Ergebnisvergleich die eigene Leistung kritisch zu hinterfragen, in ihren Schwachpunkten zu verbessern und somit zu einer effizienten, sicherlich auch kostengünstigeren Patientenversorgung zu gelangen.

Hier bietet die ansonsten auch geschmähte Gesundheitspolitik die Chance, durch direkte Vereinbarungen mit den Kostenträgern zunächst Modellversuche zu installieren, wie sie bereits beispielsweise in Nord-Württemberg vereinbart worden sind.

Umfang und Defizite der gegenwärtigen Versorgung

Das durchschnittliche therapeutische Repertoire einer neurologischen Schwerpunktpraxis soll an dieser Stelle nur kurz umrissen werden.

Die akute Schubtherapie ist zumindest im Umkreis von entsprechend engagierten Schwerpunktpraxen zu über 90% in den ambulanten Bereich übergegangen, hier wird auch routinemäßig die Kortisonstoßtherapie oral, intravenös oder auch als Infusion durchgeführt.

Auch die immunmodulatorische, ggf. auch immunsuppressive Therapie wird ambulant bis auf wenige Ausnahmen abgedeckt. So befinden sich beispielsweise in der Praxis des Autors 110 Patienten in einer Behandlung mit Beta-Interferon, 33 Patienten werden mit Glatirameracetat und 38 Patienten mit Immunglobulinen immunmodulatorisch behandelt. Bezogen auf eine Anzahl von ca. 430 MS-Patienten bedeutet dies, dass ca. 40% dieser Patienten schubprophylaktisch behandelt werden. In Vorbereitung ist auch die ambulante Behandlung mit Mitoxantron, die in einzelnen anderen Behandlungszentren bereits erfolgreich durchgeführt wird.

Die herkömmliche neurologische Praxis bietet derzeit nur selten eigene physikalische oder neuropsychologische therapeutische Möglichkeiten an. Krankengymnastik, Ergotherapie, logopädische Behandlung, neuropsychologische Therapie, ggf. auch eine begleitende psychotherapeutische Behandlung werden in herkömmlicher Weise rezeptiert, d.h. der Patient wird an die einzelnen, selbständigen Leistungserbringer verwiesen. Der Erfolg einer ambulanten Rehabilitation ist in ersten Veröffentlichungen nachweisbar (Solari et al. 1999).

Praxen, die eigene Krankengymnastinnen angestellt hatten, haben diese ausgegliedert, da die bisher übliche Vergütung für physikalische Leistungen die anfallenden Kosten bei weitem nicht decken konnten.

Die Konstellation mit dem Neurologen als Verordner einerseits und selbständigen, rehabilitativ tätigen Leistungserbringern andererseits mag finanziell sicherer sein; im Hinblick auf die zu fordernde Qualität der Behandlung ergeben sich hier Konflikte. Zur ausreichenden, zweckmäßigen Behandlung gehört neben der gesicherten Indikation der geplanten Maßnahme auch eine Kontrolle des Therapieeffektes, was neben einer ausreichenden Dokumentation auch eine stete Kommunikation zwischen den beteiligten Behandlern, eine Kontrolle und auch eine Überprüfung des Therapieerfolges beeinhalten sollte. Das grundsätzliche Problem hierbei besteht, den guten Willen bei allen Beteiligten vorausgesetzt, in der nur mangelnden Kommunikation zwischen Verordner und Behandler, nicht zuletzt natürlich auch aus Zeitgründen. An dem guten Willen der Beteiligten ist nicht zu zweifeln, dieser wird jedoch durch die ökonomischen Zwänge, die eine Durchschleusung von möglichst hohen Patientenzahlen notwendig machen, unterlaufen. Dies gilt umso mehr auch für die Kooperation mit teil- bzw. vollstationären Einrichtungen, die durch eine engere Kommunikation manchen Leerlauf vermeiden und sicherlich auch zu einer effizienteren Patientenbehandlung beitragen könnte, beispielsweise durch Nutzung von nur im stationären Rahmen vorhandenen Großgeräten. Erfahrungsgemäß sind die mangelnde Honorierung der erbrachten Leistung wie auch der steigende Kostendruck die größten Hemmnisse zur Umsetzung dieser eigentlich banalen Forderungen. Die im ambulanten Bereich vorhandene Flexibilität und die Bereitschaft zur Innovation werden durch die gesundheitspolitischen Zwänge zunichte gemacht.

Die Möglichkeit zu direkten Absprachen und Abmachungen mit den Kostenträgern, insbesondere den Krankenkassen, ermöglicht aber, dass neue Versorgungsmodelle, beispielsweise im Sinne eines so genannten MS-Zentrums, zunehmend Konturen gewinnen und möglicherweise auch bald zumindest als Modellversuch umgesetzt werden können. Die Kompetenz des engagierten Neurologen, die Erfahrungen der neurophysiologisch ausgebildeten Krankengymnasten und Ergotherapeuten sowie neuropsychologische Diagnostik und Therapie durch entsprechend ausgebildete Psychologen sind in einem tagesklinikähnlichen Behandlungszentrum zu einer weitaus engeren Kommunikation über den Patienten fähig, was sich zweifelsohne auch in besseren therapeutischen Erfolgen niederschlagen dürfte. Es zeichnet sich bereits jetzt ab, dass hohe Patientenzahlen mit einem spezifischen Krankheitsbild – das betrifft nicht nur die multiple Sklerose, sondern auch Epilepsie, Parkinson und Demenz – sich in entsprechenden Kompetenzzentren sammeln, ohne dass diese jedoch bislang als Schwerpunktpraxen anerkannt werden konnten.

Konsequenzen

Die Entwicklung von Schwerpunktpraxen mit entsprechender Spezialisierung für ein bestimmtes Krankheitsbild zeichnet sich in den letzten Jahren zunehmend ab, wobei dies zum Teil durch die neuen aktiven Therapien provoziert worden ist, zum anderen wird dies aber auch sowohl von der Gesundheitspolitik, zum Teil auch von den Fachverbänden beabsichtigt und unterstützt. Für den entsprechenden Spezialisten bedeutet dies natürlich einerseits eine hilfreiche Sammlung von diagnostischer und therapeutischer Erfahrung, wie sie sicherlich nur in wenigen Kliniken, noch weniger bei nichtspezialisierten Fachkollegen angefunden werden kann. Dieser Spezialist kommt aber auch unter den angeführten Budgetierungsmaßnahmen zunehmend in Bedrängnis, da er sich einer verstärkten Kontrolle seiner Verordnungsweise mit dem Risiko einer Inregressnahme ausgesetzt sieht.

Diese Entwicklung wird durch die weitgehende Übernahme bisheriger stationärer diagnostischer und therapeutischer Maßnahmen in den ambulanten Bereich unterstützt. Dieser an und für sich erfreuliche Kompetenzgewinn wird allerdings durch die fehlende entsprechende Honorierung negativ besetzt. Eine Schubbehandlung unter ambulanten Bedingungen erfordert einschließlich der Medikamente DM 680,-, in einer Hamburger Klinik auch bei einer Verweildauer von 5 Tagen ca. DM 2400,- bis 3400,-. Trotz politischen Drängens ist es bislang nicht möglich gewesen, die hier zweifelsfrei eingesparten Vergütungen im stationären Bereich in den ambulanten Sektor umzuschichten. Bei allem Verständnis für die schwierige Situation der Kliniken muss an der Forderung festgehalten werden, dass dieser Abwanderung in den ambulanten Bereich auch eine Umschichtung der entsprechenden Mittel nachfolgen muss.

Der niedergelassene Spezialist wird aber auch mit zunehmenden Anforderungen hinsichtlich seiner Kompetenz konfrontiert. Die komplexeren Therapien, der erhöhte diagnostische Aufwand, der zunehmende Anspruch des Patienten, aber auch der eigene Ehrgeiz setzen die Standards für Diagnose und Therapie höher und bedingen verstärkte Anstrengungen und Suche nach neuen Lösungen. Aus der neurologischen Einzelpraxis wird allmählich das Kompetenzzentrum mit mehreren Ärzten, der Einzelkämpfer wird allmählich zum Dinosaurier. Auch der Neurologe sieht Möglichkeiten zur Vernetzung mit stationären Einrichtungen, durch Nutzung vorhandener Betten, aber auch von Großgeräten. Hier eröffnen sich Möglichkeiten, die andere Berufsgruppen schon häufiger nutzen. Die politische Forderung nach Öffnung der stationären Einrichtungen nach außen scheint in diesem Fall durchaus Sinn zu machen, allerdings sieht der Autor hier mehr die Stoßrichtung von ambulant nach stationär als umgekehrt.

Aber auch die interdisziplinäre Kooperation sollte vorangetrieben werden. Behandlungszentren in den USA (Di Fabio et al. 1998) vereinen schon seit 2 Jahrzehnten Neurologen, Physiotherapeuten, Ergotherapeuten, Logopäden, Neuropsychologen, Psychotherapeuten und Pflegekräfte unter einem Dach mit einer institutionalisierten Kooperation, wobei die Akzeptanz durch die Klientel sehr groß ist. Erste Kontrolluntersuchungen beweisen, dass bereits eine Tagesbehandlung pro Woche in einer Tagesklinik signifikant eine Behinderungsprogression verlangsamen kann (Di Fabio et al. 1998). Noch gibt es in Deutschland lediglich eine Hand voll von vergleichbaren ambulanten neurologischen Rehazentren (Meier u. Brosig 1999), die gegenwärtig auch eher in Richtung Schädelhirntrauma und Schlaganfall orientiert sind. Es ist aber nur eine Frage der Zeit, bis auch Tageskliniken für MS-Patienten entstehen, in denen zu einem fixierten Tagessatz ärztliche Untersuchung und Diagnostik, physikalische Therapien und Psychotherapie angeboten werden. Dies wird allerdings für die Kostenträger nur interessant werden, wenn eine Komplettversorgung auch über Wochenenden gewährleistet wird.

Einwendungen gegen eine derartige Versorgung ergeben sich eventuell durch gegenüber anderen Krankheitsbildern geringere Belastbarkeit und Leistungsfähigkeit des MS-Patienten als Folge des Fatigue-Syndroms, auch sind durchaus Konflikte sowohl mit den konventionell arbeitenden Kollegen als auch mit den stationären Institutionen zu erwarten. Hier wird aber schon gesundheitspolitisch eine Weichenstellung von den beteiligten Fachgesellschaften eingeleitet, die neben einem Basis-Neurologen mit dem Status eines Hausarztes das spezialisierte Kompetenzzentrum als notwendige Fortentwicklung gerade auch unter ökonomischen Aspekten installieren wollen.

Unabdingbare Voraussetzung für diese Entwicklung sind eine Sicherung des Behandlungsstandards unter den Aspekten einer „evidence-based medicine". Diese auch vom Gesetzgeber vorgegebene Qualitätssicherung beinhaltet für den sowieso mit Verwaltungsaufgaben überlasteten Arzt eine Horrorvision im Sinne einer zusätzlichen Kontrolle durch Staat und Kostenträger. Dies sollte aber nicht unter diesen stark kurzsichtigen Aspekten von vornherein abgelehnt, sondern als Chance begriffen werden, der Chance zur Optimierung der eigenen therapeutischen Ergebnisse durch einen Vergleich mit ähnlich arbeitenden Zentren, zur Dokumentation einer überlegenen Medizin gegenüber den Kostenträgern und auch zur Standardisierung der eigenen Dokumentation. Die bisherigen Ergebnisse des „quality management" bei den Diabetologen sind ermutigend, wenn auch die Zielvorstellungen der ersten Stunde bei weitem nicht erfüllt werden konnten. Die Kostenträger sind natürlich stark an Datenbanken interessiert, die sich mit Prävalenz, Entwicklung und Behandlungsergebnissen bestimmter kostenträchtiger Krankheitsbilder beschäftigen. Hier droht bei fehlender Eigeninitiative die Implementierung eines Kontrollinstrumentes durch die Kostenträger selbst oder, noch schlimmer, durch die staatlichen Gesundheitsorgane. Diesem Prozess gilt es durch die Entwicklung eigener Instrumente zur Qualitätssicherung vorzubeugen. Erste Entwicklungen, wie beispielsweise „Promise" haben schon Praxisreife erreicht, die ersten Vereinbarungen als Modellversuche sind abgeschlossen oder in Vorbereitung.

Es sind aber nicht nur die ambulanten, sondern auch die stationären Institutionen gefragt. Schon jetzt macht die Rekrutierung von neuen, dringend angezeigten Therapiestudien mitunter Probleme, es mehren sich die Anfragen nach Unterstützung von Studien, die eigentlich nur im stationären Bereich angesiedelt werden können. Eine stärkere direkte Beteiligung der niedergelassenen Neurologen bei Phase-3-Studien scheitert zurzeit an der fehlenden Fähigkeit zur zeitaufwendigen Dokumentation, eine indirekte Beteiligung durch die Zuweisung geeigneter Patienten wird in Zukunft sicherlich zunehmen.

Zusammenfassung

Der therapeutische Fortschritt in den letzten 5 Jahren wird zunehmend auch in den ambulanten Bereich übertragen, wenn auch noch nicht in einem zufrieden stellenden Ausmaß. Es gibt in der Umsetzung gerade der innovativen Therapieverfahren aus ökonomischen und strukturellen Gründen noch einige Defizite.

Diese vermehrte Inanspruchnahme des niedergelassenen Neurologen stellt erhöhte Ansprüche an die Flexibilität und Innovationsbereitschaft. Nur durch die Bereitschaft zur weiteren Spezialisierung im Sinne von Kompetenzzentren, zum Aufbau neuer Kooperationsformen, durch die stärkere Vernetzung zwischen den ambulanten und den stationären Versorgungsstrukturen und durch die Einrichtung von krankheitsorientierten Therapiezentren werden die künftigen Herausforderungen bewältigt werden können, auch unter den restriktiven gesundheitspolitischen Entwicklungen.

Literatur

Di Fabio RP, Soderberg J, Choi T, Hansen CR, Schapiro RT (1998) Extended outpatient rehabilitation: its influence on symptom frequency, fatigue and functional status for persons with progressive multiple sclerosis. Arch Phys Med Rehabil 79:141–146
Meier U, Brosig A (1999) Fachhandbuch 1999 – Neurologische Rehabilitationseinrichtungen. MediMedia, Neu-Isenburg
Solari A, Filippini G, Gasco P, Colla L, Salmaggi A, La Mantia L, Farinotti M, Eoli M, Menozzi L (1999) Physical rehabilitation has a positive effect on disability in multiple sclerosis patients. Neurology 52:57–62

Qualitätsmanagement der kausalorientierten, symptomatischen und rehabilitativen Therapie der Multiplen Sklerose

D. Pöhlau, J. Kugler, D. Seidel

…Der Schlüsselbegriff im Gesundheitswesen der 90er Jahre lautet Qualitätsmanagement, also die Handhabung, Einhaltung und Verbesserung von Diagnostik, Therapien und Versorgungsabläufen… . (Bundesministerium für Gesundheit 1998)

EINLEITUNG

Das Bestreben, Produkte und Dienstleistungen hoher Qualität zu liefern, ist ein unumstrittener Teil jedes professionellen Handelns, auch des ärztlichen. Das wachsende medizinische Wissen erfordert und ermöglicht eine stetige Verbesserung von Diagnostik und Therapie.

Qualität ist messbar, lässt sich also in Zahlen erfassen (Hipp 1999). Gerade in den Zeiten des knappen Geldes ist es nötig, dass Ärzte in Praxis und Klinik die Qualität und die Ergebnisse ihrer Arbeit dokumentieren. Obwohl es eigentlich selbstverständlich ist, dass ein gutes Ergebnis seinen Preis hat, wird mit Verweis auf „Rationalisierungsreserven" versucht, die „Preise" für diagnostische und therapeutische Arbeit im ärztlichen und nichtärztlichen medizinischen Bereich zu drücken. Auf der anderen Seite wird die Qualität in der Versorgung von Patienten (z. B. mit Multipler Sklerose) bislang nicht zentrenübergreifend gemessen und transparent gemacht. Das führt dazu, dass anzunehmende Versorgungsdefizite nicht erkannt werden. Auch die Wirtschaftlichkeitsreserven, die mobilisiert werden könnten, ohne die Behandlungsergebnisse zu verschlechtern, werden ohne ein umfassendes Qualitätsmanagement nicht ausreichend zu identifizieren sein.

Der Endergebnisgedanke

Bislang war ärztliches Handeln einseitig auf Diagnostik und Therapie zentriert. Langfristige, sozialmedizinische Folgen von Therapien und Versorgungsabläufe wurden nur unzureichend berücksichtigt. Außerhalb von klinischen Studien wurde Sker Nutzen von Therapien zu wenig erforscht und dokumentiert. Es wird jetzt aber von der Ärzteschaft erwartet, nicht nur individuelle Patienten zu behandeln, sondern empirisch abgesicherte Konzepte für die langfristige, bei chronisch Kranken lebenslange, Versorgung von Patientengruppen zu entwickeln.

Dazu ist es zunächst nötig, die kurz- mittel- und langfristigen Ergebnisse verschiedener Behandlungsverfahren standardisiert zu erfassen, EDV-gestützt zusammenzuführen und zu vergleichen.

Bereits 1910 erläuterte der amerikanische Chirurg Ernest Codman seinen Kollegen diesen Endergebnisgedanken. Jeder Arzt sollte das Ziel und das Ergebnis seiner Therapien dokumentieren und daraus lernen. Codman forderte eine ergebnisorientierte Dokumentation der medizinischen Behandlung sowie Vergleiche zwischen Zielen und Resultaten und ein kritisches Nachdenken über den Einsatz von Mitteln und Personal. Während Codman damals durch seine Forderungen seinen Chefarztposten im Massachusetts General Hospital verlor, ist der Endergebnisgedanke heute zur Grundlage des modernen Qualitätsmanagements der Medizin geworden.

Qualitätsmessung erfolgt über Indikatoren

Indikatoren zur Qualitätsmessung müssen vereinbart werden, einfach zu messen sein und eine gute Inter-Rater-Reliabilität aufweisen.

Indikatoren sollen der so genannten *„RUMBA – Regel"* folgen, d.h. sie müssen folgendermaßen beschaffen sein:
- *Relevant* (relevant)
- *Understandable* (verständlich)
- *Measurable* (messbar)
- *Behavioural* (verhaltensorientiert)
- *Achievable* (erreichbar)

Bekannte Indikatoren sind z.B. die Überlebensdauer und Überlebensrate bei Tumorpatienten.

Zu Beginn eines gemeinschaftlichen Projektes zum Qualitätsmanagement müssen zunächst die Indikatoren festgelegt werden. Im Falle der Multiplen Sklerose können dies z.B. Schubrate, Behinderung nach EDSS, Behinderung nach dem Functional Composite Index (FCI) sein. Weiterhin können Verrentungen, Infekte, Dauer der Arbeitsunfähigkeit, Dauer der Krankenhaustage oder die mittels Skalen gemessene Lebensqualität herangezogen werden. Indikatoren sollten möglichst einfach zu messen sein. Deshalb sind z.B. komplexe kernspintomografische Parameter als Indikatoren für einen möglichst flächendeckenden Prozess der Qualitätsmessung ungeeignet.

Benchmarking

Generell ist Benchmarking der „Prozess des Vergleichens und Messens der eigenen Produkte, Dienstleistungen und Prozesse mit den besten Wettbewerbern oder mit anderen anerkannten Marktführern" (Kaminske u. Braver 1999).

Benchmarking dient also dem Vergleich mit anderen, mit dem Ziel einer kontinuierlichen Verbesserung. In der Behandlung der MS kann so ein Zen-

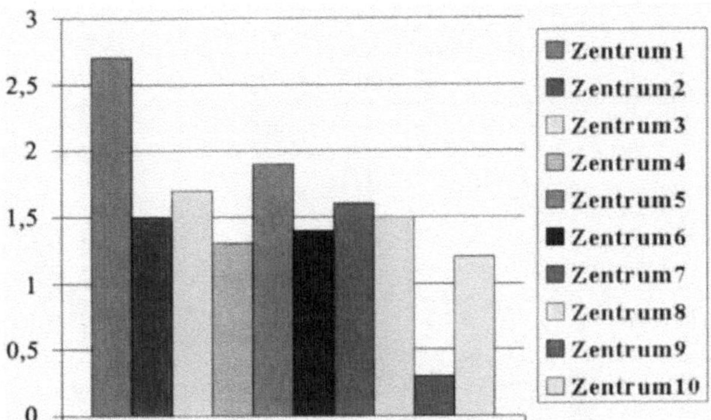

Abb. 1. Beispiel für Benchmarking eines hypothetischen Indikators über 10 Zentren: Es interessiert die Frage, warum das Zentrum 1 einen sehr viel höheren Ergebniswert erreicht als z. B. das Zentrum 9

trum in Klinik oder Praxis mit anderen Zentren verglichen werden. Dazu werden einzelne Indikatoren (z. B. EDSS oder Schubrate oder Lebensqualität) zwischen den Zentren verglichen (Abb. 1).

Um den Vergleich zwischen Zentren zu ermöglichen, ist folgendes Vorgehen sinnvoll: Daten von den einzelnen Zentren werden anonymisiert an einen Zentralrechner geschickt, der von den am Qualitätsmanagement teilnehmenden Zentren kontrolliert wird.

Wenn gut dokumentierte Daten in einem Rechner vorhanden sind, kann selbstverständlich auch zwischen verschiedenen Patientengruppen ein Benchmarking stattfinden. So wäre es z. B. möglich, die Progressionsgeschwindigkeiten von MS-Patienten mit schubförmigem Verlauf zu vergleichen, die verschiedene Immuntherapien bekommen oder nur symptomatisch behandelt werden.

Damit die Zahlen in Abb. 1 überhaupt vergleichbar sind, ist es initial zunächst nötig, die Eingaben zu standardisieren. Dann kann man nach Patientenstruktur adaptieren (wer mehr primär chronisch progrediente Patienten betreut, dürfte eine höhere mittlere Progressionsgeschwindigkeit haben). Verbleibende Unterschiede müssen dann erklärt werden. Sollte sich herausstellen, dass die Unterschiede auf verschiedene Behandlungsstrategien zurückzuführen sind, dann sollte sich zukünftig das Zentrum mit den schlechteren Ergebnissen an denen mit den besseren Werten orientieren.

Selbstverständlich werden Indikatoren von der Gesamtbehandlung, also von symptomatischen, rehabilitativen und kausalorientierten Therapien ebenso wie von der psychosozialen Lebenssituation der Patienten beeinflusst. Durch die große Anzahl von Patienten, die in eine solche Datenbank eingehen, können Effektstärken der einzelnen Maßnahmen und Therapien sowie deren Wechselwirkungen analysiert werden, eine wissenschaftlich interessante Option.

Ein Vergleich untereinander, kann trotz Anonymisierung der am Benchmarking teilnehmenden Zentren Ängste auslösen. Wer möchte schon gerne das schlechteste Zentrum sein?

Deshalb müssen solche Daten mit äußerster Vorsicht gewonnen und interpretiert werden. Man muss sich auch klar machen, dass ein Benchmarking zwischen den Zentren nicht das Ziel hat „schlechte" Zentren zu identifizie-

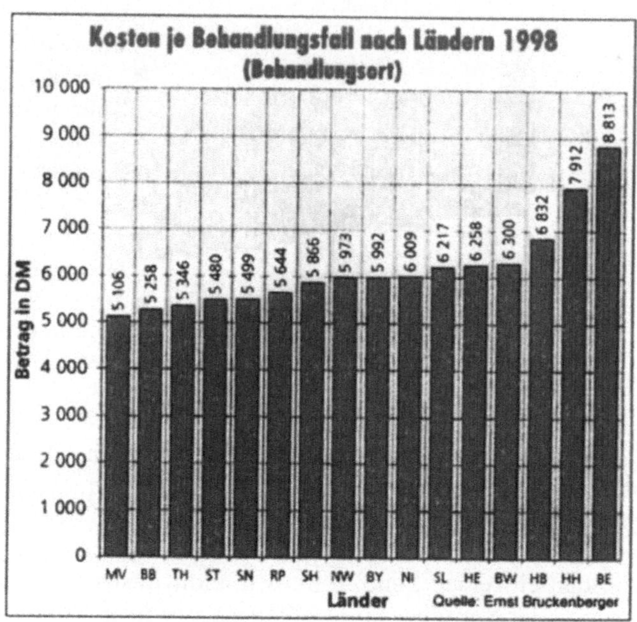

Abb. 2. Beispiel für von Kostenträgern durchgeführtes Benchmarking. Die Kosten je Behandlungsfall schwanken 1998 von 5106 DM in Mecklenburg-Vorpommern bis 8813 DM in Berlin. Unter den alten Bundesländern weist Rheinland-Pfalz mit 5644 DM den niedrigsten Wert aus

ren, sondern allen Beteiligten die Möglichkeit zur konsequenten Weiterentwicklung eigener Qualität zu geben.

Von Seiten der Kostenträger wird bereits Benchmarking mit dem Ziel der Kostenreduktion in ganz erheblichem Ausmaß betrieben. So werden, um nur zwei Beispiele zu nennen, die Kosten für Arzneimittel pro Patient und Quartal zwischen verschiedenen Bezirken der kassenärztlichen Vereinigungen sowie die Liegedauern mit einer definierten Diagnose zwischen den verschiedenen Krankenhäusern verglichen. Inzwischen wird bezüglich der Kosten bereits ein internationales Benchmarking betrieben, das durch die Einführung von „Fallpauschalen" über die „diagnosis related groups" (DRG) zumindest im Krankenhaussektor noch verschärft werden wird.

Abbildung 2 zeigt ein Beispiel für ein Benchmarking, wie es von Kostenträgern durchgeführt wird.

Die Schlüsse, die aus einem solchen Benchmarking gezogen werden, sind oft nicht haltbar. Meist wird die kostengünstigste Versorgung als Ideal dargestellt und es wird anderen unterstellt, dass sie noch Wirtschaftlichkeitsreserven hätten, sprich, dass sie auch billiger werden müssten. Ein Benchmarking mit dem Ziel der billigsten Behandlung ist abzulehnen. Der Flut von Benchmarking-Daten bezüglich Kosten, Liegedauern etc. stehen so gut wie keine Daten über Behandlungsqualität gegenüber.

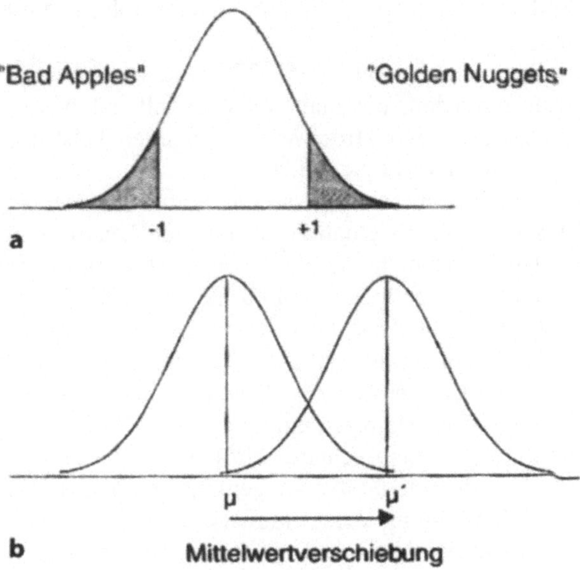

Abb. 3 a, b

TQM – Total Quality Management

Die DIN EN ISO 8402 (Stand: August 1995) definiert TQM im Sinne eines umfassenden Qualitätsmanagements wie folgt:

Auf der Mitwirkung aller ihrer Mitglieder basierende Führungsmethode einer Organisation, die Qualität in den Mittelpunkt stellt und durch Zufriedenheit der Kunden auf langfristigen Geschäftserfolg sowie auf Nutzen für die Mitglieder der Organisation und für die Gesellschaft zielt. ... Wesentlich für den Erfolg dieser Methode ist die überzeugende Führung durch die oberste Leitung sowie die Ausbildung und Schulung aller Mitglieder der Organisation. Ein TQM-Projekt muss von der obersten Leitung ausgehen.

Das Ziel von TQM ist also nicht alleine die Fehlervermeidung, sondern die Etablierung eines kontinuierlichen Verbesserungsprozesses auf allen Ebenen (japanisch: „Kaizen"), der nie zu Ende kommen kann. Die kontinuierliche Verbesserung umfasst dabei nicht nur Produkte oder Patienten, sondern auch das Management, die Mitarbeiterführung, ja sogar das Wohlbefinden der Mitarbeiter am Arbeitsplatz. Damit dient TQM allen Beteiligten. TQM spiegelt eine grundsätzliche Einstellung eines Unternehmens zur Arbeit und zu Angestellten wider.

Im Rahmen eines veralteten Konzepts des Qualitätsmanagements ging es vor allem darum, Fehler („bad apples") möglichst zu vermeiden. In dem neueren, dynamischen Modell des TQM sollen nicht nur Fehler vermieden werden, sondern auch die Ergebnisse verbessert werden. Es geht um Fehleranalysen („Ein Fehler ist ein Schatz, den es zu heben gilt"), die zur Strukturänderungen führen, die eine Wiederholung dieser Fehler zu verhindern helfen.

Auf der anderen Seite sollen auch die besonders guten Ergebnisse analysiert werden, die man selbst erzielt hat oder die von anderen erzielt wurden, um so den Mittelwert der eigenen Leistung in Richtung immer höherer Qualität zu verbessern (Abb. 3).

Eine Voraussetzung ist die Etablierung einer Kommunikationskultur, die das Ziel hat, die Qualität der eigenen Leistung zu verbessern.

Dies darf nicht damit verwechselt werden, den Arbeitsdruck auf die Mitarbeiter zu erhöhen. Qualität hat ihren Preis. Im Rahmen des Punktwerteverfalles und der Leistungsverdichtung in den Praxen und der zunehmenden Arbeit in den Krankenhäusern ist der Druck vor allem auf das ärztliche Personal enorm gewachsen. Diese Überbelastung ist qualitätsfeindlich.

Modernes Management und TQM sehen die Mitarbeiter als wichtigste Ressource, die entsprechend schonend zu behandeln ist. Viele Begriffe und Gedanken des Qualitätsmanagements sind aus dem Japanischen übernommen. Die Überlastung des Personals („Muri") gehört dort zu den „sieben Arten der Verschwendung". Damit werden Verluste an Qualität beschrieben, die durch Überbeanspruchung im Rahmen des Arbeitsprozesses entstehen. Diese Qualitätsverluste entstehen unter anderem durch die körperliche und auch die geistige Überbeanspruchung des betreffenden Mitarbeiters und äußern sich in Form von Übermüdung, Stresserscheinungen, erhöhter Fehlerhäufigkeit, Arbeitsunzufriedenheit und steigenden Ausfallzeiten.

Erfahrungen aus der Industrie zeigen, dass es durch ein Management im Sinne des TQM möglich ist, effizienter bei geringerem Einsatz von Mitteln, d.h. auch kostengünstiger zu werden.

Letztlich geht es darum, die Ressourcen, die nicht in einen Wertschöpfungsprozess einfließen, zu vermindern. In der Versorgung von Patienten bedeutet dies, die Gelder für diejenigen Behandlungen und Diagnostik auszugeben, die dem Patienten nachweisbar unmittelbar nützen. Die Gelder, die in administrative Dinge fließen, sind, so gut es geht, zu vermindern.

So wurden z. B. in der japanischen Autoindustrie durch einen „Seiri" (Ordnung schaffen) genannten Prozess vornehmlich alle nicht wertschöpfenden Verwaltungsleistungen drastisch eingeschränkt, ohne dass die Ergebnisqualität darunter gelitten hätte. Durch „lean production" und „lean management" konnten die Kosten bei Zunahme der Qualität vermindert werden.

In der Medizin ist zurzeit offensichtlich genau das Gegenteil der Fall: Der zeitliche Anteil an der Arbeit, der nicht wertschöpfend ist, also dem Patienten nicht direkt nützt, nimmt immer mehr zu, der Verwaltungsaufwand steigt stetig. Wahrscheinlich steckt das größte Einsparpotenzial des Gesundheitssystems darin, den Verwaltungsaufwand drastisch zu reduzieren.

Durch eine tief greifende Analyse des medizinischen Versorgungsprozesses gemäß TQM könnten Einsparpotenziale identifiziert werden, ohne die Versorgungsqualität zu gefährden. Dazu sind nicht nur Anpassungen des Systems nötig, sondern das ganze System muss unter dem Aspekt des TQM neu überdacht und gegebenenfalls völlig neu strukturiert werden.

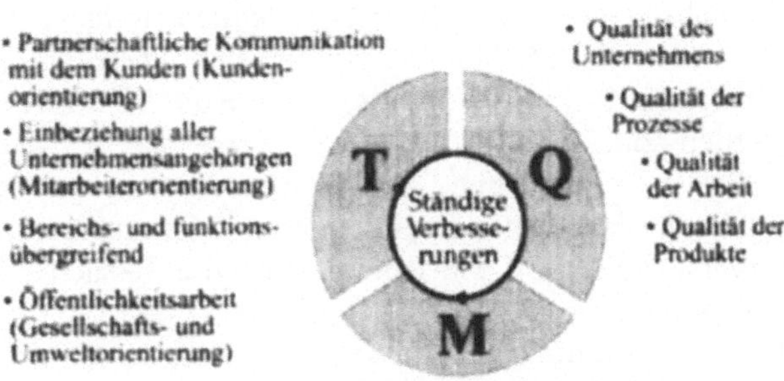

Abb. 4. Grundidee des TQM. (Aus Kaminske u. Brauer 1996)

Dieser Prozess der grundsätzlichen Überdenkung von Prozessen und der daraus folgenden, oft radikalen Neugestaltung wird als „Reengineering" bzw. „Redesign" bezeichnet (Abb. 4).

Nullfehleroption

Der Gedanke der Nullfehleroption stammt aus der Industrie, wurde von Crosby 1961 entwickelt und zielt auf eine fehlerfreie Produktion ohne Ausschuss und Nacharbeit. Erfolgreiche Betriebe arbeiten nach dieser Option, es soll die bestmögliche Qualität des Produktes oder der Dienstleistung geliefert werden.

Im Bereich der Medizin lässt sich dieses Denken dahingehend adaptiert anwenden, dass die Versorgung eines Patienten in allen Bereichen im Rahmen des Machbaren so gut wie möglich sein soll. Das Korrelat der Nullfehleroption in der Medizin ist die „Lege-artis-Versorgung". Die tägliche Erfahrung lehrt, dass wir von diesem Ziel noch weit entfernt sind. Nicht alle Patienten werden bezüglich Immuntherapien, der Sicherstellung qualifizierter symptomatischer Therapiemaßnahmen und einer individuellen psychosozialen Beratung und Betreuung wirklich „optimal" versorgt.

Demnach werden in unserem jetzigen Versorgungssystem weder die Krankheit noch deren Auswirkungen (Handicap), also die Einschränkungen und Behinderungen im täglichen Leben von MS-Patienten, so qualifiziert behandelt, wie es prinzipiell möglich wäre.

Qualität einer medizinischen Behandlung

Vermeij et al. (2000) haben drei Kriterien für eine gute Behandlungsqualität vorgeschlagen:

- erreichbarer Nutzen erreicht,
- vermeidbare Risiken vermieden,
- vermeidbare Kosten vermieden.

Zunächst gilt es darüber nachzudenken, welcher Nutzen bei welchen Patienten mit welchen Maßnahmen erreicht werden kann. Dies entspricht dem ärztlichen Selbstverständnis, dass jede Therapie „lege artis" durchgeführt werden soll.

Es ist anzunehmen, dass nicht jeder Patient die ihm nach dem Sozialgesetzbuch V zustehende „notwendige" Therapie erhält. Ein Indiz für die Unterversorgung von MS-Patienten ist die Tatsache, dass in Deutschland deutlich weniger Patienten mit Multipler Sklerose, für die eine klare Indikation für eine immunmodulatorische Dauertherapie bestände, entsprechend behandelt werden (Stellungnahme des Ärztlichen Beirates der DMSG 1998).

Die Risiken von medikamentösen Behandlungen sind recht gut bekannt. Viel weniger Zahlenmaterial liegt über die Risiken der Nichtbehandlung vor, die zu kostenintensiven Folgen führen kann. Neben dem vermeidbaren Leiden für die Patienten treten so auch Folgekosten auf, die durchaus vermeidbar wären. Die Gesamtkosten für Patienten, die schwerer behindert sind (EDSS 6,5 oder höher) liegen ca. um den Faktor 3 höher als die Kosten für weniger behinderte Patienten (Murphy et al. 1998).

Es ist möglich, in einzelnen Punkten eine vergleichbare Ergebnisqualität mit geringerem Aufwand zu erreichen. Es ist sogar denkbar, durch eine Änderung der Behandlungsstrategie gleichzeitig Kosten zu senken und die Ergebnisqualität weiter zu verbessern.

Professionelles Handeln definiert die erwünschte Ergebnisqualität des Produktes bzw. der Dienstleistung. Durch entsprechende Controlling-Prozesse abgesichert, soll diese Ergebnisqualität auf möglichst gleich hohem Niveau konstant geleistet werden. In einem zweiten Schritt sollte dann überlegt werden, ob diese Ergebnisqualität auch kostengünstiger erbracht werden kann.

Bedeutung von TQM für die MS

Die MS ist eine häufige Erkrankung, an der in Deutschland mehr als 120 000 Menschen leiden (Hein et al. 2000). Die ersten Symptome treten meist zwischen dem 20. und 40. Lebensjahr auf. Während die Krankheitsinzidenz steigt, normalisiert sich die Lebenserwartung. Das heißt, dass die Patienten über Jahrzehnte einer ärztlichen Behandlung und Betreuung bedürfen.

Der in den letzten Jahren erreichte Fortschritt der therapeutischen Möglichkeiten, insbesondere der Immuntherapien kommt nur einem Teil der Patienten zugute, die eine eindeutige Indikation dafür haben (Ärztlicher Beirat der Deutschen Multiple Sklerose Gesellschaft 1998). Das gilt auch für die symptomatischen Therapien. So könnten z.B. Blasenstörungen, Spastiken, Schmerzen und psychische Fehlverarbeitungen der Erkrankung erfolgreich behandelt werden.

Während einerseits eine Rationierung (Bündnis Gesundheit 2000) stattfindet, zeichnet sich andererseits der Bedarf für eine Intensivierung vorhandener Therapieoptionen ab.

Ein Mehrbedarf therapeutischer Maßnahmen wird sich gegenüber Kostenträgern und Sozialpolitikern nur durchsetzen lassen, wenn dieser durch wissenschaftlich abgesicherte Daten belegt ist. Niedergelassene Ärzte und Krankenhäuser, die sich in der MS-Therapie engagieren, werden vermehrt dem Vorwurf unwirtschaftlichen Handelns ausgesetzt, da MS-Patienten nicht selten Budgetüberschreitungen und lange Klinikverweildauern erfordern, also „teuer" sind. Um diesem Vorwurf, der ja mit Regressforderungen einhergehen kann, entkräften zu können, wird es zunehmend wichtig, die Notwendigkeit dieser Kosten zu belegen. Dies kann nur durch die Dokumentation der Ergebnisse erfolgen, wenn bewiesen werden kann, dass die „teureren", weil besser behandelten Patienten auch objektivierbar davon profitieren.

Die Objektivierung und der Vergleich von Therapieergebnissen ist mittels Indikatoren und Benchmarking möglich. Sollte sich dabei herausstellen, dass manche Maßnahmen keinen beweisbaren Nutzen haben, dann ist es nicht mehr zu vertreten, dafür Geld der „Solidargemeinschaft" auszugeben.

Ein weiterer Nutzen eines TQM-Projektes ist, durch den kontinuierlichen Vergleich der Ergebnisse einen kontinuierlicher Qualitätsverbesserungsprozess einzuleiten, wissenschaftlich verwertbare Zahlen, Strukturen, Prozesse und Ergebnisse zu generieren, die auch eine Verbesserung der Datenlage für die Entscheidungen gemäß einer „evidence based medicine" erlauben.

Das TQMS-Projekt

Der Zustand der Versorgung von MS-Patienten wurde auf einem Workshop im Oktober 1997 diskutiert, an dem Vertreter verschiedener Gruppierungen (Patienten, niedergelassene Ärzte, Klinikärzte, Rehabilitationseinrichtungen, Selbsthilfegruppen, Physiotherapeuten, Pharmaindustrie) teilnahmen. Trotz der Heterogenität der Interessenlagen konnte ein Konsens über die Erfordernis qualitätssichernder Maßnahmen erzielt werden. Daraufhin wurde von der Sektion Neurologie im Berufsverband deutscher Nervenärzte (BVDN), zusammen mit Serono Pharma, die Zielvorstellung eines umfassenden Qualitätsmanagements bei der MS (TQMS) entwickelt, die auf der Basis des TQM basiert.

Dazu wurde zunächst der Versorgungsprozess von Patienten mit MS unter Verwendung von Werkzeugen des Qualitätsmanagements in folgendem Ablauf analysiert:
- Darlegung der Prozessschritte,
- Evaluierung der Konsequenzen,
- Beschreibung des Versorgungsdefizits, seiner Ursachen und der Möglichkeiten seiner Beseitigung.

Dann wurde eine EDV-Datenbank („PROMISE") generiert, die es erlaubt, Stammdaten, Behandlungsdaten und Ergebnisdaten von Patienten einzugeben. Diese Daten können via Datenleitung zentral an einen Rechner geschickt werden, sodass die Sammlung von großen Datenmengen ebenso möglich sein wird wie ein Benchmarking. In einem Probelauf des Programmes wurde die Praktikabilität erfolgreich getestet.

Zurzeit wird die Gründung eines Vereins geplant, der eigenständig, transparent und damit relativ unabhängig von der Industrie das Projekt vorantreibt. Eine Satzung wurde bereits erstellt.

Ein Qualtätsmanagementprogramm in Nordwürttemberg in Kooperation der Kassenärztlichen Vereinigung, klinischen Zentren und der AOK ist bis zum Vertragsentwurf gediehen. Es wird ca. 40 Zentren umfassen, die Dokumentation der Daten wird zusätzlich honoriert, 1 Million DM stehen für dieses Projekt zur Verfügung, das eine Laufzeit von zwei Jahren haben wird.

Auf europäischer Ebene gibt es unter dem Dach der European Charcot Foundation ebenfalls Bestrebungen, ein TQM-Projekt zur Verbesserung der Versorgung von MS-Patienten einzuführen (Vermeij et al. 2000).

Zusammenfassung

Das sich ändernde Gesundheitssystem, das durch knapper werdende Mittel der Kostenträger bei größer werdendem Bedarf gekennzeichnet ist, stellt eine Herausforderung dar, der nur durch neue Denkansätze und Versorgungsstrukturen begegnet werden kann.

Die Einführung eines Qualitätsmanagements in die Versorgung von Patienten mit Multipler Sklerose nützt den Patienten, da die Versorgung kontinuierlich verbessert wird, nützt den beteiligten Ärzten, da belegt werden kann, wofür das Geld ausgegeben wird und was notwendig ist, um Patienten „lege artis" zu versorgen und nützt letztendlich auch dem Sozialsystem, da die realen Wirtschaftlichkeitsreserven erkannt und indirekte Kosten vermindert werden. Solche vermeidbaren indirekten Kosten entstehen z. B. durch Frühverrentungen und nicht geeignete Therapien oder durch die Unterlassung von notwendigen Behandlungen.

Das TQMS-Projekt ist eine Initiative, die versucht, flächendeckend MS-Zentren in Klinik und Praxis unter dem Dach einer unabhängigen Organisation zusammenzubringen.

Literatur

Ärztlicher Beirat des DMSG-Bundesverbandes (1998) β-Interferone in allen Studien erfolgreich – MS-Patienten unterversorgt? Stellungsnahme vom 23.04.1998

Bündnis Gesundheit 2000 (2000) Eckpunkte für das künftige Gesundheitswesen – Vorschläge des Bündnis Gesundheit 2000. Marburger Bund Aktuell, 24.06.2000

Codman E (1910)

Crosby B (1961)

Hein T, Hopfenmüller W (2000) Hochrechnung der Zahl an Multipler Sklerose erkrankten Patienten in Deutschland. Der Nervenarzt 71(4):288–294

Hipp WM (1999) Total Quality Management in der Patientenversorgung. Klinikarzt 7(8): 213–217

Kaminske GF, Brauer JP (1996) ABC des Qualitätsmanagements. Hanser

Kamniske GF, Brauer JP (1999) Qualitätsmanagement von A bis Z. Hanser

Murphy N, Confavreux C, Haas J, Koenig N, Roullet E, Sailer M, Swash M, Young C, Merot JL (1998) Economic evaluation of Multiple Sclerosis in the UK, Germany and France. Pharmacoeconomics 15(5/2):607–622

Vermeij D, Blumhardt L, Hommes O (2001) A Quality network for daily Multiple Sclerosis care. Britsh Medical Journal (im Druck)

Gesetzliche Grundlagen der medizinischen, beruflichen und sozialen Rehabilitation bei Multipler Sklerose

M. Jöbges, H. Hummelsheim

EINLEITUNG

Die Einbeziehung sozialmedizinischer Kenntnisse in den Vorgang der ärztlichen Entscheidungsfindung ist bereits in den letzten Jahren von großer Bedeutung gewesen. Es ist zu erwarten, dass dies in den nächsten Jahren noch erheblich zunehmen wird. Begründet ist dies zum Einen durch die bekannte demografische Entwicklung und zum Anderen durch den – sozialpolitisch gewünschten – Zwang zum Sparen im Allgemeinen sowie zur Eindämmung der „Kostenexplosion im Gesundheitswesen" im Besonderen. Wie auch immer man zu dieser Art politischer Prioritätensetzung stehen mag, nur die Kenntnis der Grundlagen der medizinischen, beruflichen und sozialen Rehabilitation wird auch in Zukunft eine umfassende Betreuung des Patienten ermöglichen.

Anrecht auf Maßnahmen der neurologischen Rehabilitation hat nach §10 SGB I jeder Versicherte, der körperlich, geistig oder seelisch behindert ist oder dem eine solche Behinderung droht, um eben diese Behinderung abzuwenden, zu beseitigen, zu bessern, ihre Verschlimmerung zu verhüten oder ihre Folgen zu mindern. Damit soll ihm ein Platz in der Gesellschaft gesichert werden, der seinen Neigungen und Fähigkeiten entspricht [Sozialgesetzbuch (SGB): Erstes Buch (I) Allgemeiner Teil (12/1975)].

Dieses Ziel wird durch verschiedene Einrichtungen der neurologischen Rehabilitation bzw. deren Zusammenwirken erreicht. Man kann sie in die Bereiche der medizinischen (Phase I) und der beruflich-sozialen (Phase II) Rehabilitation unterteilen.

Phasenmodell der medizinischen, neurologischen Rehabilitation (Phase I)

Ein 1994 entwickeltes Konzept zum Ablauf der Schlaganfallbehandlung von der Akutbehandlung bis zur nachstationären Behandlung (Arbeitsgruppe Neurologische Rhabilitation des VDR 1994) wurde 1995 von Schupp für den gesamten Bereich der neurologischen Behandlung formuliert. Die *Phase A* umfasst in diesem Konzept die Akutbehandlung des Patienten mit im Vordergrund stehender Diagnostik und Therapie der zu Grunde liegenden neurologischen Erkrankung. Wesentlich in diesem Zusammenhang ist, dass die Therapie im Bereich der Akutmedizin hauptsächlich Krankheitsbehandlung, im

Sinne von *Impairment- (Schädigungs-)Behandlung*, aber auch Reduktion der Pathologie ist. Die in der neurologischen Rehabilitation im Anschluss angewandten therapeutischen Verfahren betreffen hingegen hauptsächlich die *Disability- (Fähigkeitsstörungs-)* und *Handicap- (Beeinträchtigungs-)Ebene*. Diese in der neurologischen Rehabilitation oft verwandten Begriffe lassen sich anhand einer kurzen Kasuistik gut erläutern:

Eine 25-jährige Patientin erleidet den dritten Schub einer Multiplen Sklerose. Während es nach den ersten beiden Schüben (Parästhesien im Handbereich) jeweils zu einer kompletten Remission innerhalb von 5 Tagen kam, bleiben jetzt Störungen der Okulomotorik, eine Ataxie und eine skandierende Sprache in deutlicher Ausprägung bestehen.

Die Impairment- (Schädigungs-)Ebene beschreibt hier die Ataxie, Okulomotorikstörung und skandierende Sprache.

Die Disability- (Fähigkeitsstörungs-)Ebene beschreibt die funktionellen Folgen, d. h. in diesem Fall zum Beispiel Störungen der Greiffunktionen. Auf der Handicap- (Beeinträchtigungs-)Ebene bedeutet dies, dass die Patientin ihren Beruf als Feinmechanikerin nicht mehr ausüben kann. Auch das Führen eines PKW ist ihr nicht mehr möglich.

Die *Phase B* der neurologischen Rehabilitation ist gedacht für Patienten, die schwer bewusstseinsgestört und unfähig zu kooperativer Mitarbeit sind und bei denen jederzeit mit einer erheblichen Verschlechterung der Symptomatik, z. B. Hirndrucksteigerung, gerechnet werden muss, die intensivmedizinische bzw. operative Maßnahmen erforderlich macht.

Die *Phase C* kommt für Patienten in Frage, die keine intensivmedizinische Überwachung mehr benötigen, teilweise kooperativ und bewusstseinsklar, aber in den Aktivitäten des täglichen Lebens erheblich eingeschränkt sind.

In die *Phase D* können Patienten dann weitergeleitet bzw. direkt aus der Akutbehandlung übernommen werden, wenn sie in den Aktivitäten des täglichen Lebens weitgehend selbständig sind. Wesentlich ist weiterhin, dass der Patient aktiv und motiviert an den Therapien teilnehmen kann.

Erwähnt seien auch noch die Phase E und F; in der *Phase E* muss der Patient zur selbständigen Lebensführung in der Lage sein, jedoch noch Nachsorge und Langzeitbetreuung mit dem Ziel, die erreichten Therapieerfolge zu sichern und zu stabilisieren, benötigen. Die *Phase F* ist durch den Terminus zustandserhaltende Pflege gut charakterisiert.

Aus diesen Eingangsvoraussetzungen ergibt sich, dass Patienten mit Multipler Sklerose häufig in der Phase D der neurologischen Rehabilitation zur Aufnahme kommen. Das Verfahren, das hier bei Verlegungen aus Akutkrankenhäusern zur Anwendung kommt, ist die Anschlussheilbehandlung. In diesem Verfahren ist der Rentenversicherungsträger der Kostenträger. Auf relativ unkomplizierte Weise können Patienten aus dem Akutkrankenhaus in die Rehaklinik verlegt werden, wenn sie folgende Bedingungen erfüllen:

- eine AHB-Diagnose muss bestehen (z. B. „Encephalomyelitis disseminata": in Rückbildung befindlicher Schub);
- folgende Voraussetzungen müssen erfüllt sein:
  - Rückbildungstendenz der neurologischen Ausfälle,
  - auf Stationsebene mobilisiert,
  - Kooperationsfähigkeit und -bereitschaft;

- Kontraindikationen dürfen nicht vorliegen:
  - Pflegefall,
  - Mastdarminkontinenz,
  - Verwirrtheit,
  - Korsakow-Demenz.

Die gesetzliche Grundlage dieses Verfahrens findet sich in den §§ 9 und 10 des 6. Abschnittes des Sozialgesetzbuches. Hier steht im Vordergrund, dass den Auswirkungen einer Krankheit auf die Erwerbsfähigkeit entgegengewirkt werden soll, sodass Beeinträchtigungen der Erwerbsfähigkeit der Versicherten und ein vorzeitiges Ausscheiden aus dem Erwerbsleben verhindert werden. Diese Ausführungen lassen sich auch in dem einfachen Schlagwort „Reha vor Rente" zusammenfassen (Lenger 1999). Die Rentenversicherer legen jedoch Wert auf das Vorliegen einer positiven Erwerbsprognose vor Beginn der Rehabilitation.

Sollte diese positive Erwerbsprognose nicht bestehen, geht trotzdem der Rechtsanspruch auf Maßnahmen der neurologischen Rehabilitation für gesetzlich Krankenversicherte nach § 10 SGB 1 nicht verloren. Es können dann bei den jeweils zuständigen gesetzlichen Krankenkassen Anträge auf Kostenübernahme gestellt werden. Viele privat Krankenversicherte haben in ihren Versicherungsverträgen Absätze, die die Übernahme von Kosten für Leistungen der neurologischen Rehabilitation ausschließen, bzw. es findet sich keine explizite Stellungnahme hierzu. Für diese Patienten besteht dann kein Rechtsanspruch auf Übernahme der Leistungen der neurologischen Rehabilitation gegenüber ihren privaten Krankenkassen und sie sind auf „Kulanzangebote" der privaten Krankenkassen oder Selbstzahlung angewiesen.

Für die Bezieher von Altersruhegeldern und Erwerbsunfähigkeitsrenten ist die Kostenübernahme durch ihre jeweilige gesetzliche Krankenkasse möglich.

Rehabilitative Leistungen der Phase D sind aber nicht nur im Anschluss an einen Aufenthalt in einem Akutkrankenhaus möglich. Nach § 51 SGB VI können die gesetzlichen Rentenversicherer nach einer längeren Phase der Arbeitsunfähigkeit einen Gutachter des medizinischen Dienstes der Krankenkassen einschalten. Dieser hat dann unter anderem die Frage zu beantworten, ob durch Maßnahmen der stationären Rehabilitation eine drohende Erwerbsunfähigkeit abgewendet werden kann. Sollte es auf Grund einer solchen Empfehlung des Gutachters zu einer rehabilitativen Maßnahme kommen, so ist die gesetzliche Rentenversicherung der Kostenträger.

Nach § 40 SGB V können auch die Krankenkassen stationäre Behandlungen in Rehabilitationseinrichtungen durchführen lassen. Grundvoraussetzung hierfür ist, dass eine ambulante Krankenversorgung einschließlich ambulanter Rehabilitationsmaßnahmen medizinisch nicht ausreichend ist. Im Gesundheitsstrukturgesetz wurde die Dauer dieser Heilverfahren auf 3 Wochen reduziert. Die Häufigkeit dieser Maßnahmen wurde auf einmal in vier Jahren festgelegt.

Die Leistungen der Phase I enden aber nicht mit der Phase D der neurologischen Rehabilitation, es sind noch zwei besondere therapeutische Maßnahmen von großer Bedeutung. Hier ist zum Einen der therapeutische Arbeitsversuch und zum Anderen die stufenweise Wiedereingliederung gemeint.

Ein *therapeutischer Arbeitsversuch* kann in Absprache mit Arbeitgeber und Betriebsarzt durchgeführt werden und gibt dem Patienten die Möglichkeit, an seinem alten Arbeitsplatz seine Fähigkeiten zu erproben. In der Regel finden während des therapeutischen Arbeitsversuches auch weitere rehabilitative Leistungen statt. Zum Zeitpunkt des therapeutischen Arbeitsversuches besteht Arbeitsunfähigkeit.

Häufiger wird eine *stufenweise Wiedereingliederung* nach §74 SGB V vorgeschlagen. Der Patient beginnt hier zunächst in eingeschränktem zeitlichem Umfang mit seiner alten beruflichen Tätigkeit. Es hat sich ein Zeitraum von initial 2 Arbeitsstunden bewährt. Im Weiteren erfolgt dann eine Steigerung der Arbeitszeit zum Beispiel um 2 Stunden alle 2 Wochen. Auch hier ist der Patient noch arbeitsunfähig; im Gegensatz zum therapeutischen Arbeitsversuch findet aber eine medizinische Überwachung durch den Kassenarzt statt, da der Patient aus der Rehabilitationseinrichtung entlassen ist. Die Kosten für diese stufenweise Wiedereingliederung werden also durch die Krankenkasse in Form von Krankengeld übernommen.

Medizinisch-berufliche Rehabilitation (Phase II)

An die Leistungen der Phase I der neurologischen Rehabilitation können sich Leistungen der Phase II anschließen. Diese sind zum Beispiel sinnvoll, wenn eine Rückkehr in den erlernten Beruf nicht sofort im Anschluss an die Phase D möglich ist und auch ein therapeutischer Arbeitsversuch bzw. stufenweise Wiedereingliederung nicht Erfolg versprechend sind.

Eine Vielzahl von Möglichkeiten zur Reintegration in den Arbeitsprozess und somit auch in das bestehende soziale Umfeld sind gegeben. Da im günstigsten Fall in möglichst direktem Anschluss an die Leistungen der Phase D die Maßnahmen der medizinisch-beruflichen Rehabilitation beginnen, ist eine Planung derselben schon während der Phase I sinnvoll. Die in der Regel als Kostenträger zuständigen gesetzlichen Rentenversicherungen entsenden hierzu Berater in die jeweiligen Rehabilitationseinrichtungen. Ein weiterer möglicher Kostenträger im Rahmen der beruflich-medizinischen Rehabilitation ist die Arbeitsverwaltung.

Folgende Leistungen der medizinisch-beruflichen Rehabilitation sind möglich und können in der aufgezählten Reihenfolge durchlaufen werden, ohne dass diese stereotyp vorgegeben ist:

- *Belastungserprobung:* Zu Beginn steht eine Testung des Leistungsvermögens (einschließlich neuropsychologischer und motorischer Parameter), aber auch der Motivation des Rehabilitanden. Daran schließt sich eine Belastung mit Aufgaben aus verschiedenen Berufsfeldern an, die den Fähigkeiten des Rehabilitanden entsprechen. In Zusammenschau der hier gezeigten Ergebnisse und den Neigungen des Rehabilitanden wird dann eine berufsfeldspezifisch vertiefende Belastungserprobung durchgeführt, sodass zum Ende der Belastungserprobung (meist 4 Wochen) eine geeignete Berufstätigkeit definiert werden kann.
- *Arbeitstherapie:* In dem so gefundenen Berufsfeld kann eine 2- bis 3-monatige Arbeitstherapie stattfinden, die aber auch im Einzelfall im erlernten Beruf sinnvoll sein kann.

- *Berufsfindung:* Während in der Belastungserprobung die Erprobung des Leistungsvermögens im Vordergrund steht, kommt bei der Berufsfindung schwerpunktmäßig die genaue Definition von Leistungsvermögen und persönlicher Neigung zur Geltung. Im Anschluss werden dann in relativ kurzen Abständen berufsfeldspezifische Tätigkeiten angeboten.
- *Arbeitserprobung:* Die Arbeitstherapie findet in der Regel an einem fiktiven Arbeitsplatz statt, im Gegensatz hierzu ist die Arbeitserprobung an einem realen Arbeitsplatz vorgesehen. Im günstigsten Fall ist dies natürlich der auch vor der Erkrankung wahrgenommene Arbeitsplatz. Im Rahmen der Arbeitserprobung kann der Arbeitsplatz auch behindertengerecht umgebaut werden.

Sollte im Rahmen der medizinisch-beruflichen Rehabilitation ein geeignetes Berufsfeld gefunden werden, so sind gegebenenfalls Umschulungsmaßnahmen zu empfehlen.

Diese Leistungen der medizinisch-beruflichen Rehabilitation werden in bestimmten Zentren, die mit der gesetzlichen Rentenversicherung bzw. Arbeitsverwaltung in vertraglicher Bindung stehen, geleistet. Die Indikation zur medizinisch-beruflichen Rehabilitation kann auch durch Akutkrankenhäuser und niedergelassene Ärzte gestellt werden. Die o. g. Kostenträger prüfen diese dann und weisen ggf. einem entsprechendem Zentrum zu.

Die Leistungen der medizinisch-beruflichen Rehabilitation erschöpfen sich jedoch nicht in den oben genannten Maßnahmen, im Einzelfall sind auch vielfältige andere Unterstützungen durch die gesetzliche Rentenversicherung bzw. die Bundesanstalt für Arbeit möglich:

- Hilfen zum Erreichen des Arbeitsplatzes (Führerscheinerwerb, behindertengerechter Umbau eines Fahrzeuges etc.),
- psychosoziale Betreuung in der Startphase der Arbeitsaufnahme,
- Kosten für Schulungen und Fortbildungen,
- Kosten für eine Probebeschäftigung.

Berufliche Rehabilitation

Folgende Einrichtungen führen Maßnahmen der beruflichen Rehabilitation durch:
- Berufsbildungswerke führen die Erstausbildung von behinderten Jugendlichen oder Erwachsenen ohne Berufsausbildung durch.
- Berufsförderungswerke sind für Umschulungen zuständig, die in Folge einer Erkrankung auftreten.

Werkstätten für Behinderte sind beschützte Werkstätten, in denen behinderte Menschen in das Arbeitsleben integriert werden. Doch sie sind keinesfalls das Ende einer Reintegration in den allgemeinen Arbeitsmarkt, es werden vielmehr auch berufsrelevante Tätigkeiten vermittelt (Hummelsheim 1998).

Literatur

Arbeitsgruppe „Neurologische Rehabilitation" des VDR (1994) Weiterentwicklung der neurologischen Rehabilitation. Deutsche Rentenversicherung 2:111–127

Hummmelsheim H (1998) Die Bedeutung der Sozialmedizin. In: Hummelsheim H (Hrsg) Neurologische Rehabilitation. Springer, Berlin Heidelberg

Lenger R (1999) Rechtliche und sozialmedizinische Aspekte der Neurorehabilitation – Leistungsbeurteilung in Deutschland. In: Frommelt P, Grötzbach H (Hrsg) Neurorehabilitation. Blackwell, Berlin Wien

Schupp W (1995) Konzept einer zustands- und behinderungsangepassten Behandlungs- und Rehabilitationskette in der neurologischen und neurochirurgischen Versorgung in Deutschland („Phasenmodell"). Nervenarzt 66:907–914

Medizinische Begutachtung von Multiple-Sklerose-Patienten

E. Sindern, J.-P. Malin

EINLEITUNG

Die Begutachtung von MS-Patienten bringt Schwierigkeiten mit sich, die im Wesen der Erkrankung liegen:

- Es gibt noch keine Klarheit hinsichtlich der Ätiologie und Pathogenese.
- Ein eindeutig definierbarer Krankheitsbeginn ist bei der MS nicht festzustellen und er stimmt sicher nicht mit dem Zeitpunkt der Diagnosestellung nach den Poser-Kriterien überein.
- Es kann nicht, wie nach Unfallverletzungen, ein weitgehend abgeschlossenes Krankheitsbild beurteilt werden, sondern es muss stets mit einer Dynamik der Erkrankung und einer fließenden Veränderung des Krankheitsbildes gerechnet werden.
- Es fehlen zuverlässige prädiktive Parameter im Hinblick auf den Verlauf und die Prognose, sodass die an uns gutachterlich am häufigsten gestellten Fragen nach der
  - Zusammenhangsfrage mit krankheitsauslösenden oder -verschlimmernden Faktoren,
  - Minderung der Erwerbsfähigkeit (MdE) und Grad der Behinderung (GdB),
  - Erwerbs- und Berufsfähigkeit, Rehabilitation sowie
  - Kraftfahreignung
  - nicht mit Sicherheit und abschließend beantwortet werden können.

Insbesondere sind allgemein gültige Regeln nicht aufzustellen. Nur die detaillierte Einzelanalyse kann der individuellen Problematik des zu Begutachtenden gerecht werden. Trotz der angeführten Einschränkungen können jedoch gewisse Leitlinien helfen, für die Begutachtung von MS-Patienten einen praktikablen Lösungsweg aufzuzeigen.

Zusammenhangsfrage mit krankheitsauslösenden oder -verschlimmernden Faktoren

Gesetzliche Unfallversicherung

Als Gutachter im Bereich der gesetzlichen Unfallversicherung gilt es häufig zu klären, ob sich eine MS durch ein Trauma manifestiert hat oder nach einem Trauma ein erhöhtes Schubrisiko besteht. Auch muss beurteilt werden, ob der Krankheitsverlauf und die Gesamtprognose durch ein Trauma richtungsgebend verschlimmert wurden. Die Annahme, dass eine Assoziation zwischen Traumen und der Entstehung einer MS oder der Auslösung von Krankheitsschüben besteht, geht bereits auf Charcot 1879 zurück. Rationale Grundlage könnte eine Störung der Blut-Hirn-Schrankenfunktion durch Hirn- und Rückenmarksverletzungen sein, wodurch autoreaktive T-Zellen als Initiatoren einer Autoimmunreaktion leichter in das Gehirn einwandern und damit theoretisch die Möglichkeit der Entstehung einer entzündlichen Plaque gegeben ist (Poser 1994). Solange keine Sicherheit zur Ursache und Entstehung der MS besteht, müssen epidemiologische Studien zur Klärung eines möglichen kausalen Zusammenhangs herangezogen werden. Kürzlich wurde von einer Expertengruppe der American Academy of Neurology (AAN) versucht, die anhand der publizierten Studien vorhandenen Evidenzen kritisch zu bewerten (Goodin et al. 1999). In Tabelle 1 sind die in diese Analyse eingegangenen Fall-Kontroll- und Kohortenstudien zu dieser Problematik aufgeführt, die nach evidenzbasierten Gesichtspunkten Klasse-II-Studien entsprechen. Ein direkter Vergleich der in diesen Studien dargestellten Daten wird insofern erschwert, als sowohl unterschiedliche Traumen wie leichtere Schädel-Hirn-Traumen, Hirnkontusionen oder chirurgische Eingriffe als auch verschiedene Zeiträume zwischen dem Auftreten von Verletzungen und dem Ausbruch einer MS oder Auftreten eines neuen MS-Schubes in die Analysen eingingen. So variieren die Zeitfenster erheblich von 3 Wochen bis zu maximal 1 Jahr. Die Studien erbrachten zusammengefasst keine sicheren Hinweise für einen Einfluss von physischen Traumen auf die Entstehung einer MS oder auf die Auslösung von Krankheitsschüben. Besonders die neueren zum Teil prospektiven Studien von Sibley et al. (1991) und Siva et al. (1993) wiesen innerhalb unterschiedlicher Zeitfenster nach Traumata keine signifikante Schubhäufung nach. Das systematisch erhobene Datenmaterial der neueren Studien übertrifft ältere Fallberichte an Aussagekraft, die früher gelegentlich Grundlage von gutachterlichen Entscheidungen waren. Daher ergeben sich zusammenfassend vom rein wissenschaftlichen Standpunkt keine überzeugenden Hinweise dafür, dass MS-Patienten in der Zeit nach Traumen ein höheres Schubrisiko als sonst tragen, und es ist nicht wahrscheinlich, dass Traumen das Entstehen einer MS begünstigen (Weilbach u. Hartung 1997).

Auch bezüglich psychischen Stresses wird anhand der vorhandenen Klasse-II-Evidenzen derzeit kein medizinisch relevanter Zusammenhang zum Auftreten der MS oder neuer Schübe gesehen (Goodin et al. 1999). Aufgrund der methodischen Probleme der zugrunde gelegten Studien können beide Aussagen zum jetzigen Zeitpunkt jedoch nicht mit letzter Sicherheit getroffen werden.

Tabelle 1. Fall-Kontroll- und Kohortenstudien, die einen Zusammenhang zwischen physischem Trauma und Entstehung einer Multiplen Sklerose und dem Auftreten von Krankheitsschüben untersuchen (Auswahl nach Goodin et al. 1999)

Autoren	Jahr	MS-Patienten [n]
McAlpine u. Compston	1952	250
Kurland u. Westlund	1954	112
Alter u. Speer	1968	36
Sibley et al.	1991	170
Siva et al.	1993	225
Gusev et al.	1996	155

Soziales Entschädigungsrecht

Auch bleibt – wie eingangs schon erwähnt – zu beachten, dass die Ursache und Entstehung einer MS als nicht ausreichend geklärt angesehen wird. Unter diesem Aspekt ist bei Kausalitätsbeurteilungen einer MS im sozialen Entschädigungsrecht (Versorgungswesen) zu prüfen, ob in seltenen Einzelfällen eine so genannte Kannversorgung vorzuschlagen ist, die im Hinblick auf Krankheiten geschaffen wurde, deren Ursache in der Medizin so ungewiss ist, dass eine Beurteilung nicht mit der erforderlichen Wahrscheinlichkeit getroffen werden kann. Einzelheiten hierzu ergeben sich aus den „Anhaltspunkten für die ärztliche Gutachtertätigkeit im sozialen Entschädigungsrecht nach dem Schwerbehindertengesetz" vom Bundesminister für Arbeit und Sozialordnung, die 1996 in einer Neufassung erschienen sind. Danach besteht in der medizinischen Wissenschaft Ungewissheit darüber, ob es sich bei der MS um eine Infektionskrankheit oder um ein neuroallergisches, auf einer Autoimmunreaktion beruhendes Krankheitsgeschehen handelt. Auch die Bedeutung endogener Faktoren ist noch umstritten.

In seltenen Einzelfällen kann im sozialen Entschädigungsrecht ein Zusammenhang der MS mit einer Schädigung anerkannt werden, wenn z.B. ein Krankheitsschub in augenfälliger zeitlicher Verbindung mit außergewöhnlich massiven Belastungsfaktoren auftritt.

Unter Berücksichtigung der verschiedenen wissenschaftlichen Hypothesen ist nach den Anhaltspunkten ungewiss, ob folgende exogene Faktoren für die Entstehung und den weiteren Verlauf der MS von ursächlicher Bedeutung sind:

- körperliche Belastungen oder Witterungseinflüsse, die nach Art, Dauer und Schwere geeignet sind, die Resistenz herabzusetzen;
- Krankheiten, bei denen eine toxische Schädigung oder eine erhebliche Herabsetzung der Resistenz in Frage kommt;
- Elektrotraumen (mit Stromverlaufsrichtung über das Rückenmark).

Haben solche Umstände als Schädigungstatbestände vorgelegen, sind die Voraussetzungen für eine Kannversorgung dann als gegeben anzusehen, wenn die Erstsymptome der MS während der Einwirkung der genannten Faktoren oder mehrere Monate (bis zu 8 Monaten) danach oder in der Re-

parationsphase (bis zu 2 Jahren) im Anschluss an eine unter extremen Lebensbedingungen verlaufene Kriegsgefangenschaft aufgetreten sind. Außerdem sind die Voraussetzungen für eine Kannversorgung als erfüllt anzusehen, wenn die MS in enger zeitlicher Verbindung mit langdauernden konsumierenden Krankheiten, die selbst Schädigungsfolge sind, aufgetreten ist. Eine enge zeitliche Verbindung ist ebenfalls zu fordern, wenn eine ausgeprägte Impfreaktion ursächlich in Betracht kommt.

Minderung der Erwerbsfähigkeit (MdE), Grad der Behinderung (GdB)

MdE und GdB werden nach gleichen Grundsätzen bemessen. Beide Begriffe unterscheiden sich lediglich dadurch, dass die MdE kausal (nur auf Schädigungsfolgen) und die GdB final (auf alle Gesundheitsstörungen, unabhängig von ihrer Ursache) bezogen sind. Beide Begriffe haben Auswirkungen von Funktionsbeeinträchtigungen in allen Lebensbereichen und nicht nur die Einschränkungen im allgemeinen Erwerbsleben zum Inhalt. MdE und GdB sind grundsätzlich unabhängig vom ausgeübten Beruf zu beurteilen, es sei denn, dass bei Begutachtungen im sozialen Entschädigungsrecht ein besonderes berufliches Betroffensein berücksichtigt werden muss. Bei der MS richtet sich der MdE-/GdB-Grad vor allem nach den zerebralen und spinalen Ausfallserscheinungen. Zusätzlich ist die aus dem klinischen Verlauf sich ergebende Krankheitsaktivität zu berücksichtigen. Nach den Anhaltspunkten ist bei gesicherter Diagnose im akuten Stadium und für zwei Jahre danach in jedem Fall im Sinne einer Heilungsbewährung ein MdE-/GdB-Grad von mindestens 50 anzunehmen.

Behindert im Sinne der Gesetzgebung ist jemand, der in Deutschland wohnt und dessen GdB weniger als 50, aber mindestens 20 von 100 beträgt. Bei einer GdB von mindestens 50 spricht man von einer Schwerbehinderung. Wir unterstützen unsere MS-Patienten dabei, bei entsprechender Behinderung einen Schwerbehindertenausweis zu beantragen, um Nachteilsausgleiche, wie z. B. Steuerfreibetrag, Kündigungsschutz am Arbeitsplatz, Anspruch auf eine Woche zusätzlichen Jahresurlaub usw. wahrnehmen zu können. Als gesundheitliche Merkmale auf dem Schwerbehindertenausweis müssen bei MS-Patienten gelegentlich gutachterlich beurteilt werden:

- „G": Einschränkung des Gehvermögens (unter 2 km in einer halben Stunde);
- „aG": außergewöhnliche Gehbehinderung (Bewegung ohne Kraftfahrzeug dauernd nur mit fremder Hilfe oder großer Anstrengung möglich);
- „B": bei Benutzung öffentlicher Verkehrsmittel ständige Begleitung erforderlich. Behinderte mit diesen Merkzeichen erhalten außerordentliche Parkgenehmigungen und Vergünstigungen bei Fahrten mit öffentlichen Verkehrsmitteln.

Erwerbs- und Berufsfähigkeit, Rehabilitation

Viele MS-Patienten arbeiten in ihrem Beruf über Jahrzehnte voll leistungsfähig. In der älteren Literatur findet sich die Angabe, dass nach 5 Jahren Krankheitsdauer noch über 70%, nach 10 Jahren über 50% und 15 Jahre nach Krankheitsbeginn über 30% in irgendeiner Weise berufstätig sind (Bauer u. Firnhaber 1963; Firnhaber 1979), was durch die Einführung der neuen immunprophylaktischen Therapien in den 90er Jahren sich in Zukunft hoffentlich verbessern wird. Unserer Beobachtung nach werden MS-Patienten häufig allein aufgrund der Diagnose und nicht wegen bestehender Behinderungen berentet. Eine „prophylaktische Berentung" in Hinblick auf eine mögliche Verschlimmerung der MS infolge der Belastungen durch die Berufstätigkeit halten wir nicht für gerechtfertigt. Nach unserer Auffassung sollten MS-Patienten solange wie möglich im beruflichen Arbeitsprozess verbleiben. In jedem Gutachten zur Erwerbs- bzw. Berufsunfähigkeit muss eine präzise Beschreibung enthalten sein, inwieweit Krankheitssymptome den Arbeitseinsatz behindern und welche Arbeitsleistung von dem Rentenbewerber noch zu erwarten ist. Dabei ist aus dem GdB-/MdE-Grad nicht unmittelbar auf das Ausmaß der beruflichen Leistungsfähigkeit zu schließen. Ebenso erlaubt die Anerkennung von Berufs- oder Erwerbsunfähigkeit durch einen Rentenversicherungsträger oder die Feststellung einer Arbeitsunfähigkeit keine Rückschlüsse auf den GdB-/MdE-Grad. Sind die Anforderungen am gewohnten Arbeitsplatz durch krankheitsbedingte Beeinträchtigungen nicht mehr zu erfüllen, so kann in Absprache ggf. mit dem Betriebsarzt versucht werden, durch Hilfsmittel, Änderung der Arbeitszeiten und ggf. mehr Pausen Erleichterungen zu finden. Eine andere Möglichkeit ist die innerbetriebliche Umsetzung an einen Arbeitsplatz, der dem MS-Patienten eine Entlastung bringt und ihm einen eigenen Arbeitsrhythmus und das Einhalten kleinerer Ruhepausen ermöglicht (Schäfer u. Poser 1999).

Ist die Aufnahme des alten Berufs nicht mehr möglich, so sollte rechtzeitig eine Berufsberatung und ggf. eine Umschulungsmaßnahme erfolgen. Die Versicherungsträger lehnen eine Umschulung von MS-Patienten häufig mit der Begründung ab, dass der zu erwartende progrediente Verlauf diesen Aufwand nicht rechtfertige. Bei eher gutartigen Verläufen und entsprechender Motivation sollte jedoch unter allen Umständen versucht werden, eine berufliche Wiedereingliederung durchzusetzen. Um derartige Maßnahmen planen zu können, ist es sinnvoll, folgende allgemeine prognostische Erkenntnisse bei der MS zu berücksichtigen (Flachenecker u. Hartung 1996):

- Die chronisch progrediente Verlaufsform ist mit einer deutlich schlechteren Prognose assoziiert.
- Bezüglich der initialen Symptome scheinen Schübe mit motorischer und zerebellärer Beteiligung ungünstiger, sensible Symptome und Sehstörungen günstiger zu sein.
- Patienten, die im höheren Lebensalter erkranken, nehmen ebenfalls häufiger einen ungünstigen Krankheitsverlauf.
- Eine hohe Schubrate in den ersten Krankheitsjahren und ein kurzes Intervall zwischen den ersten beiden Schüben ist häufig mit der raschen Entwicklung einer Behinderung korreliert.

- Residualzustände, die länger als 6 Monate anhalten und pyramidale und zerebelläre Störungen aufweisen, zeigen ebenfalls einen ungünstigen Verlauf an.
- Eine deutliche Behinderung nach 5 Jahren Krankheitsdauer (EDSS > 3,0) erhöht die Wahrscheinlichkeit, innerhalb der nächsten Jahre eine stärkere Behinderung zu erleiden.

Von den genannten Faktoren wurde in mehreren Studien dem Ausmaß der Behinderung nach 5 Jahren Krankheitsdauer die größte prognostische Bedeutung beigemessen.

Bei der Wahl des neuen Berufes muss sorgfältig überlegt werden, welche Anforderungen er stellt und ob diese mit den bei der MS am häufigsten auftretenden Störungen vereinbar sind. Arbeiten im Akkord und am Fließband, Schichtarbeit, Hitzeexposition und Durchnässung sollten vermieden werden. Neben der Gehfähigkeit wird die Feinmotorik der Hände im Laufe der Zeit am häufigsten beeinträchtigt. Daher sollten Berufe, die diese Fähigkeiten im Besonderen abverlangen, nicht gewählt werden (Poser 1987).

Hinsichtlich der beruflichen und sozialen Wiedereingliederung ist gutachterlich zu prüfen, ob sich durch regelmäßige Kurklinikaufenthalte die Arbeitsfähigkeit erhalten lässt. In diesem Zusammenhang muss berücksichtigt werden, welche gesundheitlichen Beeinträchtigungen die Leistungsfähigkeit der MS-Kranken am häufigsten einschränken. Die häufigsten limitierenden Faktoren der Erwerbsfähigkeit sind nach Bauer u. Firnhaber (1963):
- spastische Paresen, vor allem der Beine (2/3),
- Koordinationsstörungen (40%),
- Störungen der Blase und des Darmes (25%).

Sinnvoller als Kuren halten wir bei diesen Störungen Aufenthalte in MS-Spezialkliniken, in denen Behandlungsverfahren, insbesondere die Krankengymnastik, auf MS-Patienten zugeschnitten sind. Spastische Paresen und Gangstörungen lassen sich durch eine Kombination von Medikamenten und Krankengymnastik oft erstaunlich gut verbessern. Auch die differenzierte Therapie von Blasenstörungen kann nach genauer urologischer Abklärung in vielen Fällen eine wesentliche Besserung bringen. Diese rehabilitativen Maßnahmen rechtfertigen nach unserer Ansicht einen regelmäßigen stationären Aufenthalt in einer geeigneten Einrichtung.

Weitere Symptome, wie Hirnnervenstörungen, Sensibilitätsstörungen oder psychische Veränderungen, haben in der Frage der Leistungsfähigkeit für die meisten MS-Kranken eine eher untergeordnete Bedeutung, obgleich ihnen im Einzelfall durchaus besonderes Gewicht zukommen kann. So muss jeder einzelne Patient unter dem Gesichtspunkt der spezifischen Rehabilitation individuell begutachtet werden.

Kraftfahreignung

Auch dieser Aspekt stellt sich bei MS-Patienten komplizierter dar als bei anderen Körperbehinderten, weil die Erkrankung grundsätzlich immer als dynamisch aufzufassen ist. Daher sollten sich die Betroffenen regelmäßig zu neurologischen Nachuntersuchungen in angemessenen Zeitintervallen vorstellen. Spastische Paresen und Koordinationsstörungen der Beine lassen sich bei erhaltener Armfunktion durch Umstellen des PKW auf Handbetrieb ausgleichen. Zerebelläre Ataxien schließen die Fahrtauglichkeit am häufigsten auf Dauer aus.

Nach den Begutachtungsleitlinien zur Kraftfahreignung des gemeinsamen Beirats für Verkehrsmedizin beim Bundesminister für Verkehr besteht bei Erkrankungen, die das Gehirn und Rückenmark betreffen, in der Regel Kraftfahruntauglichkeit zum Führen von Kraftfahrzeugen der Gruppe 2 (Kfz über 3,5 t) und zur Fahrgastbeförderung (bearbeitet von Lewrenz 2000). Die Eignung zum Führen von Kraftfahrzeugen der Gruppe 1 (Krafträder und Kfz bis 3,5 t) wird sehr vom individuellen Ausmaß der Erkrankung abhängig gemacht. Es kann daher immer nur im Einzelfall entschieden werden. Generelle Richtlinien aufzustellen verbietet sich. Bei Gefahr einer Verschlechterung kann die Erteilung oder Erneuerung der Fahrerlaubnis von regelmäßigen Nachuntersuchungen abhängig gemacht werden.

Die Fahrerlaubnisverordnung, deren neuer Gesetzestext ab dem 01.01.1999 in Kraft ist, folgt im Wesentlichen den oben angeführten Begutachtungsleitlinien. Besonderes Gewicht erlangt die Fahrerlaubnisverordnung dadurch, dass nunmehr sehr viel verbindlicher als bisher definiert wird, wer überhaupt als Gutachter zur Beurteilung der Kraftfahreignung in Frage kommt:

Werden Tatsachen bekannt, die Bedenken gegen die körperliche oder geistige Eignung des Fahrerlaubnisbewerbers begründen, kann die Fahrerlaubnisbehörde zur Vorbereitung von Entscheidungen über die Erteilung oder Verlängerung der Fahrerlaubnis oder über die Anordnung von Beschränkungen oder Auflagen die Beibringung eines ärztlichen Gutachtens durch den Bewerber anordnen.

Die Führerscheinstelle bestimmt in der Regel auch, ob das Gutachten von einem
- für die Fragestellung zuständigen Facharzt mit verkehrsmedizinischer Qualifikation,
- einem Arzt des Gesundheitsamtes oder einem anderen Arzt der öffentlichen Verwaltung oder
- einem Arzt mit der Gebietsbezeichnung Arbeitsmedizin oder der Zusatzbezeichnung Betriebsmedizin erstellt werden soll. Der Facharzt soll nicht zugleich der behandelnde Arzt sein.

Dies bedeutet in der Praxis, dass in Zukunft eine gutachterliche Stellungnahme eines Arztes für Neurologie ohne verkehrsmedizinische Qualifikation nicht anerkannt wird. Die Qualifikation „Verkehrsmedizinische Begutachtung" kann durch einen Lehrgang bei der Ärztekammer erworben werden, der nach Empfehlung der Bundesärztekammer 16 Stunden betragen soll.

Literatur

Alter M, Speer J (1968) Clinical evaluation of possible etiologic factors in multiple sclerosis. Neurology 18:109–115

Bauer H, Firnhaber W (1963) Zur Leistungsprognose Multiple Sklerose-Kranker. Dtsch Med Wschr 27:1357–1364

Bundesministerium für Arbeit und Sozialordnung (1996) Anhaltspunkte für die ärztliche Gutachtertätigkeit im sozialen Entschädigungsrecht und nach dem Schwerbehindertengesetz. Köllen, Bonn

Charcot JM (1879) Lectures on the disease of the nervous system. New Sydenham Society, London, pp 157–222

Firnhaber W (1979) Leistungsvermögen und Rehabilitation von Multiple Sklerose-Kranken. Neurol Psychiat 5:440–445

Firnhaber W (1995) Multiple Sklerose. In: Rauschelbach HH, Jochheim KA (Hrsg) Das neurologische Gutachten, 2. Auflage. Thieme, Stuttgart, S 324–330

Flachenecker P, Hartung HP (1996) Krankheitsverlauf und Prognose der multiplen Sklerose. 2. Teil: Prädiktiver Wert klinischer und paraklinischer Faktoren. Nervenarzt 67:444–451

Goodin DS, Ebers GC, Johnson KP, Rodriguez M, Sibley WA, Wolinsky JS (1999) The relationship of MS to physical trauma and psychological stress. Neurology 52:1737–1745

Gusev E, Boiko A, Lauer K et al. (1996) Environmental risk factors in MS: a case control study in Moscow. Acta Neurol Scand 94:386–394

Kurland LT, Westlund KB (1954) Epidemiologic factors in the etiology and prognosis of multiple sclerosis. Ann NY Acad Sci 58:682–701

Lewrenz H (2000) Begutachtungsleitlinien zur Kraftfahreignung, Berichte der Bundesanstalt für Straßenwesen, Mensch und Sicherheit. Heft M 115, Bergisch-Gladbach

McAlpine D, Compston N (1952) Some aspects of the natural history of disseminated sclerosis. Q J Med 21:135–167

Poser CM (1994) Physical trauma and multiple sclerosis. Neurology 44:1360–1362

Poser S (1987) Multiple Sklerose. In: Suchenwirth RMA, Wolf G (Hrsg) Neurologische Begutachtung, 2. Aufl. Fischer, Stuttgart New York, S 155–177

Schäfer U, Poser S (1999) Multiple Sklerose. Ein Leitfaden für Betroffene, 6. Aufl. Blackwell, Berlin Wien, S 80–83

Sibley WA, Bamford CR, Clark K, Smith MS, Lagum JF (1991) A prospective study of physical trauma and multiple sclerosis. J Neurol Neurosurg Psychiatry 54:584–589

Siva A, Radhakrishnan K, Kurland LT, O'Brien PC, Swanson JW, Rodriguez M (1993) Trauma and multiple sclerosis: a population-based cohort study from Olmsted County, Minnesota. Neurology 43:1878–1882

Weilbach FX, Hartung HP (1997) Physikalisches Trauma und Multiple Sklerose. Nervenarzt 68:940–944

Bedeutung der Selbsthilfeorganisationen für Multiple-Sklerose-Patienten

D. Seidel

EINLEITUNG

Patientenselbsthilfeorganisationen stellen eine logische Antwort auf Mängel und Defizite im medizinischen und sozialen Versorgungssystem Behinderter und chronisch Kranker dar. Selbsthilfegruppen versuchen Lücken zu schließen in der Vermittlung konkreter und informativer Hilfen zur Selbsthilfe. Sie haben sich zu einem nicht mehr wegzudenkenden Bestandteil unseres Gesundheitswesens entwickelt.

Seit dem Jahr 2000 ist die finanzielle Förderung der organisierten Selbsthilfe durch die Krankenversicherungsträger im §20 Abs. 4 SGB V neu geregelt worden (eine DM erhält jeder Versicherte hierfür jährlich). Die Gesamtzahl aller, jeweils in einzelnen Verbänden organisierten Selbsthilfegruppen wird derzeit in der Bundesrepublik auf 40000 geschätzt, deren Gesamtmitgliederzahl bundesweit auf über 800000. Über 50 Selbsthilfeverbände sind derzeit in den großen Dachverbänden wie z.B. der Bundesarbeitsgemeinschaft für Behinderte (BAGH) zusammengefasst. Etwa ein Drittel von ihnen vertritt Betroffene mit neurologischen Erkrankungen. Von denen wiederum ist die Deutsche Multiple Sklerose Gesellschaft (DMSG) die größte.

Sie gilt zurecht mit mehr als 40000 Mitgliedern als starker Verband mit hohem Organisationsgrad. Der Verband gliedert sich bundesweit in 16 Landesverbände und etwa 900 örtliche Kontaktgruppen. Bemerkenswert ist die hohe Zahl ehrenamtlicher Helfer (3800) und der niedrige Mitgliedsbeitrag (DM 48.–). Er deckt nur etwa 5% aller Aufwendungen des Verbandes ab. Die DMSG wird daher immer ein „Bettelorden" bleiben. Die etwa 35 Millionen DM, die dem Verband bundes- und landesweit aus Spendenmitteln und Zuschüssen als Gesamtbudget zur Verfügung stehen, werden auch wieder zu 85% für satzungsgemäße Aufgaben in der unmittelbaren medizinischen und psychosozialen Patientenbetreuung eingesetzt.

Hierfür stehen allein jährlich nahezu 200000 Einzelberatungen und ca. 500 Seminare oder Wochenendfreizeiten mit Patienten und Angehörigen. Einzelne Landesverbände unterhalten eigene Beratungsstellen, ambulante Therapieeinrichtungen, Fahrdienste, ambulante Pflegedienste oder Pflegeheime, andere sind beteiligt an MS-Fachkliniken oder MS-Spezialambulanzen.

Zahlreiche Anschubfinanzierungen durch den DMSG-Forschungsetat selbst bzw. durch Vermittlung von Finanzhilfen aus der sog. „Hertie-Stiftung" ermöglichten jungen Wissenschaftlern die Realisierung einer Vielzahl von MS-Forschungsprojekten. Unter großer Beteiligung wurden von der DMSG in den letzten Jahren vier internationale MS-Symposien in Hannover und München durchgeführt. Mit einem finanziellen Aufwand von über 1 Million DM unterstützte die DMSG über viele Jahre eine modellhafte Informations- und Betreuungseinrichtung für MS-Betroffene (IBS) in Göttingen. Ständig werden Fachbroschüren und Infoblätter z. B. zu neuen Therapieverfahren oder Außenseiterbehandlungen aktualisiert. Der Ärztliche Beirat hat Anfang 1999 eine vielbeachtete Rahmenempfehlung (MSTKG) zur immunmodulatorischen Stufentherapie der MS erarbeitet, die derzeit überarbeitet wird. Viermal jährlich erscheint das Verbandsorgan „AKTIV".

Seit Gründung des Verbandes (1952) konnte dieser mit Erfolg Personen des öffentlichen Lebens für das zeitaufwendige Ehrenamt des 1. Vorsitzenden gewinnen, ebenso zahlreiche Neurologen für eine Mitarbeit innerhalb der Ärztlichen Beiräte. In vielen Landesverbänden übernahmen Ministerpräsidenten oder deren Ehefrauen die Schirmherrschaft.

Bedingt durch sich stets wandelnde gesellschaftliche und soziale Rahmenbedingungen war die Deutsche Multiple Sklerose Gesellschaft seit ihrer Gründung (auf Initiative des Neurologen Dr. H. Riedel) bis zum heutigen Tag immer wieder vor die Aufgabe gestellt, sich und ihre Schwerpunkte formal und inhaltlich neu zu formulieren. Ausgehend von der weitgehend vom Idealismus getragenen Phase der Laienhilfsbereitschaft der Gründerjahre, vollzog sich der Anpassungsprozess über eine Epoche der vorwiegend organisierten Selbsthilfe bis zur DMSG von heute: einem „Fachverband für MS".

Im Herbst 1998 verabschiedete das wichtigste Organ der DMSG, die Mitgliederversammlung, in der alle DMSG-Landesverbände und Beiräte vertreten sind, erstmalig ein Grundsatzprogramm (DMSG 2000), in dem Selbstverständnis sowie Aufgaben und Ziele der DMSG in vier Punkten festgelegt wurden. Die DMSG definiert sich von nun an als Selbsthilfeorganisation, Betreuungsorganisation, Interessenvertretung und Fachverband. Ihre Arbeit bezieht sich demnach auf unmittelbare Betreuung der Betroffenen, vermehrte Öffentlichkeitsarbeit und auf Forschungsförderung. Zunehmende finanzielle Restriktionen in unserem Sozialwesen werden nicht nur für MS-Betroffene, sondern auch für die DMSG-Verbandsarbeit spürbar deutlicher und damit leider auch eine weiter zunehmende finanzielle Abhängigkeit von Zuschüssen und Spenden. Unabhängigkeit des Verbandes und Abhängigkeit z. B. von Finanzhilfen der Industrie schließen einander nicht zwangsläufig aus. Um hier klare Abgrenzungen ziehen zu können, hat der Verband in diesem Frühjahr verbindliche Leitlinien für die Zusammenarbeit mit Unternehmen der pharmazeutischen Industrie verabschiedet, die komplette Offenlegung und Verwendungsnachweise von Spenden und Zuwendungen regeln.

Qualität und Leistung der Beratung und Betreuung sowie ein überzeugendes PR-Konzept sind wichtige Parameter für das äußere Erscheinungsbild des Verbandes, ein immer effizienteres Spendenmarketing eine der Grundlagen seiner langfristigen Finanzierbarkeit. Zum PR-Konzept noch einige Anmerkungen: Alljährlich werden bundesweit Spendenbereitschaft und Spendenverhalten durch das sog. EMNID-Spendenmonitoring erfasst. Im Ranking aller Organisationen, die sich auf dem Spendenmarkt bewegen, belegt die

DMSG seit langem hinter „Ärzte ohne Grenzen" und den „SOS-Kinderdörfern" den 3. Platz.

Durch das EMNID-Spendenmonitoring ließ sich weiterhin zeigen, dass durch verbesserte PR-Strategien des Verbandes der Bekanntheitsgrad der DMSG in der Bevölkerung 1997 gegenüber 1998 von etwa 17 auf 31% gesteigert werden konnte. Nach Abschluss der Kampagne sollen der Bekanntheitsgrad auf 50%, die Zahl der DMSG-Spender unter allen Spendern von 1 auf 2% und der DMSG-Mitgliederbestand auf 40% aller MS-Betroffenen erhöht werden.

Zentrale Instrumente dieses PR-Projektes waren in den letzten Monaten z. B. Anzeigenschaltungen, die entsprechend ihrer Auflage etwa 25 Millionen Haushalte erreichten und ca. 20 000 Großplakate, die in über 130 Großstädten wochenlang hingen mit dem schönen Motiv und Leitspruch: „Multiple Sklerose – Wir lassen Sie nicht allein!" Über die angegebene Hotline erreichen den Verband in der Folge inzwischen etwa 600 Anrufe monatlich.

Vor dem Hintergrund der derzeitigen Diskussionen um Leistungen und Bezahlbarkeit der sozialen Sicherungssysteme ist die DMSG als Sachwalter der Interessen der MS-Erkrankten besonders gefordert. Es geht um die Sicherstellung der Versorgung mit Hochpreismedikamenten genauso wie z. B. um die Verordnung regelmäßiger Physiotherapie. Der schwerstbetroffene oder hochbetagte MS-Patient gerät dabei leider oft genug in Vergessenheit. Diese Patienten gelten als Altlast der „Vor-Interferon-Epoche", für die man angeblich doch nicht mehr viel tun könne. Das Gegenteil ist der Fall! Ein Bemühen um die Sicherstellung optimierter symptomatischer Therapien, qualifizierter aktivierender Pflege und eines Höchstmaßes an verbleibender Lebensqualität werden hier zum Gradmesser der Glaubwürdigkeit dieses Verbandes und seiner Mitglieder. In diesem Zusammenhang hat die DMSG vor wenigen Jahren mit sehr großem Erfolg ein Pflegedienst-Zertifizierungsprogramm mit entsprechenden Qualitätssicherungsprogrammen entwickelt. Eine zunehmende soziale Kälte zeigt sich leider im Umgang mit MS-Betroffenen am Arbeitsmarkt. Auch hier warten auf den Verband in Zukunft große Aufgaben. Bei dem vielzitierten Schlagwort von der „Hilfe zur Selbsthilfe" stellt sich immer auch die Frage, wie viel Fremdhilfe diese Form der Selbsthilfe überhaupt benötigt? Oder: „Ist die DMSG ein Verband von Betroffenen oder für Betroffene?". In der Vergangenheit zeigte sich in einzelnen Gliederungen dieses Verbandes, dass Betroffene aufgrund der Unvorhersehbarkeit des Verlaufes sich mit langfristigen Führungsaufgaben oft überforderten. Dies führte in der Folge dazu, dass die DMSG zunehmend professionelle Hilfe durch hoch qualifizierte, nichtbetroffene Mitarbeiter, auch im Bereich ihrer Verbands- und Geschäftsführung, benötigte.

Eine verständlicherweise nie enden wollende Sehnsucht nach völliger Wiederherstellung der Gesundheit führte in der Vergangenheit in einigen Gruppen zu einem verstärkten Interesse an sog. Außenseitermethoden. Selbsternannte „Wunderheiler" fanden hier Zuhörer und Opfer. Der Ärztliche Beirat der DMSG hat sich in der Vergangenheit immer recht schnell durch seine Stellungnahmen bemüht, über Hintergründe von „Außenseitermethoden" zu informieren, um vor unberechtigten Hoffnungen, gesundheitlichen Risiken oder finanzieller Ausbeutung zu warnen.

Ziele und Aufgaben der DMSG möchte ich abschließend noch einmal zusammenfassen:

Wir wollen in der DMSG den aufgeklärten und mündigen, in gewisser Hinsicht auch schutzbedürftigen Patienten, der seine Erkrankung, alle Behandlungsmöglichkeiten, aber auch deren Risiken und Grenzen verstehen möchte.

Wir wollen durch verstärkte Öffentlichkeitsarbeit mithelfen, dass die DMSG finanziell überleben kann, aber auch helfen, dass in der Öffentlichkeit Vorurteile gegenüber der MS oder den davon Betroffenen abgebaut werden.

Wir wollen auch weiterhin bei der Durchführung von ärztlichen Fortbildungen oder wissenschaftlichen Fachkongressen zum Thema MS mithelfen, – aber auch bei der Förderung, Planung und Durchführung grundlagenwissenschaftlicher oder klinischer Forschung.

Wir wollen aus der DMSG einen „Fachverband" machen, der alle Aspekte der Optimierung des Betreuungsstandards der MS-Erkrankten sowie deren aktiv-mündige Selbsthilfe mit hoher professioneller Beratungskompetenz nach innen wie nach außen verbindet. Hierzu benötigen wir heute mehr denn je ständig auch weiterhin die Hilfe aller Neurologen in Klinik und Praxis.

Multiple Sklerose und Ernährung

J. Mertin

J. Mertin

EINLEITUNG

Die Mitte des 19. Jahrhunderts beginnende Entwicklung der Multiplen Sklerose (MS) zur heute häufigsten chronischen neurologischen Erkrankung (Logothetis 1999) fällt zeitlich zusammen mit der sich in den westlichen Industrieländern verändernden Verfügbarkeit und Aufbereitung von Nahrungsmitteln. Die Aufnahme naturbelassener Lebensmittel wurde zu Gunsten einer von mit Raffinierungsverfahren veränderten Nahrung vermindert, die ballaststoffreiche durch eine ballaststoffarme, an tierischem Fett und Eiweißen und raffinierten Kohlehydraten reiche Ernährung ersetzt. Es wundert nicht, dass es angesichts dieser Entwicklung immer wieder Autoren gab, die versucht haben, eine direkte Verbindung zwischen zunehmender MS-Inzidenz und veränderter Ernährungsweise herzustellen. Aus dieser Annahme heraus wurden die verschiedensten Empfehlungen zur adäquaten Ernährung von MS-Betroffenen abgeleitet, mit Therapievorschlägen, die vom großzügigen Einsatz von Nahrungsergänzungsstoffen bis hin zu speziellen Diäten reichen, letztere häufig mit dem Anspruch, kausale Therapien der MS zu sein.

Nahrungsergänzungsstoffe

Die Vitamintherapie der MS – in der Regel mit B-Vitaminen und Vitamin C – hat eine lange Tradition und wird auch heute noch von vielen Patienten angewandt, ohne dass je eine wissenschaftlich fundierte, kontrollierte Studie dazu durchgeführt worden wäre.

Ein Vitamin-B_{12}-Mangelsyndrom bei MS-Patienten wurde in den 70er Jahren von Neu u. Begemann (1974) beschrieben und in neuerer Zeit von angelsächsischen Autoren wieder entdeckt (Reynolds et al. 1991); auch dieses Vitamin gehört zu den Substanzen, die in der Behandlung von MS-Patienten relativ häufig eingesetzt werden, ohne dass entsprechende Resultate von kontrollierten Therapiestudien vorliegen. Dies gilt auch für die Behandlung mit Antioxydantien:

Empfehlungen zur Supplementierung der Nahrung mit Antioxydantien wie Vitamin E, Vitamin C, Mineralstoffe und Spurenelemente (Magnesium, Selen, Zink) sind auf Hypothesen zurückzuführen, wie sie zum Beispiel Wolfgram

(1979), Mickel (1975) und Kousmine (1986) aufgestellt haben. Diese Autoren postulieren, dass zirkulierende toxische Substanzen mit niedrigem Molekulargewicht (Wolfgram 1979), durch eine erhöhte Peroxydation in einem chronisch infizierten Darm entstanden (Mickel 1975; Kousmine 1986), über die Auslösung von Mikroembolien im ZNS und/oder Schädigung immunregulatorischer Prozesse zur Pathogenese der Multiplen Sklerose beitragen. Dass der Darm eine Ausgangsstation für die Entwicklung pathologischer Prozesse im Nervensystem sein könnte, ist in der Vergangenheit immer wieder diskutiert worden – anzuführen wäre hier z. B. die bereits um 1930 erschienene Monografie eines englischen Pathologen mit dem Titel: *The rectal approach to neuropathology.*

Diät

Es lässt sich im Rahmen dieser Ausführungen nicht bewerkstelligen, auf all die verschiedenen Empfehlungen zu speziellen Ernährungsweisen, denen aufgrund spekulativer Überlegungen eine mildernde oder gar heilende Wirkung bei der MS zugeschrieben wurden und werden, einzugehen. Im Umgang des behandelnden Arztes mit diätbeflissenen Patienten ist wichtig, was Bauer (1999) in seiner Monografie *über Irrwege und Fortschritte in der Behandlung der Multiplen Sklerose* hervorgehoben hat, nämlich „.... daß man tolerant sein muß und einen Patienten, der einen diätetischen Versuch unternehmen will, nicht entmutigen soll, da ein solcher Versuch zu einer disziplinierten Lebensführung beitragen kann. Man muß aber sorgfältig darauf achten, daß dabei nicht Mangelsituationen in der Ernährung auftreten, die sich auf den Verlauf der MS schädlich auswirken".

Wichtig ist auch, dass eine Ernährungsweise eingehalten wird, die mindestens zum Teil auch von den Familienmitgliedern und Partnern der Betroffenen sinnvoll miteingehalten werden kann. Eine Diät sollte nicht die ohnehin schon bestehende Gefahr der sozialen Isolation des chronisch Erkrankten vergrößern. Auch sollten wichtige Faktoren der Lebensqualität – Lebensfreude und Genussfähigkeit – berücksichtigt werden, die durch rigorose Diäten wesentliche Einbußen erleiden können.

Die MS-Diäten, die bei uns bis heute am meisten Beachtung und Anwendung gefunden haben, sind nach ihren „Erfindern" benannt: Swank (1991), Evers (1969), Fratzer (Fratzer u. Hoffmann 1990) und Hebener (1996).

Die Swank-Diät besteht im Wesentlichen in einer weitgehenden Reduzierung der täglichen Zufuhr an tierischem gesättigtem Fett und Ersatz dieses Fettes durch Verwendung von Pflanzenölen und Lebertran. Verglichen mit historischen Kontrollen wiesen die so behandelten Patienten während einer Beobachtungszeit von über 30 Jahren eine deutlich verminderte klinische Progredienz und eine geringere Mortalität auf – ein zusammenfassender Bericht darüber erschien 1990 (Swank u. Brewer Dugan 1990).

Die Evers-Diät fordert eine Vermeidung denaturierter Nahrungsmitteln (z. B. weißes Mehl, Kristallzucker) und eine Ernährung mit naturbelassenen Lebensmitteln im Sinne einer ballaststoffreichen vegetarischen Kost (Evers 1969). Der Großteil des notwendigen Fettes soll in Form ungesättigter Fettsäuren zugeführt werden (Evers 1979).

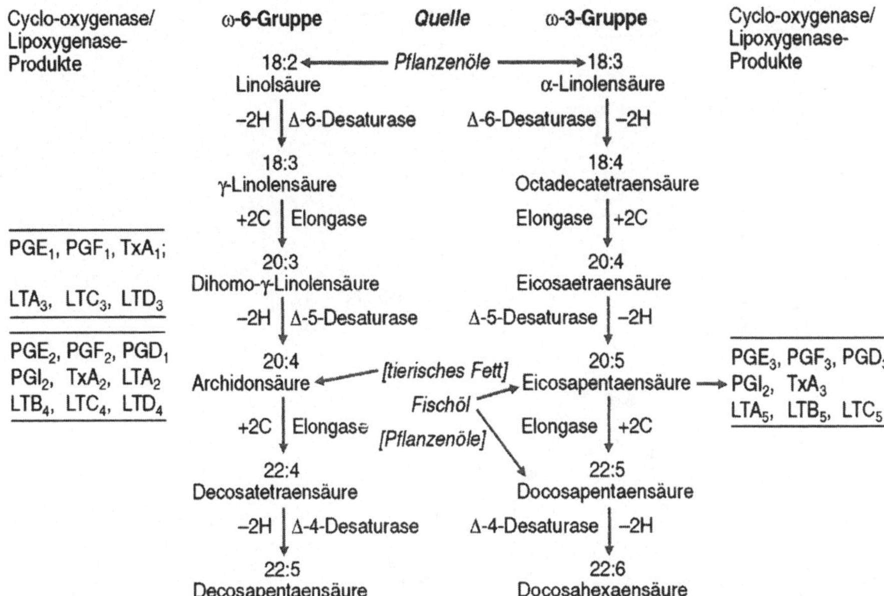

Abb. 1. Die essentiellen Fettsäuren der Omega-6- und Omega-3-Familie und ihre Derivate

Fratzer (Fratzer u. Hoffmann 1990) und Hebener (1996) haben postuliert, dass die in Pflanzenölen enthaltene essentielle Fettsäure der Omega-6-Familie (Abb. 1), die Linolsäure, und die im Säugetierorganismus daraus aufgebaute Arachidonsäure über die aus der letzteren entstehenden E-Typ-Prostaglandine entzündungsfördernd und damit MS-fördernd seien. Sie sollten deshalb weitmöglichst gemieden und durch die Aufnahme von essentieller Fettsäure der Omega-3-Familie (s. Abb. 1), deren Prostaglandinderivate entzündungshemmend seien, ersetzt werden.

Bei allen dreien dieser hier angeführten Diäten wird den essentiellen Fettsäuren (EFS) in der Ernährung von MS-Patienten eine besondere Rolle zugeschrieben.

Essentielle Fettsäuren (EFS)

Die im Säugetierorganismus aus den EFS aufgebauten langkettigen mehrfach ungesättigten Fettsäuren sind wichtige strukturelle Bestandteile der Zellmembranen und des Myelins sowie Ausgangssubstanzen für Prostaglandine (Pg), Thromboxane und Leukotriene, denen bei einer Vielzahl von Regulationsvorgängen – so z. B. bei der Thrombozytenaggregation und in der Immunregulation – wichtige Mediatorfunktionen zukommen. Die Feststellung, dass ein relativer Mangel an solchen mehrfach ungesättigten Fettsäuren bei der MS vorliegt, hat Thompson (1975) dazu veranlasst, einen „inborn error of lipid metabolism" bei der MS zu postulieren, der insbesondere bei Individuen, die eine an EFS-arme Ernährung einhalten, ätiologisch zum Tragen komme. Unterstützung für diese Hypothese kommt von epidemiologischen Untersuchun-

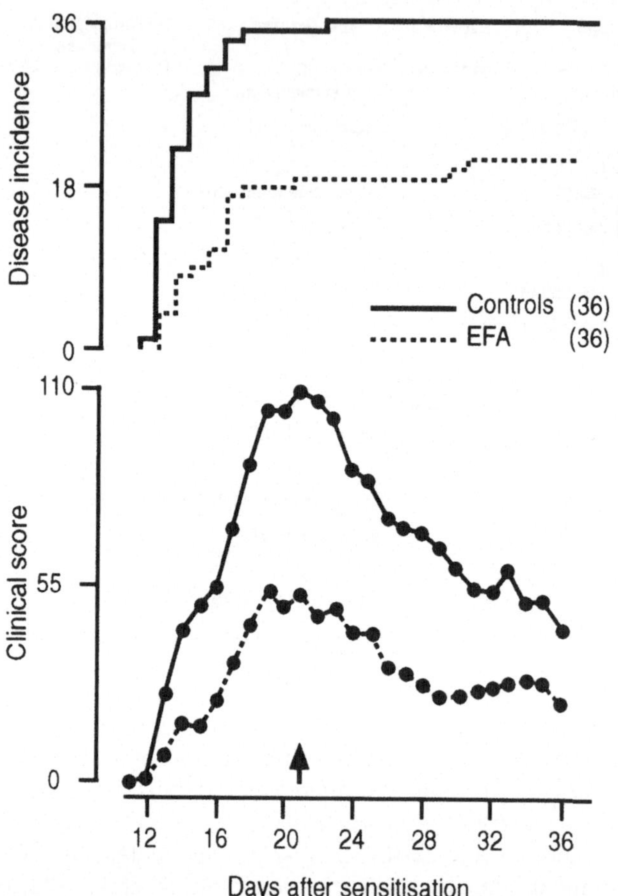

Abb. 2. Experimentell allergische Enzephalomyelitis bei Lewis-Ratten. Inzidenz und klinischer Score bei Plazebo-behandelten Kontrollen (Controls) und bei mit essentiellen Fettsäuren (EFS oral) behandelten Tieren (Mertin u. Stackpoole 1978)

gen, die eine deutliche Erniedrigung in der MS-Inzidenz und -Prävalenz in Regionen aufzeigten, in denen pflanzliche Öle und Fisch die Hauptquelle für die Fettzufuhr darstellen (Mertin u. Meade 1977).

Dass EFS eine immunregulative Wirkung haben, wurde erstmals von Mertin und Mitarbeitern beschrieben (Mertin u. Shenton 1973; Mertin et al. 1974). In späteren tierexperimentellen Studien wurde unter anderem nachgewiesen, dass durch die Behandlung mit oral verabreichten EFS die experimentell allergische Enzephalomyelitis bei der Ratte signifikant unterdrückt werden kann (Mertin u. Stackpoole 1978; Abb. 2).

Diese therapeutische Wirkung kommt nicht über die EFS selbst, sondern über die aus ihnen gebildeten Pg zustande (Mertin u. Stackpoole 1984). Um die Bedeutung dieser Pg für die Entzündung im Rahmen einer zellvermittelten Abstoßungsreaktion zu überprüfen, wurden entsprechend sensibilisierte Inzuchtmäuse mit Anti-Pg-Antiseren behandelt. Der dadurch verursachte

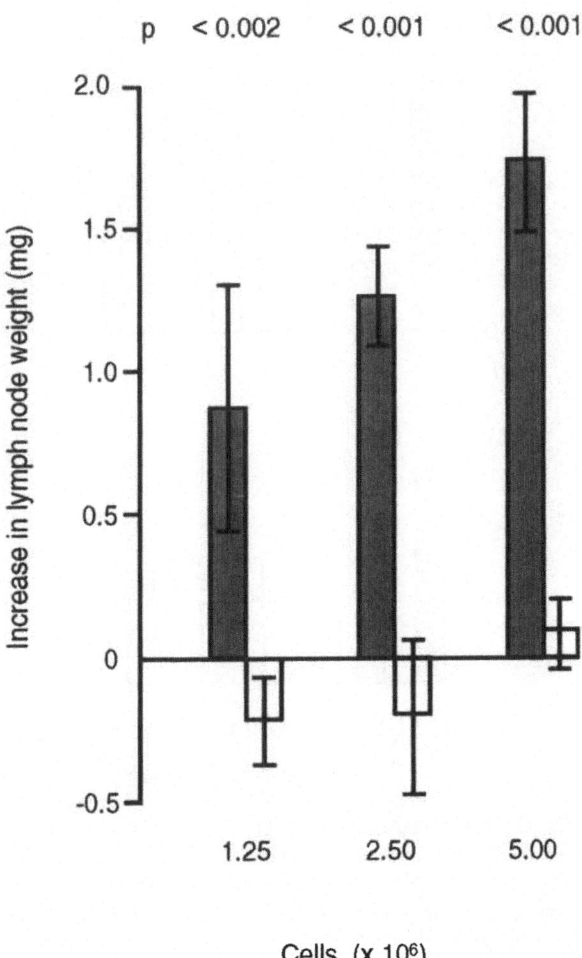

Abb. 3. Host-versus-Graft- (HvG-)Lymphknoten-Test bei Inzuchtmäusen. Die *dunklen Säulen* stellen das durch eine zellvermittelte Immunreaktion zunehmende Gewicht des poplitealen Lymphknotens nach Injektion dreier verschiedener Konzentrationen von Stimulatorzellen dar, die *offenen Säulen* zeigen die Unterdrückung der Reaktion durch die einmalige Injektion eines gegen PgE gerichteten Antiserums (Mertin u. Stackpoole 1981)

Mangel an endogen gebildetem Prostaglandin bewirkt ein Ausbleiben der entzündlichen Reaktion (Mertin u. Stackpoole 1981; Abb. 3).

Durch Behandlung mit exogenem Pg oder EFS in steigender Dosierung kann die Entzündungsreaktion mit einer glockenförmigen Dosiswirkungskurve (Mertin et al. 1984) wieder hergestellt werden (Abb. 4).

Diese Beobachtung ist Grundlage für das vorgeschlagene Modell (Abb. 5) der Pg-Wirkung bei Entzündungsreaktionen im Rahmen der zellvermittelten Immunantwort: Förderung der Reaktion bei niedrigen bis mittleren Pg- oder EFS-Konzentrationen, Suppression bei höheren Konzentrationen (Mertin et al. 1984).

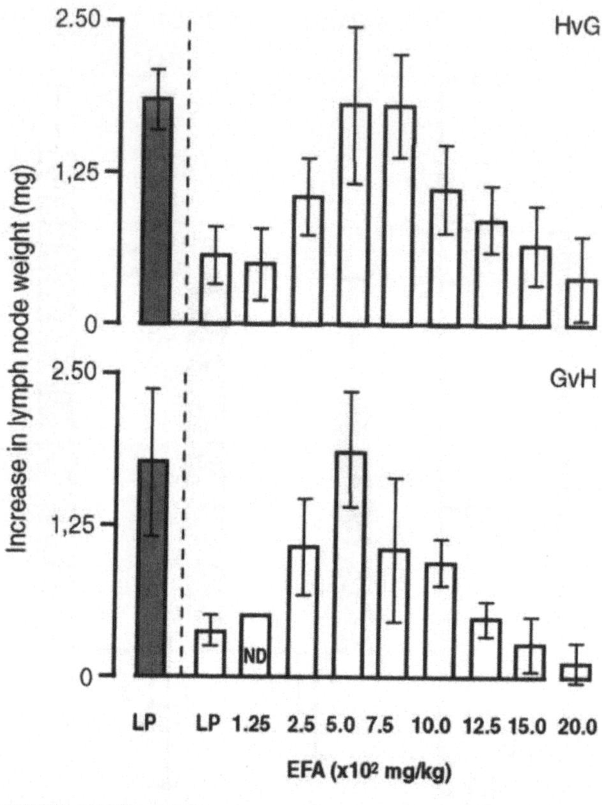

Abb. 4. Unterdrückung von Host-versus-Graft- (HcG-) und Graft-versus-Host- (GvH-)Reaktionen durch ein gegen PgE gerichtetes Antiserum und Wiederherstellung und Supprimierung der Reaktionen durch orale Gabe von essentiellen Fettsäuren (EFS) in aufsteigender Dosierung (Mertin et al. 1984)

Dieses Modell erlaubt, die von Fratzer (Fratzer u. Hoffmann 1990), Hebener (1996) und anderen Autoren (Adam 1994) betonte alleinige entzündungsfördernde Wirkung der in der Nahrung aufgenommenen Linol- und Arachidonsäure und die daraus abgeleiteten diätetischen Vorschläge in Frage zu stellen. Unterstützt werden damit jedoch die sich aus den doppelblind-kontrolliert durchgeführten Therapiestudien von Millar et al. (1973) und zweier weiterer Untersuchungsgruppen ergebenden Empfehlungen einer mit EFS angereicherten MS-Ernährung, EFS sowohl der Omega-6- als auch der Omega-3-Familie. Die Gruppe von Millar hatte in ihrer 1973 im British Medical Journal veröffentlichten Studie eine signifikante Reduzierung länger dauernder Schübe bei Linolsäure-behandelten Patienten festgestellt (Tabelle 1).

Dworkin et al. (1984), die die Ergebnisse dieser Studien im Rahmen einer Metaanalyse zusammengefasst haben, konnten aufzeigen, dass durch eine solche Diät eine Reduktion und Abmilderung von Krankheitsschüben sowie

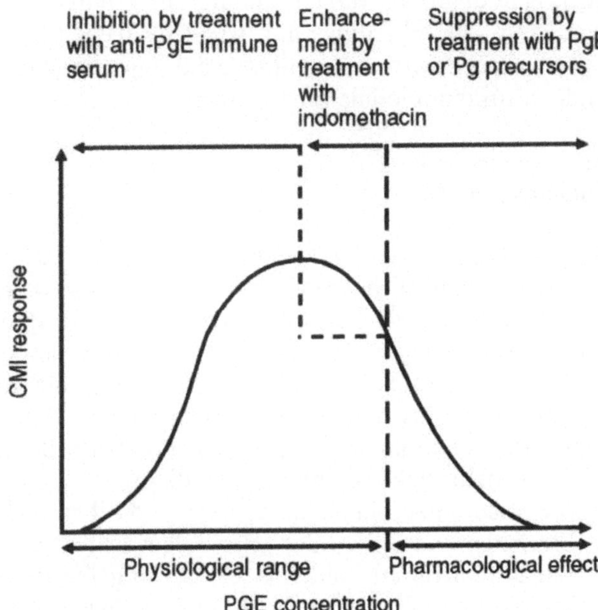

Abb. 5. Modell der von einer glockenförmigen Dosis-Wirkungs-Kurve bestimmten PgE-Wirkung bei der Entstehung einer entzündlichen Reaktion im Rahmen von zellvermittelten Immunreaktionen (Mertin et al. 1984)

Tabelle 1. Schubrate und -dauer (Millar et al. 1973)

Duration [weeks]	1–5	6–9	10 or more	Total
Belfast series				
Controls	12	23	8	43
Linoleate group	17	4	4	25
London series				
Controls	12	15	2	29
Linoleate group	16	0	0	16

Belfast/London double blind trial on the supplementation of multiple sclerosis patients with sunflower-seed oil, providing the patients with approximately 23 g linoleic acid/day.

Tabelle 2. Die Mittelwerte der Kurtzke-Skala vor Therapiebeginn und nach einer zweijährigen Behandlung mit Linolsäure (Dworkin et al. 1984)

Disability Status Scale Scores as a Function of Disability at Entry to trial				
Disability score et entry to trial	Mean Disability	Status At entry to trial	Scale At end of trial	Scores p[a]
0–2	Linoleic Acid (37)[b]	1.41	1.53	0.50
	Control (39)	1.43	2.24	0.03
3–6	Linoleic Acid (50)	4.75	5.46	0.001
	Control (46)	4.61	5.37	0.001

auch eine deutliche Verlangsamung der Progredienz (Tabelle 2) erreicht werden kann. Dies allerdings nur, wenn im frühen Stadium der Erkrankung damit begonnen wird – eine Einschränkung, die wir auch bei der Therapie mit anderen Immunmodulatoren kennen.

Ernährung bei MS

Bei der Frage nach der Ernährungsweise von MS-Patienten sollte man sich an die von Pöhlau und Seidel für die DSMG erarbeiteten *Ernährungsratschläge bei Multipler Sklerose* (DMSG Medizinische Information, 2.7 Ernährung) halten. Empfohlen wird, wie im Folgenden zusammengefasst, eine vollwertige, ausgeglichene ballastoffreiche Ernährung, die auf den Empfehlungen der Deutschen Gesellschaft für Ernährung basiert (Deutschen Gesellschaft für Ernährung 1991), mit, was den Fettanteil betrifft, Bevorzugung der EFS.

Die Ernährungsempfehlungen sind:

- Die Kalorienzufuhr sollte ausreichend, aber nicht überschüssig sein. Das Erreichen und Halten des „Normalgewichtes" ist sinnvoll.
- Die Proteinzufuhr sollte bei ca. 50–80 g/Tag liegen. Ein großer Teil davon sollte durch pflanzliches hochwertiges Eiweiß (z.B. Tofu) gedeckt werden.
- Industriell hergestellte, harte, gesättigte Fette und tierische Fette sollten deutlich reduziert werden. Auf verborgene Fette (z.B. in Schokolade, Süßspeisen, Milcheis etc.) ist besonders zu achten.
- Vier bis maximal 10 Teelöffel (20–50 g) gutes Öl mit mehrfach ungesättigten Fettsäuren erlauben eine ausreichende Zufuhr an mehrfach ungesättigten, zum Teil essentiellen Fettsäuren.
- Die tägliche Einnahme eines Löffels Lebertran oder eines entsprechenden Fischölpräparates hat möglicherweise einen positiven Einfluss auf die MS.
- Bei den Kohlehydraten sollte der Zuckeranteil niedrig gehalten werden. Nicht raffinierte Getreideprodukte (Vollkornmehl, Vollkornbrot, Naturreis, Haferflocken etc.) sind vorzuziehen.
- Der Ballaststoffanteil der Nahrung kann durch Obst, Gemüse und Salate vermehrt werden.
- Der Anteil tierischer Nahrungsmittel sollte gering gehalten werden, tierisches Fett sollte, so gut es geht, vermieden werden.
- Die Ernährung sollte vollwertig sein, industrielle Fertigprodukte sollten nur gelegentlich eingesetzt werden.
- Bei Osteoporose oder erhöhtem Risiko dazu (Inaktivität, Kortisontherapie) ist die Einnahme von Vitamin D und die vermehrte Zufuhr von Kalzium (z.B. in Form von Milch) angeraten. Auch körperliche Bewegung vermindert das Osteoporoserisiko.

Anzufügen wäre hier lediglich, dass bei einer EFS-reichen Ernährung zusätzlich Vitamin E zugeführt werden sollte, das die EFS im Körper stabilisiert und somit einer möglichen Peroxydation entgegenwirkt.

Literatur

Adam O (1994) Entzündungshemmende Ernährung bei rheumatischen Erkrankungen. Ernährungsumschau 41:222–225

Bauer HJ (1999) Irrwege und Fortschritte in der Behandlung der Multiplen Sklerose. Deutsche MS Gesellschaft

Deutsche Gesellschaft für Ernährung (1991) Empfehlungen für die Nährstoffzufuhr, 5. Überarbeitung. Umschau Verlag, Frankfurt/Main

Dworkin RH, Bates D, Millar JHD, Paty DW (1984) A re-analysis of three double blind trials. Neurology 34:1441–1445

Evers J (1969) Die diätetische Therapie der Multiplen Sklerose. Med Welt 2:1700–1707

Evers P (1979) Diätetik der Multiplen Sklerose. Ernährungsheilkunde 4:DI–III

Fratzer U, Hoffmann H (1990) Schach der MS, 2. Aufl. Printul, München

Hebener O (1996) Fundamente der Hoffnung. Theorie und Therapie der Multiplen Sklerose. The World of Books Ltd., London

Kousmine C (1986) Die Multiple Sklerose ist heilbar. Delachaux & Niestlé, Paris

Logothetis J (1999) A historical review of multiple sclerosis. Neurol Psychiat Brain Res 7:1–8

Mertin J, Meade CJ (1977) Relevance of fatty acids in multiple sclerosis. Brit Med Bull 33:67–71

Mertin J, Shenton BK (1973) Unsaturated fatty acids in multiple sclerosis. Brit Med J 2:777

Mertin J, Hughes D, Shenton BK, Dickinson JP (1974) In-vitro inhibition by unsaturated fatty acids of the PPD- and PHA-induced lymphocyte response. Klin Wschr 52:248–250

Mertin J, Stackpoole A (1978) Suppression by essential fatty acids of experimental allergic encephalomyelitis is abolished by indomethacin. Prostaglandins and Medicine 1:283–291

Mertin J, Stackpoole A (1984) Prostaglandin precursors and the cell-mediated immune response. Cell Immunol 62:293–300

Mertin J, Stackpoole A (1981) Anti-Pg E antibodies inhibit in vivo development of cell – mediated immunity. Nature 294:456–458

Mertin J, Stackpoole A, Shumway SJ (1984) Prostaglandins and cell-mediated immunity. Transplantation 37:396–402

Mickel HS (1975) Multiple Sclerosis: a new hypothesis. Perspect. Biol Med 18:363–374

Millar JHD, Zilkha KJ, Langman MJS, Wright HP, Smith AD, Belin J, Thompson RHS (1973) Double blind trial on linoleate supplementation of the diet in multiple sclerosis. Brit Med J 1:765–768

Neu I, Begemann H (1974) Begleitkrankheiten bei der multiplen Sklerose. Münch Med Wschr 116:836–840

Reynolds E, Linnnell JC, Faludy JE (1991) Multiple sclerosis associated with Vitamin B12 deficiency. Arch Neurol 48:808–811

Swank RL (1991) Multiple Sclerosis: fat-oil relationship. Nutrition 7:368–376

Swank RL, Brewer Dugan B (1990) Effect of low saturated fat diet in early and late cases of multiple sclerosis. Lancet i:37–39

Thompson RHS (1975) Unsaturated fatty acids in multiple sclerosis. In: Davison AN et al. (eds), Multiple Sclerosis research. H.M.S.O, London, pp 184–197

Wolfgram F (1979) What if multiple sclerosis isn't an immunological or viral disease? The case of a circulating toxin. Neurochem Res 4:1–14

Multiple Sklerose und Impfungen

E. Mix, U. K. Zettl

EINLEITUNG

Der Problemkreis „Multiple Sklerose und Impfungen" ist vielschichtig und reicht von der möglichen Induktion der Erkrankung bzw. Schubauslösung durch eine Schutzimpfung bis zum potenziellen Einsatz rekombinatorischer Vakzine in der MS-Therapie. Im Folgenden sollen die wichtigsten Aspekte des Problemkreises schwerpunktmäßig anhand von vier Fragestellungen besprochen werden:
1) Welche Indikationen zur Schutzimpfung gelten für MS-Patienten?
2) Kann eine Schutzimpfung in suszeptiblen Individuen zur Erstmanifestation der MS und/oder zur Triggerung von MS-Schüben beitragen?
3) Welche Besonderheiten gelten für Schutzimpfungen bei MS-Patienten unter immunsuppressiver bzw. immunmodulatorischer Therapie?
4) Lassen sich Impfstrategien für die Behandlung der MS einsetzen?

Indikationen für Schutzimpfungen bei MS-Patienten

Die Schutzimpfung gegen Infektionskrankheiten kann prinzipiell auf zwei Wegen erfolgen:
1) *aktiv*, durch Einbringen von lebenden (attenuierten) oder abgetöteten (inaktivierten) Erregern oder Komponenten (Toxoide) derselben;
2) *passiv*, durch parenterale Gabe von Serum oder gereinigten Immunglobulinen aktiv immunisierter Menschen oder Tiere.

Sonderfälle sind die Applikation von DNA, die für immunogene Komponenten von Infektionserregern kodiert, und die intravenöse Gabe von Immunglobulinpräparaten (IVIG), die aus gepoolten Seren gesunder Spender gewonnen werden.

Für Schutzimpfungen bei MS-Patienten gelten generell die gleichen Indikationen wie für die Normalbevölkerung, d.h. es gibt keine krankheitsbedingten Kontraindikationen. Im Einzelnen sind die Indikationen und die verwendeten Impfstoffe entsprechend den aktuellen Empfehlungen der Ständigen Impfkommission (STIKO) des Robert-Koch-Instituts (Ständige Impfkommission 2000) in Tabelle 1 aufgeführt. Besonders wird die prophylaktische Influenzaschutzimpfung mit dem nach der epidemiologischen Situation aktuellen

Tabelle 1. Indikationen zur Schutzimpfung gegen Infektionserkrankungen bei MS-Patienten

Impfung gegen	Impfstoff	Indikation
1. Tetanus	Toxoid	Ja
2. Diphtherie	Toxoid	Ja
3. Poliomyelitis	Totimpfstoff (Salk)	Ja
4. Hepatitis B	Totimpfstoff	Ja (*präexpositionell* bei beruflich Exponierten; *postexpositionell* bei „Nadelstich-Verletzungen")
5. Influenza	Totimpfstoff (Splitvakzine)	Ja (Alter >60, epidemiologische und soziale Situation)
6. Pneumokokken	Totimpfstoff (Polysaccharidkapsel-Antigen)	Ja (Alter >60)
7. Masern	Lebendimpfstoff	Ja
8. Mumps	Lebendimpfstoff	Ja
9. Röteln	Lebendimpfstoff	Ja (seronegative Frauen mit Kinderwunsch!)
10. Varizellen	Lebendimpfstoff	Ja (Seronegative vor immunsuppressiver Therapie!)
11. Tollwut	Lebendimpfstoff	Ja (*präexpositionell* fakultativ, z.B. in Land- und Forstwirtschaft; *postexpositionell* obligat)
12. Hepatitis A	Totimpfstoff	Ja (südlich der Alpen oder östlich der Oder, bei vor 1950 Geborenen Antikörpertiter bestimmen)
13. Gelbfieber	Lebendimpfstoff	Ja (±17. Breitengrad in Afrika und Amerika)
14. Pertussis	Totimpfstoff (azellulär)	Nein (nicht mehr im Impfkalender)
15. FSME	Totimpfstoff	Nein (strengste Indikationsstellung auch in Endemiegebieten)
16. Typhus	Lebendimpfstoff (oral) Totimpfstoff (LPS)	Nein (nur bei Reisen in Endemiegebiete)
17. Cholera	Totimpfstoff	Nein (nur auf Verlangen eines Transit- oder Ziellandes)
18. Tuberkulose	Lebendimpfstoff (BCG)	Nein

Impfstoff empfohlen (Quast 1990). Mehrere klinische Studien haben ergeben, dass das Risiko eines MS-Schubes nach fieberhaftem grippalem Infekt wesentlich höher ist als nach einer Grippeschutzimpfung (Miller et al. 1997; DeKeyser et al. 1998; Rieckmann 2000). Die Schutzimpfung führte regelmäßig zu einer erhöhten T-Lymphozyten-Reaktivität gegen den Influenzaimpfstoff, nicht jedoch zu signifikanten Immunreaktionen gegen die Myelinautoantigene Myelin-basisches Protein (MBP) und Myelin-Oligodendrozyten-Glykoprotein (MOG), die eine pathophysiologisch wichtige Rolle bei der MS spielen. Letztere traten jedoch bei Patienten mit fieberhaften grippalen Infekten auf (Rieckmann 2000).

Ein weiteres Problem der Schutzimpfungen betrifft die so genannten „adversen Impfreaktionen". Hiermit ist im Nervensystem insbesondere bei Masern-, Pertussis-, Poliomyelitis-, Tetanus-, Varizella- und in seltenen Fällen bei Hepatitis-B-Impfungen zu rechnen (Fenichel 1999). Aber auch in dieser

Hinsicht besteht für MS-Patienten gegenüber der Normalbevölkerung kein erhöhtes Risiko.

Impfung und MS-Induktion

Die derzeit anerkannteste Theorie zur Pathogenese der Mehrzahl der MS-Fälle geht von einer primären Stimulierung myelinreaktiver T- und B-Lymphozyten im peripheren lymphatischen System, insbesondere Lymphknoten und Milz, durch ubiquitäre Krankheitserreger in genetisch disponierten, d.h. suszeptiblen Individuen aus. Dabei werden den T-Lymphozyten von dendritischen Zellen Peptidbruchstücke (11–16 Aminosäuren Länge) präsentiert, deren Aminosäuresequenz mit Myelinkomponenten, wie Peptiden des MBP oder MOG, starke Ähnlichkeiten aufweist oder identisch ist. Die genetische Disposition besteht offenbar in einer besonders guten Passform des MHC-II-Moleküls der dendritischen Zellen für die myelinähnlichen Erregerpeptidbruchstücke. Die Immunstimulation aufgrund Peptidsequenzenähnlichkeit wird auch als *molekulare Mimikry* bezeichnet (Fujinami u. Oldstone 1985; Wucherpfennig u. Strominger 1995; Gran et al. 1999; Albert u. Inman 1999).

Interessanterweise wurden Hinweise für die Krankheitsrelevanz der molekularen Mimikry bisher nur hinsichtlich des intakten Krankheitserregers, nicht jedoch der von ihm abgeleiteten Impfstoffe beobachtet. Bisher gibt es weder Hinweise für die Induktion der Erstmanifestation einer MS noch für die Triggerung von MS-Schüben durch Schutzimpfungen mit Ausnahme der Hepatitis-B-Impfung (Currier et al. 1996; Whitaker u. Mitchell 1997; DeKeyser 1998; Fenichel 1999; Kollegger et al. 1999).

Anekdotische Berichte über einen Zusammenhang von Immunisierung mit rekombinantem Hepatitis-B-Impfstoff und konsekutiver Demyelinisierung im ZNS (Herroelen et al. 1991) sowie die Möglichkeit einer molekularen Mimikry (Marshall 1998; Gran et al. 2000) haben den Verdacht aufkommen lassen, dass diese Impfung zumindest in einer genetisch disponierten Patientensubgruppe (Coustans et al. 2000) ein potenzielles Krankheitsrisiko darstellt. Dieser Verdacht ließ sich jedoch in umfangreichen epidemiologischen Untersuchungen (Zipp et al. 1999; Sturkenboom et al. 2000; Ascherio et al. 2001; Confavreux et al. 2001) nicht erhärten.

Zusammenfassend gilt deshalb nach wie vor die Aussage von Jürg Kesselring aus dem Jahre 1989: „Es ist wohl unbestritten, dass ein Schub in engem zeitlichen und vielleicht auch kausalem Zusammenhang mit verschiedenen Impfungen vorkommen kann. Dennoch scheint es insgesamt ein so seltenes Ereignis zu sein, dass auch MS-Patienten nicht von gut indizierten Impfungen abgeraten zu werden braucht" (Kesselring 1989). Vorsicht sollte lediglich geboten sein, wenn neuartige DNA-basierte Impfstoffe zur Anwendung kommen, da ihre Langzeiteffekte noch nicht abgeschätzt werden können und bakterielle DNA die Demyelinisierung im Tiermodell der Theiler-Virus-induzierten Enzephalomyelitis verstärkte (Tsunoda et al. 1999).

Impfung unter Immunsuppression und Immunmodulation bei MS

Das Hauptproblem der Schutzimpfung von MS-Patienten ist nicht ein mögliches Impfrisiko per se, sondern der mangelnde Impferfolg bzw. die Impfkomplikation unter immunsuppressiver Therapie. Immunsupprimierte Patienten sollten in keinem Falle Lebendimpfstoffe erhalten. Bei Impfungen mit Totimpfstoffen sollte der Impferfolg, z.B. anhand des Antikörpertiterverlaufes, kontrolliert und die Impfung gegebenenfalls häufiger wiederholt werden als im Impfkalender vorgesehen. Diese Regel gilt sowohl unter Behandlung mit Steroiden als auch mit Immunsuppressiva, wie Azathioprin und Methotrexat, und Zytostatika, wie Zyklophosphamid und Mitoxantron. Die immunmodulatorische Therapie, z.B. mit β-Interferonen und Copolymer-1, hat nach bisherigen Erkenntnissen keinen negativen Einfluss auf den Impferfolg. Eine hochdosierte IVIG-Gabe kann allerdings generell Immunreaktionen unterdrücken und damit den Boostereffekt des Impfstoffes reduzieren. Die Halbwertzeit der IVIG liegt in Abhängigkeit von der Immunglobulin-G-Subklasse zwischen 21 und 28 Tagen.

Impfungen zur Therapie der MS

Zu den zahlreichen Versuchen einer verbesserten kausalorientierten MS-Therapie zählen auch Impfstrategien. Sie lassen sich, wie die Schutzimpfungen, in aktive und passive Immunisierungen unterteilen. Erprobt werden mittels aktiver Immunisierung sowohl die generelle „unspezifische" Immunstimulation, z.B. mit BCG-Impfstoff (Ristori et al. 1999), als auch die Immunisierung mit myelinreaktiven T-Lymphozyten oder ihren Rezeptoren bzw. Rezeptorpeptiden (Steinman 1991; Stinissen et al. 1996; Vandenbark et al. 1996; Zipp et al. 1998; Correale et al. 2000; Offner et al. 2000; Tuohy u. Mathisen 2000). Die meisten Untersuchungen beziehen sich auf Tierversuche im Modell der Experimentellen Autoimmun-Enzephalomyelitis (EAE) oder auf Phase-I/II-Studien an MS-Patienten, die mehr den Unschädlichkeitsnachweis als den Wirksamkeitsnachweis zum Ziel haben. Ähnliches gilt für Versuche der oralen und nasalen Toleranzinduktion mit Myelinbruchstücken (Gaupp et al. 1997; Jewell et al. 1998; Li et al. 1998; s. auch Kap. II.3 und II.4) und passive Immunisierungsversuche. Letztere sind am Menschen z.B. mit Anti-T-Zell-Antikörpern (Lopez et al. 1999), Anti-Zytokinen (van Oosten et al. 1996) und Anti-Adhäsionsmolekülen (Kawai u. Sobue 1998) durchgeführt worden. Überzeugende Langzeiterfolge wurden noch in keinem Fall berichtet. Lediglich die hochdosierte IVIG-Gabe vermag sowohl die Schubrate als auch die MRT-Läsionen bei der schubförmig remittierenden MS signifikant zu reduzieren (Fazekas et al. 1997; Achiron et al. 1998; Lisak 1998; Sorensen et al. 1998).

Besondere Hoffnungen knüpfen sich derzeit an Gentherapieversuche mit nackter DNA (Mölling 1998) und rekombinanten Bakterien (Maassen et al. 1999). Dabei wird z.B. versucht, eine periphere Immuntoleranz gegen Myelinbestandteile zu induzieren (Maassen et al. 1999), protektive Immunreaktionen gegen proinflammatorische Zytokine, wie Tumornekrosefaktor-α (Wildbaum u. Karin 1999) oder Chemokine (Youssef et al. 2000), zu erzeugen oder antiinflammatorische Zytokine, wie Interleukin-4 (Martino et al. 2000), direkt im Entzündungsgebiet zu exprimieren.

Für alle MS-Therapieversuche, die auf Impfungen mit Antigenen, Antikörpern oder DNA basieren, gilt bisher, dass sie sich im experimentellen Stadium oder der klinischen Erprobung in Pilotprojekten befinden. Die Unbedenklichkeit der Schutzimpfungen bei MS-Patienten und die Wirksamkeit einiger Impfstrategien im Tierversuch lassen aber auf Fortschritte mit diesen Verfahren in der Zukunft hoffen.

Schlussbemerkung

Bei speziellen Fragestellungen, wie Impfungen von MS-Patienten bei Tropenreisen oder in der Schwangerschaft, sollte stets ein MS-Therapiezentrum konsultiert werden.

Literatur

Achiron A, Gabbay U, Gilad R, Hassin-Baer S, Barak Y, Gornish M, Elizur A, Goldhammer Y, Sarova-Pinhas (1998) Intravenous immunoglobulin treatment in multiple sclerosis. Effect on relapses. Neurology 50:398–402

Albert LJ, Inman RD (1999) Molecular mimicry and autoimmunity. N Engl J Med 341:2068–2074

Ascherio A, Zhang SM, Herman MA, Olek MJ, Coplan PM, Brodovicz K, Walker AM (2001) Hepatitis B vaccination and the risk of multiple sclerosis. N Eng J Med 344:327–332

Confavreux C, Suissa S, Saddier P, Bourdes V, Vukusic S, for the Vaccines in Multiple Sclerosis Study Group (2001) Vaccinations and the risk of relapse in multiple sclerosis. N Eng J Med 344:319–326

Correale J, Lund B, McMillan M, Ko DY, McCarthy K, Weiner LP (2000) T cell vaccination in secondary progressive multiple sclerosis. J Neuroimmunol 107:130–139

Coustans M, Brunet P, deMarco O, LePage E, Chaperon J, Edan G (2000) Demyelinating disease and hepatitis B vaccination: Survey of 735 patients seen at MS clinic. Neurology 54 (Suppl 3):A165–A166

Currier RD, Meydrech EF, Currier MM (1996) Measles vaccination has had no effect on the occurrence of multiple sclerosis. Arch Neurol 53:1216–1217

DeKeyser I (1998) Safety of tetanus vaccination in relapsing-remitting multiple sclerosis. Infection 26:319

DeKeyser J, Zwanikken C, Boon M (1998) Effects of influenza vaccination and influenza illness on exacerbations in multiple sclerosis. J Neurol Sci 159:51–53

Fazekas F, Deisenhammer F, Strasser-Fuchs S, Nahler G, Mamoli B (1997) Randomised placebo-controlled trial of monthly intravenous immunoglobulin therapy in relapsing-remitting multiple sclerosis. Austrian Immunoglobulin in Multiple Sclerosis Study Group. Lancet 349:589–593

Fenichel GM (1999) Assessment: Neurologic risk of immunization. Report of the therapeutics and technology assessment subcommittee of the American Academy of Neurology. Neurology 52:1546–1552

Fujinami RS, Oldstone MB (1985) Amino acid homology between the encephalitogenic site of myelin basic protein and virus: mechanism for autoimmunity. Science 230:1043–1045

Gaupp S, Hartung HP, Toyka K, Jung S (1997) Modulation of experimental autoimmune neuritis in Lewis rats by oral application of myelin antigens. J Neuroimmunol 79:129–137

Gold DP, Smith RA, Golding AB, Morgan EE, Dafashy T, Nelson J, Smith L, Diveley J, Laxer JA (1997) Results of a phase I clinical trial of a T-cell receptor vaccine in patients with multiple sclerosis. II. Comparative analysis of TCR utilization in CSF T-cell populations before and after vaccination with a TCRVβ6 CDR2 peptide. J Neuroimmunol 76:29–38

Gran B, Hemmer B, Vergelli M, McFarland HF, Martin R (1999) Molecular mimicry and multiple sclerosis: degenerate T-cell recognition and the induction of autoimmunity. Ann Neurol 45:559–567

Gran B, Bielekova B, McFarland HF, Martin R (2000) Development of multiple sclerosis after hepatitis B vaccination: An immunologic case report. Neurology 54 (Suppl 3):A164

Herroelen L, DeKeyser I, Ebinger G (1991) Central-nervous system demyelination after immunization with recombinant hepatitis B vaccine. Lancet 338: 1174–1175

Jewell SD, Gienapp IE, Cox KL, Whitacre CC (1998) Oral tolerance as therapy for experimental autoimmune encephalomyelitis and multiple sclerosis: demonstration of T cell anergy. Immunol Cell Biol 76:74–82

Kawai K, Sobue G (1998) Treatment of immunologic nervous system diseases by using anti-adhesion molecule antibodies. Nippon Naika Gakkai Zasshi 87:691–696

Kesselring J (1989) Multiple Sklerose. Kohlhammer, Stuttgart Berlin Köln, S 156

Kollegger H, Schnied M, Zebenholzer K, Zeiler K, Hittmair K, Mallek R (1999) Vaccinations and steroids in MS: effects on disease progression and mood. Acta Neurol Scand 100:69–73

Li HL, Liu JQ, Bai XF, van der Meide PH, Link H (1998) Dose-dependent mechanisms relate to nasal tolerance induction and protection against experimental autoimmune encephalomyelitis in Lewis rats. Immunology 94:431–437

Lisak RP (1998) Intravenous immunoglobulins in multiple sclerosis. Neurology 51(Suppl 5):S25–S29

Lopez E, Racadot E, Bataillard M, Berger E, Rumbach L (1999) Interferon gamma, IL2, IL4, IL10 and TNF-alpha secretions in multiple sclerosis patients treated with an anti-CD4 monoclonal antibody. Autoimmunity 29:87–92

Maassen CBM, Laman JD, Heijne den Bak-Glashouwer MJ et al. (1999) Instruments for oral disease-intervention strategies: recombinant Lactobacillus casei expressing tetanus toxin fragment C for vaccination or myelin proteins for oral tolerance induction in multiple sclerosis. Vaccine 17:2117–2128

Marshall E (1998) A shadow falls on hepatitis B vaccination effort. Science 281: 630–631

Martino G, Poliani PL, Marconi PC, Comi G, Furlan R (2000) Cytokine gene therapy of autoimmune demyelination revisited using herpes simplex virus type-1-derived vectors. Gene Therapy 7:1087–1093

Miller AE, Morgante E, Buchwald LY et al. (1997) A multicenter randomized, double-blind, placebo-controlled trial of influenza immunization in multiple sclerosis. Neurology 48:312–314

Mölling K (1998) Impfung und Gentherapie mit nackter DNA. Z Ärztl Fortbild Qual-Sich 92:681–683

Offner H, Adlard K, Zamora A, Vandenbark AA (2000) Estrogen potentiates treatment with T-cell receptor protein of female mice with experimental encephalomyelitis. J Clin Invest 105:1465–1472

Quast U (1990) 100 und mehr knifflige Impffragen. Hippokrates, Stuttgart, S 122

Rieckmann P (2000) Einfluss von Impfungen und Infektionen auf Immunreaktionen. Aktiv (Organ der DMSG) 187:16–17

Ristori G, Buzzi MG, Sabatini U et al. (1999) Use of Bacille Calmette-Guèrin (BSG) in multiple sclerosis. Neurology 53:1588–1589

Sorensen PS, Wanscher B, Jensen CV, Schreiber K, Blinkenberg M, Ravnborg M, Kirsmeier H, Larsen VA, Lee ML (1998) Intravenous immunoglobulin G reduces MRI activity in relapsing multiple sclerosis. Neurology 50:1273–1281

Ständige Impfkommission am Robert-Koch-Institut (2000) Impfempfehlungen. Epidemiologisches Bulletin 2:9–20

Steinman L (1991) Prospects for immunotherapy directed to the T cell receptor in human autoimmune disease. Ann N Y Acad Sci 636:147–153

Stinissen P, Zhang J, Medaer R, Vandevyver C, Raus J (1996) Vaccination with autoreactive T cell clones in multiple sclerosis: overview of immunological and clinical data. J Neurosci Res 45:500–511

Sturkenboom M, Wolfson C, Roullet E, Heinzlef O, Abenhaim L (2000) Demyelination, multiple sclerosis, and hepatitis B vaccination: A population-based study in the UK. Neurology 54 (Suppl 3):A166

Tuohy VK, Mathisen PM (2000) T cell design for therapy in autoimmune demyelinating disease. J Neuroimmunol 107:226–232

Tsunoda I, Tolley ND, Theil DJ, Whitton JL, Kobayashi H, Fujinami RS (1999) Exacerbation of viral and autoimmune animal models for multiple sclerosis by bacterial DNA. Brain Pathol 9:481–493

Vandenbark AA, Chou YK, Whitham R et al. (1996) Treatment of multiple sclerosis with T cell receptor peptides: results of a double-blind pilot trial. Nat Med 2:1109–1115

van Oosten BW, Barkhof F, Truyen L et al. (1996) Increased MRI activity and immune activation in two multiple sclerosis patients treated with the monoclonal anti-tumor necrosis factor antibody cA2. Neurology 47:1531–1534

Whitaker IN, Mitchell GW (1997) Clinical features of multiple sclerosis. In: Rain CS, McFarland HF, Tourtellotte WW (eds) Multiple Sclerosis. Clinical and pathogenetic basis. Chapman & Hall Medical, London Weinheim New York Tokyo Melbourne Madras, pp 3–19

Wildbaum G, Karin N (1999) Augmentation of natural immunity to a pro-inflammatory cytokine (TNF-alpha) by targeted DNA vaccine confers long-lasting resistance to experimental autoimmune encephalomyelitis. Gene Therapy 6:1128–1138

Wucherpfennig KW, Strominger JL (1995) Molecular mimicry in T cell-mediated autoimmunity: viral peptides activate human T cell clones specific for myelin basic protein. Cell 80:695–705

Youssef S, Maor G, Wildbaum G, Grabie N, Gour-Lavie A, Karin N (2000) C-C chemokine-encoding DNA vaccines enhance breakdown of tolerance to their gene products and treat ongoing adjuvant arthritis. J Clin Invest 106:361–371

Zipp F, Kerschensteiner M, Dornmair K, Malotka J, Schmidt S, Bender A, Giegerich G, de-Waal Malefyt R, Wekerle H, Hohlfeld R (1998) Diversity of the anti-T-cell receptor immune response and its implications for T-cell vaccination therapy of multiple sclerosis. Brain 121:1395–1407

Zipp F, Weil JG, Einhäupl KM (1999) No increase in demyelinating diseases after hepatitis B vaccination. Nat Med 5:964–965

Häufige Fragen in der klinischen Praxis und Bewertung alternativer Multiple-Sklerose-Therapien

B. C. G. Schalke

EINLEITUNG

Der Einsatz sog. alternativer Therapieverfahren, insbesondere bei chronisch fortschreitenden Erkrankungen wie der Multiplen Sklerose (MS), hat trotz verbesserter kausaler und symptomatischer Therapien, wie z.B. der Immunmodulation mit Interferonen, in den letzten Jahren eher zugenommen. Dabei versteht man unter „alternativen Therapien" solche medikamentösen und nichtmedikamentösen Therapien, bei denen nicht in wissenschaftlichen kontrollierten Untersuchungen (nach den GCP-Richtlinien) die über den Plazeboeffekt hinausgehende Wirksamkeit nachgewiesen wurde. Sie sind in der Regel nicht „evidence based". Die Unterteilung dieser Therapien kann nach verschiedenen Kriterien erfolgen, z.B. in „wirksam versus unwirksam", „schädlich versus unschädlich", „medikamentös versus nichtmedikamentös" oder „teuer versus preiswert". Die Publikationen über die vermutete Wirksamkeit erfolgen in der Regel in nicht „peer reviewed" Zeitschriften, im Eigendruck oder sogar nur in der Laienpresse. Die angenommenen Wirkmechanismen werden meist nur unscharf beschrieben, Vermutungen oder eigene Denkmodelle werden oft als Fakten hingestellt. Gute Übersichten zu diesem Thema sind selten, da der Autor entweder von den alternativen Methoden vollkommen überzeugt ist oder ihre Wirksamkeit von vornherein anzweifelt (Schimrigk u. Schmitt 1988; Wagener-Thiele 1996). Es muss jedem Behandler von MS-Patienten klar sein, dass ca. 70% der MS-Patienten irgendwann im Krankheitsverlauf auf alternative Therapieverfahren zurückgreifen, zunehmend auch gemeinsam mit immunmodulierenden bzw. immunsupprimierenden Therapieverfahren (Winterholler 1999). Die Patienten wollen dabei aktiv an der Bewältigung ihrer Krankheit mitarbeiten und jede Chance auch außerhalb der Schulmedizin nutzen. Die Therapien werden dabei oft in Eigenregie durchgeführt, ohne dass dies dem behandelnden Arzt mitgeteilt wird, aus Angst, er würde dieses Verhalten als Vertrauensbruch werten. Problematisch wird es, wenn sog. „Heilkundige" z.B. Heilpraktiker, Heiler oder Gurus in die aktive Therapie eingreifen und die schulmedizinischen Verfahren zugunsten ihrer alternativen Therapieverfahren absetzen. Es ist die wichtige Aufgabe für die schulmedizinisch tätigen Neurologen und Hausärzte, aufklärende Gespräche mit dem Patienten zu führen, um zu verhindern, dass einerseits wirksame Therapien abgebro-

> chen oder gar nicht bzw. zu spät begonnen werden, andererseits schädliche, teure und unwirksame Therapien nicht begonnen werden, aber harmlose, nebenwirkungsfreie und nicht teure Therapien in Kenntnis des Arztes und mit dessen Tolerierung durchaus vom Patienten gleichzeitig durchgeführt werden können.

Medikamentöse Therapien

Zelltherapie

Die Verfahren der Zelltherapie gehen auf Niehans (1954) zurück. Dabei werden Zellsuspensionen, entweder als Trocken- oder Frischzellextakte, in der Regel von Säugetierembryonen, z. B. vom Schaf, intramuskulär verabreicht. Man verwendet Embryonen zur Zellgewinnung, da diese über eine geringere Antigenität verfügen und somit besser verträglich sein sollen. Die Zellextrakte bei MS-Patienten enthalten meist Suspensionen aus Hirn, Rückenmark, Thymus und Nebennierenmarkgewebe.

Eine Wirksamkeit in kontrollierten Studien wurde bisher nicht nachgewiesen, alle berichteten „Erfolge" beruhen nur auf Einzelerfahrungsberichten. Im MS-Schub darf eine solche Therapie wegen der Gefahr der Schubverschlechterung nicht eingesetzt werden. Mögliche Nebenwirkungen sind neben lokalen Reaktionen (aseptisch und septisch), allgemeine Reaktionen auf die Verabreichung von tierischen Eiweißen, z. B. Serumkrankheit, Autoimmunisierung durch Kreuzreaktion, Sensibilisierung gegen tierische Eiweiße, mit der Folge von anaphylaktischen Reaktionen bei Folgeinjektionen oder auch schon bei der Erstinjektion bei entsprechender Allergielage. Auch kann es zu unkontrollierten endokrinologischen Reaktionen auf die Gabe von Hormonzellsuspensionen kommen. Nicht unterschätzt werden sollte das Risiko der Übertragung von viralen, auch „slow virus" oder Prionenerkrankungen oder bakteriellen Infektionen auf die Empfänger der Zellsuspensionen.

Die Therapie war viele Jahre in Deutschland verboten, mittlerweile ist dieser Beschluss wegen eines Formfehlers aber vom BGH aufgehoben worden. Neue Verbotsverfahren werden viele Jahre bis zur Erlangung der Rechtsgültigkeit benötigen. Diese Rechtslücke wird m. E. zu einer Zunahme dieser Therapieform bei der Behandlung von MS-Patienten führen.

Schweinehirnimplantation

Der jugoslawische Arzt Jelisic implantierte MS-Patienten in Lokalanästhesie Mittelhirngewebe frisch geschlachteter Schweine in die Bauchdecke. Das Nebenwirkungsprofil dürfte dem der Frischzelltherapie entsprechen, insgesamt aber eher schwerwiegender sein; berichtet wurden Schubauslösungen, Verschlechterungen und sogar Todesfälle (Schimrigk u. Schmitt 1988). Die Therapie wurde nur aufgrund von angeblichen Erfahrungen des Dr. Jelisic an Patienten angewendet, ohne dass jemals kontrollierte Voruntersuchungen erfolgten oder etwa ein Ethikvotum eingeholt wurde. Obwohl die Therapie offenbar nicht mehr durchgeführt wird, ist es immer wieder erstaunlich, wie oft man von Patienten immer noch darauf angesprochen wird!

Thymusextrakt

Dabei wird den Patienten ein Polypeptidgemisch aus Kalbsthymus gespritzt, die wirksamen Komponenten sollen dabei Thymopoetin, Thymosin und weitere Polypeptide aus dem Thymus sein (Schimrigk u. Schmitt 1988). Eine Wirksamkeit dieser Therapie wurde ebenfalls nie in Studien nachgewiesen. Das Nebenwirkungsprofil entspricht dem der Frischzelltherapie; es handelt sich also im Wesentlichen um allergische und infektiologische Komplikationen.

Ca-EAP (Colaminphosphat)

Die Ca-EAP-Therapie geht zurück auf Nieper (1966). Die Substanz soll einen entzündungshemmenden Effekt haben, dabei sollen die Ca-Ionen die Zellmembran für aggressive Substanzen abdichten und die Freisetzung von Autoantikörpern verhindern. Die Substanz kann oral, rektal oder i.v. verabreicht werden, die Therapie ist als Dauertherapie angelegt. Zusätzlich werden noch Prednison, Ca-Orat, Ca-Mg-K-EAP, Selen, die Vitamine C, E, D und Ixoten gegeben. Eine Wirksamkeit bei der MS wurde nie belegt, ein Teil der vermuteten Wirkung könnte auch auf die gleichzeitige Gabe eines Kortikosteroids zurückzuführen sein. Die beschriebenen Nebenwirkungen sind Gallenbeschwerden, Kopfschmerzen, Schüttelfrost, Fieber und Stenokardien.

Immunaugmentative Therapie (IAT)

Die Therapie geht auf den amerikanischen Zoologen Burton zurück (Pette 1994). Das Wirkprinzip soll auf einem Ungleichgewicht von vier postulierten Faktoren im Serum aus Tumorkomplementfaktor (TKF), Tumorantikörper (TAK), blockierender Proteinfaktor (BPF) und antiblockierender Proteinfaktor (APF) beruhen. Die Gewinnung der gereinigten Faktoren wurde aber nie bewiesen bzw. die Präparation nur so ungenau beschrieben, dass die Ergebnisse nicht reproduzierbar waren. Als Wirksamkeitsnachweis werden nur Einzelfallberichte angeboten. Bei der MS soll „die Mobilisierung von Abwehrkräften bei Autoaggressionserkrankungen gezielt genutzt werden". Nähere Informationen über naturwissenschaftlich nachvollziehbare, kausale Wirkmechanismen dieser Therapie liegen nicht vor. An Nebenwirkungen wurden Hepatitis B, HIV und bakterielle Infektionen beschrieben, möglich sind bei gepoolten humanen Seren natürlich auch allergische Komplikationen. Nicht verschwiegen werden sollen auch die nicht unerheblichen Kosten von ca. DM 7000,- plus Hotelkosten bei einer 3-wöchigen Therapie plus ca. DM 900,- pro Monat für die Erhaltungstherapie. Anbieter ist eine Firma auf den Bahamas: „Immunology Researching Centre Ltd.". Der bessere Ratschlag an den Patienten wäre sicherlich alternativ zu dieser Therapie, selbst auf die Bahamas zu fliegen, um sich dort zu erholen, viel zu schwimmen und Sport zu treiben und so zu einer Verbesserung des Allgemeinbefindens beizutragen.

Eigenbluttherapie

Bei der Eigenbluttherapie, die oft von Heilpraktikern durchgeführt wird, wird vorher venös entnommenes Blut des Patienten entweder in destilliertem Wasser hydrolisiert und i.m. reinjiziert oder mit Ozon angereichert und i.v. reinjiziert. Dabei soll es zu einer so genannten Gegensensibilisierung kommen. Der subjektive Effekt soll auf einer Reiz- bzw. Umstimmungstherapie beruhen. Durch die Denaturierung bei der Ozonanreicherung bzw. die Hydrolyse kann es zu allergischen Reaktionen oder Unverträglichkeiten kommen (Schimrigk u. Schmitt 1988). Ein positiver Effekt der Eigenbluttherapie auf den Verlauf der MS konnte nicht gezeigt werden.

Ultraschall

Dieses Therapieverfahren geht auf Selzer (1965) zurück. Selzer war der Ansicht, dass es sich bei der MS um eine allergische Erkrankung, die sich initial im Lymphsystem abspielt, handelt. Deshalb bestrahlte er die Halslymphknoten und die paravertebralen Lymphknoten mit Ultraschall, um den Lymphefluss und damit den Abtransport schädlicher Substanzen zu beschleunigen. Die Methode ist, soweit bekannt, zwar ohne Nebenwirkungen, positive, wissenschaftlich nachvollziehbare Wirkungen auf den Verlauf wurden aber mit Ausnahme von Einzelfallberichten, die dem Plazeboeffekt entsprechen dürften, bisher ebenfalls nicht beschrieben. Einziger positiver Effekt könnte die Wirkung des Ultraschalls durch Erwärmung in der Tiefe und lokale Verbesserung der Durchblutung auf die Spastik sein. Nicht vergessen werden sollte, dass natürlich auch ein stationärer Aufenthalt in einer schönen Reha-Klinik mit der nötigen Zuneigung durch den entsprechenden Plazeboeffekt und die begleitende Krankengymnastik zu einer Verbesserung der Spastik führt.

Traditionelle Chinesische Medizin (TCM)

In der TCM wird die MS mit Akupunktur in der Regel nicht kausal behandelt, wohl aber wird versucht, die Folgeerscheinungen z. B. Spastik, Blasenstörungen etc. therapeutisch durch Akupunktur und Kräutertherapien zu beeinflussen. Wissenschaftliche Untersuchungen, die einen positiven Effekt der Akupunktur auf den Verlauf der MS zeigen, liegen nicht vor. Vorteil der Methode sind die fehlenden Nebenwirkungen, der hohe Plazeboeffekt und die moderaten Kosten.

Schlangengifte

Schlangengifte werden bereits seit langem, insbesondere in der TCM, zur Behandlung von Erkrankungen eingesetzt. Einzelbeobachtungen über unerwartete Besserungen der MS nach Schlangenbiss führten zu ihrem Einsatz in der Therapie der MS. Grundlage ist die Vorstellung, dass es sich bei der MS um einen Mangel bzw. eine Fehlfunktion der oxydativen Enzyme handel soll. Schlangengifte sind sehr reich an Enzymen und es besteht eine natürliche Wirksamkeit der Rohgifte auf das Nervensystem. Verwendet werden enteiweißte Schlangengifte unterschiedlicher Schlangenarten (Kobra, Nattern, Vipern). Die Anwendung kann perlingual, s.c. oder i.m. erfolgen und zwar in homöopathischen D6-Verdünnungen. An möglichen Nebenwirkungen sind seltene allergische Reaktionen und Lokalreaktionen zu nennen (Schimrigk u. Schmitt 1988). Kontrollierte Untersuchungen über den möglichen Therapieerfolg fehlen.

Enzymtherapie

Diese Therapie geht auf die selbst an MS erkrankte Ärztin Dr. C. Neuhofer zurück, die seit Mitte der 70er Jahre sich selbst und andere MS-Patienten mit hohen Dosen von Enzymen behandelte (Neuhofer 1986, 1988, 1991). Grundlage der Therapie ist die Vorstellung, dass durch die Behandlung mit hohen Dosen von Enzymen der akute wie auch der chronische Entzündungsprozess durch „Auflösung" der Entzündungsherde positiv beeinflusst werden kann. Die vermuteten Wirkmechanismen werden in zahlreichen Publikationen den Patienten angedient, es werden dabei aber Vermutungen als absolute Wahrheiten verkündet. Pathophysiologische, tierexperimentelle oder gar histologische Untersuchungen zu dem vermuteteten Wirkmechanismus liegen nicht vor. Im Gegensatz hierzu gibt es aber sehr detailgenaue Therapieschemata für die Schub- und Intervallbehandlung der oral, parenteral und rektal zu verabreichenden Präparate. Die Präparate enthalten tierische Enzyme (Trypsin, Chymotrypsin, Pankreatin) sowie pflanzliche Enzyme aus Ananas und Papaya (Bromelain, Papain, Rutin). Eine Nachteil besteht darin, dass die Enzymtherapie nicht mit Immunsuppression kombinierte werden soll, außer mit Kortison zur Schubbehandlung. Immerhin wird den Patienten vom Absetzen der Immunsuppression zugunsten einer alleinigen Enzymtherapie abgeraten. Die Therapie mit Interferon und Enzymen sei hingegen durchaus möglich. Es wird aber allgemein empfohlen, die Enzymtherapie mit Neuraltherapie, Homöopathie und Akupunktur zu kombinieren. Die bisher einzige plazebo- und MR-kontrollierte Studie ist leider noch nicht endgültig ausgewertet, andere Studien liegen nicht vor.

Homöopathie

Es würde den Rahmen dieser kurzen Übersicht sprengen die von den verschiedenen Therapeuten verwendeten Homöopathika in der Behandlung von MS-Patienten verwendeten Präparate aufzuführen. Es muss jedoch mit aller Klarheit festgestellt werden, es gibt gegen die MS kein wirksames homöopathisches Präparat! Auch wenn immer wieder in Diskussionen versucht wird, mit nichtrationalen Gründen die Wirksamkeit solcher Präparate als gegeben darzustellen. Nicht bewiesene Argumente werden durch Wiederholung auch nicht besser. Andererseits schadet es sicher nicht gegenüber homöopathischen Präparaten als Begleittherapie gegen die Krankheitsfolgen ein größeres Maß an Toleranz zu üben. Die Präparate haben in der Regel keine Nebenwirkungen und sind preiswert.

Nichtmedikamentöse Therapien

Die Gruppe der nichtmedikamentösen, alternativen Therapien der MS erscheint nahezu unendlich groß durch die Vielfalt der verschiedenen Anbieter, die sich in der Regel auch nicht auf MS-Patienten spezialisieren, sondern diese in ihr breites Therapieangebot einfach mit einbeziehen. Die wesentlichen Vorteile dieser Therapieangebote bestehen sicherlich darin, dass sie in der Regel unschädlich und preiswert sind, dem Patienten bei der psychischen Krankheitsverarbeitung helfen und eventuell zur Symptomlinderung (z. B. Spastik, Übergewicht) beitragen können. Bei der Vielzahl der angebotenen Verfahren können hier nur einige exemplarisch erwähnt werden, die und dies sollte besonders gegenüber dem Patienten hervorgehoben werden, alle keinen Effekt auf den Verlauf der MS haben.

Bei den Therapieverfahren mit Feldenkraismethode, autogenem Training, Atemtherapien, Yoga und meditativen Techniken arbeitet man im Wesentlichen mit Selbstentspannungstechniken und mit einer Verbesserung der eigenen Körperwahrnehmung, bietet dem Patienten somit die Chance zum besseren Umgang mit den eigenen körperlichen Behinderungen und sollte deshalb auch durch den behandelnden Arzt befürwortet werden (Russell 1994; Dünkel 1997).

Die Gruppe mit Heilfasten, Heilmassagen, Imagination, Geistheilung, Eutonie, Bachblütentherapie, Ayurveda u.v.a muss dagegen schon etwas kritischer gesehen werden, da ein direkter Effekt auf die MS sicher nicht zu erwarten ist. Man wird es aber in der Regel kaum schaffen, den Patienten von der Anwendung solch einer alternativen Therapie abzuhalten, man sollte deshalb seine ärztlichen Bemühungen darauf richten, den Patienten von der Notwendigkeit einer gleichzeitig laufenden immunmodulatorischen oder immunsuppressiven Therapie zu überzeugen.

Schlussfolgerung

Ein großer Anteil der MS-Patienten greift irgendwann im Verlauf der Erkrankung auf alternative Therapieformen zurück, entweder anstelle oder begleitend zu schulmedizinischen Therapieformen. Aufgabe des Arztes muss es sein, zu verhindern, dass dem Patienten hierdurch wirksame Therapien vorenthalten werden. Eine weitere wichtige Aufgabe besteht darin, mögliche Schäden von unseren Patienten fern zu halten, das bedeutet, die Patienten immer wieder nach alternativen Therapieformen zu befragen und mit ihnen im Dialog Möglichkeiten, Grenzen und Gefahren solcher Therapien aufzuzeigen. Eine wichtige Rolle in der kritischen Ausseinandersetzung mit diesen alternativen Therapien haben auch die Patientenselbsthilfeverbände wie die DMSG, die den Patienten neutral Informationen über solche Therapien vermitteln können.

Grundsätzlich gilt, dass alternative Therapien keine Alternative zur „evidence based medicine" darstellen, wir aber trotzdem mit ihnen leben müssen, Aufgabe der Ärzte muss sein, die Patienten zu beraten und aufzuklären um damit zu verhindern, dass wirksame Therapien nicht durchgeführt werden und dass die potenziell gefährlichen alternativen Therapien die Patienten gefährden.

Literatur

Dünkel R (1997) Autogenes Training (AT). In: DMSG, 1.2. Wie kann ich mir selbst helfen? Hannover

Neuhofer C (1986) Enzymtherapie bei Multipler Sklerose. Hufeland Journal 2:47–50

Neuhofer C (1988) Therapieschema für MS-Patienten. Eigendruck, Wien

Neuhofer C (1991) Enzymtherapie, kombiniert mit manueller Lymphdrainage bei zerebralen Erkrankungen. Natur und Ganzheitsmedizin – Multiple Sklerose. 33–34, FK Schattauer, Stuttgart

Niehans P (1954) Die Zellulartherapie. Urban u. Schwarzenberg, München

Nieper HA (1966) Klinische Untersuchungen der Kalzium-Transport- Substanzen. Aerztl Forsch 20:127–140

Pette M, Hartung HP, KV Toyka (1994) Die Immunaugmentative Therapie (IAT) als Behandlung der Multiplen Sklerose. Nervenarzt 65:878–880

Russell R, S Arnade (1994) Die Feldenkraismethode – Bewegung bewusst wahrnehmen. In: DMSG, 1.2. Wie kann ich mir selbst helfen? Hannover

Schimrigk K, D Schmitt (1988) Multiple Sklerose- Konventionelle Therapie und Außenseitermethoden. edition medizin, VCH-Verlagsgesellschaft, Weinheim

Selzer H (1965) Die physikalische Behandlung der multiplen Sklerose durch Ultraschall. Asklepios 6:334–337

Wagener-Thiele C (1996) Natürliche MS-Therapien. (2.Auflage) Econ Verlag, Düsseldorf

Winterholler M (1999) Durch den Dschungel der alternativen Heilverfahren. Aktiv 183-2:8–10